レジデントノート別冊

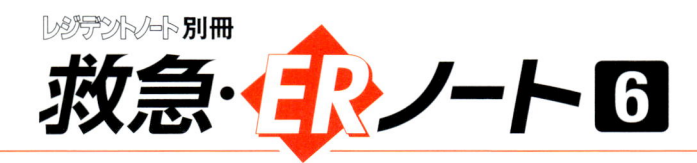

救急・ERノート ❻

症候と疾患から迫る！
ERの感染症診療

疑い，探し，組み立てる実践的な思考プロセス

大野博司／編

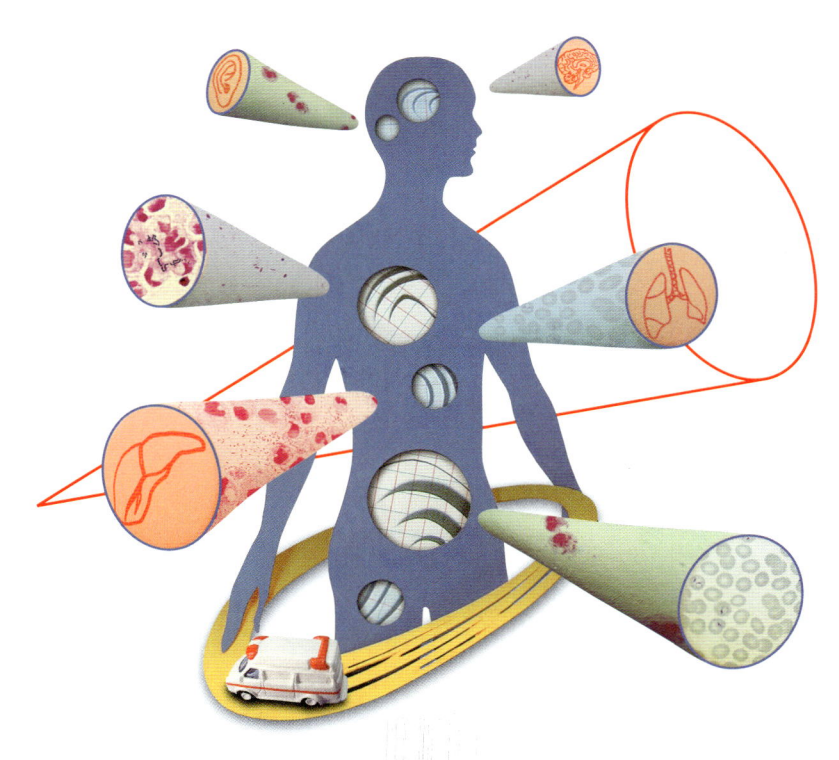

羊土社
YODOSHA

謹告

　本書に記載されている診断法・治療法に関しては，発行時点における最新の情報に基づき，正確を期するよう，著者ならびに出版社はそれぞれ最善の努力を払っております．しかし，医学，医療の進歩により，記載された内容が正確かつ完全ではなくなる場合もございます．

　したがって，実際の診断法・治療法で，熟知していない，あるいは汎用されていない新薬をはじめとする医薬品の使用，検査の実施および判読にあたっては，まず医薬品添付文書や機器および試薬の説明書で確認され，また診療技術に関しては十分考慮されたうえで，常に細心の注意を払われるようお願いいたします．

　本書記載の診断法・治療法・医薬品・検査法・疾患への適応などが，その後の医学研究ならびに医療の進歩により本書発行後に変更された場合，その診断法・治療法・医薬品・検査法・疾患への適応などによる不測の事故に対して，著者ならびに出版社はその責を負いかねますのでご了承ください．

序

　私が研修をはじめたころから10年以上が過ぎようとしています．私事で恐縮ですが，初期研修を市中の第一線の救急病院で行いました．そこでは救急受診で担当した患者の大部分，そして入院後の病棟担当患者の半分以上がなんらかの感染症が関わって病態を複雑にしており，日常診療のレベルアップには臨床感染症の知識が必須の状況でした．そしてそこで出会った指導医も非常に感染症に精通されており，患者ごとのチームカンファレンスでは常に感染臓器・問題となる微生物・選択すべき抗菌薬について可能な限り論理的なアプローチで治療方針を決定していくことを重視していました．

　しかし，当時は青木眞先生の『レジデントのための感染症診療マニュアル』（医学書院，第1版）くらいしか日本語でレジデント向けに平易に書かれた参考書はなく，体系だって勉強するためには何度となくページが汚れるまで読み返す日々だったことを懐かしく思い出します．

　それから時間の流れとともに，国内各地で開催される感染症セミナーであったり，臨床感染症の第一線に関わっている私の尊敬する感染症専門の先生方の努力もあり，年々日本国内での臨床感染症は進歩を遂げて，現在では10年前とは比べものにならないくらい充実してきたなというのが実感です．

　そしてそのような国内での臨床感染症の大きなうねりは医学書の世界でも同様で，今では本屋の医学書コーナーに行くとたくさんの感染症関連の参考書が置いてあり，あまりの種類の多さにどれを選べばよいか困ってしまうほどです．

　そのなかで，今回羊土社からER・救急の現場で役に立つ感染症診療の参考書編集のお話をいただきました．「どんな本だったら現場のニーズにこたえられるだろうか？」といろいろと考えたうえで，執筆者を国内外で若手からベテラン，そして開業医・診療所勤務医から一般市中病院・大学病院勤務医の方々を大胆にも一般公募し，さらに私なりにセレクションする形で選ばせていただきました（以前から存じ上げていた方も，今回はじめて知った方も混ざっており，そのような方々の原稿をもとに編集作業を進めることは非常にエキサイティングでした）．そのため内容は多岐にわたり，また多くの人たちがさまざまな視点から原稿執筆されたこともあり全体を統一することに非常に時間がかかりましたが，ついに完成しました．

　この本が成功したかどうかは，最終的には読者のみなさまの判断によると思いますが，編集者としては自信作となったと自負しています．

　最後になりますが，このプロジェクトに参加していただいた執筆者の方々には多くの修正・訂正・書き直しを私自身お願いし，非常に時間も体力も労を取られたことと思われます．本当にありがとうございました．

2012年10月

いつものICU奥の部屋にて

大野博司

レジデントノート別冊
救急・ERノート ⑥

症候と疾患から迫る！
ERの感染症診療
疑い，探し，組み立てる実践的な思考プロセス

大野博司／編

序 3
略語一覧 11
カラーアトラス 13
執筆者一覧 16

序章　ERで感染症診療をはじめる前に

1 ERではどのように発熱患者にアプローチしていくか
　　　　　　　　　　　　　　　　　　　　　　　　近藤　猛 18
　1 重症患者を見分ける　**2** フォーカスを絞り込む　**3** 熱の経過・随伴症状を役立たせる
　4 背景の聴取で方針が変わる

2 ERでの感染症診療に役立つ検査と微生物学的検査
　　生化学，画像検査／培養，迅速キット ──────── 見坂恒明 25
　1 救急外来での感染症診療　**2** 感染症の重症度判断と生化学検査　**3** 感染臓器の同定と画像診断　**4** 原因微生物の検討：塗抹・培養検査　**5** 原因微生物の検討：迅速抗原検査・毒素検査
　　　　One More Experience ●敗血症性ショックは致死的疾患

contents

第1章 救急での症候からのアプローチ

1 ERでの呼吸困難 ──────── 鶴和幹浩 ……… 36
1 鑑別診断　2 鑑別ポイント　3 初期対応　4 専門医へのコンサルテーション
One More Experience ● 至適な SpO_2 はいくらか？

2 ERでの咽頭痛 ──────── 野中優江，吉永孝之 ……… 44
1 診断のポイント　2 診断・治療の組み立て方

3 ERでの意識障害 ──────── 能勢裕久 ……… 51
1 意識障害患者の初期対応（基本のキ！！ABC）　2 バイタルサイン　3 病歴聴取　4 専門医へのコンサルテーション

4 ERでの腹痛
この悩ましき主訴 ──────── 花木奈央，稲田眞治 ……… 58
1 鑑別疾患　2 ここが鑑別ポイント　3 初期対応　4 専門医へのコンサルテーション

5 ERでの腰背部痛 ──────── 上田剛士 ……… 64
1 鑑別疾患　2 ここが鑑別ポイント　3 脊椎椎体・椎間板炎の画像評価　4 腰痛症と感染性心内膜炎

6 ERでの「不明熱」 ──────── 福地貴彦 ……… 72
1 ERでの「不明熱」とは　2 鑑別疾患　3 初期対応　4 専門医へのコンサルテーション
One More Experience ● 心エコーの重要性
Pros & Cons ● 不明熱は何科が担当する？

7 ERでの耳の痛み ──────── 枥谷健太郎 ……… 80
1 鑑別診断　2 ここが鑑別ポイント　3 初期対応　4 見逃してはいけない疾患
Pros & Cons ● 急性中耳炎の初期治療で抗菌薬が必要か？

8 ERでの赤眼
red eyeへのアプローチ ──────── 北　和也 ……… 87
1 緊急性の判断：敵を知り己を知らば百戦危うからず！　2 対応の手順：ペンライト試験とフルオレセイン染色で，緑内障発作，角膜障害を除外する！　3 各論：鑑別診断について
One More Experience ● 細菌性結膜炎には即キノロン点眼？ delaying antibiotic therapyの勧め

9 ERでの下痢 ──────── 忽那賢志 ……… 96
1 鑑別疾患　2 ここが鑑別ポイント　3 初期対応
One More Experience ● 便グラム染色の意義

救急・ERノート 6

10 ERでの黄疸 ——世良俊樹 …… 102
1 鑑別疾患　**2** ここが鑑別ポイント　**3** 初期対応　**4** 専門医へのコンサルテーション
　One More Experience ●黄疸＝消化器と思ったら…

11 ERでの関節痛 ——菊地英豪 …… 108
1 鑑別のポイント　**2** 検査のオーダー　**3** 専門医へのコンサルテーション
　One More Experience ●治療に反応しない単関節炎？
　Pros & Cons ●関節リウマチ患者に痛風は合併しない？

12 ERでの発疹 ——日比野誠恵 …… 113
1 全身性皮疹/紅斑　**2** 紫斑性疾患　**3** 水疱膿疱性疾患　**4** 局所性皮疹

13 ERでの排尿時痛・会陰部痛 ——舩越 拓 …… 121
1 commonな疾患を診断する　**2** 致死的疾患（Fournier壊疽）を知る
　Pros & Cons ●尿路感染症にはST合剤が第一選択薬か

第2章　原因疾患へのアプローチ

1 ERでのかぜ症候群 ——飯田和正 …… 126
1 診断のポイント　**2** 考えられる微生物　**3** 治　療　**4** ERでのコミュニケーションと外来フォロー
　One More Experience ●最低限必要な病歴と身体所見について　●かぜ症候群と抗菌薬　●咳止めについて

2 ERでの細菌性上気道感染症
咽頭炎，鼻副鼻腔炎 ——弓場達也 …… 133
1 診断のポイント　**2** 考えられる微生物　**3** 診断・治療の組み立て
　One More Experience ●診断・治療で覚えておきたいこと
　Pros & Cons ●急性咽頭炎にペニシリン系を使うべきか否か？

3 ERでの市中肺炎 ——宇留賀公紀, 岸 一馬 …… 140
1 市中肺炎の対象は？　**2** 病歴聴取・身体所見のポイントは？　**3** 行うべき検査は？　**4** 重症度・入院の必要性の評価　**5** 考えられる微生物　**6** 治　療
　One More Experience ●結核を見逃すな！　●マクロライド耐性マイコプラズマ　●肺炎に対するマクロライドの投与
　Pros & Cons ●肺炎治療にステロイドは使うか？

4 ERでの医療ケア関連肺炎 ——村田研吾 …… 146
1 診断のポイント　**2** 考えられる微生物と治療法　**3** 診断・治療の組み立て方

contents

5 ERでの中枢神経感染症
髄膜炎，脳炎，脳膿瘍 ——— 中山晴雄 ……153
1 細菌性髄膜炎の症例 2 髄膜炎治療の要点 3 脳膿瘍の症例 4 脳膿瘍治療の要点
One More Experience ● 髄液検査におけるLDHとCPK ● 髄膜炎治療に対する腰椎ドレナージ術

6 ERでの血流感染症・血管内デバイス感染症
中心静脈ライン，心ペースメーカー ——— 大八木秀和 ……163
1 血流感染症 2 ペースメーカー感染症（またはCIED感染症）
One More Experience ● ポートの見落としに注意

7 ERでの感染性心内膜炎 ——— 岸野喜一，永井利幸 ……172
1 診断のポイント 2 診断・治療の組み立て方
One More Experience ● 心雑音のはっきりしないIE

8 ERでの皮膚軟部組織感染症① 丹毒，蜂窩織炎 ——— 佐藤信宏 ……179
1 診断のポイント 2 考えられる微生物と治療法 3 診断・治療の組み立て方
Pros & Cons ● 蜂窩織炎の患者って全例血液培養はとるべきなの？

9 ERでの皮膚軟部組織感染症② 壊死性筋膜炎 ——— 滝本浩平 ……185
1 壊死性筋膜炎の一般的な知識 2 壊死性筋膜炎の診断 3 治療 4 診断と治療の組み立て

10 ERでの尿路感染症
膀胱炎・腎盂腎炎 ——— 山中和明 ……190
1 診断のポイント 2 考えられる微生物 3 診断・治療の組み立て方 4 治療
One More Experience ● 見逃してはならない鑑別疾患 ● 繰り返す膀胱炎の予防法について ● 無症候性細菌尿に騙されてはいけない！ ● 再発を繰り返す，または難治性の膀胱炎の場合，以下のことを想定 ● 3日間の腎盂腎炎治療の後に効果不良の場合，想定すべきこと
Pros & Cons ● *Staphylococcus aureus* が尿培養で検出された場合，尿路感染の起因菌か？ ● ESBL産生大腸菌に対する抗菌薬の選択

11 ERでの腹腔内感染症① 虫垂炎，憩室炎 ——— 畑 啓昭 ……198
1 診断のポイント 2 考えられる微生物と治療法 3 診断・治療の組み立て方
One More Experience ● 虫垂炎と食欲 ● 抗菌薬投与後の培養検査

12 ERでの腹腔内感染症② 胆管炎，胆嚢炎 ——— 川嶋修司 ……205
1 急性胆管炎 2 急性胆嚢炎

13 ERでの性行為感染症① 尿道炎，陰部ヘルペス ——— 安東栄一 ……211
1 急性尿道炎 2 性器ヘルペス 3 患者への情報提供

救急・ERノート 6

14 ERでの性行為感染症② 骨盤内炎症性疾患，膣炎 ─── 吉本 昭 …… 216
1 骨盤内炎症性疾患（PID） 2 膣炎について
One More Experience ● PIDにおける抗菌薬の選択について

15 ERでの骨感染症
脊椎炎 ─── 小熊麻子 …… 223
1 脊椎炎の原因，診断，治療
One More Experience ● 入院中の対応，安静の重要性！

16 ERでの創部感染症
抗菌薬予防投与，破傷風予防 ─── 吉田 暁 …… 229
1 創部感染予防の原則 2 裂創や挫創などの予防的抗菌薬 3 開放骨折・関節腔に達する外傷 4 動物咬傷 5 破傷風予防
One More Experience ● ナイロン糸ドレナージ

第3章 Advanced：ERでの特殊な患者層の感染症診療

1 免疫不全患者の感染症の考え方 ─── 羽山ブライアン，岩田健太郎 …… 236
1 まず疑うことから 2 The "commons" are common 3「免疫不全＋発熱→感染症」の思いこみは危険 4 免疫不全は分類が重要

2 HIV/AIDS患者 ─── 内藤俊夫 …… 240
1 感染者の特徴 2 救急・ERでのHIV/AIDS

3 担癌患者の感染症① 固形腫瘍 ─── 櫻井隆之 …… 247
1 ERでの固形腫瘍の担癌患者 2 固形腫瘍と感染症 3 一般の患者層との違い 4 注意すべき感染症
Pros & Cons ● 固形腫瘍担癌患者に検査・治療をするべきか？

4 担癌患者の感染症② 血液腫瘍（リンパ腫，多発性骨髄腫） ─── 土橋映仁 …… 252
1 リンパ腫 2 多発性骨髄腫

5 化学療法中の感染症
発熱性好中球減少症 ─── 村上 純 …… 256
1 発熱性好中球減少症（FN）の定義・重症度 2 どのような臓器，細菌の感染がみられるか 3 FN患者の初期評価 4 高リスク患者のマネジメント 5 低リスク患者のマネジメント 6 治療期間―いつまで抗菌薬投与を続けるか

contents

6 透析患者特有の感染症
血液透析・腹膜透析・その他 ———————————— 末田善彦 …… 266
1 バスキュラーアクセス感染症（VA感染症）　**2** CAPD関連感染症　**3** 多発性嚢胞腎患者の嚢胞感染

　　Pros & Cons ● 長期留置カテーテルの抗菌薬ロックに関して

7 糖尿病患者の感染症 ——————————————— 吉藤　歩，伊藤　裕 …… 273
1 一般患者層との違い　**2** 糖尿病患者の感染症の実際

8 ステロイド・免疫抑制薬投与患者の感染症 ————————— 奥　健志 …… 279
1 一般患者層との違い　**2** 注意すべき感染症　**3** ワクチン投与に関しての留意点

9 脾臓摘出後の感染症 ——————————————— 加藤哲朗 …… 283
1 脾臓の役割と脾臓摘出後の状態　**2** 脾臓摘出後感染症の臨床像　**3** 脾臓摘出後感染症のマネジメント

　　One More Experience ● 脾臓摘出後と液性免疫障害

10 肝硬変患者の感染症 ——————————————— 柏木秀行 …… 287
1 肝硬変患者の免疫と感染症　**2** 診断と治療

　　One More Experience ● 感染症以外の疾患にも注意

11 性的暴行後の感染症 ——————————————— 久保健児 …… 292
1 一般患者層との違い　**2** 性暴力後のSTIでコモンなものは？　**3** STIに対する初期評価として行うべき検査　**4** 性暴力後のSTI予防　**5** HIV曝露後予防の考え方　**6** 性暴力後のSTIに関するフォローアップ

12 帰国者の発熱 ————————————————— 右近智雄 …… 298
1 マラリアの診断　**2** 熱帯熱マラリアの診療　**3** 熱帯熱マラリア以外のマラリア　**4** 帰国者の発熱：病歴のとり方と鑑別診断

第4章　急性期・クリティカルケアでの感染症診療

1 敗血症の補助的治療 ——————————————— 貝沼関志 …… 304
1 下部消化管穿孔　**2** 薬剤性腸炎，特にNSAIDs起因性腸炎について　**3** ARDSについて　**4** 肺保護戦略について　**5** EGDTでのアルブミン投与　**6** カテコラミン投与　**7** バソプレシン投与　**8** ハンプ®投与と利尿薬投与について　**9** ステロイド投与　**10** DICの診断　**11** DICの治療　**12** PMX-DHP　**13** 敗血症における血液浄化法—CRRTとCHDF　**14** γグロブリン投与について　**15** 経腸栄養の効果

　　One More Experience ● 敗血症性ショックへの初期蘇生

救急・ERノート ❻

第5章 ERで注意すべき微生物

1 インフルエンザ — 加藤英明 ……… 318
❶基本情報と歴史的背景　❷臨床症状と治療　❸治療のポイント　❹予　防
One More Experience ●治療薬の選び方
Pros & Cons ●抗ウイルス薬投与に対する諸外国と日本の違い

2 結　核 — 松本智成 ……… 323
❶診断のポイント　❷治療のポイント　❸医療関係者の結核感染予防
One More Experience ●QFTを発病診断に使う場合の落とし穴：QFT陰性だからといって結核は否定できない　●入院時スクリーニングの落とし穴　●BCGは感染予防策ではない
Pros & Cons ●結核患者の入院について

3 新興感染症
ウエストナイルウイルス，鳥インフルエンザ，
SARS，市中感染型MRSA — 三木智子，岡　秀昭 ……… 332
❶米国旅行後，発熱と弛緩性麻痺をきたした症例　❷インフルエンザ罹患後，新たに呼吸器症状をきたした症例
One More Experience ●鳥インフルエンザとSARS　●CA-MRSA感染の高リスクグループ

第6章 ERでの抗菌薬

1 一般市中感染症で使われる内服抗菌薬 — 森　英毅 ……… 340
❶感染臓器，患者の状態を検討する　❷原因微生物を検討する　❸内服抗菌薬を検討する　❹患者の心理社会的背景を考慮する
One More Experience ●抗菌薬選択で留意すべきこと

2 一般市中感染症で使われる静注抗菌薬 — 尾田琢也 ……… 345
❶アンピシリン・スルバクタム　❷セファゾリン　❸セフトリアキソン　❹アジスロマイシン　❺シプロフロキサシン

3 重症感染症・医療ケア関連感染症で使われる静注抗菌薬
— 根井貴仁，三浦義彦 ……… 351
❶バンコマイシン　❷アミカシン　❸ピペラシリン・タゾバクタム　❹セフェピム　❺メロペネム
One More Experience ●アミノグリコシド系抗菌薬の1日1回投与法

索　引 ……… 360

略語一覧

- **AKI** ： acute kidney injury（急性腎不全）
- **ALI** ： acute lung injury（急性肺傷害）
- **AML** ： acute myeloid leukaemia（急性骨髄性白血病）
- **ARDS** ： acute respiratory distress syndrome（急性呼吸促迫症候群）
- **ASO** ： arteriosclerosis obliterans（閉塞性動脈硬化症）
- **AUC** ： area under the blood concentration time curve（血中濃度曲線下面積）
- **BAL** ： bronchoalveolar lavage（気管支肺胞洗浄）
- **BLNAR** ： β-lactamase negative ampicillin resistant（β-ラクタマーゼ非産生アンピシリン耐性）
- **BLNAS** ： β-lactamase-negative ampicillin-susceptible（β-ラクタマーゼ非産生アンピシリン感受性）
- **BLPACR** ： β-lactamase positive AMPC/CVA resistant（β-ラクタマーゼ産生アモキシシリン・クラブラン酸耐性）
- **BLPAR** ： β-lactamase-producing ampicillin resistant（β-ラクタマーゼ産生アンピシリン耐性）
- **CA-MRSA** ： community-associated MRSA（市中感染型 MRSA）
- **CAP** ： community-acquired pneumonia（市中肺炎）
- **CAPD** ： continuous ambulatory peritoneal dialysis（連続携行式腹膜透析）
- **CDC** ： Centers for Disease Control and Prevention（米国疾病予防管理センター）
- **CDI** ： *Clostridium difficile* infection（クロストリジウム・ディフィシル感染症）
- **CHDF** ： continuous hemodiafiltration（持続的血液透析濾過）
- **CIED** ： cardiovascular implantable electronic device（心臓植込み型電子デバイス）
- **CMV** ： cytomegalovirus（サイトメガロウイルス）
- **COPD** ： chronic obstructive pulmonary disease（慢性閉塞性肺疾患）
- **CPPD** ： calcium pyrophosphate dehydrate（ピロリン酸カルシウム二水和物）
- **CRT** ： capillary refilling time（毛細血管再充満時間）
- **DIC** ： disseminated intravascular coagulation syndrome（播種性血管内凝固症候群）
- **DLBCL** ： diffuse large B-cell lymphoma（びまん性大細胞型 B 細胞性リンパ腫）
- **DVT** ： deep vein thrombosis（深部静脈血栓症）
- **EBV** ： Epstein-Barr virus（Epstein-Barr ウイルス）
- **EGDT** ： early goal-directed therapy（早期目標指向療法）
- **EHEC** ： enterohemorrhagic *E.Coli*（腸管出血性大腸炎）
- **ENGBD** ： endoscopic naso gallbladder drainage（内視鏡的経乳頭的胆道ドレナージ）
- **ERBD** ： endoscopic retrograde biliary drainage（内視鏡的逆行性胆管ドレナージ）
- **ERCP** ： endoscopic retrograde cholangiopancreatography（内視鏡的逆行性胆道膵管造影）
- **ESBL** ： extended spectrum β-lactamase（基質拡張型 β-ラクタマーゼ）
- **FN** ： febrile neutropenia（発熱性好中球減少症）
- **G-CSF** ： granulocyte-colony stimulating factor（顆粒球コロニー刺激因子）
- **GVHD** ： graft versus host disease（移植片対宿主病）
- **HAP** ： hospital-acquired pneumonia（院内肺炎）
- **HBV** ： hepatitis B virus（B 型肝炎ウイルス）
- **HCAP** ： healthcare-associated pneumonia（医療ケア関連肺炎）
- **HCV** ： hepatitis C virus（C 型肝炎ウイルス）
- **HIV** ： human immunodeficiency virus（ヒト免疫不全ウイルス）
- **HSV** ： herpes simplex virus（単純ヘルペスウイルス）
- **HUS** ： hemolytic uremic syndrome（溶血性尿毒症症候群）

略語一覧

IDSA	：	Infectious Diseases Society of America（米国感染症学会）
IE	：	infective endocarditis（感染性心内膜炎）
IUD	：	intrauterine device（子宮内避妊器具）
MIC	：	minimum inhibitory concentration（最小発育阻止濃度）
MODS	：	multiple organ dysfunction syndrome（多臓器障害）
MRCP	：	magnetic resonance cholangiopancreatography（磁気共鳴胆道膵管造影）
MRSA	：	methicillin-resistant *Staphylococcus aureus*（メチシリン耐性黄色ブドウ球菌）
MRSE	：	methicillin-resistant *Staphylococcus epidermidis*（メチシリン耐性表皮ブドウ球菌）
MSSA	：	methicillin-sensitive *Staphylococcus aureus*（メチシリン感受性黄色ブドウ球菌）
MSSE	：	Methicillin-susceptible *Staphylococcus epidermidis*（メチシリン感受性表皮ブドウ球菌）
OPSI	：	overwhelming postsplenectomy infection（脾臓摘出後重症感染症）
ORT	：	oral rehydration therapy（経口補水療法）
PE	：	pulmonary embolism（肺血栓塞栓症）
PISP	：	penicillin intermediately resistant Streptococcus pneumoniae（ペニシリン低感受性・中等度耐性肺炎球菌）
PMR	：	polymyalgia rheumatica（リウマチ性多発筋痛症）
PMX-DHP	：	direct hemoperfusion with polymyxinB immobilized fiber（エンドトキシン吸着療法）
PRSP	：	penicillin-resistant Streptococcus pneumoniae（ペニシリン耐性肺炎球菌）
PSS	：	postsplenectomy sepsis（脾臓摘出後敗血症）
PSSP	：	penicillin-susceptible Streptococcus pneumoniae（ペニシリン感受性肺炎球菌）
ROS	：	review of systems
SBP	：	spontaneous bacterial peritonitis（特発性細菌性腹膜炎）
SAAG	：	serum-ascites albumin gradient
SIRS	：	systemic inflammatory response syndrome（全身性炎症反応症候群）
SJS	：	Stevens Johnson Syndrome（Stevens-Johnson 症候群）
SLE	：	systemic lupus erythematosus（全身性エリテマトーデス）
SMA	：	superior mesenteric artery（上腸間膜動脈）
SOFA	：	sequential organ failure assessment
SSSS	：	staphylococcal scalded skin syndrome（ブドウ球菌性熱傷様皮膚症候群）
STI	：	sexually transmitted infection（性行為感染症）
STIR	：	short inversion time inversion recovery
TEN	：	toxic epidermal necrolysis（中毒性表皮壊死症）
TPHA	：	treponema pallidum hemagglutination test（梅毒トレポネーマ抗原血球凝集反応）
TSS	：	toxic shock syndrome（トキシックショック症候群）
TTP	：	thrombotic thrombocytopenic purpura（血栓性血小板減少性紫斑病）
VAP	：	ventilator-associated pneumonia（人工呼吸器関連肺炎）
VRE	：	vancomycin resistant enterococci（バンコマイシン耐性腸球菌）
WB	：	western blot（ウエスタンブロット）
PCP	：	pneumocystis pneumonia（ニューモシスチス肺炎）
NEC	：	neutropenic enterocolitis（好中球減少性腸炎）

Color Atlas

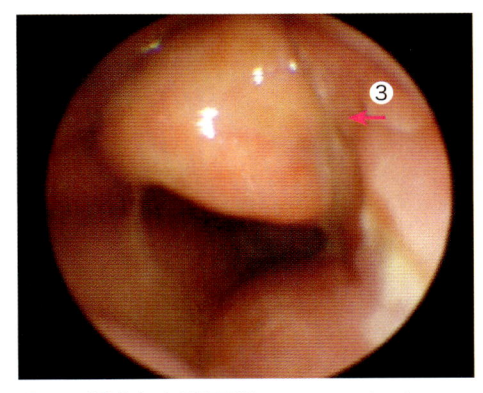

●1 腫大した喉頭蓋（p.46 図2参照）
③喉頭蓋の浮腫.

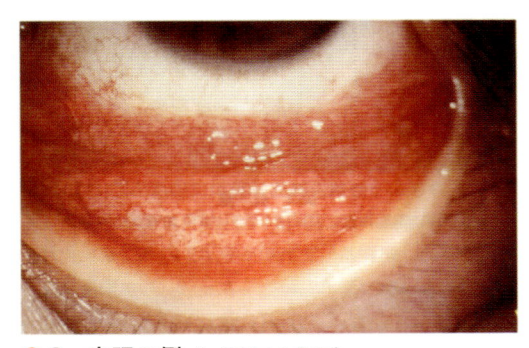

●2 赤眼の例（p.87 図1参照）
p.95 文献2より転載. 本項の症例とは別の症例の写真である.

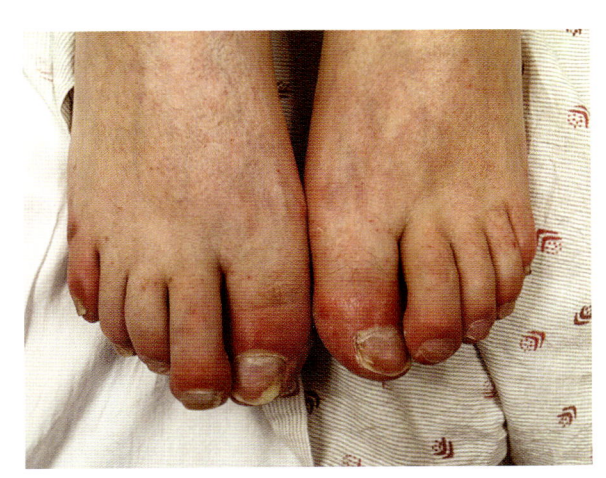

●3 髄膜炎菌による紫斑（p.116 図2参照）

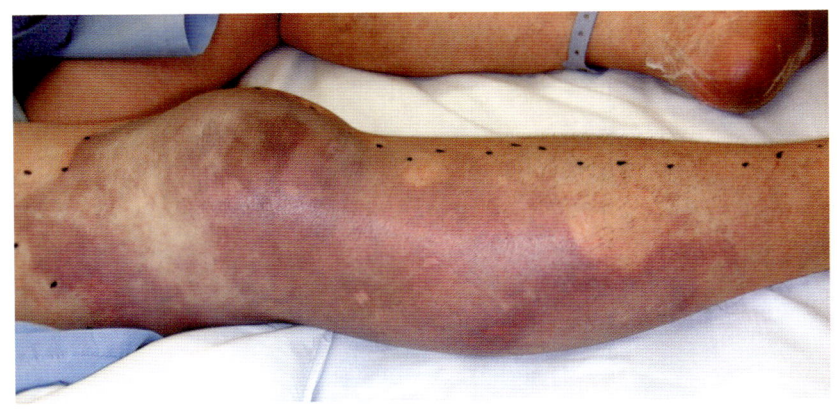

●4 劇症型壊死性筋膜炎（p.120 図3参照）
p.120 文献1より転載.

Color Atlas

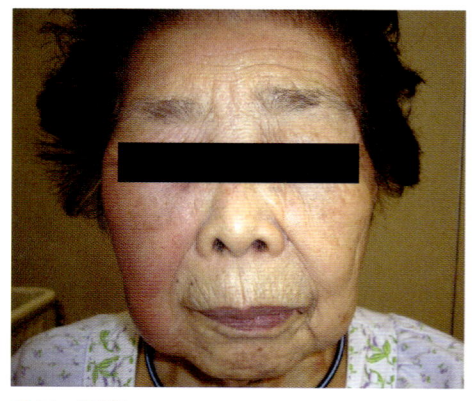

●5 丹毒（p.180 図1参照）
p.184 文献1より転載.

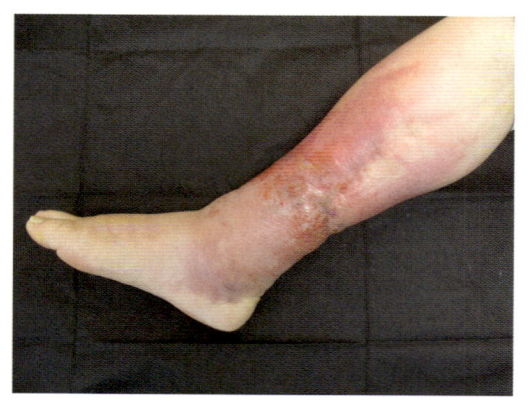

●6 蜂窩織炎（p.180 図2参照）
p.184 文献1より転載.

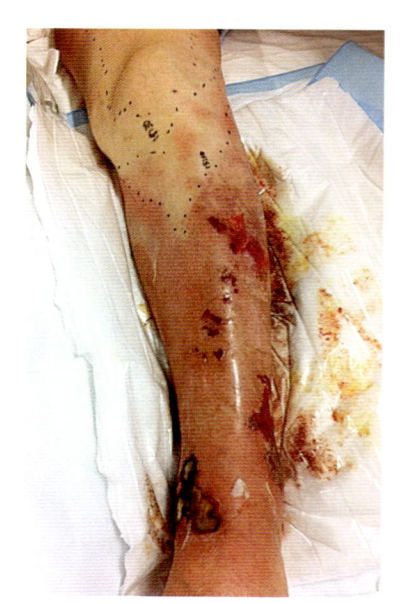

●7 初診時（p.185 図1参照）

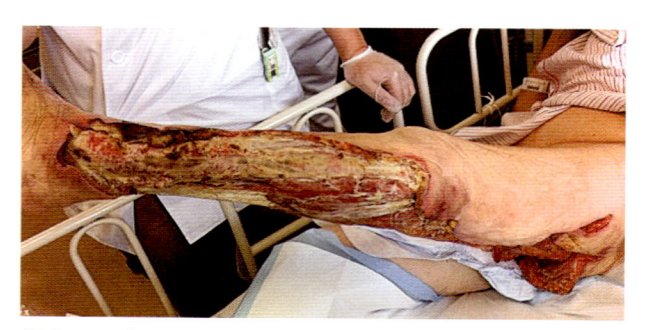

●8 デブリードマン後（p.188 図2参照）

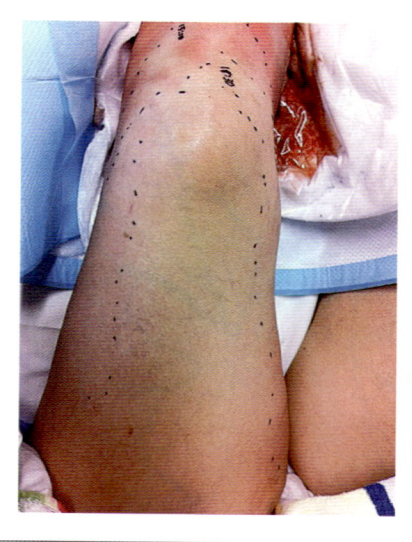

●9 大腿部の病変
（p.188 図3参照）
ほぼ正常にみえる大腿部まで病変は広がっていた.

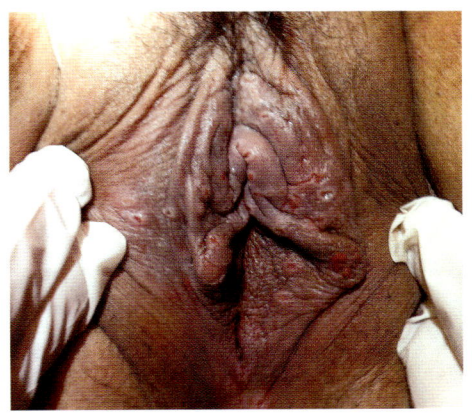

● 10 性器ヘルペス（女性）（p.214図1参照）

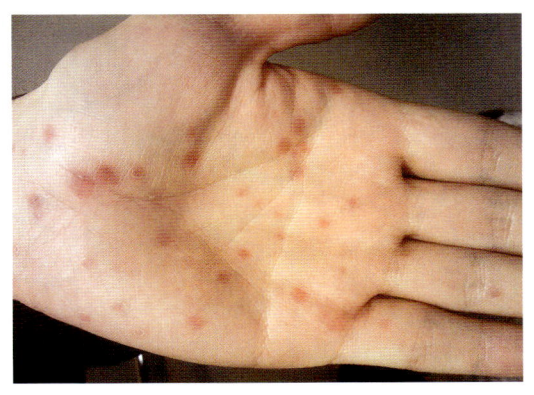

● 11 梅毒性ばら疹（p.242図2参照）

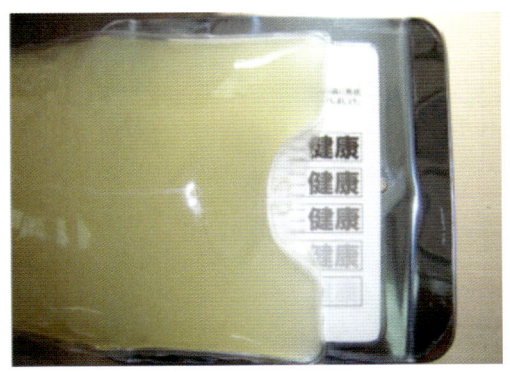

● 12 CAPD腹膜炎患者のCAPD排液（p.269図2参照）
排液が濁っているのがわかる．

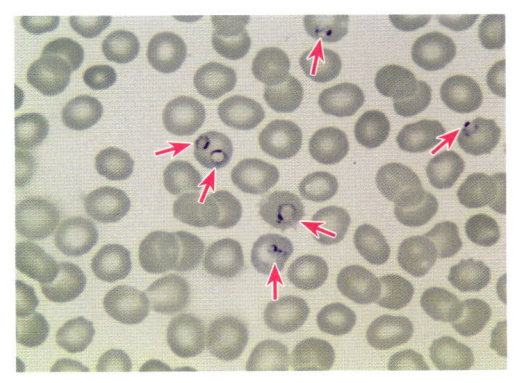

● 13 末梢血薄層塗抹標本中の熱帯熱マラリア原虫（*Plasmodium falciparum*）（p.298図参照）

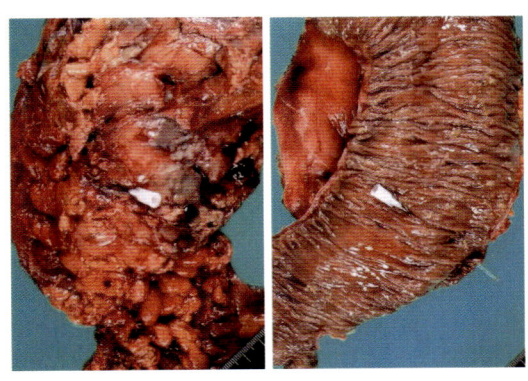

● 14 上行結腸に穿孔が認められた（p.307図2参照）

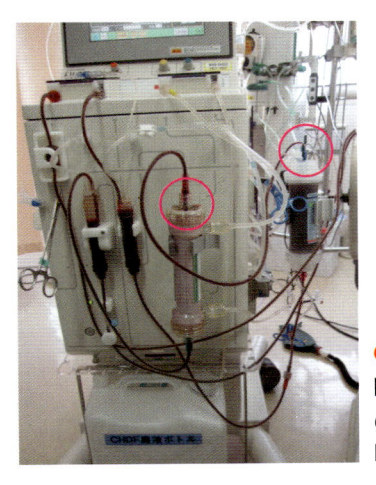

● 15 CHDFとPMX-DHP回路の直列接続（p.313図4参照）

執筆者一覧

❖編集
大野博司　　洛和会音羽病院ICU/CCU

❖執筆（掲載順）

近藤　猛	名古屋大学医学部附属病院総合診療科
見坂恒明	自治医科大学地域医療学センター総合診療部門
鶴和幹浩	青梅市立総合病院救急科・救命救急センター
野中優江	兵庫県立尼崎病院ER総合診療科
吉永孝之	兵庫県立尼崎病院ER総合診療科
能勢裕久	鹿児島市立病院内科（神経内科・感染症・総合診療）
花木奈央	名古屋第二赤十字病院救急科
稲田眞治	名古屋第二赤十字病院救急科
上田剛士	洛和会丸太町病院救急・総合診療科
福地貴彦	国立病院機構 南和歌山医療センター内科／救命救急センター
枦谷健太郎	亀田総合病院総合診療・感染症科
北　和也	阪南市民病院総合診療科
忽那賢志	独立行政法人国立国際医療研究センター感染症内科／国際感染症センター
世良俊樹	東京医科歯科大学医学部附属病院救命救急センター
菊地英豪	河北総合病院内科/リウマチ・関節・膠原病センター
日比野誠恵	University of Minnesota Medical Center, Fairview Emergency Department
舩越　拓	東京ベイ・浦安市川医療センター救急科
飯田和正	飯田医院
弓場達也	社会保険京都病院内科・呼吸器内科
宇留賀公紀	国家公務員共済組合連合会虎の門病院呼吸器センター内科
岸　一馬	国家公務員共済組合連合会虎の門病院呼吸器センター内科
村田研吾	東京都立多摩総合医療センター呼吸器内科
中山晴雄	東邦大学医療センター大橋病院脳神経外科・院内感染対策室
大八木秀和	祐生会みどりヶ丘病院循環器内科
岸野喜一	慶應義塾大学医学部循環器内科
永井利幸	国立循環器病研究センター心臓血管内科部門
佐藤信宏	東京大学大学院医学系研究科公共健康医学専攻／新潟市民病院救急科
滝本浩平	大阪大学医学部附属病院集中治療部（ICU）
山中和明	大阪大学医学部附属病院泌尿器科
畑　啓昭	国立病院機構京都医療センター外科
川嶋修司	国立長寿医療研究センター内分泌代謝内科，高齢者総合診療科
安東栄一	津山中央病院泌尿器科
吉本　昭	奈良県立医科大学感染症センター
小熊麻子	広島赤十字・原爆病院リウマチ科
吉田　暁	浦添総合病院救急総合診療部
羽山ブライアン	神戸大学医学部附属病院感染症内科
岩田健太郎	神戸大学医学部附属病院感染症内科
内藤俊夫	順天堂大学医学部総合診療科
櫻井隆之	千葉大学大学院医学研究院呼吸器内科学
土橋映仁	東京慈恵会医科大学附属第三病院総合診療部
村上　純	富山大学医学部第3内科
末田善彦	沖縄県立中部病院腎臓内科
吉藤　歩	慶應義塾大学医学部腎臓・内分泌・代謝内科
伊藤　裕	慶應義塾大学医学部腎臓・内分泌・代謝内科
奥　健志	北海道大学大学院医学研究科 内科学講座・免疫・代謝内科学
加藤哲朗	東京慈恵会医科大学感染制御科
柏木秀行	飯塚病院緩和ケア科
久保健児	日本赤十字社和歌山医療センター感染症科部・第一救急科部
右近智雄	多田町診療所
貝沼関志	名古屋大学医学部附属病院外科系集中治療部
加藤英明	横浜市立大学附属病院リウマチ・血液・感染症内科
松本智成	大阪府立病院機構大阪府立呼吸器・アレルギー医療センター感染症センター 臨床研究部
三木智子	関東労災病院総合内科
岡　秀昭	関東労災病院総合内科
森　英毅	沖縄県立南部医療センター・こども医療センター附属北大東診療所
尾田琢也	飯塚病院総合診療科
根井貴仁	日本医科大学付属病院集中治療室・感染制御部
三浦義彦	日本医科大学付属病院感染制御部

序章

ERで感染症診療をはじめる前に

序章 ERで感染症診療をはじめる前に

1 ERではどのように発熱患者にアプローチしていくか

近藤 猛

Point

- 「発熱」に苦手意識をもたなくてもよいようにERでの基本的なアプローチを習得する
- バイタルサイン（呼吸数含む），全身状態，年齢，基礎疾患から重症患者を素早く見抜く
- 素早いマネジメントにはフォーカスの絞り込みが重要

● はじめに

救急において，発熱は最も多い主訴の1つである[1]．しかしその鑑別は膨大であり，発熱はわかったもののその後のアプローチに困ってしまうこともあるだろう．発熱の原因は，感染症・薬剤性・膠原病・悪性腫瘍・血腫や血栓への反応・心因性があるが，緊急性が高く救急で判断が問われるのは主に感染症である．ここでは，感染症を中心としたERでの効率的なアプローチにつき述べていく．

1 重症患者を見分ける

症例A

糖尿病を指摘されていたものの放置していたアルコール依存症の50歳男性．1週間前より全身倦怠感あり，2〜3日前より37℃台の発熱あり．腰痛と下肢痛もあり自宅にて動けなくなったために救急車コールし搬送された．来院時バイタルは，体温37℃，血圧67/44 mmHg，脈拍132回/分，呼吸数26回/分，SpO_2 97%（room air）であった．

発熱にかかわらず救急での初期対応では重症度の評価が常に求められる．発熱での体温は重症度に必ずしも比例せず，他のバイタルサイン・全身状態・基礎疾患をみて総合的に判断する必要がある．特に表1にあげたような背景がある患者では**重篤な病態があっても症状が出にくかったり非典型的な症状しか出ない**場合があり注意が必要である．またSIRS（systemic inflammatory response syndrome：全身性炎症反応症候群）の評価基準のうち3つはバイタ

表1 注意すべき合併疾患・背景

- 高齢（65歳以上）
- 慢性閉塞性肺疾患（COPD）
- 悪性腫瘍
- HIV感染者
- 慢性肝疾患，慢性腎疾患
- 糖尿病
- 閉塞性動脈硬化症
- 自己免疫疾患

文献2を参考に作成.

表2 SIRS評価基準

下記2項目以上：
- 体温＞38.5℃　もしくは　体温＜35.0℃
- 脈拍＞90回/分
- 呼吸数＞20回/分　もしくは　$PaCO_2$＜32Torr
- 白血球数＞12,000/μL，＜4,000/μL，もしくは　桿状核球＞10％ band

文献3を参考に作成.

表3 外科的手技・ドレナージを考慮すべき状況の例

人工物感染	人工弁置換後の感染性心内膜炎，人工血管感染（シャントや大動脈瘤置換後など），人工関節の関節炎
膿瘍	扁桃周囲膿瘍，縦隔膿瘍，肝膿瘍，腸腰筋膿瘍，肛門周囲膿瘍
閉塞性感染	閉塞性尿路感染症，胆嚢炎・胆管炎（結石性）
重症軟部組織感染	壊死性筋膜炎，フルニエ壊疽，ガス壊疽，壊死やポケット形成を伴う褥瘡感染，閉塞性動脈硬化症患者の四肢の壊疽
その他	腸管穿孔（特に下部消化管），化膿性関節炎，膿胸

ルサインである（表2）．そのため呼吸数を含めたバイタルサインの評価は早期の重症度評価に非常に重要である．

この症例では糖尿病・アルコール依存症があることに加え，ショックバイタルかつ呼吸数の上昇がありSIRSの項目も満たす．即座の対応が求められる状況である．

症例A 経過

末梢ルートを2本とり，2Lの生理食塩水を急速補液したが血圧は70〜80mmHg台であった．診察上右大腿に広範な発赤・腫脹・熱感があり，軟部組織感染症からの敗血症性ショックと判断．さらに乳酸加リンゲルを大量補液し，心エコー上当初虚脱していた下大静脈の呼吸変動がなくなったが血圧はまだ70〜80mmHg台であった．ノルアドレナリン0.05γを開始し血圧90〜100mmHgとなり全身の造影CTを施行したところ大腿の皮下と腸腰筋に膿瘍形成を認めた．血液培養のうえ，抗菌薬開始しそのままICUに入室．入室後，右大腿と腸腰筋の膿瘍穿刺が施行された．

このように重症度が高い場合には，動きながらの判断を要するのに加え，外科的な処置が必要となってくることがある（表3）．呼吸・循環の管理をしつつ，原因を検索し，必要であれば外科的処置を考慮しつつ専門医につなぐ．

> **重要**
> - バイタルサイン（呼吸数を忘れない），全身状態，年齢，基礎疾患から重症患者を素早く見抜く．
> - 外科的処置の必要性がないか常に考える．

❷ フォーカスを絞り込む

症例B

　ある夜，総合病院での救急当直中，研修医よりコンサルテーションがあった．
「ADL自立している79歳女性です．昨日夕方から寒気があり午前2時から震えるようになって家族に連れられて救急外来を受診しました．体温は39.5℃ですが他バイタルは安定しています．CRPは6.91mg/dLでしたので全身単純CTをとりましたが，明らかな所見なく不明熱としてフルマリン®1g点滴のうえ入院させようかと思うのですが……」．

　最初の症例のように明らかな重症患者ではやや過剰な検査と治療が許容されるが，多くの総合病院では多数の1次レベルの患者に2次もしくは3次の患者が紛れてくる状況である．そのため軽症から中等症の患者のなかから，検査や治療を要するものを見分けることが必要となってくる．実際に，救急に来院する発熱患者の大多数がウイルス感染症である施設は多い．この場合フォーカスは多臓器にわたっていたりはっきりしないことが多いが，それぞれの症状はあまり強くなく追加の検査も不要で対症療法のみで十分であることが多い．
　しかしながら，経験上表4のような病歴・所見のある者では細菌感染を疑って原因検索，治療が必要である．
　当症例の場合，悪寒戦慄を疑わせる病歴があり細菌感染を疑う．しかしながら**やみくもな抗菌薬の使用は，耐性菌の増加を招くだけでなく，発熱の原因を不明瞭にしその後の外来・入院管理を困難にしてしまう**．細菌感染を疑った場合，感染臓器（フォーカス），起因菌の想定なくしては抗菌薬の投与はありえない．

表4　細菌感染を疑うべき状況

一臓器に症状が強く出ている	咽頭痛のみで咳や鼻水をきたさないなど
全身状態が悪い	パッと見の印象，普段からのADLの低下など
菌血症を疑う所見	悪寒戦慄，ショック状態，酸素化の不良など
基礎疾患が重篤	コントロール不良の糖尿病，癌で化学療法中など（表1参照）

表5　救急での熱源検索のための質問事項

上気道	咳，鼻水，咽頭痛
下気道	痰，息切れ
消化管	腹痛，嘔吐，下痢
泌尿生殖器	排尿時痛，残尿感，帯下の変化（女性）
その他	歯痛，関節痛，関節腫脹

細菌感染のフォーカスとなる部分は主訴となることが多いが，熱ばかりが前面に立ち患者さんや家族が局所症状をいってくれない，もしくはそれと気づいていない場合もある．「フォーカス不明」と安易にいってしまう前に**臓器ごとに病歴を聞き直すとヒントが得られる**ことは多い．忙しい救急外来で各臓器ごとに膨大な項目を聴取する review of systems（ROS）を施行するのは困難であるが，発熱の原因検索として聞くべき項目を絞れば簡単に施行でき実用的である．表5に当院にてよく使用されている質問項目をまとめた．

症例B 経過

上記項目に沿って本人に尋ねたところ，2〜3日前より排尿時痛，残尿感が出現していた．改めて脊柱肋骨角の叩打痛がないか確かめると左で叩打痛あり．尿をグラム染色したところグラム陰性桿菌の貪食像を認め，血液培養，尿培養のうえ大腸菌を想定しセフトリアキソン（ロセフィン®）1g 24時間ごとの点滴を開始し尿路感染症として入院となった．

このように系統だったアプローチでフォーカスを特定することで，方針がはっきりとし，結果的に迅速な対応ができる．

症例C

また別の日に研修医よりコンサルテーションがあった．
「頸髄損傷により四肢麻痺のある27歳の女性で，1週間前よりの39℃までの発熱にて来院しました．採血にてCRPが26mg/dLもあったので，全身の造影CTをとりましたが肺野，腹腔内に病変はなく熱源不明です」．

いくら画像診断が進歩しても病歴・身体所見がしっかりととれていなければ十分にその力を発揮できない．**救急での誤診や見落としの大部分は不完全な病歴や身体所見によるもの**であり，9割以上がそうであるとの報告もある[4]．特に見逃されがちなのが被服部位，特に肛門・泌尿生殖器周辺である．

症例C 経過

背部を確認したところ仙骨部にポケット形成した大きな褥瘡があり悪臭を放っていた．周囲の発赤熱感を伴っており一部軟らかく波動も触れ褥瘡感染と膿瘍形成が疑われた．血液培養および周囲の組織よりの穿刺吸引液を培養に提出した．想定する起因菌として連鎖球菌・ブドウ球菌に加え悪臭を伴っていたことより嫌気性菌も考え，アンピシリン・スルバクタム（ユナシン®）3g，6時間ごとを開始し入院．後日手術にて大量の壊死組織がデブリードマンされた．

このように仙骨部の褥瘡，ほかには前立腺炎・骨盤内腹膜炎・精巣上体炎・肛門周囲膿瘍・

被服部位の蜂窩織炎などは見逃されやすいが，逆にその気になって診ることさえすれば即座に診断できる．ほかに明らかな熱源がない場合には熱源不明とする前にぜひあたってほしいところである．

しかしながらバイタルが悪く治療を急ぐ場合，発熱性好中球減少症など重症であるが局所症状が出にくい場合，高齢であり典型的な症状が出ない場合など，完全な診断に至らないこともしばしばある．その場合には検査に多くの時間をかけるのは実際的ではない．それでも必ず感染臓器・起因菌をある程度予測し，**後からでは取り返しがつかなくなってしまう血液培養含む各種培養を行ったうえで抗菌薬を投与する**のが原則である．

重要

- 病歴・身体所見で多数いるウイルス感染症患者のなかから細菌感染症患者を見つけ出す．
- 発熱のフォーカスが早期に特定できるとマネジメントが容易となる．
- 抗菌薬投与の際には必ず感染臓器・起因菌を想定し培養をとる．
- 被覆部位・泌尿生殖器・肛門周囲は見逃しやすいので注意．

③ 熱の経過・随伴症状を役立たせる

症例D

生来健康，身寄りのいない44歳の男性が発熱にて救急搬送された．

呼吸器症状，腹部症状はないとのことであった．診察上，るいそうと両側頸部・腋窩のリンパ節腫脹を認めるがほかにはっきりとした局所所見はなく，全身造影CTでは左胸水貯留を認めたが膿瘍はみられなかった．よく話を聞くと5カ月前より39℃までの熱と全身の関節痛が続いていたとのことであった．近医受診し抗菌薬内服，点滴を続けるも改善せず，1週間前より仕事もできなくなり，来院当日倦怠感のため立ち上がることもできなくなり救急車を呼んだとのことであった．

救急患者が必ずしも急性の発熱であるとは限らない．当症例のように救急車で運ばれた患者が実は慢性の発熱であったり，逆に慢性の発熱を訴えて来院した患者がよくよく病歴を確認すると上気道感染が改善したのちに腸炎患者に接触し再度発熱をきたし下痢をし始めた，というように急性感染を繰り返しているだけのこともある．そのため熱の経過の長さと推移を聴取することが必要になってくる．患者はしばしば詳細な体温の経過を覚えていたり記録しているが，解熱薬による修飾や自然の日内変動がありすべて聴取していると時間がかかるうえに全体像が把握しにくい．その場合には1日の最高体温（Tmax）を用いて経過を確認するとよい．

亜急性から慢性経過の発熱では，感染症以外に膠原病・悪性腫瘍の頻度が高くなってくる．特に膠原病・悪性腫瘍は救急で確定診断を下すのは困難である．急を要する感染症が除外できれば，あとは**原因の追求に時間をかけすぎず入院や外来につないだ方が無駄な検査が減る**．

症例D 経過

　1人暮らしであり自宅での生活は難しいと判断．血液培養のうえ，総合診療科にコンサルテーションし入院となった．後日，漿膜炎，抗核抗体陽性，抗dsDNA抗体陽性，リンパ球低下が確認され，リンパ節生検にて悪性リンパ腫は除外された．全身性エリテマトーデス（SLE）と診断されステロイド開始された．

　このように救急での原因疾患が特定できなければ本人の全身状態，社会的状況を考慮に入れ入院もしくは通院を判断する．通院を指示する場合には紹介状を用いてしっかりとフォローできる医師に情報を伝えることが大切である．通院が難しいと判断すれば入院となる．総合診療科など専門科の特定が難しい患者を受け入れる部署があればよいが，そうでない場合には入院先探しに苦労することになる．このような場合どこが入院を担当していくかあらかじめ話しあっておくことが必要である．

症例E

　生来健康な26歳女性．1週間前に39℃の高熱，咽頭痛があり，当院外来にて溶連菌迅速検査陽性であったためアンピシリン（サワシリン®）処方されていた．いったん解熱し咽頭痛も改善していたが本日より37℃台の発熱と全身の皮疹があり救急受診した．

　発熱が主訴であってもそれだけで診断をつけることは難しく，実際には随伴症状が鍵となる．この症例では全身の皮疹の出現とそのタイミングが特徴的である．サワシリン®（＝アンピシリン）は伝染性単核球症に使用された場合では50～80％で薬疹を起こすが，そうでなくても薬疹を起こすことがある薬剤として知られている．初回投与の場合，投与から5～10日後に薬疹をきたすことが多い[5]．そのためこの症例はアンピシリンによる薬疹が最も疑われた．

> **重要**
> ・発熱の経過の長さ・Tmaxの推移・随伴症状はマネジメントの決定に重要．
> ・亜急性から慢性の発熱では原因の追求に時間をかけすぎない．上手に外来・入院につなぐことが肝要．

❹ 背景の聴取で方針が変わる

症例F

　生来健康な27歳の男性．3日前よりの腹痛と2日前よりの発熱・悪寒・咽頭痛があり，39℃の発熱があり救急外来受診．バイタルサインは安定していたが，妙にぐったりしていた．

表6 発熱患者に聴取すべき背景

聴取項目	特に注意すべきもの
基礎疾患	糖尿病，HIV，腎不全（透析），脾摘後
使用薬剤	ステロイド，免疫抑制薬，化学療法
海外渡航歴	国と地域，ノミや蚊に刺されているかどうか
動物接触歴	咬まれたり引っかかれたりしていないか
性交渉歴	コンドームの使用，パートナーの数・性別，風俗店の利用

一見すると数多く来院する急性上気道炎と何ら変わりはなかった．実際救急では解熱薬処方のうえ帰宅となった．

症例F 経過

5日後に，発熱の遷延，頻回の下痢，全身倦怠感があり食事・水分がとれないとして再来院．病歴を再聴取すると，前回来院の前日までタイに旅行に行っており，そこで大量の蚊に刺されていたことがわかった．採血上血小板低下を認め，入院．PCRにてデング熱と判明した．

当症例のように，**背景の聴取によってがらりと想定する疾患層が変わることがある**．特に表6の項目に該当するものがあった場合，大きく方針が変わることがありぜひ確認しておきたい．

重要

・ポイントを押さえた背景の聴取で大きく方針が変わることがある．

以上，救急での発熱へのアプローチについて簡単にまとめた．救急では，全身状態の管理，原因の検索，治療，専門家へのコンサルテーションを並行しながら進めていく必要があり困難ではあるが，やりがいのある現場である．ぜひポイントを押さえ素早い対応ができるようになってほしい．

文献・参考図書

1) Nawar, E.W., et al. : National Hospital Ambulatory Medical Care Survey: 2005 emergency department summary. Adv Data, 386 : 1-32, 2007

2) Angus, D.C., et al. : Epidemiology of severe sepsis in the United States : analysis of incidence, outcome, and associated costs of care. Crit Care Med, 29 (7) : 1303-1310, 2001

3) Annane, D., et al. : Septic shock. Lancet, 365 (9453) : 63-78. 2005

4) 小林 信：当院における誤診，診断の見落としの検討．日本救急医学会雑誌，15（9）：389，2004

5) Clinical Dermatology, 5th ed.（Habif, T.P. ed.），pp.568-573, Mosby, 2009

6)「診察エッセンシャルズ 新訂版」（酒見英太 ほか 著，松村理司 監），日経メディカル開発，2009
↑発熱に限らずさまざまな症候へのアプローチについて網羅的に記載されている．

序章 ERで感染症診療をはじめる前に

2 ERでの感染症診療に役立つ検査と微生物学的検査
生化学，画像検査／培養，迅速キット

見坂恒明

Point
- 感染症救急では，まずは迅速な重症度判断が必要である
- 感染症診療においても，詳細な病歴聴取と身体診察が重要である
- 感染臓器の同定と原因微生物の検討を行い，適切な抗菌薬を選択する
- 検査はその特性をよく知ったうえでオーダーし，それに基づき結果を解釈する必要がある

●はじめに

感染症診療では，**感染症の存在**と**重症度**を認知し，**感染臓器の同定**と**原因微生物の検討**が求められる．感染臓器が同定されれば，推定される原因微生物はある程度決まってくるため，抗菌薬投与の要否や選択すべき適切な抗菌薬もある程度決まってくる．

症例A

7年前に洞不全症候群にて左鎖骨下よりペースメーカー植込み術施行の既往がある，74歳女性．12日前に38℃台の発熱があり，近医にて尿路感染症の診断で，レボフロキサシン（クラビット®）500 mg/日を1週間投与され解熱していた．本日より再度38℃台の発熱と倦怠感があり，救急外来受診．意識清明，体温38.5℃，血圧105/82 mmHg，脈拍60回/分・整，呼吸数24回/分，皮膚所見を含め全身診察で特に異常所見はなく，尿一般・培養，胸部X線，腹部CT検査，経胸壁心エコー検査で異常所見なし．血液培養3セット採取し入院となった．血液培養3セットで *Staphylococcus epidermidis* が培養されたため，経食道心エコーを行ったところ，感染性心内膜炎の所見はなく，ペースメーカーリード感染を認めた．バンコマイシン＋リファンピシン（リファジン®）の投与を行いつつ，人工心肺下・心停止下でペースメーカー抜去術が行われた．また，抗菌薬を2週間継続投与した後にペースメーカー再植込み術を行った．

⇨ 解説

有意な身体所見がない患者の発熱では，血液培養はきわめて重要である．経食道心エコー検査は，感染性心内膜炎に対して，感度87〜100％，特異度91〜100％と有効な検査だが[1]，

ペースメーカーリード感染に対しても検出率91.7％と有効な検査である[2]．

症例B

　長年勤めた会社を定年退職し家庭菜園を行っている，71歳男性．特記すべき既往歴はない．2日前から乾性咳嗽があったが，数時間前から38℃台の発熱を伴うようになり救急外来を受診．意識清明，体温38.5℃，血圧135/82 mmHg，脈拍112回/分・整，呼吸数24回/分，SpO_2 92％（room air），右上肺野の呼吸音が減弱し湿性ラ音聴取．WBC14,500/μL（好中球90％），CRP18.2mg/dL，BUN 23mg/dL，Na 128mEq/L，CK 289IU/L．喀痰（Geckler V）のグラム染色で白血球は多数だが原因菌を認めず．尿中肺炎球菌抗原陰性・レジオネラ抗原陰性．A-DROP（日本呼吸器学会基準）2点でSpO_2の低下傾向もあり入院加療となった．セフトリアキソン（ロセフィン®）＋アジスロマイシン（ジスロマック®）の点滴静注を行っていたが，入院4日目の尿中レジオネラ抗原再検で陽性となり，レジオネラ肺炎と診断し抗菌薬はレボフロキサシンに変更した．後に，BCYE-α培地で*Legionella pneumophila*が培養された．

⇨**解説**
　迅速抗原検査は，その感度や特異度とともに検出可能時期も考慮した判断が必要である．本症例では家庭菜園を行っており，良質の喀痰だがグラム染色陰性，低ナトリウム血症，クレアチンキナーゼ高値より当初からレジオネラ肺炎を考慮していた．初診時の尿中レジオネラ迅速抗原検査は陰性だったが，再検にて陽性となった．

❶ 救急外来での感染症診療

　救急外来では感染症の存在の有無の検索以前に，まず患者の**重症度を迅速に判断**することが必要である．感染症の存在および感染臓器を調べることが重要であるが，これには①詳細な病歴聴取と身体診察，②血液培養，③喀痰グラム染色・喀痰培養，④画像検査（胸部X線，頭部・頸部〜腹部CT），⑤尿一般・沈渣，尿培養，⑥皮膚所見の評価（褥瘡・肛門周囲膿瘍・皮疹），⑦異物挿入の評価（カテーテル・ドレナージチューブ，人工関節など），⑧（必要なら）胸腔穿刺，⑨（必要なら）腰椎穿刺および髄液培養，などがあげられる．感染症診療においても，**詳細な病歴聴取と身体診察が重要であることに変わりはない**．また，原因微生物の検討では，血液培養，その他各種培養検査，各種迅速抗原検査などがある．

❷ 感染症の重症度判断と生化学検査

　感染症の重症度判断の1つに，敗血症（sepsis）状態の有無があげられる．ACCP/SCCM Consensus Conference 1992[3]で，敗血症は，感染症でSIRS（systemic inflammatory response syndrome）が起こっている状態と定義されている．これはさらに重症敗血症（severe sepsis），敗血症性ショック（septic shock）に分類されるが，詳細は「敗血症」の項に譲る（第

4章-1参照).

　SIRSの診断基準のうち，3つがバイタルサインであり，さらに重症敗血症や敗血症性ショックの判定に，意識レベルや血圧が含まれており，救急外来での感染症診療においても，やはりバイタルサインのチェックはきわめて重要である．多臓器不全評価の1つにSOFAスコアがあるが，体温，心拍数，呼吸数，血圧の古典的バイタルサインはSOFAスコアと相関することが示されている[4]．

　重症度を検討するうえで参考となる生化学検査では，CRP，エンドトキシン，プロカルシトニンが考慮される．

1 CRP

　敗血症および菌血症の診断に関するCRPの文献は多数あるが，否定的な結果のものが多い．感度・特異度ともにそれほど高くなく，単独では確定診断にも除外にも，また重症度判定にも使いにくい．

2 エンドトキシン

　エンドトキシンはグラム陰性菌の細胞壁に存在し，血中に放出され炎症性サイトカインを誘導し，敗血症性ショックを引き起こす．エンドトキシン測定は，エンドトキシン吸着療法の適応と効果判定のために行うことが多い．しかしlimulus amebocyte lysate（LAL）を用いた高感度測定法でもグラム陰性菌感染症診断に対する感度81％，特異度86％と十分なものではなく[5]，臨床的有用性は高くない．

3 プロカルシトニン

　プロカルシトニンはCRPよりも感度・特異度でやや勝り，CRPよりも感染症診断に有用である．しかし，感度88％，特異度81％と十分なものではなく[6]，感染症の診断や除外には十分ではない．一方，APACHE IIスコアやSOFAスコア，死亡率とは相関があり，重症度評価の目安には用いることができる．プロカルシトニン定量測定のみならず，ベッドサイドでも利用可能なプロカルシトニン半定量キットでも同様の結果が得られており[7]，基幹病院以外の救急外来でも利用可能である．

③ 感染臓器の同定と画像診断

1 CT

　感染臓器の同定には，詳細な病歴聴取と身体診察とともに画像検査が有用である．胸部X線は肺炎の診断に有用であり，救急外来では中心静脈カテーテル挿入後や気管挿管後の確認にも有用である．しかし，胸部X線のみでは，肺結核，膿瘍，肺癌などの腫瘍との鑑別は困難なことが多く，これらが想定されるときは，胸部CTが有用である．また，腹部・骨盤CTは，肝膿瘍，胆管炎・胆嚢炎，虫垂炎・憩室炎，腸腰筋膿瘍など，腹腔内の病変検出に優れている．腎機能やアレルギーなど問題なければ，造影CTを行う．造影CTはエコーに比し情報量が多く，

特に膿瘍や深部臓器の病変検出に優れる．また，特に四肢に多い皮膚軟部組織感染症で，壊死性筋膜炎や褥瘡からの膿瘍形成が疑われるときは四肢のCTが有用である．

2 造影剤使用の要否

重症感染症では急性腎障害を呈していることがしばしばみられ，造影剤使用の要否は慎重に検討する必要がある．たとえ腎前性腎不全の要因が主体であっても，腎血流量が低下していれば造影剤腎症をきたす．それでも救急の現場で腎機能に関係なく造影CTを行うべき場合として，外傷，大量出血，血栓症（肺動脈血栓や上腸間膜動脈血栓症など），腸管虚血〔絞扼性イレウス，non-occlusive mesenteric ischemia（NOMI）〕，大動脈解離などのきわめて緊急性の高い場合があげられる．これら疾患と感染症が区別できないとき，感染性動脈瘤が強く疑われるとき，単純CTで異常所見が確認されているが他の検査では確定診断に至らないときなどは造影CTを考慮する．造影剤使用が必要と判断した場合は，十分な細胞外液ないし生理食塩水使用下に利尿があることを確認のうえで，行うことが望ましい．一方で，CTは患者をCT室へ移動させる必要があり，呼吸循環動態が不安定な状態では行えない．また救急外来では，放射線科医の読影を待たずしてある程度の読影をすみやかに行うことが求められる．施設によっては放射線科医の読影が得られない環境も想定され，一定の読影のトレーニングが必要である．

3 エコー

エコーは，ベッドサイドでリアルタイムに検査できる利点がある．腹部エコーは，肝膿瘍，胆管炎・胆嚢炎，水腎症，虫垂炎や胸腹水などの評価が，呼吸循環動態に関係なく，また患者を移動することなく可能である．経胸壁心エコーは下大静脈径や右心系の充満度で血管内水分量の評価が可能である．同時にスクリーニング的に感染性心内膜炎の評価（疣贅，弁や支持組織の破壊，逆流など）が可能である．救急外来で緊急に経食道心エコーを行っている施設もある．体表エコーは，頸部や臀部などの体表部の膿瘍形成の有無や，頸部（Lemierre症候群）や大腿・下腿部の静脈血栓の診断に有用である．欠点としては，描出や診断が検査者の技量に大きく左右される．また，人工物があるとき，肥満や腸管ガスが多いとき，深部臓器の観察などでは病変検出が困難である．救急外来では最低限，感染症を検索するうえで，胆管炎・胆嚢炎，水腎症の有無は見つけるべきである．

4 MRI

救急外来で緊急MRIが必要となることは多くはないが，化膿性脊椎炎・骨髄炎，ヘルペスや結核に伴う脳炎などの検出にきわめて有用である．欠点として，通常の禁忌事項のほかに，MRIが施行できる施設，特に緊急で可能な施設が限られていること，超急性期では病変の描出ができない場合があること，撮影に時間がかかり，呼吸循環動態が不安定な状態では行えないことなどがあげられる．

❹ 原因微生物の検討：塗抹・培養検査

　　感染臓器の同定と原因微生物の検討では，血液培養を含む，各種培養検査がきわめて有用である．

1 血液培養

　　菌血症が疑われる場合は，必ず血液培養2セット以上を採取する．感染性心内膜炎など持続菌血症を証明する場合はさらに追加で血液培養を採取する．血液培養を採取すべき状況は，発熱時だけではなく，表1に示すような状況で考慮すべきである．**血液培養の目的**は，血流感染の診断であり，不明熱の精査，胆管炎・尿路感染症などの局所感染の重症度判定，感染性心内膜炎や化膿性関節炎などの検体の直接採取が困難な部位の原因微生物同定に役立つ．

　　血液培養の方法としてまず，採血部位は70％エタノールで消毒後，ポビドンヨードまたは0.5％クロルヘキシジンで消毒し1～2分間乾燥させる．またボトル刺入部表面は滅菌されておらず，ポビドンヨードまたはエタノールで消毒する．滅菌手袋を着用し血管に針を穿刺する．動脈血と静脈血では検出率に違いはない．鼠径部は汚染率が高いのでできるだけ避ける．採血量は使用するボトルに定められている量に従うが，成人では1回最低10mLは必要である．培養ボトル刺入の際の針の交換は針刺しの危険のため推奨されない．嫌気ボトルには空気が入らないように注意し，予想より少量しか採血できない場合は好気ボトルを優先して注入する．採取後はすみやかに培養を開始する．

2 培養検査の特性

　　各種培養検査の最大の特徴は，培養検査によってのみ，抗菌薬の感受性が与えられることである．このため可能な限り感染（推定）臓器の培養検査を採取すべきである．参考までに各種感染臓器における血液培養陽性率を表2に示す．しかし，例えば肺炎のときに喀痰培養で良質の痰が採取されず，診療判断に迷わされることがある．また，抗菌薬がすでに投与されている状況下では，培養検査が偽陰性になりうること，菌交代現象により原因微生物以外の微生物が培養されてくることもある．腸腰筋や椎間板などの感染ではドレナージが難しく検体採取自体

表1　血液培養の適応

①発熱・悪寒戦慄があるとき	⑨原因不明の腎不全
②原因不明の意識障害・せん妄	⑩原因不明の横紋筋融解症
③原因不明の血圧低下	⑪原因不明の低体温
④原因不明の代謝性アシドーシス	⑫原因不明の白血球異常高値・異常低値
⑤原因不明の心不全	⑬原因不明の血小板異常高値・異常低値
⑥原因不明の呼吸不全	⑭原因不明のCRP異常高値・プロカルシトニン異常高値
⑦原因不明の肝不全	
⑧原因不明の播種性血管内凝固（DIC）	⑮新たに広域抗菌薬に変更せざるをえない場合

文献8を参考に作成．

表2 各種感染臓器における血液培養陽性率

疾患	市中肺炎	髄膜炎	蜂窩織炎	壊死性筋膜炎	感染性心内膜炎	腎盂腎炎	胆管炎
血液培養陽性率（%）	7〜16	51〜66	＜5	20〜57	82〜96	21〜42	20〜30
引用文献	①〜③	④, ⑤	⑥	⑦〜⑨	⑩	⑪〜⑬	⑭

① van der Eerden, M.M., et al. : Eur J Clin Microbiol Infect Dis, 24 : 241-249, 2005
② Waterer, G.W., et al. : Respir Med, 95 : 78-82, 2001
③ Musher, D.M., et al. : Clin Infect Dis, 39:165-169, 2004
④ van de Beek, D., et al. : N Engl J Med, 351:1849-1859, 2004
⑤ Kanegaye, J.T., et al. : Pediatrics, 108 : 1169-1174, 2001
⑥ Perl, B., et al. : Clin Infect Dis, 29 : 1483-1488, 1999
⑦ Awsakulsutthi, S. : J Med Assoc Thai, 93 Suppl 7 : S246-253, 2010
⑧ Lee, C.C., et al. : Diagn Microbiol Infect Dis, 62 : 219-225, 2008
⑨ Wong, C.H., et al. : J Bone Joint Surg Am, 85 : 1454-1460, 2003
⑩ Werner, A.S., et al. : JAMA, 202 : 199-203, 1967
⑪ Martinez, M.A., et al. : J Infect, 54 : 235-244, 2007
⑫ Thanassi, M. : Acad Emerg Med, 4 : 797-800, 1997
⑬ Hsu, C.Y., et al. : Am J Med Sci, 332 : 175-180, 2006
⑭ Bornman, P.C., et al. : J Hepatobiliary Pancreat Surg, 10 : 406-414, 2003

表3 市中感染症での感染臓器と主な原因微生物

髄膜炎	GPC－肺炎球菌，GPR－リステリア，GNC－髄膜炎菌，GNR－インフルエンザ桿菌
肺炎	GPC－肺炎球菌，GNC－*Moraxella catarrhalis*，GNR－インフルエンザ桿菌，陰性：クラミドフィラ，マイコプラズマ，レジオネラ，多菌種：誤嚥性肺炎
感染性心内膜炎	GPC－黄色ブドウ球菌，緑色連鎖球菌，腸球菌
腹腔内感染症（胆道系感染症，虫垂炎，憩室炎，消化管穿孔による腹膜炎）	GPC－腸球菌，GNR－腸内細菌科：大腸菌，プロテウス，クレブシエラ，エンテロバクター，嫌気性菌：*Bacteroides fragilis*
尿路感染症	GPC－腸球菌，腐性ブドウ球菌，GNC－淋菌，GNR－腸内細菌科：大腸菌，プロテウス，クレブシエラ，エンテロバクター
皮膚軟部組織感染症	GPC－黄色ブドウ球菌，連鎖球菌，腸球菌，GNR－緑膿菌，腸内細菌科：大腸菌，プロテウス，クレブシエラ，エンテロバクター，嫌気性菌：*B. fragilis*
関節炎	GPC－黄色ブドウ球菌，連鎖球菌，GNC－淋菌
カテーテル関連血流感染	GPC－黄色ブドウ球菌，表皮ブドウ球菌，腸球菌，GNR－緑膿菌，腸内細菌科：大腸菌，プロテウス，クレブシエラ，エンテロバクター，真菌－カンジダ

GPC：グラム陽性球菌，GPR：グラム陽性桿菌，GNC：グラム陰性球菌，GNR：グラム陰性桿菌

が困難なことがある．レジオネラやマイコプラズマ感染，結核感染など，通常の培養検査で培養されない菌があることを理解する必要がある．一方，培養で検出される菌がすべて治療対象ではないことにも注意が必要である．**「Aという菌はBという臓器に感染症を起こしにくい」，「Aという臓器にはBという微生物は原因菌とはなりにくい」**という知識が必要である．各種感染臓器における代表的な菌を表3に示す．

3 培養検査の解釈

培養検査の解釈は，本来無菌状態である部位からの検体なのか，汚染された部位からの検体

表4　グラム染色のパターン

グラム陽性球菌	ブドウ状・房状	黄色ブドウ球菌，コアグラーゼ陰性ブドウ球菌
	双球菌	肺炎球菌
	連鎖状	連鎖球菌，腸球菌
グラム陽性桿菌		クロストリジウム属，バシラス属，リステリア，アクチノミセス
グラム陰性球菌		淋菌，髄膜炎菌，M. catarrhalis
グラム陰性桿菌	短桿菌	インフルエンザ桿菌
	中等型	大腸菌，クレブシエラ，エンテロバクター属，シトロバクター属
	小型	緑膿菌，マルトフィリア，セラチア

なのかで違ってくる．血液培養や髄液培養・関節液培養などの無菌状態である部位からの検体はコンタミネーションでなければ，起炎菌の可能性が高く，培養結果に基づいて抗菌薬を適宜継続，追加，変更すればよい．一方，汚染された部位からの検体では，培養で陽性となった菌がグラム染色の結果と一致するか，その感染臓器の原因微生物となりうるものか，臨床的に感染を起こしている所見があるかどうかを総合的に判断する．また，嫌気性菌は培養陽性とならない場合が多く，誤嚥性肺炎，腸管穿孔による腹膜炎，深頸部感染症（扁桃周囲膿瘍，Lemierre症候群など）などでは，培養陰性でも嫌気性菌のカバーを考慮する．

4 グラム染色

　培養検査が，結果判明に数日を要するのに対して，グラム染色検査はグラム陽性・陰性，球菌・桿菌を区別する情報がすぐに得られる．グラム染色の方法は，まず感染予防のため，手袋を着用する．喀痰や膿などの検体はスライドグラス上に薄く膜状に塗抹する．尿などの液状検体はほんの一滴を落として塗抹する．検体標本をドライヤーで乾燥させ，まず，クリスタルバイオレットで10秒染色し水洗する．次にルゴールで10秒染色し水洗，エタノールで30秒脱色し水洗，サフラニンレッドまたはパイフェルで10秒染色し水洗する．濾紙を軽くあてて水滴を吸収した後に，ドライヤーで乾燥し，鏡検を行う．紫色と赤色の境界部分が視野中央となるように置き，弱拡大（×100）で多核白血球の多い部分を探す．次にオイルを滴下し，強拡大（×1,000）で観察を行う．グラム染色は，慣れれば塗抹・染色・検鏡まで10分程度で行うことができ，エンピリック・セラピーを行うための強力な指標となる．欠点として，染色や検鏡に一定のトレーニングを要し，この間は患者の診療を離れることとなる．また，検鏡で菌が見えないことが，感染の否定にはならない．表4に代表的なグラム染色のパターンを示す．

　採取した喀痰は，Geckler分類（白血球数と扁平上皮細胞の数による顕微鏡的評価）やMiller & Jones分類（肉眼的評価）などにより質の評価を行うことが重要で，唾液成分が多いようであれば，グラム染色で評価する意義が少ない．一方，グラム染色で白血球をきわめて多数認めるが，菌がみえないときはウイルス，リケッチア，クラミドフィラ，マイコプラズマ，レジオネラなどの可能性が考えられる．髄液は通常，無菌的であり，抗菌薬使用前であれば，グラム染色の感度60〜90％，特異度97％以上であり，グラム染色で菌がみえれば原因菌を推

定できる．尿路も通常無菌であり，遠沈しない尿グラム染色を強拡大で検鏡し，2つ以上菌が検出されれば尿培養で10^5以上の菌量が存在すると考えられ，グラム染色の有用性が高い．関節液も通常無菌的であり，グラム染色の感度は50〜75％であるが，特異度は90％以上と高く，グラム染色の有用性が高い．

❺ 原因微生物の検討：迅速抗原検査・毒素検査

原因微生物の検討で，塗抹・培養検査以外では，各種迅速抗原検査，毒素検査などが有用である．

1 細菌に対する迅速抗原検査

細菌に対する迅速抗原検査では，尿中肺炎球菌抗原・レジオネラ抗原，A群β溶血性連鎖球菌抗原検査などがある．

1）尿中肺炎球菌抗原検査

尿中肺炎球菌抗原は発症後早期から陽性を示し，感度は70％前後と高くないが，特異度は80〜100％と高い．しかし肺炎球菌感染の既往がある患者では，数週間にわたり検査陽性になるとの報告[9]があり，また，検出できるのは23種類の莢膜抗原でそれ以外の莢膜型では検査陰性となる．

2）尿中レジオネラ抗原検査

尿中レジオネラ抗原はレジオネラ血清型1型のみ検出可能である．日本では約80％がレジオネラ血清型1型による感染で，これに対する尿中抗原の感度は70〜90％，特異度は95％程度である．発症早期からの検出率は70〜90％，尿が濃縮するほど感度が高いとの報告[10]もあり，強く疑う場合は，BCYE-α培地で培養を試みるとともに，時期をずらし尿を濃縮させて検査を再検する意義がある．

3）A群β溶血性連鎖球菌抗原検査

A群β溶血性連鎖球菌抗原検査は同菌に対する抗原検査で，感度85〜95％，特異度98％以上である．咽頭・扁桃炎のみならず，皮膚炎からの検出にも有用との報告がある[11]．

4）クラミジア・トラコマチス抗原検査

*Chlamydia trachomatis*による尿道炎・子宮頸管炎・咽頭炎などが疑われる場合はイムノクロマト法を用いた迅速抗原検査がある．感度は80％，特異度は99％程度である．また，*C. trachomatis*は核酸増幅法があり，淋菌との同時検査も可能である．

2 ウイルスに対する迅速抗原検査

ウイルスに対する迅速抗原検査では，インフルエンザウイルス抗原，RSウイルス抗原，アデノウイルス抗原検査などがある．

1）インフルエンザウイルス抗原検査

インフルエンザウイルス抗原検査は，鼻腔から確実に採取すれば感度80〜90％あるいはそれ以上，特異度90〜99％の検査である．咽頭より鼻腔の方が検出率が高い傾向にある．しか

しウイルス量が感度に影響するため，病初期の検出率は低く，発病から6時間未満，次いで12時間未満では注意が必要である．また検体採取の確実さは精度に大きく影響する．インフルエンザは毎シーズン国民の5〜15％は罹患するといわれる有病率の高い疾患であり，流行状況や接触の確認と臨床症状による正診率は高いと推測される．

2) RSウイルス抗原検査

RSウイルスは乳幼児および高齢者や免疫能低下者において重要な呼吸器感染症である．RSウイルス抗原検査は，乳幼児では感度・特異度ともに約90％である．綿棒を用いた鼻腔ぬぐい液は，鼻腔吸引液および鼻腔洗浄液に比べ感度が落ちる．また，RSウイルスへの中和抗体を有する年長児や成人では検出率が低い．

3) アデノウイルス抗原検査

アデノウイルスは夏季に流行が多いが，年間を通じてみられ，呼吸器感染，眼科感染，胃腸炎など多彩な症状を引き起こし感染力も強い．アデノウイルス抗原検査は，鼻腔・咽頭ぬぐい液，角結膜ぬぐい液，糞便を用いて検出可能で，感度・特異度ともに90％以上である．キットによって非対応の検体もあり注意が必要である．

3 毒素検査

毒素検査では，*Clostridium difficile*（CD）に対するトキシン検査，ベロ毒素がある．

1) CDに対するトキシン検査

CD感染症は，主に抗菌薬使用で，腸内の正常細菌叢が撹乱した結果，CDが増殖し，毒素産生することで出現する．下痢症状のみならず，中毒性巨大結腸症をきたす重篤なことがあり，注意が必要である．CDトキシンA/B検査は特異度は95％以上で高いが，感度は50〜60％程度で，検査陰性でもクロストリジウム・ディフィシル感染症（*Clostridium difficile* infection：CDI）は否定できない．また，治癒後も長期にトキシンが排出されるため，治療効果判定や感染予防対策の解除基準には用いることができない[12]．

2) ベロ毒素検査

ベロ毒素は腸管出血性大腸菌が産生する毒素で，溶血性尿毒症候群もベロ毒素が作用している．ベロ毒素迅速検査は特異度は95％以上と高いが，感度はベロ毒素の量および菌量に依存し，便から直接調べた場合，感度は高くない．

> **重要**
> - 血液培養は，複数回の培養実施で感度が上昇し，皮膚常在菌による汚染の鑑別に役立つ．
> - 敗血症患者や髄膜炎が疑われるときは迅速な抗菌薬投与が望まれるため，同時または1時間以内で2セット以上を採取する．
> - 患者の状態が比較的安定し，感染性心内膜炎や血管留置カテーテル感染などで持続性の血流感染を証明したいときは1〜2時間の間隔をあけて実施する．

One More Experience

敗血症性ショックは致死的疾患

　　敗血症性ショックは急性心筋梗塞よりも死亡率が高い内科緊急疾患である．治療開始の遅れが救命率を下げるという認識を，普段から関連する他科やコメディカルと共有することはきわめて重要である．また，この認識の共有が死亡率低下に寄与する．**敗血症性ショックは救急外来で病院の総合的な診療力が問われる疾患である．**

文献・参考図書

1) Evangelista, A. & Gonzalez-Alujas, M.T. : Echocardiography in infective endocarditis. Heart, 90(6) : 614-617, 2004

2) Klud, D., et al. : Systemic infection related to endocarditis on pacemaker leads: clinical presentation and management. Circulation, 95 : 2098-2107, 1997

3) American College of Chest Physicians/Society of Critical Care Medicine Consensus Conference : definitions for sepsis and organ failure and guidelines for the use of innovative therapies in sepsis. Crit Care Med, 20 : 864-874, 1992
　↑敗血症の定義を定めた論文．

4) Kenzaka, T., et al. : Importance of Vital Signs to the Early Diagnosis and Severity of Sepsis : Association between Vital Signs and Sequential Organ Failure Assessment Score in Patients with Sepsis. Intern Med, 51: 871-876, 2012
　↑バイタルサインの重要性とすごさを再認識させられる．

5) 八重樫泰法 ほか：血漿高感度エンドトキシン測定法について．エンドトキシン救命治療研究会誌，7 : 25-27, 2003
　↑エンドトキシンについて書かれた論文．

6) Simon, L., et al. : Serum procalcitonin and C-reactive protein levels as markers of bacterial infection: a systematic review and meta-analysis. Clin Infect Dis, 39 : 206-217, 2004
　↑プロカルシトニンについてよくまとめられたシステマチックレビュー．

7) Kenzaka T, et al. : Use of a semiquantitative procalcitonin kit for evaluating severity and predicting mortality in patients with sepsis. Int J Gen Med, 5 : 483-486, 2012
　↑いかなる診療セッティングでも使用できるプロカルシトニン半定量検査の有用性について書かれた論文．good！

8) Ferrer, R., et al. : Effectiveness of treatments for severe sepsis : a prospective, multicenter, observational study. Am J Respir Crit Care Med, 180 : 861-866, 2009

9) Murdoch, D.R., et al. : The NOW S. pneumoniae urinary antigen test positivity rate 6 weeks after pneumonia onset and among patients with COPD. Clin Infect Dis, 37 : 153-154, 2003
　↑尿中肺炎球菌抗原検査の特性について書かれている．

10) Guerrero, C., et al. : Comparison of diagnostic sensitivities of three assays (Bartels enzyme immunoassay [EIA], Biotest EIA, and Binax NOW immunochromatographic test) for detection of Legionella pneumophila serogroup 1 antigen in urine. J Clin Microbiol, 42 : 467-468, 2004
　↑尿中レジオネラ抗原検査の特性について書かれている．

11) 植村幹二郎 ほか：迅速診断法で診断した溶連菌感染による皮膚炎の3乳児例．小児臨，157 : 2085-2088, 2004
　↑まさかの皮膚からの溶連菌検出法．

12) Bartlett, J.G. : Detection of Clostridium difficile infection. Infect Control Hosp Epidemiol, 31 Suppl 1 : S35-37, 2010
　↑CDIについてよくまとまっている．

第1章

救急での症候からのアプローチ

第1章 救急での症候からのアプローチ

1 ERでの呼吸困難

鶴和幹浩

Point

- 呼吸困難を訴える患者は致死的疾患である
- 診断よりも処置が優先する
- すべての患者にABCDEアプローチを行う[1]
- 感染症にはABCDEFIアプローチを行う

■ はじめに

呼吸困難を訴える患者には迅速な対応が必要である．適切なマネジメントが行われないと患者の状態は急速に悪化する．ゆえに場合によっては診断よりも処置を優先，もしくは同時進行でABC（気道・呼吸・循環）の評価と安定化が最優先される．

症例

救急隊からのホットラインが鳴った．
「70歳男性，息が苦しいといって救急要請です．意識レベル一桁，呼吸数36回/分，血圧170/100mmHg，脈拍120回/分，酸素飽和度room airで80％，体温37.2℃…」
…と矢継ぎ早に報告してくれる救急隊員．電話を取った瞬間からあなたの頭のなかではすでに鑑別診断が始まっている．しゃべっているから気道は開通か，頻呼吸で酸素化が悪い，気管挿管の準備をして…，熱がある？ 肺炎か？ 高血圧性心不全か？ 既往歴は？？…いろいろと思いを巡らせているうちにERのドアが開いた．

1 鑑別診断

表1にERでの呼吸困難を訴える患者の鑑別診断を臓器別，病態別にまとめた．

2 鑑別ポイント

呼吸困難を呈する疾患の多くは致死的である．詳細な病歴聴取はその症状のために不可能なことも多い．初期評価と処置により患者の状態が安定すれば，改めて病歴と身体所見をとり，

表1 呼吸困難の鑑別診断

呼吸器系	喘息 慢性閉塞性肺疾患（COPD） 急性肺傷害（ALI），急性呼吸促迫症候群（ARDS） 胸水貯留 肺炎 気胸
心血管系	うっ血性心不全，急性肺水腫 心タンポナーデ，心筋梗塞，肺塞栓
気道閉塞によるもの	アナフィラキシー 血管性浮腫 異物誤嚥 喉頭蓋炎
全身性	代謝性アシドーシス（敗血症）
環境要因・外因性	何らかの物質やガスの吸入，外傷，熱傷
神経筋	Guillain-Barré症候群
精神的（身体的疾患の除外が前提条件）	不安発作

文献2を参考に作成．

初期治療に対する反応に基づいて鑑別診断を進めていく．

感染症かどうかの判断は難しい．特に高齢者の診断ではさらに困難を極める[3]．**少しでも疑えば詳細な病歴聴取と身体所見を基に血液培養2セットを含む各種培養を採取し，グラム染色で起因菌を同定する．沖縄県立中部病院並みのfever workupを行う**．上記鑑別診断でいわゆる感染症の診断名をもつものは肺炎と喉頭蓋炎しかないが，喘息や慢性閉塞性肺疾患（COPD），心不全が呼吸器感染症を契機に悪化することはよく経験する．また，敗血症性ショックからの代謝性アシドーシスでは分時換気量を増加させ，二酸化炭素を排出させることで代償し，しばしば呼吸困難を呈する（代償性呼吸性アルカローシス）．これは気道感染以外でも起こりうることを忘れてはならない．感染症診療の基本となるのは，やはり詳細な病歴聴取と身体所見であり，**血液検査で白血球がいくつだからとか，炎症反応の値がいくらであるとかを議論の的にするのはもうやめにしたい**．

3 初期対応

ABCDEアプローチを用いて，迅速に系統的に患者の状態を評価する．また，評価と平行して致死的な状態に対して介入すべき処置をまとめる（表2）．

❶ ABCDEアプローチとは？

ABCDEアプローチとは，診断は何であれ，目の前の患者は重症なのか？ 緊急なのか？ を生理学的に見極めて，適切な治療を行うための一定の評価方法である．年齢・性別を問わず老若男女に用いることができ，また扱う病態の原因を問わず，すべての患者に用いることができる

表2　呼吸困難　致死的な徴候と初期治療

致死的な徴候	処置
低酸素	酸素投与
喘鳴	β_2刺激薬
stridor	確実な気道確保，異物除去，ステロイド，アドレナリン
意識の変容	確実な気道確保
呼吸音の左右差	患者の状態が不安定なら緊急脱気

文献2を参考に作成．

表3　まず大まかに何を診るか？

A	Airway	気道
B	Breathing	呼吸
C	Circulation	循環
D	Disability	意識・神経
E	Exposure	全身を診る

表4　バイタルサインに置き換えると

A	呼吸数，SpO$_2$
B	
C	血圧，心拍数
D	意識
E	体温

系統だった診察法である．生命を維持するために重要なAirway（気道），Breathing（呼吸），Circulation（循環），Disability（意識・神経），Exposure（全身を診ることと体温管理）の順番に評価し，異常があればすぐに治療を開始する．忙しいERの現場では**すべての患者にABCDEアプローチを行う**癖をつける（表3，4）．

A（気道）の評価と処置

発語があれば気道は開通している．いびきをかいていたり，喉の奥に分泌物が溜まって「ゴロゴロ」といっていると，完全に気道が開通しているとはいえない．

気道確保というと，すぐに気管挿管を思い浮かべがちだが，これはかなり専門的な訓練を受けなければ誰でもいつでもできるというわけにはいかない．逆に気管挿管に至るまでにわれわれが使える低侵襲な手段としては，用手的気道確保や吸引，口咽頭エアウェイや鼻咽頭エアウェイの挿入があることを忘れてはならない．

B（呼吸）の評価と処置

胸部の診察は「**視て，聴いて，触って，叩いて**」と覚えると系統だった診察ができる．視診で，呼吸様式や胸郭の挙上を視ながら，呼吸音を聴診する．触診で握雪感を触れれば，それは皮下気腫であり，気胸があるということを示唆する．打診で，鼓音は空気が溜まっている，つまり気胸を示唆し，濁音は肺水分量の増加や胸水を意味する．

胸と首はつながっていて，呼吸の異常が出るときには首にも所見が現れる．ゆえに頸部の診察も忘れずに行う．視診で，**呼吸補助筋を使った努力様の呼吸**をしていないか，頸静脈の怒張の有無を視る．触診で，皮下気腫・握雪感は前述の通り気胸を示唆する．また，気管の位置を触って確認し，一側に偏移している場合は気胸や胸水で縦隔が偏位していることを意味する．

表5　Bの評価

胸	視て（外表面，呼吸様式，胸郭挙上）
	聴いて（聴診所見）
	触って（皮下気腫，握雪感）
	叩いて（鼓音，濁音，左右差）
頸	視て（呼吸補助筋の使用，頸静脈怒張）
	触って（皮下気腫，握雪感，気管偏位）
数字	呼吸数とSpO$_2$の2つ

表6　酸素投与法と投与できる酸素濃度

デバイス	流量（L/分）	FiO$_2$
鼻カニューレ 1L/分＝4％ 流量×4％＋大気の酸素濃度	1	0.25
	2	0.29
	3	0.33
	4	0.37
マスク 1L/分＝6％ 流量×6％	7	0.42
	8	0.48
	9	0.54
	10	0.60
リザーバ付きマスク 1L/分＝10％ 流量×10％	7	0.70
	8	0.80
	9	0.90
	10〜15	1.00

文献4を参考に作成．

　そして，必ず「**数字を2つ確認する！**」と覚えてほしい．それは，呼吸数とパルスオキシメーターでの酸素飽和度（SpO$_2$）である（表5）．

酸素投与を行う（表6）

　酸素投与法と投与できる酸素濃度との関係を表6に示す．**低酸素患者への酸素投与を躊躇してはいけない**．

　鼻カニューレから開始するのが一般的だが，むやみに酸素流量を増やしても効果には上限があり，また高流量の場合は鼻粘膜が乾燥し，痛くなるので注意が必要である．

　マスクからリザーバ付きマスクへとデバイスを変え，酸素流量を順次増やしていくが，ここで注目してほしいのは，「**マスクで3L/分投与**」**というのはあり得ない**という点である．低流量では，有効な酸素濃度を投与できないばかりか，二酸化炭素の貯留を引き起こしたりする．適切なデバイスで適切な流量を投与する．

C（循環）の評価と処置

　患者の訴える呼吸困難は，果たして気道（A）や呼吸（B）のみの異常か？ ショック（Cの異常）ではないのか？ BとCの異常，またABCすべての異常が混在することもある．詳細なショックの鑑別診断を行うのは，ある程度時間を要する（表7）．そのため，ひとたびショックだと判断したなら，そうでないとわかるまでは，最も多い原因である循環血液量減少性ショックを考える．

　頸静脈の怒張は，緊張性気胸，心タンポナーデ，肺塞栓といった閉塞性ショックを示唆し，いずれも呼吸困難を訴える（表8）．

表7　SHOCKの鑑別

S	Septic	敗血症性
	Spinal / Neurogenic	神経原性
H	Hypovolemic	循環血液量減少
O	Obstructive	閉塞性
C	Cardiogenic	心原性
K	Anaphylactick	アナフィラキシー

文献5を参考に作成．

表8　Cの評価と処置

S	Skin	皮膚の冷感・湿潤
H	Heart rate	心拍数，脈の触れ方
O	Orientation	意識レベルの低下
	Outer bleeding	（外）出血の有無
C	CRT	capillary refill time
K	Ketsuatsu	血圧
J	Jugular	頸静脈の怒張
I	IV	輸液
M	Monitor	心電図モニター

表9　Dの評価

- ま：麻痺　四肢の運動
- い：意識　グラスゴー・コーマ・スケール（GCS）
- ど：瞳孔　瞳孔径，対光反射

※ 血糖値を測定する

表10　Eの評価

- Exposure　　　　　　　　　脱衣
- Environmental control　　　保温
- Extra information　　　　　追加情報

D（意識・神経）の評価と処置

Dの評価は「まいど！」と覚えてほしい．**麻痺，意識，瞳孔**の頭文字をとった覚え方である．四肢の運動と，瞳孔径，対光反射を観察する．これは，神経学的巣症状の有無を意味する．また，「**すべての神経学的所見を有する患者は，まず低血糖の否定から！**」という大原則があり，血糖値を測定する（表9）．

神経（D）の異常は，呼吸や換気に問題があって，低酸素による意識の混濁や二酸化炭素貯留によるナルコーシスではないかと考える．つまり，**ABCを再度評価し確実にクリアーしたうえでDを評価する**ことを常に意識する．

E（全身を診る）の評価と処置

診察と処置のために脱衣(Exposure)させるが，患者のプライバシーにも十分配慮する．体温を測定し，保温(Environmental control)に努める．また，病歴を聴取し，診療録を見直して，診断治療に結びつく追加情報(Extra information)を収集する（表10）．

❷ ABCDEFIアプローチ（ABCDE For Infection）

感染症（Infection）の検索に重点をおいたABCDEアプローチの造語である．

A for Infection

嗄声は気道閉塞を示唆し，喉頭蓋炎が疑われる．また，分泌物の貯留は気道感染を疑わせる．

B for Infection

気道感染を示唆する聴診での副雑音の存在，打診での濁音，SpO_2の低下，SIRS（systemic

inflammatory response syndrome：全身性炎症反応症候群）の診断基準にも含まれている呼吸数の増加（呼吸数＞20回/分）に注目する．

C for Infection

ズバリ，敗血症性ショックである．皮膚は温かいか？（いわゆる warm shock），冷たいか？（通常のショックの特徴）を触診する．ここでも SIRS の基準に含まれている心拍数（＞90回/分）に注目したい．**初期には血圧は正常であり，決して数値だけで判断してはいけない**．Cの処置には輸液路確保が含まれるが，ここで血液培養を採取する．血液培養採取は静脈穿刺が基本であり，留置カテーテルからの採取は推奨されないが，静脈路確保を行った場合，次の血液培養採取部位が限られる恐れがある．

D for Infection

意識レベルの低下や神経学的所見を有する感染症といえばやはり中枢神経系（髄膜炎，脳炎）を想起する．しかし，**重症敗血症や敗血症性ショックの最初の徴候は錯乱または注意力の低下**で，血圧低下の24時間以上前から症状が現れることを忘れてはならない[6]．

E for Infection

通常，感染症であれば熱はあってほしいが，熱がなくても（もしくは低くても）感染症は存在しうる．SIRS の基準に注意が必要である（体温＞38℃または＜36℃）．

Exposure（脱衣）しての全身の診察は感染症診療の大原則である．**思わぬ所に感染症のヒントとなる所見が隠れている**（例：背中に帯状疱疹や褥瘡，陰部に Fournier 壊疽や肛門周囲膿瘍，下肢の関節炎や蜂窩織炎，足趾間の白癬）．そして，熱源検索にはやはり何といっても**病歴（Extra information）である，これしかない**．

4 専門医へのコンサルテーション

呼吸困難に限らず，どんな疾患で何科に相談するときでもいえることだが，「忙しい ER」からコンサルテーションを受ける**「専門医も同じく忙しい！」**ということを覚えておいてほしい．かといって，呼吸困難を訴える患者の診療に遅滞が生じたり，長時間放置するようなことがあってはならない．上級医や専門医への相談は早期から行う．**症例報告やカンファレンスのように年齢，性別，主訴から始まり，詳細な病歴，既往歴，云々かんぬん…とやってしまうと，聞き手は電話の向こうですでにあなたの話に興味を示さなくなるであろう**．まずは単刀直入にコンサルテーションの理由を述べ，「あなた（専門医）を呼んだ理由はこれです！」という内容を伝える．それから必要に応じて受診から今までの経緯について述べるのが効率的で時間短縮につながる．こちらから挨拶をして名前を名乗り，円滑なコミュニケーションのためには，相手をねぎらう言葉をかけることも決して忘れてはいけない．

救急医療は地場産業であるから ER のシステム自体が各施設により異なると考えられる．自ずと，各疾患について相談する先が異なるであろう．肺塞栓は呼吸器か？循環器か？肺炎を契機に急性増悪した心不全は循環器か？呼吸器か？これらの問題は各施設におけるローカルルールに基づくものであり，日頃からの申し合わせが必要である．

当然のことながら，呼吸困難は緊急事態である．初期治療に反応せず，診断がつかないから

といってERでねばっていても患者の状態は悪化するばかりである．早期コンサルテーションで使えるリソースはすべて使うつもりで行うとよい．

MEMO ❶ 呼吸数の重要性

呼吸数は，患者の状態を把握するために非常に重要である．呼吸数が増える（頻呼吸），これは患者に何らかの異常が起こっていることを示唆し，しかもそれが重症であるというサインである．診断や疾患が何であれ，**呼吸数の増加はそれ単独で重症度の指標となりうる**．急変する可能性があるという警告である．

余談だが，診療録や看護記録に呼吸数の記載がない救急部門はありえない，また教育機関，研修施設として失格である．筆者はよく医学生からどこで研修をしたらよいかという質問を受ける．1つの判断材料として「**カルテに呼吸数の記載のない病院はやめておいた方がよい…**」と答えている．必ず呼吸数をチェックする癖をつけなければならない．

One More Experience

至適な SpO_2 はいくらか？（表11）

低酸素患者に酸素を投与することを躊躇してはいけないが，漫然と高濃度酸素を投与し続けることにも問題がありそうだ．最近では高濃度酸素の害について注目されている[7]．2010年の「JRC蘇生ガイドライン」では，急性冠症候群（ACS）患者や心停止からの蘇生後患者に高流量の酸素をルーチンに投与することは推奨しないと記載されている．アメリカ心臓協会のガイドラインでは SpO_2 94％が目標と記載されている．酸素投与時にはパルスオキシメーターによる SpO_2 が指標にしやすい．組織への十分な酸素供給を行うためにはいかなるときも $PaO_2 \geqq 60Torr$ を維持しなければならない．しかし，各社パルスオキシメーターのカタログによると，測定精度の欄には±2％程度の誤差が生じると記載されている．ということは表示が90％のときは88％かもしれない．ゆえに安全マージンを取って最低でも92％目標とすることは妥当であるといえる．

表11　456-789の法則

PaO_2（Torr）	40	50	60
SpO_2（％）	70	80	90

動脈血酸素分圧（PaO_2）と酸素飽和度（SpO_2）の関係を概算で示したもの．

MEMO ❷ 喘息の喘鳴（wheezing）の強度について（Jonsson 分類）[8]

重症度，治療によりどれだけ改善したかを簡便に表すのに用いることができる．

0	なし
I	強制呼気時のみ聴取
II	平静呼気時のみ聴取
III	吸気・呼気ともに聴取
IV	吸気・呼気ともに弱く聴取，呼吸音そのものも減弱，いわゆる silent chest

文献・参考図書

1) 鶴和幹浩：心電図を読むよりも実は大切なこと!? 12誘導心電図をとるべき危険をどう見抜く？「ニガテ克服！12誘導心電図」，月刊ナーシング，32（8）：67-75, 2012
   ↑ABCDE アプローチについて概説されている．

2) SIGNS AND SYMPTOMS in Emergency Medicine 2nd. Edition (Davis, M. A. & Votey, S. R.), Mosby, 2006
   ↑ER で遭遇する主要症状について鑑別診断，治療がよくまとまっている．

3) Caterino, J. M.：Evaluation and Management of Geriatric Infections in the Emergency Department. Emerg Med Clin N Am, 26(2)：319-343, 2008
   ↑高齢者の発熱，菌血症の診療の限界についてまとまっているレビュー．

4) 「ACLS プロバイダーマニュアル AHA ガイドライン 2010 準拠」（American Heart Association 著），シナジー，2012

5) 「研修医当直御法度 第5版」（寺沢秀一，ほか 著），三輪書店，2012

6) メルクマニュアル：http://merckmanual.jp/mmhe2j/sec17/ch191/ch191c.html

7) Austin, M. A., et al.：Effect of high flow oxygen on mortality in chronic obstructive pulmonary disease patients in prehospital setting: randomised controlled trial. BMJ, 341:c5462, 2010
   ↑COPD 患者搬送時に SpO_2 88〜92％目標にした方が予後が良かったという内容．

8) Jonsson, S., et al.：Comparison of the oral and intravenous routes for treating asthma with Methylprednisolone and theophylline. Chest, 94:723, 1988
   ↑喘鳴の強度について（いわゆる Jonsson 分類）．

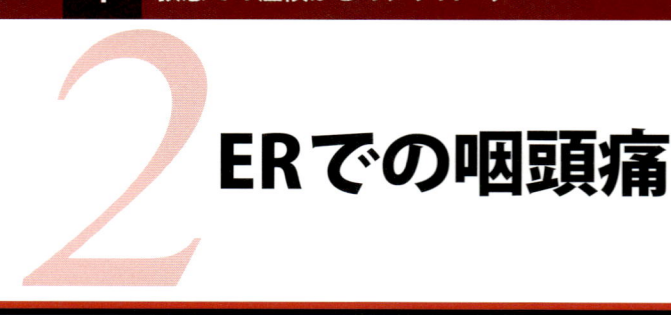

第1章 救急での症候からのアプローチ

2 ERでの咽頭痛

野中優江，吉永孝之

Point

- killer sore throat（急性喉頭蓋炎，扁桃周囲膿瘍，咽後膿瘍，Lemierre症候群，顆粒球減少症）を見逃さない
- 急性心筋梗塞，アナフィラキシーなど非感染性疾患が原因となりうることを忘れない
- 咽頭炎の多くはウイルス感染が原因であり抗菌薬は不要である

■ はじめに

咽頭痛は一般外来や救急外来においてよくみられる症候の1つである．咽頭痛の多くはウイルス性咽頭炎が原因であり自然経過で治癒する．では，われわれが咽頭痛の患者を診察するときにはどのような点に気をつけなければならないのだろうか？本項では**①緊急性の高い疾患を見逃さない，②見落としやすい疾患を鑑別にあげる**という点からアプローチしてみよう．

症例A

70歳女性．昨晩から**咽頭痛と発熱**が出現．夜中に**呼吸苦**が出現したため救急要請．搬送時，血圧140/80mmHg，脈拍80回/分，**体温39℃，酸素マスク5LでSpO₂ 95％，呼吸数24回/分．咽頭痛がひどく唾が飲み込めない．開口障害があり口角から流涎がみられる**．口が開かないため咽頭部の診察は行っていない．身体所見上，**前頸部に圧痛を認め気道狭窄音を聴取**する．

症例B

75歳女性．**糖尿病で通院加療中**．昨日からの**咽頭痛**を主訴に独歩で救急外来受診．来院時，血圧160/90mmHg，脈拍80回/分，体温36.6℃，SpO₂ 99％（room air），呼吸数16回/分．身体所見上，**咽頭の発赤や腫脹はなく頸部の圧痛もない**．呼吸音清，心雑音は聴取しない．

1 診断のポイント

外来診療を行ううえでどのような症候をみる場合においても「危険な疾患を見逃さない」という視点は非常に重要である．咽頭痛を呈する病態においても致死的な経過をたどる疾患（killer

表1 killer sore throat

	病態
急性喉頭蓋炎	気管に水分や食物が入らないように働いている喉頭蓋という蓋に炎症が生じると，飲み込むたびに強い嚥下痛を生じる．また，喉頭蓋が腫れ上がると気道が狭くなり窒息の危険が生じる．
扁桃周囲膿瘍	扁桃炎から周囲組織に炎症が波及し最終的に膿瘍形成に至ることで生じる．
咽後膿瘍	後咽頭リンパ節に感染が波及して生じる．リンパ節の発達している小児に多い．
Lemierre症候群	咽頭炎や深頸部からの炎症が頸静脈に波及し化膿性血栓性静脈炎をきたした状態．頸静脈から感染性梗塞を生じるため臨床像は右心系の感染性心内膜炎に類似する．
顆粒球減少症	顆粒球が500/μL以下に著減した際に高熱と口腔咽頭の壊死性潰瘍を呈することがある．服薬歴の聴取が重要である．

sore throat）があり，まずは見逃してはならない疾患の除外を行う．表1にあげた**急性喉頭蓋炎，扁桃周囲膿瘍，咽後膿瘍，Lemierre症候群では気道閉塞のリスクが高く**早急な対応が望まれる．また**顆粒球減少症**では急速に容態が悪化することがあり診察時に最低限**服薬歴の確認**はしておきたい．

MEMO ① killer sore throatを見逃さないポイント

① 急性喉頭蓋炎

急速に進行する咽頭痛や嚥下痛をみたとき，痛みのわりに咽頭所見が乏しいときに疑う．

気道狭窄を防ぐため前かがみ（tripod position）になることがあるがこれは気道閉塞の危険な徴候である．頸部軟線撮影や喉頭ファイバーが有用である．

② 扁桃周囲膿瘍

咽頭痛，嚥下痛，開口障害など強い症状から疑う．扁桃所見（軟口蓋の腫脹，口蓋垂の偏位）がポイントとなる．造影CTで膿瘍形成の確認と深頸部への波及を確認する．

③ 咽後膿瘍

咽頭痛に加え嚥下困難や頸部固縮（頭を膿瘍とは反対側に傾けた姿勢）をとることがある．

炎症が前方に波及すると気道閉塞のリスクとなる．後方に波及すると椎間板炎や硬膜外膿瘍，下方へ波及すると縦隔炎の合併が懸念される．診断には頸部X線側面像や造影CTが有用である．

④ Lemierre症候群

頸部の触診で胸鎖乳突筋に沿って圧痛を認める．頸部超音波や造影CTで血栓像を確認して診断する．

⑤ 顆粒球減少症
　原因薬剤として抗甲状腺薬（チアマゾール，プロピルチオウラシル），H₂ブロッカー（シメチジン，ファモチジン），抗血小板薬（チクロピジン），抗がん剤，抗精神病薬が代表的．白血球の顆粒球分画と原因薬剤を確認する．

2 診断・治療の組み立て方

❶ 症例A

　高齢者の咽頭痛と呼吸苦で救急搬送された例であるが，すでに呼吸状態が悪化しており気道閉塞の可能性が強く疑われた．**急性発症の咽頭痛，開口障害，流涎**．これらのキーワードをみたら急性喉頭蓋炎を疑い耳鼻科へ連絡．無理な診察は行わず**気管挿管，気管切開の準備**をして待機する．急性喉頭蓋炎では無理に口をあける，舌圧子で刺激する，ベッドに横になるなどの刺激が呼吸状態を悪化させるリスクになるため楽な姿勢で待機してもらう．バイタルサインを慎重にモニターしながら必要に応じて酸素投与を行う．容態が許せば，待機時間に頸部軟線X線（側面像）で「**thumb sign（喉頭蓋の腫脹）**」や「**vallecula sign（喉頭蓋谷の消失）**」を確認する（図1）．起因菌はインフルエンザ菌が多く抗菌薬治療例は下記の通りである．

> 治療例：セフトリアキソン（ロセフィン®）　1回2g（1g×2V），1日1回，点滴

　今回のケースでは耳鼻科オンコールに連絡，待機中に呼吸状態が不安定となり緊急気管切開となった．喉頭蓋の浮腫が進行してくると気管挿管さえ困難となる（図2）．気管切開を念頭におき気道確保が確実にできる施設につなげなければならない．
　まず気道閉塞の危険性があるkiller sore throatについて取り上げた．ほか頻度は低いが注意

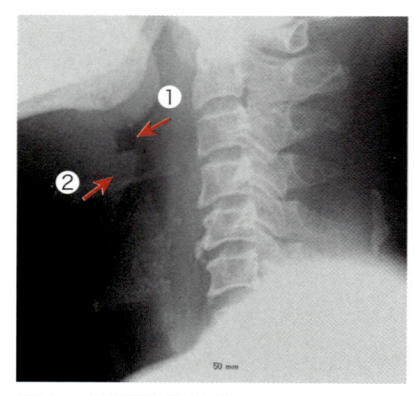

図1　頸部軟線X線
①喉頭蓋谷の消失，②喉頭蓋の腫脹．

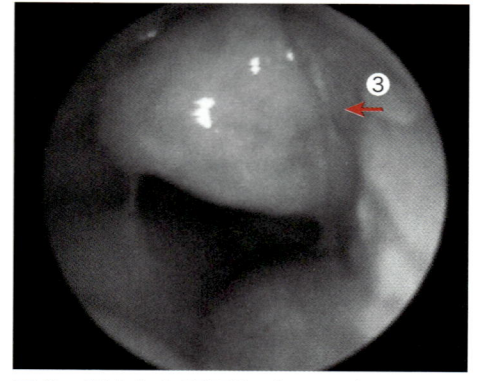

図2　腫大した喉頭蓋（p.13巻頭カラーアトラス参照）
③喉頭蓋の浮腫．

すべき疾患として**下顎蜂窩織炎および骨髄炎（Ludwigアンギーナ），ブドウ球菌感染症によるトキシックショック症候群（toxic shock syndrome：TSS）**がある．TSSは黄色ブドウ球菌の毒素により皮膚紅斑を伴うが，初期には発熱と咽頭痛が主症状となることが多く全身状態が悪いときには鑑別に入れておきたい．

❷症例B

　咽頭痛の原因が必ずしも局所症状を反映しているとは限らず，全身疾患の部分症として咽頭痛を呈することがある．また，虚血性心疾患，縦隔気腫，甲状腺炎など非感染症においても咽頭痛を主訴とすることがあり丁寧に鑑別をあげなければならない．症例Bは糖尿病で通院加療中の患者が咽頭痛を主訴に独歩受診した症例であるが，咽頭痛については「下顎〜咽頭にかけて不快な感じ」「虫歯はない」「胸部症状はない」と訴えがはっきりしなかった．いわゆる咽頭炎にしては咽頭所見がなく発熱など随伴症状が乏しい点が気になった．基礎疾患に糖尿病があることから万が一の虚血性心疾患の可能性を考慮し採血検査，胸部X線，心電図検査を行うこととした．

　その結果，血液検査ではWBC 10,500/μL，AST 252IU/L，ALT 49IU/L，LDH 422IU/L，CPK 728IU/L，CK-MB 95IU/Lと心筋逸脱酵素上昇，胸部X線でCTR 60％と心拡大，12誘導心電図でⅡ，Ⅲ，aVFでST上昇を認めた（図3）．急性心筋梗塞と診断し循環器内科へコンサルテーション，冠動脈造影で右冠動脈閉塞による下壁心筋梗塞と診断された．心筋梗塞の症状としては胸部圧迫感や絞扼感が典型的であるが1/3の症例では来院時に胸痛がなかったという報告もあり，また症状を呈する部位も一定していない（図4）．特に高齢者，糖尿病患者，女性では典型的な症状を呈さないことが多く注意が必要である．病歴聴取と身体診察で腑に落ちない点があるときには，できるだけ多くの鑑別診断をあげ必要な検査を行わなければならない．独歩来院でも重症者がいることを忘れてはいけない教訓となった症例である．

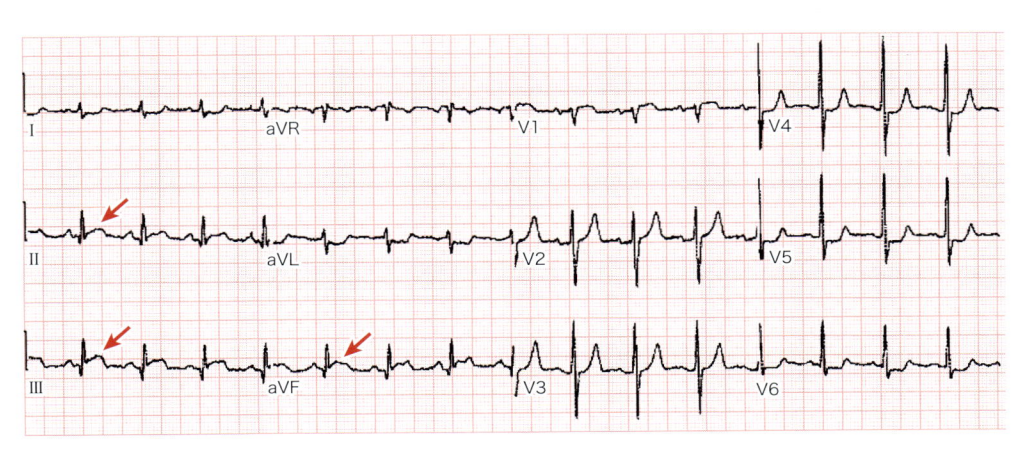

図3　症例Bの心電図
Ⅱ，Ⅲ，aVFでST上昇を認める．

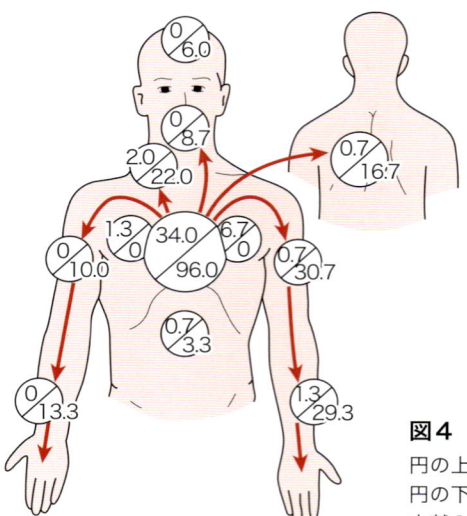

図4 心筋梗塞において痛みを感じる部位
円の上半分：その部位に限局して痛みを感じる割合．
円の下半分：その部分に痛みを感じる総数の割合．
文献1を参考に作成．

MEMO ❷ 見逃してはいけない非感染症による咽頭痛

① 急性心筋梗塞
下顎より下，臍より上にかけて不快感，圧迫感，絞扼感を訴えることが多いが，高齢者，女性，糖尿病患者においては典型的な症状を欠くこともあり慎重に除外しなければならない．冠動脈疾患の危険因子（糖尿病，高血圧，脂質異常症，喫煙，冠動脈疾患の家族歴）についての確認も重要である．

② アナフィラキシー
発症までの病歴や発症後の経過，随伴症状が参考になる．

③ 特発性縦隔気腫
基礎疾患や誘因なく気管支の断裂により生じる．通常は保存的加療で軽快するが，呼吸状態の悪化につながることがあり，慎重な経過観察が必要である．

重要

咽頭痛をみるときのポイント
・緊急性の高い疾患を見逃さない！（全身症状が強いとき，咽頭所見が乏しいときには要注意）
・咽頭症状のみではなく随伴症状についても丁寧な病歴聴取と身体診察を行う！
・common disease の uncommon な所見を見逃さない！

表2　咽頭痛を呈する疾患

症候	病態	原因微生物	治療	参考
急性咽頭炎	ウイルス性咽頭炎	ライノウイルス コロナウイルス パラインフルエンザウイルス	対症療法	抗菌薬は不要である．
	咽頭結膜炎	アデノウイルス	対症療法	扁桃に発赤腫脹と浸出物を認める．咽頭ぬぐい液の迅速キットで診断．
	インフルエンザ	インフルエンザウイルス	対症療法 抗ウイルス薬	
	伝染性単核球症	EBウイルス（EBV）	対症療法 経過観察	好発年齢15〜24歳．EBV-IgM，EBV-IgG，EBNA確認．肝機能障害と脾腫を合併する．血球貪食症候群への移行に注意する．
	伝染性単核球症様症状	サイトメガロウイルス	対症療法 経過観察	EBVと比較すると発症年齢が高く，咽頭所見は乏しい．発熱が遷延する．
		HIV	専門施設への紹介を考慮	感染後数週間は抗体価が上昇しないためHIV-RNAを測定する．
	溶連菌による咽頭炎	*Streptococcus pyogenes*（A群β溶連菌）	抗菌薬投与	好発年齢5〜15歳．modified centor criteria，迅速キット，培養検査で診断する．
	性感染症による咽頭炎	*Neisseria gonorrhoeae*	抗菌薬投与 HIV，HBV，HCVを含め重複感染の評価	核酸増幅法（SDA,TMA法） 培養検査（感度不良）
		Chlamydia trachomatis		核酸増幅法（SDA，TMA法）
		Treponema pallidum		血清学的検査
深頸部感染症	急性喉頭蓋炎	*Haemophilus influenzae*が最多 *Haemophilus parainfluenzae* ストレプトコッカス属	気道確保 抗菌薬投与 ドレナージ	頸部軟線X線撮影（側面像） 耳鼻科医へ喉頭ファイバーを依頼
	扁桃周囲膿瘍	ストレプトコッカス属 *H.influenzae* 口腔内嫌気性菌		造影CT撮影 縦隔炎合併に注意する．扁桃周囲膿瘍は年長児，咽後膿瘍は乳幼児に多い．
	咽後膿瘍			
	Lemierre症候群	口腔内嫌気性菌 ストレプトコッカス属など	抗菌薬投与	咽頭感染から内頸静脈に血栓性静脈炎をきたす．血液培養採取．塞栓の評価．
	Ludwigアンギーナ Vincentアンギーナ			顎下蜂巣炎 壊死性潰瘍性歯肉炎
全身性感染症	トキシックショック症候群（TSS）	*Staphylococcus aureus*	全身管理 抗菌薬投与	全身に斑状紅斑を認め発症1〜2週間後に膜様落屑を呈する．バイタルサインや多臓器不全のモニタリング．タンポン使用歴の聴取．
	顆粒球減少症	抗甲状腺薬，H2ブロッカー，抗血小板薬などの服用歴を確認する．		
非感染症	心筋梗塞，狭心症，胃食道逆流症，急性甲状腺炎，縦隔気腫，アナフィラキシー，Still病，悪性リンパ腫，川崎病，頭頸部腫瘍，咽頭異物，Stevens-Johnson症候群			

■ おわりに

　今回は救急外来というセッティングで症例呈示を行った．一般外来では咽頭痛の原因としてウイルス感染による咽頭炎が大半を占め多くは自然経過で治癒するが，溶連菌感染による咽頭炎や性感染症による咽頭炎においては抗菌薬加療が必要となる．咽頭痛を呈する疾患については表2にまとめたので参照してほしい．

　咽頭痛をみるときにはまずは**「緊急性のある疾患を見逃していないか？」**という視点から診察を行い，**丁寧な病歴聴取と身体診察**から鑑別疾患をあげるように心がけたい．

文献・参考図書

1) Sampson, J.J. & Cheitlin, M.D. : Pathophysiology and differential diagnosis of cardiac pain. Prog Cardiovasc Dis, 13 (6) : 507-531, 1971

2) Stewart, C., et al. : A "Killer" Sore Throat: Inflammatory Disorders Of The Pediatric Airway. Pediatric Emergency Medicine Practice, 3 (9) : 1-25, 2006
　↑喉頭病を呈する疾患の臨床像．診断治療について．

3) Woywodt, A., et al. : A swollen neck. Lancet, 360 : 1838, 2002
　↑Lemierre症候群のケースレポート．

4) Hagelskjaer Kristensen, L. & Prag, J. : Human necrobacillosis, with emphasis on Lemierre's syndrome. Clin Infect Dis, 31 (2) : 524-532, 2000. [Epub 2000 Sep 14]
　↑Lemierre症候群のレビュー．

5) 脇坂達郎：咽頭痛．「見逃したらコワイ外来で診る感染症」(大曲貴夫, ほか 編), pp.25-31, 日本医事新報社, 2010
　↑見落としてはいけない咽頭痛．

6) 江本 賢, 清田雅智：ERでの発熱, 咽頭痛へのアプローチ．「ERで遭遇する一般市中感染症の診断と初期対応」, ERマガジン, 8 (3) : 340-348, 2011
　↑咽頭炎・副鼻腔炎のマネジメント．

7) Wessels, M.R. : Clinical Practice. Streptococcal Pharyngitis. N Engl J Med, 364 : 648-655, 2011
　↑GAS咽頭炎のレビュー．

8) Luzuriaga, K., et al. : Clinical Practice. Infectious Mononucleosis. N Engl J Med, 362 : 1993-2000, 2010
　↑伝染性単核球症のレビュー．

9) Canto, J. G., et al. : Prevalence, clinical characteristics, and mortality among patients with myocardial infarction presenting without chest pain. JAMA, 283 : 3223-3229, 2000
　↑急性心筋梗塞における来院時に胸部症状を認めないものが33％, 治療介入が遅れる．

10) Kreiner, M., et al. : Craniofacial pain as the sole symptom of cardiac ischemia : a prospective multicenter study. J Am Dent Assoc, 138: 74-79, 2007
　↑虚血性心疾患のうち5.9％で顔面や頭部の痛みのみを主訴とし特に喉，下顎，頸，歯に生じやすかった．

第1章 救急での症候からのアプローチ

3 ERでの意識障害

能勢裕久

Point

- 意識障害をみたら，まずは救命を第一に，五感をフルに使って症例を診察し，鑑別診断を考えながら動く！
- 病歴聴取・バイタルサインは，低血糖や感染症など迅速な対応が必要な疾患の診断に至る重要なツールである
- 意識障害を生じているような神経感染症を含めた神経疾患，中枢神経疾患は，迷わず専門医をコンサルテーションする

■ はじめに

　救急の現場に，意識障害の症例が搬送されてくることはしばしばである．感染症は，意識障害の原因の一部だが，容易に急変しうる点と迅速な対応が必要な点で，必ず押さえておきたい重要な疾患群である．

　多くの場合，救急隊からのコールである程度の情報は入ってくるが，限られた時間での情報であり，まずは自分の手で救急車のドアをノックし，救急車の扉を開けよう（そこから診療は始まっている！！）．

　救急隊からの情報を聞きつつ，患者の容姿をサッと眺め，状態を観察しよう．声をかけて，開眼するか？ 声を出すか？ 四肢の動きは？ 観察しながら救急室に入って行く．声かけに反応しない場合，前胸部を手で軽く叩いてみたり，爪をつまんだりして痛み刺激を与えて，反応をみよう．五感をフルに使うことが重要である！！ 臭いにも敏感になっておこう．

　糖尿病性ケトアシドーシスのアセトン臭・Kussmaul大呼吸や嫌気性菌感染による腐敗臭，急性アルコール中毒患者のアルコール臭など，見て嗅いで感じるようにしておきたい．

　日本では，意識状態の初期評価として，Japan coma scale（JCS）とGlasgow coma scale（GCS）の2つが使われることが多い．この2つの評価は，当然と思われるが，きちんと診療録に記載しよう．

1 意識障害患者の初期対応（基本のキ！！ ABC）

　最初に，感染症か否かに関わらず，必ず押さえておきたい意識障害の初期対応をまとめる．

- 意識レベルのチェックをしながら，呼吸をみてみよう．上気道閉塞はないか？気道確保ができているか？（Airway）
- 自発呼吸の有無を確かめよう！（Breathing）　自発呼吸がなければ，すぐに心肺蘇生（CPR）を開始．自発呼吸があっても，気道閉塞などで気道が確保できない場合は，気管挿管し補助呼吸の準備をしなければならない．
- 血圧，脈拍，体温を確認！（Circulation）　血管確保と同時に可能ならば採血．後述するが，迅速血糖測定器や血液ガス分析器など救急室内で迅速に測定できるものと検査室に提出するものがある．ビタミンB1のスピッツは特殊なので，取り急ぎ，採血に余裕があれば，残しておいて損はない（何の項目を提出するかは，落ち着いてから考える）．輸液に関しては，生理食塩水（500mL/V）やヴィーンF（500mL/V）など糖を含まない細胞外補充液を最初は輸液することが多い．
- 迅速血糖測定器により低血糖が確認されたら，50％ブドウ糖（20mL/A）を2A静注する．
- 栄養障害やアルコール多飲などが基礎にあることが疑われる場合，ブドウ糖などの点滴静注が始まる場合は，ビタミンB1製剤（チアミン）を併用すべきである．このような場合を想定し，先にビタミン類の採血を残しておけば，診断根拠・証拠は残る．

　ビタミンB1欠乏の最も重症型であるWernicke-Korsakoff症候群には，通常1回50～100mgのビタミンB1製剤（チアミン）を1日2回，数日間筋肉内または静脈内投与し，その後治療の効果が得られるまで1日1回10～20mgを投与すべきである．

2 バイタルサイン

　診療を進めて行くうえで，患者の救命はもちろん第一だが，原因の究明も大事であり，バイタルサインと病歴聴取は非常に大事である．
　ここでは呼吸数，血圧，脈拍，体温，SpO_2について解説する．

❶ 血　圧

　Ikedaらの研究では[1]，意識障害で搬送されてきた症例の血圧に着目したとき，脳卒中患者の血圧は，有意に高かったとされている（収縮期血圧が170mmHg以上では，頭蓋内病変の有無を示す尤度比が6.09となっている）．くも膜下出血にしても，脳出血にしても，脳梗塞にしても，印象として血圧が高いイメージがあるが，実際にこのような形でエビデンスを示すことに大きな意義があった論文だと思っている．「脳卒中にショックなし」といわれる．脳卒中は，基本的に血圧が高いものと覚えておいてよい．脳梗塞患者の血圧が低い場合，何か違う病態が隠れていることを疑うべきである．実際に透析中に意識障害，脳梗塞を起こした患者で，血栓溶解療法（t-PA）の話が進んでいたときに，血圧の低下と左右の脈の触れ方の違い，血圧の左右差に気づき，頸部に及ぶ大動脈解離による脳梗塞に気づいた症例を経験している．これは定石に反した症例の際に「オカシイ」と思い，脈の左右差という些細ではあるが，非常に大事な身体所見に気づくことができた臨床におけるpearlである．もしも気づかずに，t-PAが投与されてしまっていたら，致死的な状態になっていたであろう．

全身性炎症反応症候群（systemic inflammatory response syndrome：SIRS）や敗血症の場合，血圧低下を伴うこともしばしばである．これらの引き起こす臓器障害の1つにSeptic encephalopathy（敗血症性脳症）があり，病原微生物の直接的な作用とは別に，脳血流の低下や酸素供給の破綻，血液脳関門の破綻などにより，血管内皮の炎症性伝達物質の上昇，網様体賦活系における神経伝達物質のバランスの異常などが起こり，意識障害を生じる．感染症の引き起こす意識障害の1つの機序として注目に値する．

❷ 脈　拍

　心電図変化や脈拍の評価は，重要である．特に意識消失発作，失神に分類されるべきものには，神経調節性失神に加え，頻脈性の不整脈，徐脈性の不整脈どちらも意識消失をきたす可能性がある．大動脈弁狭窄，肺梗塞，閉塞性肥大型心筋症，左房粘液腫なども，通常は一過性の意識消失であることが多いが，何らかの原因で一過性の意識消失が遷延することで，持続性の意識障害の状態にみえることがある．これらは，心電図，心エコーを含めた早い段階での評価が必要である．洞不全症候群の原因が右冠動脈領域の虚血や梗塞であることもあり，救急医として最低限の心エコーの技術を身につけておくか，早めに循環器科のバックアップを必要とする状態である．
　感染性心内膜炎では，刺激伝導系の特殊心筋に炎症が及ぶと不整脈を誘発することがある．発熱に加え心雑音を聴取したら，必ず感染性心内膜炎を想定して，血液培養を採取し，眼瞼結膜の小出血や手掌・足の裏などのOsler結節やJaneway発疹などの塞栓症状に基づいた所見を探しにいくべきである．

❸ 体　温

　38℃を超える高体温で意識障害を伴えば，敗血症を予測して血液培養の採血を考える人は多いと思う．しかし，35℃を下回る低体温でも，血液培養すべきである．敗血症患者が体温を上げられないでいる病態もあるということ，体温の絶対値で敗血症を否定できないことを肝に命じておくべきである．本書の編者である大野先生は講演で繰り返しよく言われるのだが，「よくわからない……は，血液培養の適応である」．意識障害の理由がわからない状態，意識障害を伴う病態を説明できない状況では，積極的に血液培養の採血を行うべきである．

症例A

　53歳男性．他院にて肝硬変（NASH），糖尿病で通院中．発熱，意識障害で髄膜炎を疑われ，救急搬送となる．
　項部硬直はなかったが，腰椎穿刺行い，細胞数上昇なし．BS 243mg/dL，アンモニア88 μg/dLと軽度上昇．CTでは膿瘍などの所見はなかったが，翌日，血液培養陽性．肝硬変はすでに非代償性肝硬変となっており，腸管からのバクテリアルトランスロケーションにより複数菌による敗血症の状態となっていた．

表1　異常呼吸の所見と原因疾患

呼吸様式	病変部位・原因疾患
中枢性過呼吸	中脳〜橋，視床下部障害
Kussmaul大呼吸	糖尿病性ケトアシドーシス，尿毒症
Cheyne-Stokes呼吸	大脳半球障害
持続性吸息呼吸	低血糖，髄膜炎
群発呼吸	橋〜延髄障害
失調性呼吸	延髄障害
Biot呼吸	髄膜炎，脳炎

文献2より引用．
表内の波形は呼吸の深さやリズムを表している．

❹ 呼吸数

「呼吸数の表記のない血液ガス分析の結果は評価に値しない」とまでは言わないが，大事な情報が抜けているのには間違いない．意識障害の診療において，呼吸は回数だけでなく，深さ・リズムなど呼吸状態やその様式も重要である．患者の異常をいち早く察知し，原因疾患や病変部位をある程度予想することは可能である（表1）．

❺ SpO_2：第五のバイタルサイン

サチュレーションモニターは比較的簡便に酸素の状態を評価できるため，頻用される．

脳梗塞後で失語があり，よく誤嚥を起こすという高齢女性が，SpO_2低下もあり，誤嚥性肺炎による呼吸不全ということで，在宅専門の医師より紹介・救急車来院となった．来院してみると呼吸数はさほど多くなく，呼吸音は正常で，末梢冷感が著明．実際の血液ガス分析のSaO_2とSpO_2には解離があり，SpO_2は低めの値であった．胸部X線上も肺炎はなく，尿路感染による敗血症で末梢循環不全を併発しており，SpO_2が低値を示したという結果だった．血液ガス分析を行う際には，呼吸数もさることながら，SpO_2値も記憶し，解離が起こっていないかにも，注意を要する．サチュレーションモニターSpO_2では，二酸化炭素の評価ができていないことも留意すべきである．

低酸素に伴う意識障害の原因として，誤嚥性肺炎などの感染症は想定しやすいが，非感染症として，心不全，肺水腫，肺塞栓などを考える必要がある．

症例B

　83歳女性．他院で関節リウマチで外来フォロー中の症例で，痙攣を起こしているということで，救急要請があった．

　来院してみると，多量の汗をかいており，強直間代痙攣を起こしていた．両側Babinski反射が陽性．機転のきく研修医が採血で残った血液を簡易血糖測定器で測定を行い，低血糖（BS 26mg/dL）であることが判明．CT室へ運ぶ前にブドウ糖投与し，痙攣は止まった．もちろん，両側Babinski反射も陰性になった．

　プレドニゾロン5mgと経口血糖降下薬，グリメピリド（アマリール®）を内服中で，肺炎を併発していた．食事量も少なくなりつつあったのに，真面目に内服していたとのこと．感染により相対的副腎不全が助長され，経口血糖降下薬の薬効で低血糖に陥ったとものと考えられた．

❻血糖値

　第六のバイタルサインとはいわないが，意識障害を診る救急現場で血糖値は非常に大事である．敗血症による血糖異常は，高血糖も低血糖も起こしうる．感染により糖尿病性ケトアシドーシス（diabetic ketoacidosis：DKA）が誘発され，高血糖と意識障害を生じたり，感染ストレスにより，副腎不全が顕性化し，低血糖を伴う意識障害になることもある．低血糖も高血糖も意識障害を起こすが，緊急度としては低血糖の方が重要で，救急室で意識障害患者を診る場合，簡易血糖測定器で素早く血糖を測定することをお勧めする．

3 病歴聴取

　病歴聴取は特に診断に大事である．目撃者，知人，家族からの病歴聴取は重要である．現場にいた発見者からの情報は特に大事で，急変しうる症例を目の前に長々とは話は聞けないが，発見者の連絡先を聞いておいて，時間に余裕ができてからもう一度電話などで話を伺えるような体制を築いておいた方がよい．少なくとも，どのような状況で意識の変容が始まったのか？意識消失の経過や消失時間，痙攣の有無，咬舌の有無，尿・便失禁の有無などは，手短に聞いておくべきである．現場の状況などは，救急隊から情報を聞けることがあり，大まかな温度や湿度，風通しの良し悪し，周りの状況や警察が関わっているかなど，現場の状況を記載しておくとよい．最近は，現場周辺の写真を撮ってきてくれる救急隊員もいるので，メディアから病院のPCにコピーさせてもらっておくのもよい．

　薬剤歴も重要なのだが，状況によっては全くわからない場合もある．お薬手帳や内服薬があれば，そのものを家族にもってきてもらう．自殺目的の薬物多飲などでは，空になっている薬のシートをもってきてもらい，大まかな内服量を割り出すしかないので，現場のごみ箱から拾ってきてもらうよう家族に依頼する．関節リウマチや膠原病などで，長期にステロイドを内服している方は，相対的副腎不全に陥っている可能性もあり，可能ならば副腎皮質刺激ホルモン（ACTH），コルチゾールの検体採取後，ステロイド静注を行うことで，意識が回復する場合もありうる．

表2 AIUEO TIPS

A	Alcoholism	急性アルコール中毒，アルコール離脱，Werniche脳症
I	Insulin	血糖異常（低血糖，高血糖），糖尿病性ケトアシドーシス
U	Uremia	尿毒症
E	Electrolyte	電解質異常（高カルシウム血症，低ナトリウム血症，高ナトリウム血症）
E	Encephalopathy	脳症（肝性，高血圧性）
E	Endocrinopathy	内分泌異常（副腎不全，甲状腺機能低下症，下垂体卒中）
O	Opioid	オピオイド（麻薬）
O	Overdose	薬物中毒（自殺企図，認知症による睡眠薬内服，合法ドラッグ）
O	Oxygen	酸素（低酸素，一酸化炭素中毒）
T	Temperature	体温異常（低体温，熱中症）
T	Trauma	外傷
I	Infection	感染症（敗血症，髄膜炎，脳炎）
P	Porphyria	ポルフィリア
P	Psychiatric	精神障害（ヒステリー）
S	SAH	くも膜下出血
S	SDH	硬膜下出血
S	Seizure	痙攣・てんかん
S	Stroke	脳卒中（脳梗塞，脳出血）
S	Syncope	失神

❶ AIUEO TIPS

意識障害の診断をしていくうえで，鑑別疾患を的確にあげ，必要な検査を重ねていくことが大事である．昔から言い古されているかもしれないが，AIUEO TIPSという伝統的な覚え方がある．多少の過不足はあるかもしれないが，意識障害の鑑別を考えていくうえで，柱になるものと思われるので，表2に紹介する．

4 専門医へのコンサルテーション

初期対応のなかで，神経診察をじっくり行うのは難しいと思うが，最低限，瞳孔の状態，眼位はみておいてほしい．脳梗塞，脳出血などでテント上の病変であれば，病側をにらむ形での共同偏視があるはずであり，また瞳孔径の不同があれば，動眼神経麻痺を示唆することがある．特に瞳孔が両側ともに縮瞳する"pin point pupil"は重要で，脳幹（特に橋出血）障害，有機リンや麻薬などの中毒を示唆する瞳孔所見である．

運動機能障害は細かいことは気にせず，「右半身に麻痺」，「両下肢は動かさない」といった大まかなプレゼンテーションでよいと思う．Barre徴候がみられる程度の意識障害であれば，上

下肢ともにやっておきたいが，オーダーが入らない場合もあり，hand drop test〔顔の上に手を落とす形で，麻痺の有無や意図的に避けるかをみる検査（精神疾患・ヒステリーの鑑別）〕や膝立て検査で膝の保持ができるかをみるとよい．

　感覚機能を意識障害患者でみるのは難しい．頸髄レベルでの障害があると呼吸の問題も出てくるので，より慎重な処置が必要となる．四肢麻痺がある症例では，本当に意識はないのか？よりきめ細やかな診察が必要になる〔閉じ込め症候群（locked-in syndrome）になっていないか？〕．

　神経感染症のなかでも，特に細菌性髄膜炎や脳炎を疑うケースでは，血液培養などの検体採取，点滴ルート確保などが終わり，CTなどの画像検索へ移る時点で，コンサルテーションを開始するべきである．血液培養や十分な検体ストックができていれば，髄液検査の前に抗菌薬投与を開始することは許容される．個人的には，肝代謝で腎機能悪化の心配のないセフトリアキソン2gを最初に使用することが多い．

文献・参考図書

1) Ikeda M, et al. : Using vital signs to diagnose impaired consciousness: cross sectional observational study. BMJ, 325（7368）: 800, 2002
　↑収縮期血圧は意識障害の診断で，脳病変の検出にも，除外にも役立つ．

2) 森田明夫，吉澤利弘：意識障害．「脳神経ビジュアルブック」（落合慈之 監，森田明夫，吉澤利弘 編）pp41-44，学研メディカル秀潤社，2009
　↑見やすいイラストが豊富に掲載されている．

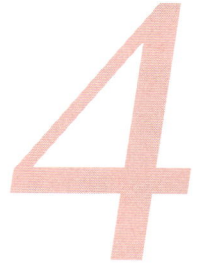

第1章 救急での症候からのアプローチ

4 ERでの腹痛
この悩ましき主訴

花木奈央，稲田眞治

Point

- 痛みの原因となる臓器を考え，鑑別診断を絞り込む
- 安易に「胃炎」「腸炎」という病名はつけない
- 診断がつかない場合であっても，緊急を要する「見逃してはいけない疾患」だけは除外する

■ はじめに

　腹部ほど多くの臓器・構造物を有する臓器はない．「腹痛」をきたす疾患をあげればキリがなく，「腹痛」の患者の診察を苦手とする読者も多いのではないだろうか．鑑別すべき疾患の丸暗記では歯が立たず，筋道を立てて考える必要がある．このやっかいな「腹痛」に対する考え方を身につけ，整理していこう．

症例

　患者は36歳女性．朝からの下腹部痛を主訴に午後救急外来を受診．痛みは「絞られるよう」な痛みで，体動時に増強する．最終排便は今朝で通常便であった．尿路結石の既往あり．バイタルサインは安定，左下腹部が最強圧痛点，反跳痛あり，筋性防御なし．

経過

　腹部単純CTで「軽度の腸管浮腫」を認め，「腸炎」と判断し帰宅とした．
　1週間後，前回受診後も断続的に痛みがあったが，再度腹痛が増悪したため，救急外来を受診．腹部造影CTを撮影したところ左卵巣に多房性腫瘍を確認（前回受診時のCTにも写っていた!!），産婦人科にコンサルテーションし左卵巣腫瘍茎捻転の疑いで緊急手術となった．

1 鑑別疾患

　実際の診療では鑑別疾患をただあげるのではなく，優先順位をつけて検索を行っている．救急外来診療において求められる思考過程に沿って説明する．

◆思考過程その①：致死的疾患を除外する

　　救急外来では**緊急度の高い致死的疾患を見逃さずに除外するという姿勢**がまず求められる．この致死的疾患はある程度限定されているため，**疑わしい症状・徴候がないか注意して病歴聴取・診察**を行う．

　　腹痛に関連する致死的疾患の例を表1に記した[1]．walk-inで来院した患者であっても，これらの疾患がないか**評価を行い**，またその結果を**カルテに記載**することが重要である．

◆思考過程その②：臓器・構造物を絞り込む[2]

　　腹痛をきたす原因は，消化管，泌尿生殖器系，大血管，心臓からの放散痛など多種多様である．鑑別疾患のすべてを丸暗記することは困難であるが，腹痛をきたしている部位にはどのような臓器・構造物があるかを考えることで，**原因の絞り込みが可能であり重大な疾患の見逃しも防げる**．CTなどの画像検査は原因の特定に有用であるが，漫然と画像を評価するのではなく「この臓器に異常がないか」という姿勢で画像を確認するよう心がけたい．

　　図1には，腹痛を訴える部位から推定される疾患を，臓器・構造物別に記した．救急外来診療で注意すべき疾患を中心に記載しており参考にされたい．

◆思考過程その③：病態を絞り込む（感染症 vs 非感染症）

1）疾患のカテゴリーを考える

　　その際によく用いられるのが，Lawrence Tierney先生の11のカテゴリー（表2）である．臓器を絞り込んだ後に診断にたどり着かない場合は，このカテゴリー分けも参考にされたい．

2）カテゴリー「感染症」を考える

　　腹痛を呈する感染症の一覧については，図1に記した通りである．診療の過程でまず感染症を疑った場合でも，どの臓器が原因であるかの絞り込みは必要である．

　　腹痛を呈する感染症で，**特に見落としてはいけないものは胆管炎**（第2章-12参照）**・腎盂腎炎**（第2章-10参照）**・膿瘍**である．これらはすべて敗血症となる可能性があり，特に胆管

表1　腹痛のRed flag sign

サイン	関連する疾患
鎮痛薬の効果がない程の激しい痛み	急性腹症・腹膜炎（腸管虚血・消化管穿孔）
胃十二指腸潰瘍の既往	上部消化管穿孔
移動する痛み	大動脈解離
心房細動・弁膜症・虚血性心疾患や閉塞性動脈硬化症の既往	腸間膜動脈閉塞
糖尿病	ケトアシドーシス，重症感染
肝硬変・腹水	特発性細菌性腹膜炎
妊娠可能年齢の女性	子宮外妊娠
卵巣腫瘍の既往	卵巣軸捻転

上記のサインをみたら，「見逃してはいけない疾患」を考える！

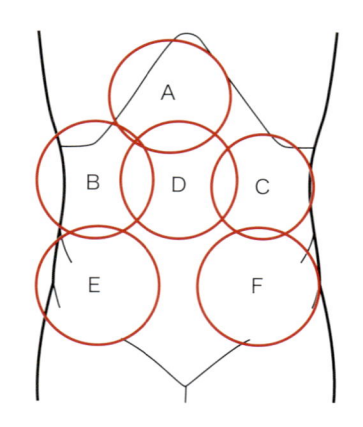

A) 心窩部
- 消化管：胃炎・消化性潰瘍・逆流性食道炎・虫垂炎初期
- 膵臓：膵炎
- 胆道系：胆嚢炎・胆管炎・胆石症
- 心臓：狭心症・心筋梗塞・心外膜炎
- 血管：腹部大動脈瘤破裂・大動脈解離・腸間膜虚血

B) 右上腹部
- 胆道系：胆嚢炎・胆管炎・胆石症
- 肝臓：肝炎・肝膿瘍・肝周囲炎
- 膵臓：膵炎
- 消化管：腸炎・十二指腸潰瘍
- 泌尿器：尿管結石・腎盂腎炎
- 呼吸器：肺炎・胸膜炎・肺塞栓・横隔膜下膿瘍
- 筋骨格：肋骨骨折

C) 左上腹部
- 心臓：狭心症・心筋梗塞・心外膜炎
- 消化管：胃炎・消化性潰瘍・食道炎
- 膵臓：膵炎
- 泌尿器：尿管結石・腎盂腎炎
- 脾臓：脾梗塞・脾破裂・脾膿瘍
- 呼吸器：肺炎・胸膜炎・肺塞栓・横隔膜下膿瘍
- 筋骨格：肋骨骨折

D) 臍周囲部
- 消化管：胃腸炎・消化性潰瘍・虫垂炎初期・イレウス
- 血管：腹部大動脈瘤破裂・大動脈解離・腸間膜虚血

E) 右下腹部
- 消化管：虫垂炎・腸炎・憩室炎・ヘルニア嵌頓
- 婦人科：子宮外妊娠・右卵巣腫瘍茎捻転・骨盤内炎症症候群
- 泌尿器：尿管結石・膀胱炎・精巣捻転

F) 左下腹部
- 消化管：憩室炎・虚血性腸炎・S状結腸軸捻転・ヘルニア嵌頓
- 婦人科：子宮外妊娠・左卵巣腫瘍茎捻転・骨盤内炎症症候群
- 泌尿器：尿管結石・膀胱炎・精巣捻転

＊腹部全体
- 消化管：胃腸炎・腹膜炎・イレウス
- 血管：腸間膜虚血
- 代謝：糖尿病性ケトアシドーシス・急性副腎不全

図1　腹痛の部位から想定される疾患
見逃すと短時間のうちに生命・機能予後にかかわる，特に重大な疾患には下線を引いた．また，感染症と関連のある疾患については赤文字とした．文献2を参考に作成．

表2　疾患のカテゴリー

- <u>血管性疾患</u>
- <u>感染症</u>
- 腫瘍性疾患
- 自己免疫性疾患
- 中毒
- 代謝性疾患
- 外傷
- 変性疾患
- 先天性疾患
- 医原性疾患
- 特発性疾患

文献3を参考に作成．救急診療において特に重要と思われるものに下線を引いた．

表3　二次性腹膜炎の原因

- 虫垂炎
- 憩室炎
- 胆囊炎・胆管炎
- 急性膵炎
- 腹腔内膿瘍
- 大腸癌穿孔・消化管穿孔
- 腸管壊死
  （腸捻転，腸間膜動脈血栓・塞栓）

文献2，4を参考に作成．

炎・腎盂腎炎は急激に病態が悪化する危険があるため注意が必要である．

　また，原因臓器の絞り込みが困難であるが，病態が重篤であり注意が必要なものとして腹膜炎があげられる．**腹膜炎**は，**特発性細菌性腹膜炎と二次性腹膜炎**に大別される．二次性腹膜炎は腸管の穿孔などにより細菌などが腹腔内に漏れ出たことにより生じる腹膜炎であり，通常腹膜炎という場合にはこれを指している（二次性腹膜炎の原因となる疾患は表3参照）．二次性腹膜炎は外科的治療が必要となる場合が多く，身体所見（ショックバイタル・腹部の板状硬など）から二次性腹膜炎が疑わしい場合は，原因検索と平行して，早期のコンサルテーション・手術に向けた準備を行う．

2 ここが鑑別ポイント

　本項の症例における鑑別ポイントを以下に記す．

その①：泌尿生殖器系由来の痛みという鑑別があがらず，卵巣腫瘍という画像所見に気づけなかった．画像に異常が現れていたとしても，**「その目」で確認しないと見落とす**可能性がある．

その②：便の性状の変化，嘔気・嘔吐など消化器症状が乏しかったにもかかわらず「腸炎」と安易に判断をした．「腸炎」「胃炎」という病名をつけるときには，「本当にほかに確認しなければいけない疾患はないか」今一度確認する必要がある．

　この症例では，左下腹部に圧痛があった．非感染症では総腸骨動脈瘤などの大血管病変・卵巣腫瘍茎捻転など，感染症では腹腔内膿瘍がないかを確認する必要がある．

　また，嘔気・嘔吐を主訴に来院した患者で下痢などの症状を伴っていない場合は，同じ感染症でも腎盂腎炎や閉塞性化膿性胆管炎で同様の症状を呈することがあるため「胃炎」「腸炎」の病名をつける前に注意が必要である．

3 初期対応

❶ バイタルサインに異常がある場合

すぐに応援を呼び，**まずはバイタルサインの安定化**を図る．酸素投与・末梢静脈路確保を行う．この場合，実施できる検査は移動の必要がないものに限られ，なかでも腹部超音波検査は有用である．診断の確定に必要以上に時間をかけず，専門医と協力しながら診断・治療を行う場合もある．

感染症を疑う場合は各種培養検体（血液・尿）を採取する．敗血症を疑う場合は早期の抗菌薬投与が必要である．自分で判断できない場合は早期に専門医にコンサルテーションする．

❷ バイタルサインが安定している場合

この場合は落ち着いて病歴聴取・診察を行いながら，すでに記した思考過程で鑑別診断の絞り込みを行う．疑わしい疾患に応じて血液検査・尿検査・画像検査を行う必要があるが，あくまでも鑑別診断の補助として用いるよう意識する．行った検査はすみずみまで自分の目で確認する．画像検査でも「フリーエアーがないか」「●●の異常はないか」という意識で確認をしないと異常所見を見逃す可能性がある．

4 専門医へのコンサルテーション

すでに記したように，腹痛をきたす疾患は幅広く，カバーする専門科も多い．バイタルサインの異常の有無により，コンサルテーションの注意点も変化する．

❶ バイタルサインに異常がある場合

コンサルテーションを行う場合，診断が確定していない場合も往々にしてある．しかし，**なぜこの専門科にコンサルテーションするのか，なぜ急いでコンサルテーションしているのかを明確に伝える**必要がある．
例：「**発熱・ショック**の患者さんです．まだ血液検査の結果はすべて出ていませんが，尿が混濁しており**尿路感染症による敗血症性ショック**を疑います」（キーワードは太字）

❷ バイタルサインが安定している場合

診断がついている場合は，該当科にコンサルテーションを行う．しかし，さまざまな科に「ウチの疾患じゃない」と言われてしまうことが多いのも腹痛の難しい点である．どの科にコンサルテーションする場合でも，**なぜこの専門科にコンサルテーションするのかを伝える**必要がある．
例：「下腹部痛の若年女性の患者さんです．**痛みが強く，CTで腹水もあります**．●●科にもコンサルテーションしたのですが**原因がわかりません．産婦人科系の疾患の可能性**について診察をお願いできないでしょうか」（キーワードは太字）

■おわりに

　腹痛をきたす疾患は幅広い．診断がつかない場合であっても，バイタルサインの異常がある場合や痛みが強い場合は，無理に帰宅とせずに上級医・専門医へのコンサルテーションや救急外来での経過観察を考慮したい．

　また，帰宅とする場合でも「見逃してはいけない疾患」の見落としがないか対応をする必要がある．「胃炎」「腸炎」と記載する場合は「本当に大丈夫？」と自分に確認する慎重さが救急外来診療では求められる．

文献・参考図書

1) 「誰も教えてくれなかった診断学」（野口善令，福原俊一 著），pp.73-86，医学書院，2008
2) 「診察エッセンシャルズ」（松村理司 著），pp.271，日経メディカル開発，2004
3) 「ティアニー先生の診断入門」（ローレンス・ティアニー 著），医学書院，2008
4) 「レジデントのための感染症診療マニュアル」（青木 眞 著），pp.712-717，医学書院，2000

第1章 救急での症候からのアプローチ

5 ERでの腰背部痛

上田剛士

Point

- 体動で増悪する腰痛かどうかが鑑別を狭めるために最も有用
- 脊椎炎の診断にはMRIが優れるが，T2強調画像で高信号になるとは限らない
- 発熱を伴う腰痛症では感染性心内膜炎を鑑別に加えるべき

■はじめに

人口の60〜90％は一生のうち一度は腰痛症を経験するとされ，救急外来においても急性腰痛症は最も遭遇する症候の1つである．腰痛の多くは器質的な原因がはっきりしないものであるが，救急外来では内臓疾患や感染症からくる腰痛症を見落とさないように注意する必要性がある（図1）[1]．

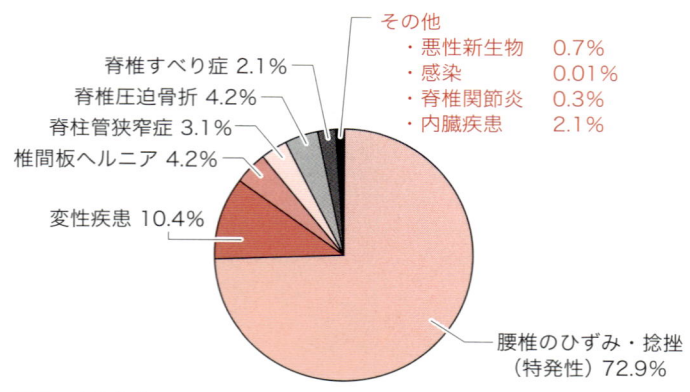

- その他
  - 悪性新生物　0.7％
  - 感染　0.01％
  - 脊椎関節炎　0.3％
  - 内臓疾患　2.1％
- 脊椎すべり症　2.1％
- 脊椎圧迫骨折　4.2％
- 脊柱管狭窄症　3.1％
- 椎間板ヘルニア　4.2％
- 変性疾患　10.4％
- 腰椎のひずみ・捻挫（特発性）72.9％

図1　腰痛症の原因

症例

高血圧症の既往がある64歳女性．2日前から特にきっかけなく腰痛・悪寒戦慄が出現した．疼痛のため起き上がりが困難となったため救急車で搬送された．じっとしていれば疼痛は改善する．咳・嘔吐・腹痛・下痢・頻尿・残尿感・排尿時痛なし．下肢のしびれや膀胱直腸障害なし．

既往歴：高血圧症．内服薬：ACE阻害薬

【身体所見】

概観：ぐったりしている

血圧124/60mmHg，脈拍112回/分・整，体温39.2℃，呼吸数24回/分，SpO_2 98％（room air）

結膜：蒼白・黄染なし．咽頭：特記すべき所見なし

肺野：清，心音：Levine Ⅲ/Ⅵの収縮期駆出性雑音．過剰心音なし

腹部：平坦・軟・圧痛なし．肝脾腫なし．肝叩打痛なし

背部：右CVA叩打痛あり

【検査結果】

血液検査：WBC 12,000/μL，Hb 12.8g/dL，Plt 24.6万/μL，CRP 12mg/dL，肝機能・電解質・腎機能正常

尿検査：尿白血球5〜9/HPF，細菌（＋）

胸部X線：特記すべき所見なし

腰部X線：特記すべき所見なし

【初期研修医の評価】

発熱，CVA叩打痛があり膿尿・細菌尿があるので尿路感染症を疑う．

1 鑑別疾患

救急外来で鑑別すべき腰背部痛には表1のようなものがあげられる．

表1　救急外来での腰背部痛の鑑別疾患

	感染症	非感染症
見逃してはいけない疾患	・脊椎炎，椎間板炎 ・硬膜外膿瘍 ・腸腰筋膿瘍 ・複雑性尿路感染症，腎周囲膿瘍，腎膿瘍 ・感染性心内膜炎 ・胸膜炎，膿胸	・解離性大動脈瘤・腹部大動脈瘤破裂 ・腸腰筋・後腹膜血腫，副腎出血 ・急性膵炎 ・総胆管結石 ・十二指腸潰瘍穿通 ・脊椎圧迫骨折 ・悪性腫瘍脊椎転移 ・多発性骨髄腫 ・神経所見を伴う腰椎ヘルニア
よく遭遇する疾患	・インフルエンザウイルス感染症 ・感染症に伴う非特異的な腰痛	・急性腰痛症（特発性） ・尿路結石症

2 ここが鑑別ポイント

　鑑別に最も重要なポイントは体動で増悪する疼痛であるかどうかである．**体動で変化しない疼痛であれば胆道系・膵・泌尿生殖器・血管・胸膜・皮膚（帯状疱疹）による疼痛を疑い精査**をする必要性が高い（なお，同じ血管系の疾患でも大動脈解離では体動に関わらず激しい疼痛を訴えることが多いが，腹部大動脈瘤破裂では後腹膜血腫のため体動で疼痛が増悪することが多いという違いがある）．

　一方，本症例のように**体動で疼痛が増悪する場合は筋骨格系の痛み**を疑う．筋骨格系の腰痛のなかで救急外来で特に**除外すべき疾患は腹部大動脈瘤破裂，脊椎圧迫骨折（病的骨折を含む），脊椎椎体・椎間板炎，腸腰筋〜後腹膜の血腫・膿瘍，脊髄〜神経根の圧迫を呈する疾患（腰椎ヘルニア，硬膜外膿瘍など）**である．

　圧迫骨折の診断に有用な臨床所見には握り拳による強い脊椎叩打痛や，疼痛のため枕1つの高さで仰臥位になれないことが知られており[2]，これらがあればX線撮影を行う．

　脊椎椎体・椎間板炎は筋骨系の疼痛ではあるが炎症のため安静時にも疼痛があり（図2）[3]，睡眠が障害されることが多い．そのため**脊椎叩打痛があり，発熱があるか安静で改善しない疼痛の場合は脊椎MRIによる評価が望ましい**と考えられる．

　腹部大動脈瘤破裂や腸腰筋〜後腹膜の血腫は突然の激しい疼痛で発症するが，膿瘍の場合は緩徐な発症様式から救急外来では非緊急性疾患として見誤りやすいかもしれない．しかし腎膿瘍[4]・腎周囲膿瘍[5]・腸腰筋膿瘍は安静時にも疼痛を認めやすいことが良性の急性腰痛症と異なる．**安静で軽快しない腰痛や発熱を伴う腰痛で，左右差がありCVA叩打痛やPsoas徴候**（股関節を他動的に伸展させると疼痛を誘発する徴候），**側腹部腫瘤触知があればCT評価が必要**と考えられる．

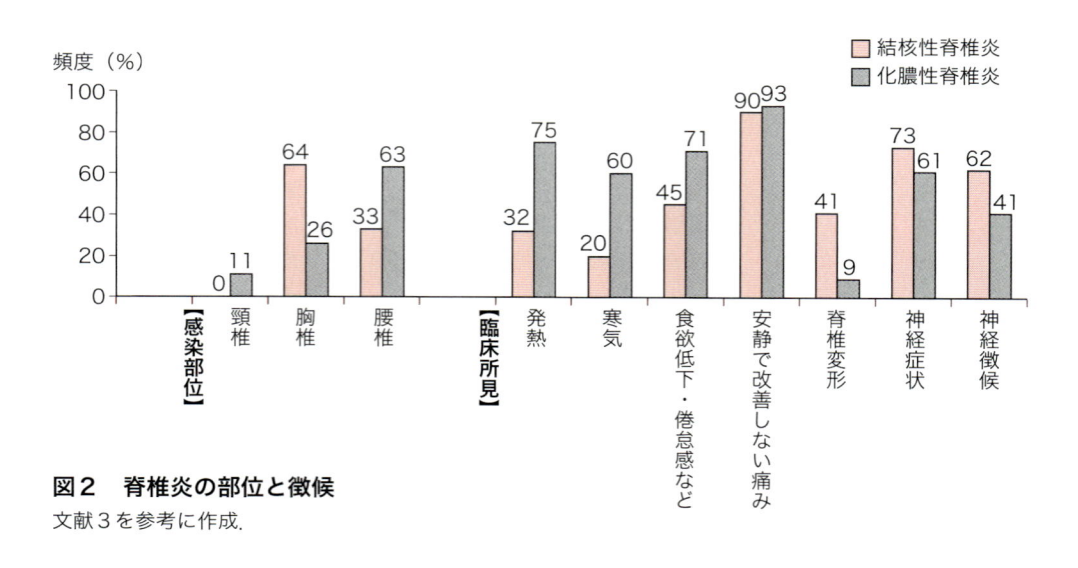

図2　脊椎炎の部位と徴候
文献3を参考に作成．

経過1

後期研修医に相談したところ，尿路感染としても自発的な腰痛があることから尿管結石などによる複雑性尿路感染症や腎周囲膿瘍を除外すべきと指摘された．腹部造影CTを施行したが水腎症などは認めなかった．また軟部組織に膿瘍を疑う所見は得られなかった．

次に，体動で疼痛が顕著に増悪すること，L2〜L4の脊椎に叩打痛があることから化膿性脊椎炎を考えMRIを施行した．MRIのT2強調画像で高信号域はなく，椎体炎は否定的と考えた．

そこで尿路感染症との診断で入院となりセフトリアキソンの投与を行った．

3 脊椎椎体・椎間板炎の画像評価

単純X線写真で脊椎自体に変化が出るのは晩期であり，**単純写真では椎間狭小化と椎体周囲の軟部組織陰影に注目し読影**する（化膿性脊椎炎ではプロテアーゼが椎間板を溶かすため比較的初期の段階から椎間が狭くなることが知られており，骨転移や変形性脊椎症との鑑別に有用とされる．しかしながら，椎間板変性症でも椎間は狭くなるため，化膿性脊椎炎に特異的とはいえない）．

MEMO 1 急性腰痛症におけるX線写真の読影

腰椎単純写真では椎体自体の変化（骨折，骨棘形成，溶骨性・骨硬化性変化，椎弓根陰影の消失）や椎間の狭小化以外にも，後腹膜陰影（腸腰筋陰影の消失，腎陰影の腫大，尿管結石）や腸管ガス像（sentinel loop，colon cut off sign，腫瘤による腸管ガス圧排）の異常，胸水の有無を確認する必要がある．CTはこれらの病変が詳細に描出可能なことに加え，大動脈病変や膵臓，椎体前面の軟部組織腫脹（椎体炎や後腹膜線維症を示唆する）の描出に優れる．

化膿性脊椎炎の診断にはMRIが最も優れるが（表2），MRIが施行困難な場合はシンチグラフィが代替法となる．骨シンチは骨病変があることの証明となるが骨折などでも陽性となる．一方ガリウムシンチは炎症の評価に優れるが骨以外の炎症でも陽性となる．

表2 化膿性脊椎炎に対する画像評価[1]

	感度	特異度	LR＋	LR－
単純写真	82	57	1.9	0.32
骨シンチ	90	78	4.1	0.13
MRI	96	92	12	0.04

LR＋：陽性尤度比，LR－：陰性尤度比

MRIでは血流支配の問題から**2椎体とその間の椎間板がT1強調画像で低信号，T2強調画像で高信号となるのが典型的**である（図3）．

　本症例ではT2強調画像の高信号を認めなかったが，実は化膿性関節炎において**T2強調画像で椎体が高信号となるのは56％のみ**であり，**椎体のT1強調画像低信号**（95％），**終板の損傷**（95％），**椎間板のT2強調画像高信号**（95％），**造影効果**（94％）**の方が感度が高い**という報告[7]がある．これは骨硬化によるT2強調画像の信号低下が原因の1つと考えられているが，骨浮腫の評価に優れる**STIR（short inversion time inversion recovery）法を使用する**ことで感度を高めることができると期待される（図4C）．また発症2週間以内ではMRIで明らかに化膿性脊椎炎と診断できるのは55％のみで9％は疑うことも難しかったと報告[8]されており，

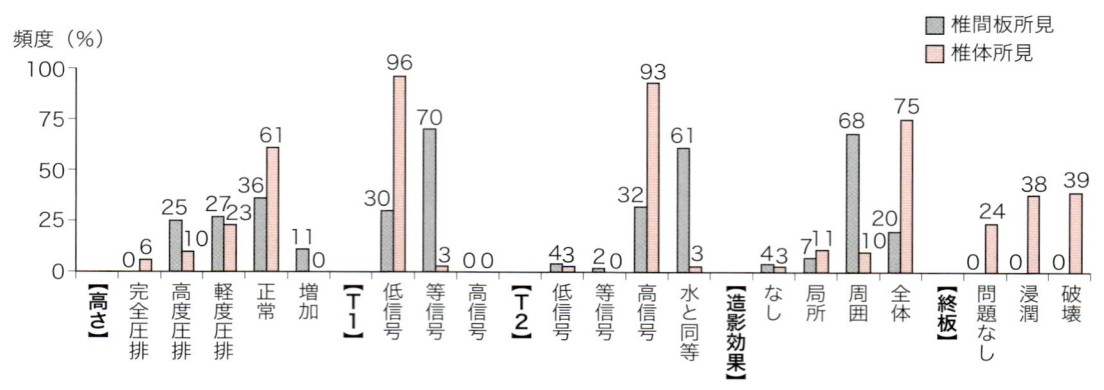

図3　化膿性脊椎炎・椎間板炎のMRI所見
文献6を参考に作成．椎間板の高度圧排とは50％以上の減高，椎体の場合は2/3以上の体積減少を示す．

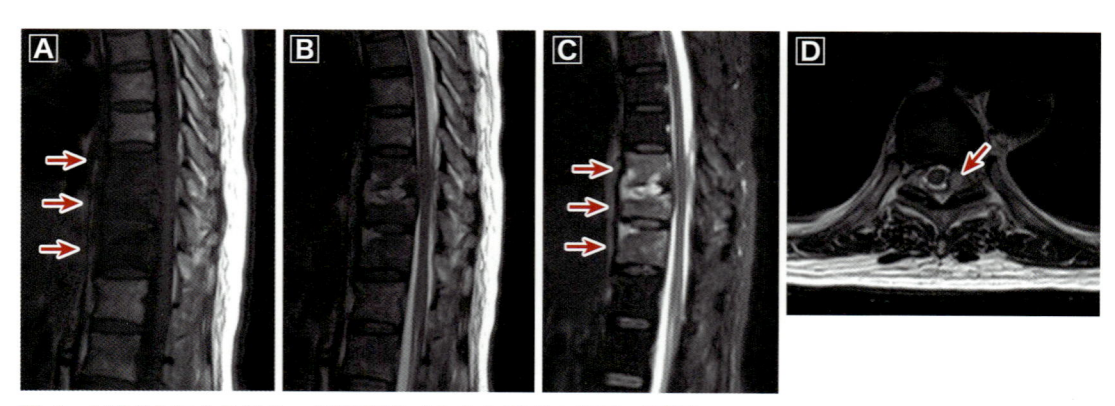

図4　MRSAによる椎体・椎間板炎（本文とは別の症例の画像）
A）T1強調画像ではTh9～Th11の椎体が低信号（→）となっている．
B）T2強調画像では高信号を呈していない．
C）脂肪抑制画像（STIR）では高信号であり，椎体炎を示唆する．椎間板にも同様な信号変化を認めること，椎体終板の輪郭が不明瞭であること，椎体前面軟部組織の腫脹があること（→）から椎体・椎間板炎の診断が可能である．
D）MRAの横断像は硬膜外膿瘍の検出に有用である（→）．

化膿性脊椎炎が臨床的に疑われる症例では初回MRIが陰性でも2週間後に再度MRIを撮像すべきである.

一方で，化膿性脊椎炎と鑑別が重要なもので特に頻度が高いものは結核性脊椎炎と変形性脊椎症（Modic type 1）と思われる．

結核性脊椎炎は炎症所見が比較的軽く，慢性に経過し膿瘍を形成することが多い．胸椎の罹患，椎体が変形，3椎体以上罹患するのも結核性脊椎炎に多い特徴である（図2，表3）.

変形性脊椎症（Modic type 1）は血管に富む線維性組織の増生を伴い，MRIでは椎間を挟む形で2椎体にまたがりT1強調画像で低信号，T2強調画像で高信号を認め，化膿性脊椎炎と類似した所見をとる．鑑別点はT2強調画像で椎間板の高信号を認めないこと，軟部組織病変を認めないこと，椎体内のガス（vacuum phenomenon）を伴う場合があること，である[10].

経過2

翌日，上級医の診察があり，L2〜L3の椎体叩打痛と著明な体動痛，夜間も疼痛で寝られなかったことから臨床的には化膿性脊椎炎に合致すると考えた．MRIを見直すとL2，L3はT1強調画像で低信号，L2/L3の椎間板はT2強調画像で高信号となっていることから化膿性脊椎炎と診断した（なお2週間後のMRI STIR法でL2，L3の高信号が確認された）．

入院時の尿グラム染色では房状のグラム陽性球菌を少数認めた．眼瞼結膜や四肢末梢に栓塞症状はなく，経胸壁心エコーでは軽度の大動脈弁狭窄のみで疣贅はなかったが，頭部MRIを施行したところ無症候性の多発小梗塞を認め，黄色ブドウ球菌による感染性心内膜炎の可能性が高いとしてセファゾリンとゲンタマイシン，バンコマイシンの投与を行った．

その後入院時と翌日の血液培養のすべてからMSSAが検出された．4日後にJaneway lesionが出現し，経食道心エコーにて大動脈弁に疣贅を認め，感染性心内膜炎の診断がなされた．その後は幸いなことに比較的経過は良好で化膿性脊椎炎とあわせて8週間の抗菌薬治療を完遂し，自宅復帰した．

表3 結核性脊椎炎の診断（化膿性脊椎炎との比較）

	感度	特異度	LR＋	LR－
傍椎体異常信号の境界が明瞭	95（73〜100）	79（54〜93）	4.5（1.9〜10.8）	0.06（0〜0.4）
傍椎体・椎体内膿瘍	95（73〜100）	50（28〜72）	1.9（1.2〜3.0）	0.1（0〜0.7）
膿瘍壁が薄く滑らか	100（79〜100）	70（35〜92）	3.3（1.3〜8.6）	0.0
靭帯下で3椎体以上の広がり	85（61〜96）	60（36〜80）	2.1（1.2〜3.8）	0.3（0.1〜0.7）
3椎体以上の罹患	60（36〜80）	75（51〜90）	2.4（1.0〜5.6）	0.5（0.3〜0.9）
胸椎が罹患	40（20〜64）	90（67〜98）	4.0（1.0〜16.6）	0.7（0.5〜1.0）

文献9を参考に作成.

4 腰痛症と感染性心内膜炎

化膿性脊椎炎に感染性心内膜炎を合併しているのは31％との報告がある[11]．化膿性脊椎炎の方が治療期間は長いことが多いが，感染性心内膜炎の合併を検出することは心不全や塞栓合併症に備え，手術適応を早期に判断するために重要である．

感染性心内膜炎の44％で筋骨格系の症状を認め，その場合は62％が初発症状である．筋骨格系症状のうち38％が関節痛・関節炎で，29％が腰痛，19％が広汎な筋肉痛，13％が下肢に限局した筋肉痛である[12]．これらの症状は膿瘍が証明されることもあるが画像上は異常を認めないこともある．

そのため**発熱を伴う腰痛患者では感染性心内膜炎を必ず鑑別に加えるべき**である．

なお，血液培養から黄色ブドウ球菌陽性となる症例の7〜20％，黄色ブドウ球菌による感染性心内膜炎の13％で黄色ブドウ球菌尿を認める[13]．

黄色ブドウ球菌による尿路感染は稀であり，**尿に黄色ブドウ球菌を認めたら感染性心内膜炎などによる菌血症を疑うべき**である．

文献・参考図書

1) Jarvik, J.G. & Deyo, R.A. : Diagnostic evaluation of low back pain with emphasis on imaging. Ann Intern Med, 137 (7) : 586-597, 2002
   ↑腰痛症の原因，画像検査についてよくまとまった報告．まず読むべき論文である．

2) Langdon, J. et al. : Vertebral compression fractures--new clinical signs to aid diagnosis. Ann R Coll Surg Engl, 92 (2) : 163-166, 2010. [Epub 2009 Dec 7]
   ↑今まで意外になかった急性期脊椎圧迫骨折の臨床診断に対する報告．急性腰痛症において握り拳による強い脊椎叩打痛は感度88％，特異度90％，LR+8.8，LR-0.1で，疼痛により仰臥位が不可能な場合は感度81％，特異度93％，LR+12，LR-0.2で急性の脊椎圧迫骨折を示唆する．

3) Colmenero, J.D., et al. : Pyogenic, tuberculous, and brucellar vertebral osteomyelitis : a descriptive and comparative study of 219 cases. Ann Rheum Dis, 56 (12) : 709-715, 1997
   ↑化膿性脊椎炎，結核性脊椎炎，ブルセラ症による脊椎炎の臨床的差異について報告．

4) Yen, D.H., et al. : Renal abscess: early diagnosis and treatment. Am J Emerg Med, 17 (2) : 192-197, 1999
   ↑88例の腎膿瘍の報告．38.5℃以上の発熱を72％，片側性側腹部痛を70％，腹痛を34％，膀胱刺激症状を19％，側腹部腫瘤を5％で認めた．

5) Saiki, J., et al. : Perinephric and intranephric abscesses: a review of the literature. West J Med, 136 (2) : 95-102, 1982
   ↑腎周囲膿瘍149例のうち発熱は89％，側腹部痛は80％，膀胱刺激症状は39％，側腹部腫瘤は47％で認めた．

6) Ledermann, H.P., et al. : MR imaging findings in spinal infections: rules or myths? Radiology, : 228 (2) : 506-514, 2003. [Epub 2003 Jun 11]

7) Dagirmanjian, A., et al. : MR imaging of vertebral osteomyelitis revisited. AJR Am J Roentgenol, 167 (6) : 1539-1543, 1996
   ↑化膿性関節炎においてT2強調画像で椎体が高信号となるのは56％のみであり，椎体のT1強調画像低信号（95％），終板の損傷（95％），椎間板のT2強調画像高信号（95％），造影効果（94％）の方が感度が高いという報告．T2強調画像ばかりみていた私はこの報告に衝撃を覚えた．

8) Carragee, E.J. : The clinical use of magnetic resonance imaging in pyogenic vertebral osteomyelitis. Spine (Phila Pa 1976), 22 (7) : 780-785, 1997
   ↑化膿性脊椎炎の発症から2週間以内と2週間後ではMRIで確定的な症例が55％から76％，疑い症例も含むと感度91％から96％に上昇すると報告．初期診断においてはMRIのみでは不十分で臨床所見の重要性がわかる報告．

9) Jung, N.Y., et al. : Discrimination of tuberculous spondylitis from pyogenic spondylitis on MRI. AJR Am J Roentgenol, : 182（6）: 1405-1410, 2004

10) Hong, S.H., et al. : MR imaging assessment of the spine : infection or an imitation? Radiographics, 29（2）: 599-612, 2009
    ↑ MRIにおける脊椎炎と変形性脊椎炎（Modic type I），急性軟骨結節，強直性脊椎炎，SAPHO症候群，神経原性脊椎の鑑別についてよくまとまった論文．ここには記載がないがSchmorl結節（椎間板の髄核が椎体内に嵌入した状態）もよく遭遇するので化膿性椎体炎や転移性腫瘍と見誤らないようにしたい．

11) Pigrau, C., et al. : Spontaneous pyogenic vertebral osteomyelitis and endocarditis : incidence, risk factors, and outcome. Am J Med, 118（11）: 1287, 2005
    ↑ 91例の化膿性脊椎炎の患者のうち28例（31％）が感染性心内膜炎を合併していた．

12) Churchill, M.A. Jr, et al. : Musculoskeletal manifestations of bacterial endocarditis. Ann Intern Med, 87（6）: 754-759, 1977
    ↑ 感染性心内膜炎の筋骨格系症状について報告．古い報告だが臨床的には「確かに」と実感がもてる．

13) Lee, B.K., et al. : The association between Staphylococcus aureus bacteremia and bacteriuria. Am J Med, 65（2）: 303-306, 1978
    ↑ 黄色ブドウ球菌尿の重要性について報告．これも古い報告だが尿のグラム染色だけで黄色ブドウ球菌菌血症を疑うことができるなんて素晴らしい．

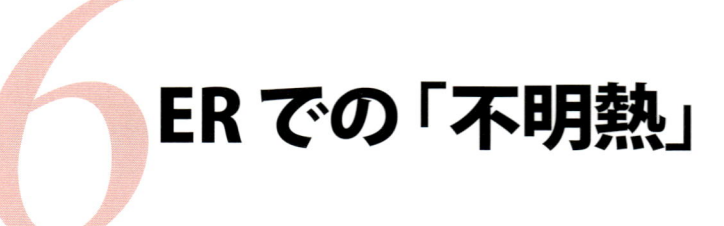

第1章 救急での症候からのアプローチ

6 ERでの「不明熱」

福地貴彦

Point

- 詳細な病歴聴取と全身のくまない診察により確定診断に近づく
- 血液培養2セットは必須．できれば抗菌薬を中止した状態で行う
- 造影CTの閾値は低く，血液検査はある程度診断を絞ってから行う
- バイタルサインが不安定でない限り，「とりあえず抗菌薬投与」は控える
- 「とりあえずステロイド投与」は絶対に避ける

■ はじめに

熱源が不明な病態への，ERならではのアプローチを概説する（図）．

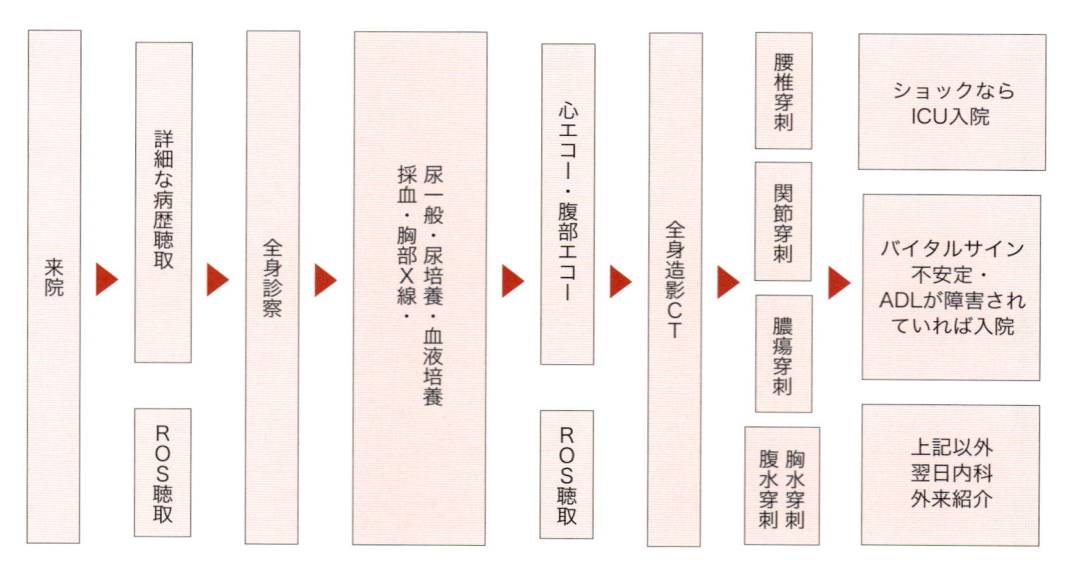

図　ERでの不明熱診療の流れ
ROS：review of systems.

来院 ▶ 詳細な病歴聴取／ROS聴取 ▶ 全身診察 ▶ 尿一般・尿培養，採血・胸部X線・血液培養 ▶ 心エコー・腹部エコー／ROS聴取 ▶ 全身造影CT ▶ 腰椎穿刺／関節穿刺／膿瘍穿刺／腹水穿刺・胸水穿刺 ▶ ショックならICU入院／バイタルサイン不安定・ADLが障害されていれば入院／上記以外翌日内科外来紹介

症例A

近くの施設に長期入所中の70代女性．陳旧性脳出血の既往あり，ほぼ寝たきり．4週間前から発熱があり，かかりつけ医がクラリスロマイシン（クラリス®）内服→レボフロキサシン（クラビット®）内服→イミペネム・シラスタチン（チエナム®）点滴と投与していたが，完全には解熱しないから診てほしいとER を受診した．

症例B

元気な75歳男性．夜間になると38℃の発熱があるとし，近医受診していた．抗菌薬〔セフカペン ピボキシル（フロモックス®）→セフジニル（セフゾン®）→アジスロマイシン（ジスロマック®）内服〕・NSAIDs（ロキソニン®）・総合感冒薬などで対症療法されていたが，改善せず全身倦怠感が増悪してきたとのことで，発熱が出現してから3週間目にER受診した．

1 ERでの「不明熱」とは

不明熱の定義は複数あるが，以前は「3週間以上38℃の発熱が持続し，1週間の入院精査でも原因が判明しない発熱」とされていた．検査技術の進歩した現在では，「3回の外来受診と3日間の入院精査でも原因が不明な発熱」を，不明熱と定義している．さらに患者背景により，「院内における不明熱」，「好中球減少時の不明熱」，「HIV感染症の不明熱」を別に細分類することもあるが，これらは原則的にERで扱うことは少ないため，本項では割愛する．いずれにせよ，不明熱と定義するためには，それなりの**精査**をしていることが前提となる．

ERで，定義通りの不明熱を初診対応することはまずない．ただし症例のように，他院で治療されていたのに良くならない，との主訴でER受診する患者は多い．感染症か非感染症か，感染源がどこかを評価されずに抗菌薬のみ処方されている場合では，前医での治療内容は診断に近づくどころか，診断のノイズにしかならないことの方が多い．ERでどのような対応をとるべきかを述べる．

2 鑑別疾患

感染症（3割），悪性疾患（2〜3割），膠原病（2〜3割），その他（1〜2割），診断できず（2割）という古典的な大分類が有効である．ただER受診例のみであれば，感染症の割合が増加する印象がある．残念ながら日本では血液培養を採取する文化がまだまだ根づいておらず，感染性心内膜炎や敗血症を相当数過少評価していると考えられるからである[1]．

最低限必要な検査は必ず施行するが，やみくもにコストのかかる検査を出して，結果の解釈に困るようではその検査をする意義はない．MEMOを参照のうえ，必要な検査を吟味すべきである．

3 初期対応

❶熱源を探す

詳細な病歴聴取と全身くまなく診察することが，当たり前であるが非常に重要である．診断学の基本中の基本である．**海外渡航歴，ペットや動物との曝露歴，職業歴，性交渉歴**は忘れやすいが重要な聴取内容である．結核を含めた**既往歴，家族歴**も重要である．**薬剤の内服歴**も必須であり，いつごろから何という名前の薬剤を内服しているか詳細に記載する．薬剤熱も多く経験するためである．また違法薬物やハーブ，健康食品に関しても聴取する．

感染症であれば，ある程度の経過期間があれば，臓器に明らかな所見や症状をきたす．例えば，頭痛や喀痰・咳嗽，腹痛，背部痛，尿路症状，関節痛・関節炎，皮疹など．それらがあるかどうかを，**ROS（review of systems）**（表1）で聴取する[3]．

忙しいERだからといってここで手を抜くと，後で患者さんも自分も困ることになる．お勧めはROSのフォーマットをカルテ/電子カルテであらかじめ作成しておいて，診察やエコー中にチェックすることである．

身体所見では，上から下までくまなく診察する（表2）．**側頭動脈触診**や**すべての関節の触診，外陰部や鼠径部の診察，直腸診**，仰臥位の患者では**背部の診察**が漏れやすい項目である．**眼底鏡検査**も施行する．もし自分でできないのならば早期に施行できる医師に相談する．

感染臓器あるいは非感染症であれば障害臓器を推定したうえで，必要な画像検査と培養検査，さらに特異的なマーカーを検査する．

それらがはっきりしない，すなわち臓器の所見がはっきりしないということはそれだけである種のカテゴリーとして考える．

❷必要な検査

血液培養2セット（感染性心内膜炎を疑えば3セット以上），**胸部X線**および**尿一般検査・尿培養**も必須である．ERではエコーへのアクセスがよいはずであり，**腹部エコー**と可能ならば**心エコー**も施行する．エコーで胸腹腔に異常な液性成分を認めたら，**胸腔穿刺，腹水穿刺**を施行する．病歴聴取と診察とエコーで熱源がはっきりしない場合には，**全身の造影CT**を考慮す

表1　ROS

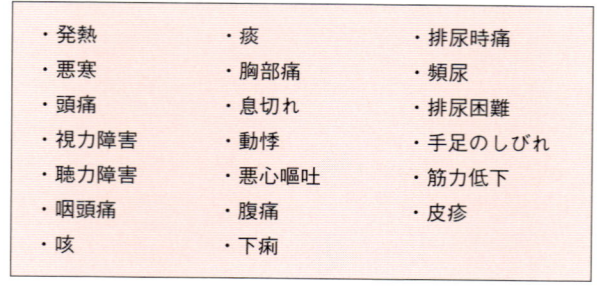

・発熱	・痰	・排尿時痛
・悪寒	・胸部痛	・頻尿
・頭痛	・息切れ	・排尿困難
・視力障害	・動悸	・手足のしびれ
・聴力障害	・悪心嘔吐	・筋力低下
・咽頭痛	・腹痛	・皮疹
・咳	・下痢	

文献3を参考に作成．本来の内科診療でのROSはさらに密である[2]．

る（造影CTは本来腹部だけでよいとされているが，日本の医療事情なら許容されるだろう）．頭痛・嘔気・神経学的異常所見があれば，**腰椎穿刺**もためらわない．各年齢で好発する膠原病のマーカー（若年者〜中年者ならANA，SS-A/B，高齢者ならANCA）もオーダーする．

> **MEMO ❶ 不明熱の場合に施行する検査**
>
> 表3のAは外来で施行し，入院後も繰り返す検査である．Bは原則外来で施行可能であるが，侵襲性の高い検査は入院後に施行した方が無難である．Cはある程度診断の目安をつけたうえで，入院中に専門家が施行するべき検査である．

❸ 薬剤は原則用いない

不要不急な薬剤はすべて中止する．抗菌薬や解熱薬あるいは副腎皮質ステロイドを用いて，臨床医としてただちに目の前の患者さんの発熱に対処したいという気持ちは理解できる．しかし発熱したままで，全身状態が急激に悪化せず経過している場合には，1日や2日治療しなくても経過に大きな変わりはない．**きちんと確定診断をつける**ことの方がはるかに大切なので，鑑別診断を絞らないまま抗菌薬などを投与することは避けるべきである．

ただし，バイタルサインが大きく乱れている状況や免疫不全患者ではこの限りではない．必

表2　身体所見と対応する疾患

身体部位	身体所見	診断
頭部	副鼻腔の圧痛	副鼻腔炎
側頭動脈	結節，拍動減少	側頭動脈炎
咽頭	歯痛	歯尖膿瘍
眼底，結膜	脈絡叢の小結節	播種性肉芽腫症（結核，サルコイドーシス，梅毒など）
眼底，結膜	出血斑，Roth斑	心内膜炎
甲状腺	腫大，圧痛	甲状腺炎
心臓	雑音	心内膜炎
腹部	腹腔内リンパ節腫大，脾腫	リンパ腫，心内膜炎，播種性肉芽腫症
直腸	直腸周囲の動揺，圧痛	直腸周囲膿瘍
直腸	前立腺周囲の動揺，圧痛	前立腺膿瘍
生殖器	精巣の小結節	多発性動脈周囲炎
生殖器	精巣上体の小結節	播種性肉芽腫症
下肢	深部静脈の圧痛	血栓症，血栓性静脈炎
皮膚と爪	出血斑，爪下出血，皮下結節，ばち状指	血管炎，心内膜炎

文献4を参考に作成．

表3　不明熱の場合に施行する検査

A．ERでルーチンに行うべき検査　（外来で施行．入院後も繰り返す）	
検査	検査を行うことで推定する疾患
血算，赤血球スメア	スクリーニング，血液悪性疾患，マラリア
生化学，赤血球沈降速度	スクリーニング，PMR，血管炎，結核，アルコール性肝炎
胸部X線	肺炎，肺結核，無気肺，肺悪性腫瘍，サルコイドーシスなど
血液培養2セット以上	菌血症，感染性心内膜炎
尿一般検査・尿培養	尿路感染症一般
腹部エコー	肝・脾・腎膿瘍，腹部悪性腫瘍
心エコー	感染性心内膜炎，粘液腫，心膜炎

B．上記で確定診断に至らない場合に行うべき検査（原則外来で施行可能であるが，侵襲的処置であれば入院後ないし入院前提で施行する方が無難）	
抗核抗体，SS-A/B抗体，リウマトイド因子，ANCA（特に高齢者），補体	リウマチ性疾患，自己免疫疾患，血管炎症候群，感染性心内膜炎など
HIV抗体，CMV-IgM抗体，EBV-IgM抗体，肝炎ウイルス検査	各種ウイルス性疾患，クリオグロブリン血症
フェリチン	成人Still病
ツベルクリン反応	結核全般，サルコイドーシス
TSH	甲状腺機能亢進症，亜急性甲状腺炎
Dダイマー	血栓性疾患，DIC，大動脈解離
CDトキシン（入院歴，抗菌薬投与歴があれば）	クロストリジウム・ディフィシル感染症
造影CT	腫瘍性疾患，血栓性疾患，膿瘍性疾患全般
関節穿刺（関節腫脹があれば）	化膿性関節炎，痛風，CPPD沈着症
骨髄穿刺（血液内科医と相談後が望ましい）	血液悪性疾患，血球貪食症候群
腰椎穿刺（意識障害，頭痛，髄膜刺激徴候があれば）	各種髄膜炎，癌性髄膜症
胸腔穿刺（胸水があれば）	肺炎随伴性胸水，膿胸，胸膜炎，胸部悪性疾患
腹水穿刺（腹水があれば）	特発性細菌性腹膜炎，腹膜炎，肝硬変

C．ERでは原則施行しない（専門家がERにいれば施行してもよい：原則入院後）	
骨髄生検	骨髄増殖性疾患，癌骨髄転移
消化管内視鏡	消化管悪性腫瘍，Crohn病
リンパ節生検	悪性リンパ腫，癌のリンパ節転移，各種リンパ節炎
皮膚生検	血管炎，（特にT細胞性）リンパ腫，サルコイドーシス
気管支鏡	呼吸器悪性腫瘍，間質性肺炎，サルコイドーシス
側頭動脈生検	側頭動脈炎
各種シンチグラフィー	解釈が難しいので，専門家から依頼する方が無難

文献5を参考に作成．
PMR（polymyalgia rheumatica）：リウマチ性多発筋痛症
DIC（disseminated intravascular coagulation syndrome）：播種性血管内凝固症候群
CPPD（calcium pyrophosphate dehydrate）：ピロリン酸カルシウム二水和物

要な培養を採取したうえで，治療開始せざるをえないこともある．目安としては，臓器障害（意識障害，肝・腎障害，DICなど），ショック状態といったICU入室が必要な患者であれば，抗菌薬投与を開始するべきである．この場合はカルバペネムの使用が正当化されうる（例：メロペン® 1 g，8時間ごと．腎機能により要調節）．免疫抑制状態なら，主治医・担当科に連絡をとり原則入院とする方が無難である．

膠原病を疑ったとしても，感染症の除外ができていない状況であるため，**拙速な副腎皮質ステロイドの投与は避ける**．数少ない例外として，視力障害を伴う側頭動脈炎を強く疑う場合のみ，副腎皮質ステロイドの使用は正当化される[6]．

❹ 入院適応

熱以外のバイタルサインが安定していたら，必要な検査を施行し，不要不急の薬剤を中止したうえで近日中の内科外来紹介でよい．

バイタルサインが不安定なら，ないしADLが障害されていたら，入院のうえで補助的療法を開始しつつ精査する方が無難である．

ショックならば，ICUへ入院させ，前述のように必要な検査を施行後に抗菌薬投与する．

> **重要**
> くどいようであるが，詳細な病歴聴取と丁寧な全身診察が必要である．くれぐれも白血球やCRPといった非特異的なマーカーのみをもって，全体像を安易に評価する愚を犯さないようにする．

4 専門医へのコンサルテーション

前述した検査，血液培養，エコー，造影CTで臓器特異的な所見を認めれば，当該科に紹介する．所見がはっきりしない場合には真の不明熱であり，内科的な精査が必要である．骨髄生検やリンパ節生検，気管支鏡，消化管内視鏡のような侵襲的検査は専門家に任せた方がよい．血液悪性腫瘍を疑う場合には骨髄穿刺を施行してもよいが，結局白血球表面マーカーや遺伝子検査といった専門領域の追加オーダーが必要になる．そのような場合には早めに末梢血のスメアを血液内科医にみてもらい，骨髄穿刺・生検のタイミングを計ってもらう．

症例A 経過

結膜・皮膚にはあまり有意な所見がなかったが，心尖部を最強点にLevine Ⅲ／Ⅵの収縮期逆流性雑音を聴取した．しかし，かかりつけ医からの情報では心雑音の指摘はなかった．心エコーをしてみるとMR Ⅱ度あるが，少なくとも経胸壁では明らかなvegetation（疣腫）は認めない．感染性心内膜炎も十分ありえると判断し，血液培養3セットを受診時に採取した．入院のうえ，抗菌薬フリーにして翌日，翌々日と血液培養を繰り返した．すると，入院1週間後に，血液培養か

らGPC chainが生えたと検査室から連絡．再度，心エコーをしてみるとM弁前尖に小さいながらも明らかなvegetationを認めた．Dukeの基準に照らし合わせ，*Streptococcus sanguis*による感染性心内膜炎と確定診断し，循環器内科に転科となった．

症例B 経過

ROSを聞くと，発熱時には頭痛を伴うとのこと．NSAIDsを定期内服していたため，マスクされていた．また最近体重減少もあった．髄膜刺激徴候はなかったが，右腋窩リンパ節が腫脹していた．腰椎穿刺では単核球優位に細胞数280と上昇，細胞診ではclass IIIであった．抗酸菌は検出されなかった．入院のうえで，腋窩リンパ節の生検をするとリンパ腫細胞が検出された．ヒト細胞白血病ウイルス-1型（HTLV-1）抗体が陽性であり，髄膜転移を合併した成人T細胞性白血病/リンパ腫と診断し，血液内科に転科した．

One More Experience

心エコーの重要性

救急医たるもの，FASTやIVC，左室の収縮能以外にも心エコーを解釈できるようになることを勧める．発熱，多発脳梗塞という主訴で紹介された患者の左房に，巨大な粘液腫を認めたときの興奮（と戦慄）は忘れられない．

Pros & Cons 賛成論 反対論

❖不明熱は何科が担当する？

病院のシステムと各科のマンパワーによって変わるので一概にはいえない．感染症や膠原病の診断に慣れたものがいれば，ER/救急でも十分可能であろう．ただし診断がわからないのに，無理に自分たちだけで解決しようとして，結果患者のアウトカムを悪化させては全く意味がない．自分たちのスキルの限界も知っておく．

文献・参考図書

1) Yamamoto, S., et al. : Impact of infectious diseases service consultation on diagnosis of infective endocarditis. Scand J infect Dis, 44 : 270-275, 2012
   ↑感染症コンサルタントが着任する前には感染性心内膜炎が過少評価されており，着任後に確定診断が増加した（ちなみに岩田健太郎先生が着任する前後の亀田総合病院の話）．

2) 「臨床医のための症例プレゼンテーションA to Z」（斉藤中哉 著），pp.59-61, 医学書院，2008
   ↑ERではここまでは要求されないが，米国式カンファランスへの参加や海外留学を考えていたら必読の書．

3）「ケーススタディ 感染症専門医の臨床最前線」（矢野［五味］晴美 著），医薬ジャーナル社，2008
　↑冒頭のイントロダクションにプレゼンテーションを簡潔にまとめてある．ERで必要最小限のROSは本書より抜粋した．

4）Mandell, Douglas, and Bennett's principles and practice of Infectious Diseases 7th edition (Mandell, G.L., et al.), 779-789, Churchill Livingstone, 2009
　↑感染症領域のバイブルである．

5）「レジデントのための感染症診療マニュアル 第2版」（青木 眞 著），医学書院，2007
　↑日本語で感染症を1冊で勉強するならこれ．

6）「この1冊で極める不明熱の診断学」（野口善令 監，横江正道 編），文光堂，2012
　↑感染症・非感染症にかかわらず，不明熱を深く掘り下げる名著．

第1章 救急での症候からのアプローチ

7 ERでの耳の痛み

栃谷健太郎

Point

- 頻度の高い急性中耳炎をまず考える．特に小児では中耳炎，外耳炎，耳内異物が高頻度である
- 耳鏡を使い鼓膜所見を観察することが重要である
- 髄膜炎，乳様突起炎，悪性外耳炎といった，帰してはいけない疾患を見逃さない
- 急性中耳炎の治療で初期から抗菌薬を必要とするケースは限られている

■ はじめに

ERで耳の痛みを訴える患者を診察する際には，中耳炎，外耳炎といった耳の疾患からくるものと，顎関節症，齲歯といった耳以外の疾患からくるものを鑑別することが重要である．そのためには耳鏡による診察が不可欠となる．本項では最も頻度の高い急性中耳炎を中心に，耳の痛みを訴える患者の診察，治療を解説する．

症例1

特に出生，成育に異常のない2歳男児．来院前日から38℃台の発熱がみられた．右耳の痛みを訴えており，耳のあたりを気にして頻繁に手で触っている．食欲も低下している．4カ月前にも同様のエピソードがあり，急性中耳炎と診断され治療されている．両親はそのときと同じような症状だと話している．
患児の機嫌は悪く，やや元気がない．全身診察では特記すべき所見はみられない．耳瘻なし，耳介の牽引痛なし，耳管の圧痛なし．耳鏡を用いた診察にて，右鼓膜の発赤，膨隆，混濁がみられた．

1 鑑別診断

耳痛患者の鑑別は表1，2のように多岐にわたるが，耳の所見の有無で鑑別を考えると理解しやすい．**実際には最も頻度が高い急性中耳炎を中心に鑑別を進めていくとよい．**
急性中耳炎は咽頭から耳管を通じて中耳にウイルス，細菌が侵入することで引き起こされる．咽頭の炎症が波及して起こることが多いので，上気道炎症状が先行することが多い．また，急

表1　耳痛の原因疾患：耳に異常所見あり

	疾患	病歴	所見	補足
高頻度	急性中耳炎	・最近の上気道感染 ・夜間にぐずる小児	・可動性不良で、発赤し、混濁した鼓膜所見	・最も高頻度 ・冬に多い
	急性外耳炎	・最近の水泳 ・白色の分泌物	・耳介の牽引や、耳管の圧迫で痛みの誘発あり	・所見が乏しいこともあるので、ときにはエンピリック・セラピーも検討必要 ・夏に多い ・糖尿病、免疫不全患者では悪性外耳炎との鑑別が重要
	耳内異物	・小児に多い ・小物、虫など	・耳管内に異物が確認可能	・除去の際に鎮静が必要となることもある
	気圧外傷	・飛行機での下降中、スキューバダイビング中の発症	・鼓膜出血あり ・漿液性・血性の中耳腔貯留液あり	・フライト後に成人の10％、小児の22％に気圧外傷の所見がみられるとの報告もある
稀	悪性外耳炎、乳様突起炎、Ramsay Hunt症候群（帯状疱疹）、蜂窩織炎、軟骨炎、軟骨周囲炎、再発性多発性軟骨炎、外傷、耳介・耳管の腫瘍・感染性嚢胞、Wegener肉芽腫症、ウイルス性鼓膜炎			

※感染症は**太字**．文献1を参考に作成．

表2　耳痛の原因疾患：耳に異常所見なし

	疾患	病歴	所見	補足
高頻度	顎関節症	・会話時・噛むときの疼痛・摩擦音	・顎関節の圧痛 ・顎関節可動時の摩擦音・クリック音 ・顎関節可動域制限	・歯を食いしばったり、口の中を噛むことは危険因子
	歯科疾患	・歯科疾患の病歴や歯の症状あり	・齲歯、膿瘍、歯肉炎 ・顔面の腫脹、歯の叩打痛	・齲歯、歯周膿瘍が頻度高い
	咽頭炎、扁桃炎	・咽頭痛あり	・咽頭・扁桃の発赤、腫脹、滲出	・中耳炎を合併していなくても耳痛が初発症状となりうる
	頸椎関節炎	・頸部可動による摩擦音・疼痛	・頸部可動域制限あり ・棘突起・傍脊柱筋に圧痛あり	・C2、C3神経根からの放散痛による耳痛
	特発性	・さまざま	・正常	・顎関節症、神経痛、耳管機能不全などの診断名がつけられていることもある
稀	頭頸部腫瘍、神経痛（三叉神経、舌咽神経など）、Bell麻痺、側頭動脈炎、アフタ性口内炎、頸部リンパ節炎、胸鎖乳突筋・咬筋の筋膜痛・痙攣・炎症、イーグル症候群（茎状突起過長症）、副鼻腔炎、頸動脈痛（carotidynia）、甲状腺炎、唾液腺疾患（唾石、ムンプスなど）、輪状披裂関節炎、食道胃逆流症、狭心症、急性心筋梗塞、胸部大動脈瘤、精神科疾患（うつ病、不安障害など）			

※感染症は**太字**．文献1を参考に作成．

性中耳炎は小児に多いが，その理由は，小児の耳管は太く短く，角度が水平に近いので菌が侵入しやすいからといわれている．咽頭からの菌の侵入で中耳炎は起こるので，起因菌としては咽頭にいる肺炎球菌，インフルエンザ桿菌，*Moraxella catarrhalis* が多い．

2 ここが鑑別ポイント

　急性中耳炎らしい病歴を探していくとよい．小児の場合，病歴では**耳を気にして触れる行為が陽性尤度比3.3，耳痛が陽性尤度比3.0と高く，これらの所見がみられればより中耳炎の可能性が高くなる**．また**両親が中耳炎を疑っていると陽性尤度比が3.4と報告されており，これも診断に有用である**[2]．症例では耳痛があるが，急性中耳炎でも耳痛を訴えないときもあり，診断に苦慮することも多い．特に痛みを訴えられない小児において，原因不明の発熱，不機嫌，食事摂取量低下などを主訴に来院した場合は，中耳炎を考えた病歴聴取，診察が必要となる．

　身体所見では，耳鏡による観察所見が重要となる．中耳は耳の奥にあるので外からの診察では中耳炎は診断がつかない．外からわかる**耳介の牽引痛や，外耳道の圧痛は外耳炎を示唆する所見である**．また，耳鏡で耳内をのぞいて異物がなければ，重要な鑑別診断である耳内異物が除外できる．中耳炎では，鼓膜の発赤，膨隆，光錐減弱，肥厚，水疱形成，混濁，穿孔，中耳腔の貯留液，耳漏，中耳粘膜浮腫がみられる．しかし，**鼓膜の発赤は，啼泣，高熱でもみられることがあり，また，中耳腔の貯留液は滲出性中耳炎でもみられるなど，鼓膜所見だけで確定診断することも意外に難しい**．急性中耳炎の診断は，鼓膜所見だけにとらわれず，病歴も含めた総合的な判断が必要である．ちなみに送気球付き耳鏡で観察し，鼓膜の可動性の低下所見をみることも診断に有用とされているが，筆者の病院には通常の耳鏡しかなく使ったことがない．

> **重要**
> 急性中耳炎の診断は耳鏡での観察が最重要である．しかし所見の解釈には注意が必要．

3 初期対応

　症例は病歴，所見から急性中耳炎と考えられた．**急性中耳炎であれば緊急での専門医へのコンサルテーションは一般に必要ない．ERでの急性中耳炎の初期対応のポイントは抗菌薬を用いるかどうか判断することにある．**

　2006年に日本耳科学会，日本小児耳鼻咽喉科学会，日本耳鼻咽喉科感染症研究会から発表された「小児急性中耳炎診療ガイドライン」では，重症度をみて軽症なら抗菌薬を用いず経過観察する方針が推奨されている[3]（表3）．また，小児外来診療における抗菌薬適正使用のためのワーキンググループが2005年に発表した「小児上気道炎および関連疾患に対する抗菌薬使用ガイドライン」では，初期48〜72時間は抗菌薬なしで経過をみることを勧めており，より抗菌薬を制限する方針となっている[4]．

　抗菌薬の選択に関しては，先に述べた起因菌である肺炎球菌，インフルエンザ桿菌，

表3　急性中耳炎の重症度分類と初期治療：日本の小児急性中耳炎診療ガイドライン

重症度分類に用いる症状・所見とスコア

＊24カ月齢未満は3点を加算する．
耳痛は0，1，2点の3段階分類
発熱は0，1，2点の3段階分類
啼泣・不機嫌は0，1点の2段階分類
鼓膜の発赤は，0，2，4点の3段階分類
鼓膜の膨隆は0，4，8点の3段階分類
耳漏は0，4，8点の3段階分類
光錐は，0，4点の2段階分類

耳　痛	：0（なし），1（痛みあり），2（持続性の高度疼痛）
発熱（腋窩）	：0（37.5℃未満），1（37.5℃～38.5℃未満），2（38.5℃以上）
啼泣・不機嫌	：0（なし），1（あり）
鼓膜発赤	：0（なし），2（ツチ骨柄あるいは鼓膜の一部の発赤），4（鼓膜全体の発赤）
鼓膜の膨隆	：0（なし），4（部分的な膨隆），8（鼓膜全体の膨隆）
耳　漏	：0（なし），4（外耳道に膿汁あるが鼓膜観察可能），8（鼓膜が膿汁のため観察できない）
光　錐	：0（正常），4（減弱，鼓膜混濁）

重症度のスコアによる分類

軽　症　9点以下
中等症　10〜15点まで
重　症　16点以上

文献3より改変して転載．
同ガイドラインで推奨されている初期治療は下記の通りである．
軽　症：抗菌薬非投与で3日間の経過観察．
中等症：アモキシシリン常用量5日間投与．高度な鼓膜所見あれば鼓膜切開．
重　症：①アモキシシリン高用量
　　　　②アモキシシリン・クラブラン酸
　　　　③セフジトレン ピボキシル
　　　　①〜③のいずれか5日間投与と鼓膜切開．

*M.catarrhalis*を考慮する．とはいってもペニシリン耐性肺炎球菌（penicillin-resistant *Streptococcus pneumoniae*：PRSP）のような耐性菌でも，中耳炎の場合はアモキシシリンで臨床的に改善することが多い．また感受性検査上はアモキシシリン耐性となることも多いインフルエンザ桿菌，モラクセラだが，こちらもカバーしていなくても中耳炎は改善することが多い．そのため**急性中耳炎の第一選択はアモキシシリンが推奨されている．**ただ，**常用量のアモキシシリンではMICの高い肺炎球菌に効果が乏しいことがあるので，高用量で用いた方がよい．**

実際の処方例
・アモキシシリン：小児：80〜90mg/kg/日，1日3回に分けて
　　　　　　　　成人：1回500〜1,000mg，1日3回

重要

急性中耳炎の初期治療では抗菌薬を始めるかどうか検討することが重要．開始するならアモキシシリンを用いるべきである．

4 見逃してはいけない疾患

　耳痛で受診し見逃したくない疾患は表4のようなものがある．感染症なら髄膜炎，乳様突起炎，悪性外耳炎に注意が必要である．乳様突起炎，髄膜炎は急性中耳炎が進行し深部にまで及ぶことで生じる．髄膜炎を見逃さないためには「ぐったりしている」「乳児なら哺乳が弱い」「項部硬直」といった所見に注意する必要がある．また，侵襲的感染を予防する肺炎球菌ワクチン（プレベナー®），インフルエンザ桿菌ワクチン（アクトヒブ®）の接種の有無を確認することも重要である．**乳様突起炎は，典型的には乳様突起の部位である耳介の後部に腫脹，発赤，圧痛がみられる．**また，それにより耳介が偏位して立ち上がっているようにみえることもある．

　成人では悪性外耳炎を見逃さないように注意したい．主には糖尿病のような免疫不全のある患者に起こる，緑膿菌を原因とした重症の外耳炎である．通常の外耳炎と異なり，組織破壊性が強く，側頭骨や頭蓋底に及んで顔面神経，脳神経障害を呈することもある．激痛，多量の耳漏が特徴といわれている．

　乳様突起炎，悪性外耳炎は耳鼻科医へのコンサルテーション，入院加療が必要となる．

表4　見逃してはいけない耳痛

	疾患	特徴
感染症	髄膜炎	小児で特に注意．全身状態不良．髄膜刺激徴候あり．肺炎球菌ワクチン，インフルエンザ桿菌ワクチン未接種者は高リスク
	乳様突起炎	中耳炎に引き続き発症．耳介後部の発赤・腫脹・圧痛あり．耳介の偏位あり
	悪性外耳道炎	糖尿病の成人に多い．片側性
非感染症	側頭動脈炎	50歳以上，赤沈50mm/時以上
	急性心筋梗塞	心血管リスクのある患者
	頭頸部腫瘍	50歳以上，アルコール多飲，喫煙者，嚥下困難，体重減少

文献1を参考に作成．

> **重要**
>
> 髄膜炎を見逃さない．乳様突起炎，悪性外耳炎をみたら耳鼻科医にコンサルテーションする．

MEMO ❶ 高用量アモキシシリン

アモキシシリンを高用量で用いることは日本のガイドラインでも勧められており，もはや一般的な診療である．しかし実は保険では小児であれば20〜40mg/kgを1日3〜4回に分割，成人であれば250mgを1日3〜4回内服といった常用量までしか認められていない．筆者の経験ではなぜか高用量を処方しても保険で切られることは少ないが，今後保険用量の変更が望まれる．

Pros & Cons 賛成論 反対論

❖ 急性中耳炎の初期治療で抗菌薬が必要か？

急性中耳炎に初診時から抗菌薬を用いるかどうかはガイドラインによっても意見がわかれている．歴史的な背景から述べると，昔は初期から抗菌薬が用いられていた．それに異を唱えたのが，オランダの比較研究である．1990年にオランダは初期に抗菌薬を用いない方針のガイドラインを発表し（2006年に改訂）現在に至る[5]．それを受け，米国でも2004年にガイドラインが作成された[6]．しかし，米国ガイドラインではメタ解析で抗菌薬使用により利益のある患者群もあるとの研究を重視し，一部の患者のみ抗菌薬なしで経過をみる方針とした．抗菌薬を投与しないことは絶対的に正しいことではなく，慎重な経過観察を必要とすることを臨床医は認識しておくべきである．

文献・参考図書

1) Ely, John.W., et al. : Diagnosis of Ear Pain. Am Fam Physician, 77 (5) : 621-628, 2008
   ↑外来でみる耳の痛みのレビュー．米国家庭医学会の雑誌であり非常にまとまっている．

2) Rothman, R., et al. : Does this child have acute otitis media? JAMA, 290 (12) : 1633-1640, 2003
   ↑JAMAの身体所見シリーズ．小児急性中耳炎の身体所見感度特異度のレビュー．

3) 「小児急性中耳炎診療ガイドライン 2009年版」（日本耳科学会，日本小児耳鼻咽喉科学会，日本耳鼻咽喉科感染症研究会 編），金原出版，2008
   ↑医療情報サービスMindsより無料で閲覧可能（http://minds.jcqhc.or.jp/）．冊子は有料で購入可能．

4) 小児外来診療における抗菌薬適正使用のためのワーキンググループ：小児上気道炎および関連疾患に対する抗菌薬使用ガイドライン．外来小児科，8（2）：146-173，2005
   ↑小児科医の作った小児外来感染症治療の提言．中耳炎以外にも感冒，咽頭炎，気管支炎，副鼻腔炎，フォーカス不明の発熱の治療に関しても記載がある．

5) Dutch Association for General Practitioners : NHG-standaard. otitis media acuta bij kinderen. Huisarts Wet, 49（12）615-621, 2006
   ↑オランダの急性中耳炎ガイドライン．オランダ語．

6) American Academy of Pediatrics Subcommittee on Management of Acute Otitis Media : Diagnosis and Management of Acute Otitis Media. Pediatrics, 113 : 1451-1465, 2004
   ↑米国小児学会・米国家庭医学会による急性中耳炎ガイドライン．

第1章 救急での症候からのアプローチ

8 ERでの赤眼
red eyeへのアプローチ

北 和也

Point

- 眼科医に緊急コンサルテーションが必要なケースを認識する
- 細かい診断や治療方法よりも診療の大きな流れを把握する
- 全身疾患の一表現型の場合があることを認識する
- 眼の解剖を把握する

■はじめに[1]

　ERで遭遇しうる赤眼（red eye）はさまざまであるが，ほとんどが軽症である．しかし，中には緊急の対応を要する場合もあり，プライマリケアの現場ではこれを認識することが第一に求められる．赤眼を診療するにあたり重要なのは，細かい診断名や治療方法よりも診療の大きな流れを把握しておくことである．また，赤眼を呈する全身疾患の存在を知っておく必要がある．もちろん感染症/非感染症を意識して診療することは重要であるが，実は緊急を要する感染症はほとんどない．非感染症のなかに緊急性が高いものが多く，これらを無視してはよりよい感染症診療はできない．よって本項では危険な赤眼を認識することに重きをおいたアプローチについて解説する．

症例

　28歳男性．起床時から左眼の充血，眼脂を認めたため，市販の点眼薬を使用し様子をみていた．症状がおさまらないため夜間ERを受診した．既往歴は特になし．眼の写真は図1．

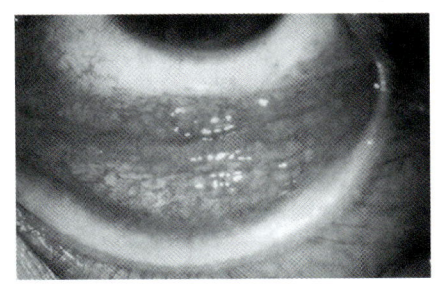

図1　赤眼の例（p.13 巻頭カラーアトラス参照）
文献2より転載．本項の症例とは別の症例の写真である．

1 緊急性の判断：敵を知り己を知らば百戦危うからず！[3,4]

まずは全身状態が良好かどうか，バイタルサインに問題がないかを把握する．この症例では全身状態が良好であった．次に病歴聴取と身体診察であるが，注意すべきことは，全身疾患かどうか（眼以外の自他覚所見がないか），そして眼科的緊急疾患かどうか，である．**緊急眼科コンサルテーションが必要な場合**（表1），また自分で初期治療を開始してよい場合（表2）を知り，これらの特徴をざっと知っておく（表3）．加えて眼の解剖をある程度知っておくことも重要である（図2）．これらの疾患を鑑別するには，①適切な病歴聴取，②適切な身体診察，③ペンライト試験および④フルオレセイン染色が最低限必要である．

表3をみればわかるように，**眼痛，視力低下，羞明**を認めるものは緊急眼科コンサルテーションが望ましいものが多い．本症例ではこれらは認めなかった．なお，表1〜3はすべての眼疾患を網羅してはいないが（例えば眼内炎），「これら3症状が強ければ緊急眼科コンサルテーションが鉄則」と認識していれば間違いは少ない．

表1　緊急あるいは準緊急で眼科コンサルテーションが必要な赤眼

感染症	感染性角膜炎	細菌性	緊急
		ウイルス性	準緊急
非感染症	閉塞隅角緑内障		緊急
	前房出血		緊急
どちらもありうる	前房蓄膿		緊急
	虹彩炎		準緊急

文献4を参考に作成．

表2　プライマリケア医がマネジメントしうる赤眼

感染症	・麦粒腫 ・霰粒腫 ・眼瞼炎 ・結膜炎（細菌性，ウイルス性，アレルギー性）
非感染症	・結膜下出血 ・角膜上皮剥離 ・角膜異物 ・コンタクトレンズの使いすぎ ・ドライアイ症候群 ・上強膜炎

文献4を参考に作成．赤字は1〜2日中に眼科コンサルテーションするのが望ましい．

表3 赤眼の評価

	視力	異物感	羞明	眼脂	特徴	緊急コンサルテーション
眼瞼/睫毛						
麦粒腫*	→	−	−	−	圧痛あり	
霰粒腫*	→	−	−	−	圧痛なし	
眼瞼炎*	→	−	−	痂皮状	慢性	
結膜						
結膜炎 ウイルス性*	→	−	−	粘液漿液性	なし/急性上気道炎	
結膜炎 細菌性*	→	−	−	粘液漿液性	1日中の眼脂	
結膜炎 アレルギー性	→	−	−	粘液漿液性	瘙痒感	
結膜炎 非特異的	→	−	−	水様性		
上強膜炎	→	−	−	−	部分的充血	強膜炎は準緊急
結膜下出血	→	−	−	−	溢血, その他症状なし	
角膜						
擦過傷	→〜↓	＋	＋	水様性	病歴/外傷, フルオレセイン染色で欠損像	
コンタクトレンズ使いすぎ	→〜↓	＋	＋	水様性	病歴	
異物	→	＋	＋	粘液漿液性	病歴/外傷	まずは洗浄や綿棒での異物除去を試す. 24時間後も残っていればコンサルテーション
感染性角膜炎* 細菌性	→〜↓	＋	＋	粘液-膿性	痛み＋, フルオレセイン染色で白斑	緊急
感染性角膜炎* ウイルス性	→〜↓	＋	＋	水様性	痛み＋, 灰色の樹枝状結晶（フルオレセイン染色で明瞭に）	準緊急
前房/虹彩						
虹彩炎**	→〜↓	−	＋	なし/水様性	縮瞳, 鈍痛	準緊急
前房出血	→〜↓	−	＋/−	なし/水様性	ニボー形成（赤血球）	緊急
前房蓄膿**	→〜↓	−	＋/−	なし/水様性	ニボー形成（赤血球）	緊急
虹彩/水晶体						
緑内障発作	→〜↓	−	＋/−	なし/水様性	痛み＋, 対光反射消失, 瞳孔散大で固定, 角膜混濁	緊急

※緊急：同日中にコンサルテーション，準緊急：1〜2日中にコンサルテーション．
＊：感染症．＊＊：どちらもありうる．その他は非感染症．
文献4を参考に作成．

第1章 救急での症候からのアプローチ

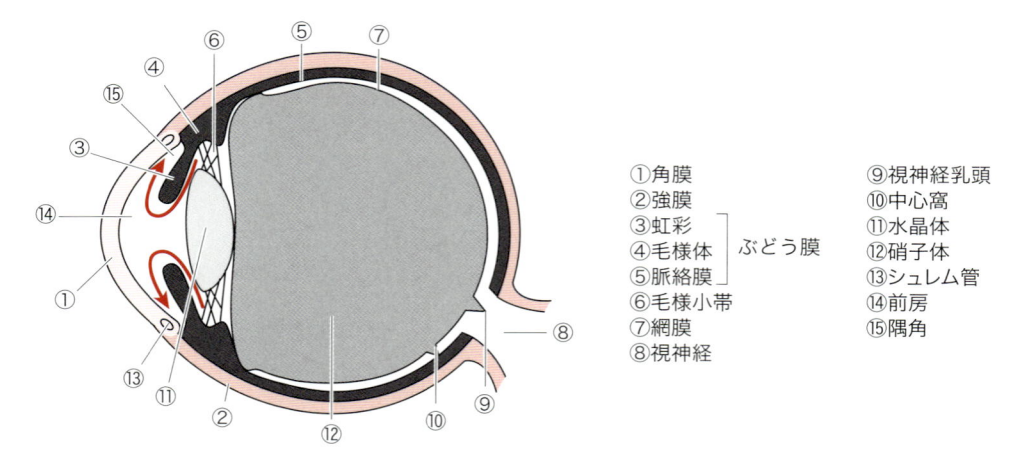

①角膜
②強膜
③虹彩
④毛様体 ⎫
⑤脈絡膜 ⎭ぶどう膜
⑥毛様小帯
⑦網膜
⑧視神経
⑨視神経乳頭
⑩中心窩
⑪水晶体
⑫硝子体
⑬シュレム管
⑭前房
⑮隅角

図2 眼の解剖
①角膜，③虹彩，④毛様体，⑥毛様小帯，⑪水晶体，⑫硝子体，⑬シュレム管，⑭前房がすぐに描けるかがポイントである[5]．

重要

- 眼の解剖を知る．
- どんな疾患を緊急眼科コンサルテーションすべきか知り，その疾患の特徴を押さえておく．
- 赤眼を診るプライマリケア医の三種の神器は，体（病歴聴取と身体診察），ペンライト試験，フルオレセイン染色である．
- 眼痛，視力低下，羞明を認める場合は緊急性が高く，これら3項目はすべての赤眼で必ず聴取する．症状が強ければ緊急眼科コンサルテーションが必要．

2 対応の手順：ペンライト試験とフルオレセイン染色で，緑内障発作，角膜障害を除外する！[1, 5, 8]

　赤眼を呈する場合，まずは痛みの有無とその程度を確認する（図3のフローチャート参照）．痛みが強い場合は感染症であろうが非感染症であろうが，緊急性は高い．そして痛みが強い場合は特に，視覚障害（視力低下，視野異常），ペンライト試験，フルオレセイン染色をチェックする．**急性閉塞隅角緑内障（緑内障発作）の診断に重要なペンライト試験，角膜障害を診る際に必要なフルオレセイン染色については，赤眼を診る際には必須の手技**といえる（MEMO参照）．その他，緊急性の高い疾患について的を絞った病歴聴取，身体診察をもちろん行う（表3を参考に）．

　今回の症例では，ペンライト試験，フルオレセイン染色で問題はなかった．しかし，注意深く診察すると，眼瞼結膜の濾胞形成，耳前リンパ節腫脹を認めた．さらに聴取すると，1週間

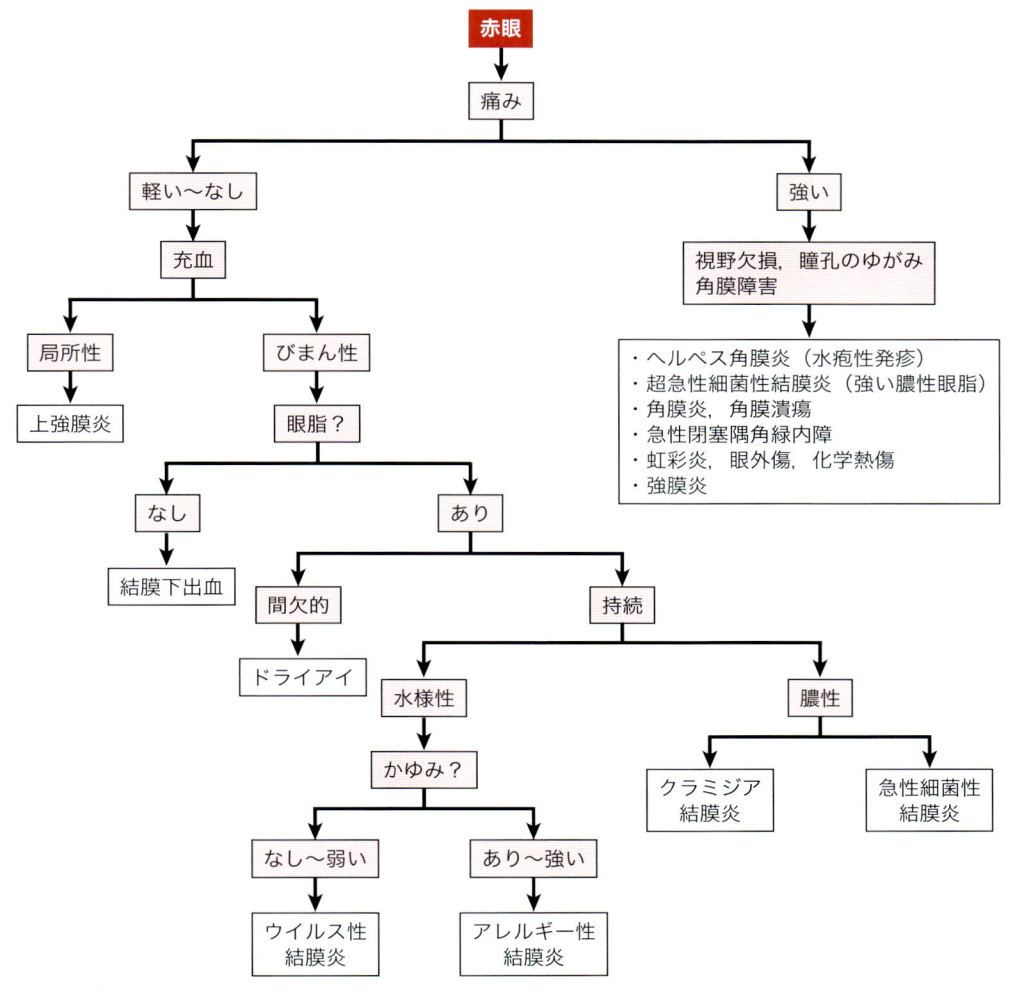

```
                        赤眼
                         │
                        痛み
              ┌──────────┴──────────┐
           軽い〜なし                強い
              │                      │
             充血              視野欠損，瞳孔のゆがみ
       ┌──────┴──────┐          角膜障害
     局所性         びまん性     ・ヘルペス角膜炎（水疱性発疹）
       │             │         ・超急性細菌性結膜炎（強い膿性眼脂）
     上強膜炎        眼脂？      ・角膜炎，角膜潰瘍
                  ┌──┴──┐       ・急性閉塞隅角緑内障
                 なし   あり      ・虹彩炎，眼外傷，化学熱傷
                  │     │        ・強膜炎
               結膜下出血 ┌──┴──┐
                      間欠的  持続
                        │     │
                      ドライアイ ┌──┴──┐
                              水様性   膿性
                                │    ┌──┴──┐
                              かゆみ？ クラミジア 急性細菌性
                              ┌──┴──┐結膜炎   結膜炎
                            なし〜弱い あり〜強い
                              │      │
                          ウイルス性 アレルギー性
                           結膜炎    結膜炎
```

図3　赤眼の鑑別フロー

前に風俗店を利用したといい，尿道炎も認めていた．クラミジア結膜炎を強く疑い，眼瞼結膜の擦過培養（淋菌感染の合併を危惧して）を提出し，治療としてエリスロマイシン＋コリスチン（エコリシン®）眼軟膏に加えミノサイクリン（ミノマイシン®）内服を処方．他の性感染症（sexually transmitted infections：STI）のスクリーニングも行った．そして，翌日は必ず眼科受診するように指示した．

MEMO ❶　ペンライト試験 [7, 8]

緑内障発作は特徴的な他覚所見を呈する（表3）が，これに加えて有用なのがペンライト試験（pen light test）である．眼の外側から角膜にペンライトで光をあて，狭隅角を確認する方法である．正常であれば虹彩全体が照らされるが，狭隅角

正常　　　　　狭隅角

虹彩全体が　　虹彩の鼻側に
照らされる　　影ができる

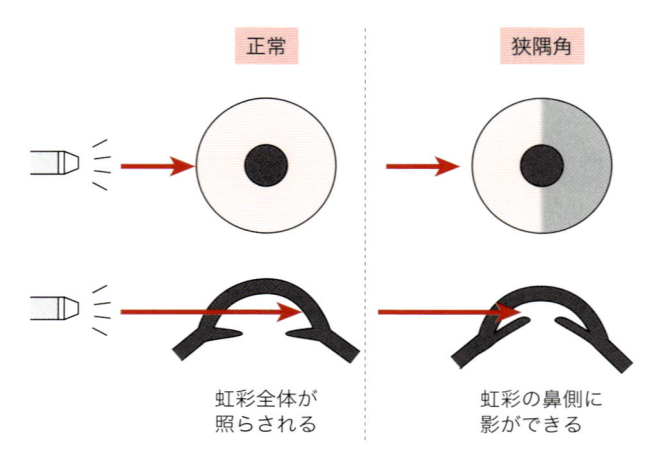

図4　ペンライト試験
文献6を参考に作成．外側から角膜にペンライトで光をあてる．

であれば虹彩の鼻側に影ができる（図4）．

フルオレセイン染色

角膜上皮の障害の有無は，フルオレセイン染色で確認する．点眼麻酔薬（ベノキシール®）を垂らした染色紙を下眼瞼結膜につけた後，まばたきしてもらう．そして細隙灯や眼底鏡の青色光で角膜を観察すると障害部が一目瞭然である．なければ，直接ペンライトをあて肉眼で観察するとよい．

重要
- 病歴聴取，身体診察は重要である．必要に応じ性交渉歴を聴取する．
- ペンライト試験，フルオレセイン染色で，緑内障発作と角膜障害を否定する習慣をつける．

3 各論：鑑別診断について [1, 3, 4, 5, 8, 9, 10, 11]

冒頭でも述べた通り，赤眼の対応に関しては大まかな流れを掴むことが重要であるので，各疾患の詳細は成書をご参照いただきたい．ここではプライマリケア医にとって各疾患の診断・治療のヒントになりうるtipsについて記載する．繰り返すが，緊急/非緊急をまず第一に配慮したうえで，局所性/全身性，感染症/非感染症について考える必要がある．

❶診断・治療のヒント

■結膜炎（結膜充血）と毛様充血との区別は重要である（毛様充血は内部構造の炎症が疑われ，

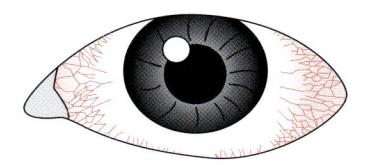

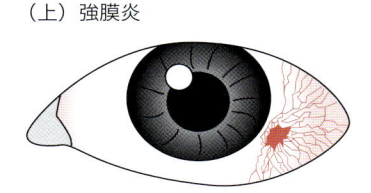

図5 充血の出方
文献10を参考に作成．

危険性が高い）．結膜炎は特に周辺（黒目から遠い位置）の充血がひどく，毛様充血（ぶどう膜炎，緑内障など）では黒目の近くが特に強く充血する．（上）強膜炎では局所的な充血を呈する（図5）．上強膜炎では痛みはあまりないが，強膜炎では痛みを伴う．

◆結膜炎
- 最も頻度が高い赤眼は結膜炎である．
- アレルギー性結膜炎は両側同時に始まり，感染性は片側から両側に移行することが多い．アレルギー性結膜炎は，他のアレルギー症状との併発が多い．
- ウイルス性結膜炎，クラミジア結膜炎では，耳前リンパ節腫脹，眼瞼結膜の濾胞形成を認めることが多い．
- ウイルス性結膜炎は通常抗菌薬投与不要（細菌の2次感染は稀）．特異的治療があるのはヘルペス性結膜炎のみ．アデノウイルス性が最も多く感染力の問題から重要である．ヘルペス結膜炎にステロイド点眼は禁忌．
- 細菌性結膜炎は，汚染された指を介して感染し，非常に感染力が強い．超急性，急性，慢性に分類される．
  - 超急性：性活動性と淋菌感染の関与あり．突発，急速進行し角膜穿孔をきたす．膿性眼脂，痛み，視力障害を認める．非常に稀であるが眼科的緊急疾患である．
  - 急　性：小児では肺炎球菌，インフルエンザ菌が多く，成人では黄色ブドウ球菌が多い．通常3～4週間以内の持続．
  - 慢　性：4週間以上．眼科コンサルテーションすべき．
- クラミジア結膜炎は，標準的な点眼抗菌薬が反応しない場合，性活動性が高い患者で疑う．結膜擦過PCRで診断可能であるが通常は不要．パートナーの治療も必要．

◆その他
- 強膜炎は約50％に全身疾患が隠れている．全身疾患のうち約40％が自己免疫疾患〔RA（18％），血管炎（7％．特にANCA関連），炎症性腸疾患（5％），SLE（4％），再発性多発性軟骨炎（3％）〕．10％が感染症〔眼部帯状疱疹（5％），単純ヘルペス（2％），HIV（2％），ライム病（1％）など〕．その他稀なものとして，サルコイドーシス，反応性関節炎，梅毒，レプトスピラなどがある．
- ぶどう膜炎の原因は多彩（表4）であり，眼に限局したものと全身性疾患がある．感染性（細菌，ウイルス，ヘルペス，寄生虫），全身性免疫介在性疾患（膠原病，サルコイドーシス，薬剤性など），ぶどう膜炎様眼病変をきたすもの（リンパ腫など）などがある．全体の約40％

表4　ぶどう膜炎の原因

感染症	
細菌性	非定型抗酸菌，ブルセラ症，猫ひっかき病，Hansen病，レプトスピラ症，ライム病，プロピオニバクテリウム，梅毒，結核，Whipple病
ウイルス性	チクングニヤ熱，サイトメガロウイルス，EBウイルス，単純ヘルペス，帯状疱疹，HIV-1，HTLV，ムンプス，ヒトパレコウイルス，風疹，麻疹，牛痘，ウエストナイルウイルス
真菌	アスペルギルス症，ブラストミセス症，カンジダ症，コクシジオイデス症，クリプトコッカス症，ヒストプラスマ症，*Pneumocystis jirovecii*，スポロトリクム症
寄生虫	アカントアメーバ属，糞線虫，オンコセルカ症，トキソカラ症，トキソプラズマ症

全身性免疫介在性疾患
強直性脊椎炎，Behçet病，Blau症候群，Crohn病，薬物または過敏症反応，間質性腎炎，若年性特発性関節炎，川崎病，多発性硬化症，新生児発症多臓器炎症性疾患，乾癬性関節炎，反応性関節炎，再発性多発性軟骨炎，サルコイドーシス，Sjögren症候群，全身性エリテマトーデス，潰瘍性大腸炎，血管炎，白斑，Vogt-小柳-原田症候群

ぶどう膜炎様眼病変を呈するもの
巨大網膜裂孔，虚血，白血病，リンパ腫，眼の黒色腫，色素散乱症候群，網膜色素変性症，網膜芽細胞腫

眼にのみ病変を呈するもの
急性閉塞隅角緑内障，外傷，交感性眼炎，急性網膜壊死，その他眼科疾患多数

文献11を参考に作成．HTLV（human T-lymphotropic virus）：ヒトTリンパ好性ウイルス

は全身性の免疫異常による疾患であり，約30％は原因がはっきりしないものである（特発性ぶどう膜炎と呼ばれる）．

- 強直性脊椎炎，反応性関節炎（Reiter症候群），乾癬性関節炎，炎症性腸疾患などのHLA-B29関連疾患から（前部）ぶどう膜炎を発症することがある．多彩な原因からの鑑別のポイントは，何といっても詳細な病歴聴取とtop to bottomアプローチによる全身性病変，眼外症状の認識である．感染症についてはsick contact，渡航歴，ペット飼育歴などを注意深く聴取する必要がある．
- HLA-B29関連疾患に関しては，関節症状，尿道炎，皮疹，消化器症状を見逃さないようにする．

■ドライアイは起床時に症状が乏しく，昼から夕にかけて悪化する．Sjögren症候群に注意．
■コンタクトレンズ過度装着により，緑膿菌やアカントアメーバの角膜炎をきたすことがある．
■ステロイドの点眼は1回1滴，1日4回程度では白内障や緑内障は引き起こされない．
■明らかに結膜下出血であると思われても，視力，ペンライト試験，フルオレセイン染色についてはチェックし，その他出血の自他覚所見がないかチェックする．抗凝固薬を内服していない患者に，結膜下出血のみで血液検査を広範に行うのは避けるべきである．

One More Experience

細菌性結膜炎には即キノロン点眼？ delaying antibiotic therapyの勧め[5]

　臨床的に診断された細菌性結膜炎のうち原因菌が特定できているのは50％のみであること，また一般的な細菌性結膜炎ではどのような抗菌薬を使っても基本的に予後が変わらないといわれ，日本ではキノロンの局所投与を行うことが多い．しかし，細菌性結膜炎の65％が2～3日の経過で自然緩解し，重篤な合併症は稀であることがメタアナリシスにて示されており，耐性菌の出現，費用対効果の問題から，細菌性結膜炎の初期治療として必ずしも抗菌薬点眼を処方する必要がないともいわれている．そこで，初診で抗菌薬を投与した方がよい患者と，経過をみてから投与すべき患者とに分けることが勧められている（後者の治療をdelaying antibiotic therapyと呼ぶ）．医療従事者，入院患者，易感染宿主（コントロール不良の糖尿病，コンタクトレンズ装用，ドライアイ，最近の眼の手術などのハイリスクな患者）などはすみやかな抗菌薬治療が望まれるが，リスクがなく，こまめなフォローアップが可能な患者は，例えば数日経過をみてから，悪くなるようなら抗菌薬を使用しましょう，というマネジメントでよいと思われる．ただし，日本では頻回のフォローアップが可能でありdelaying antibiotic therapyを行いやすいセッティングであるにも関わらず，患者が抗菌薬処方を求める傾向が強いという特徴があり，われわれプライマリケア医は日々悩むことになる．

文献・参考図書

1）「レジデントのための感染症診療マニュアル 第2版」（青木 眞 著），pp.877-902，医学書院，2007

2）中川 尚：結膜炎．「目が赤い」，あたらしい眼科，28（11）：1515-1520，2011

3）Jacobs, D.S. : Evaluation of the red eye. 2012 UpToDate : last updated 11 21, 2011

4）「ジェネラリスト診療が上手になる本」（徳田安春 編），pp.67-75，カイ書林，2011

5）Cronau, H., et al. : Diagnosis and Management of Red Eye in Primary Care. Am Fam Physician, 81(2) : 137-144, 2010
　↑red eyeの総説．delaying antibiotic therapyの記載は目からウロコ．必読．

6）「感染症外来の事件簿」（岩田健太郎 著），pp.76-86，医学書院，2006

7）「研修医当直御法度症例帖」（寺沢秀一 著），pp.167，三輪書店，2002

8）「マイナーエマージェンシー」（Buttaravoli, P. 著，齊藤裕之 編，大滝純司 訳），pp.63-101，医歯薬出版，2009
　↑実践的な対処方法の記載がある．当直，僻地診療のお供に．

9）Stone, J.H. & Dana, R. : Clinical manifestations and diagnosis of scleritis. 2012 UpToDate : last updated 6 2, 2008

10）「あなたも名医！もう困らない救急・当直ver.2」（林 寛之 編），日本医事新報社，2012
　↑見やすいシェーマがふんだんにちりばめられている．

11）Rosenbaum, J.T., et al. : Uvelitis : Etiology, clinical manifestations, and diagnosis. 2012 UpToDate : last updated 2 25, 2012

第1章 救急での症候からのアプローチ

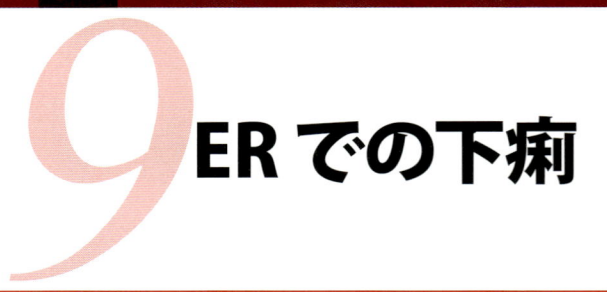

9 ERでの下痢

忽那賢志

Point

- 下痢のある患者ではまず脱水の評価・経口摂取が可能かどうかの評価を行う
- 下痢の原因は持続期間，発症した場所（市中か病院内か）で分けて考える
- 下痢の原因の多くは腸管内感染症であるが，非感染性や腸管外感染症による下痢を見逃さないよう注意が必要である
- 感染性下痢症のなかで抗菌薬の適応となるものは限られている．治療の基本は脱水の防止と電解質の補正である

■はじめに

下痢は救急外来での最もコモンな主訴の1つである．多くは感染性であるが自然に軽快する疾患であり，治療の原則は脱水の防止と電解質の補正である．その一方で下痢を呈する疾患のなかには見逃してはならない致死的疾患も存在する．本項ではERでの下痢へのアプローチについて述べる．

症例

26歳男性．
主　訴：発熱，全身倦怠感，下痢
現病歴：2日前から発熱・下腹部痛・水様性下痢が続いており当院救急外来を受診した．嘔気・粘血便は認めない．

1 鑑別疾患

❶持続期間で分ける

持続期間が7日以内の下痢ではウイルスや細菌による感染性下痢症が大多数を占め，7日以上持続する下痢では原虫による感染性下痢症のほかに薬剤性，炎症性腸疾患，内分泌疾患など非感染性の原因の割合が増えてくる．

❷ 発症した場所で分ける

病院内で起こった下痢や外来で抗菌薬が投与された後に発症した下痢では *Clostridium difficile* 腸炎の可能性がある．また発展途上国への旅行中・旅行後に起こった下痢であれば旅行者下痢症としてのアプローチが必要となる．

2 ここが鑑別ポイント

ほとんどの下痢は腸管感染症によるものであるが，非感染性疾患や腸管外感染症によって下痢を起こしていることがあり，これらを除外することが重要である．

❶ 薬剤性

NSAIDs，降圧薬，抗不整脈薬，利尿薬，抗不安薬，コリン作動薬，制酸薬，抗菌薬，アルコールなどさまざまな薬剤によって下痢が起こりうる．基礎疾患を多く抱えている高齢者では複数科・複数の病院にまたがって処方をされていることがあり，詳細に確認することが重要である．

❷ その他の非感染性疾患

過敏性腸症候群，炎症性腸疾患，吸収不良症候群，甲状腺機能亢進症，副腎不全などの非感染性疾患により下痢を呈することがある．これらは多くの場合，慢性下痢の主訴で受診するが，初期に受診することもあるため慎重に経過観察を行い，下痢が持続する場合はこれらの疾患を含めた精査が必要である．

❸ 腸管外の感染性疾患

腸管に隣接する臓器の感染症（腎盂腎炎や骨盤内炎症性疾患など），腹腔内感染症（胆道系感染症や虫垂炎，腹腔内膿瘍など）では消化管への炎症の波及のため消化器症状を起こすことがある．また，レジオネラ肺炎やトキシックショック症候群などの感染症でも下痢などの消化器症状が主訴になることがあり注意が必要である．

3 初期対応

❶ 脱水の評価

まずは脱水の程度がどれくらいなのか，経口摂取が可能なのか評価を行う．

臨床症状では立ちくらみ，口渇，尿量減少，筋肉痙攣など，身体所見では意識レベルの低下，低血圧，頻脈，起立性低血圧，口腔内や腋窩の乾燥，皮膚ツルゴール低下などがあれば中等度以上の脱水を疑う．

嘔気や意識レベル低下のため経口摂取ができない症例では細胞外液の輸液を行い，電解質異常があれば補正を行う．経口摂取可能な症例では経口補水イオン飲料による経口補水療法（oral rehydration therapy：ORT）を行う．

❷ 病原微生物の推定

ほとんどの急性下痢症は自然に治癒するため抗菌薬は不要である．病原菌によっては抗菌薬によってむしろ合併症のリスクを増加させることがあり，急性下痢症での抗菌薬投与は安易に行うべきではない．しかし抗菌薬投与による有効性が確かめられている患者群もあり，これらの患者群を導き出すためには丁寧な病歴聴取・身体診察が必要となる．

具体的には，下記の3つを組み合わせたうえで評価を行う．
1. 海外渡航歴，食事摂取歴，周囲や地域での流行状況，抗菌薬投与歴の聴取
2. 大腸型か小腸型かの分類
3. 患者の基礎疾患

海外渡航後1週間以内の急性下痢症であれば旅行者下痢症として治療の適応となる可能性があり，海外渡航歴の聴取は必ず行う．

食事摂取歴は病原微生物を推定するための重要なヒントとなりうるため，少なくとも3日前までは食事内容を遡って確認し，また焼肉，海産物，生卵など原因となりやすい食物の摂取歴については個別に確認を行う．原因として疑わしい食物を食べた日から発症日までを潜伏期として考えると病原微生物が推定できることがある（表1）．

また随伴症状や便の性状などから大腸型と小腸型に分類することでも病原微生物の推定は可能である（表2）．これらの情報を基に抗菌薬が必要であるかの判断を行う．

表1　病原微生物ごとの潜伏期と原因食物

病原微生物	潜伏期	原因となりやすい食べ物
Staphylococcus aureus	1〜6時間	ハム，豚肉，ポテトサラダ，マヨネーズ
Bacillus cereus	1〜6時間	米，肉類
ノロウイルス	24〜48時間	甲殻類，加工食品，サラダ，サンドイッチ，フルーツ
Clostridium perfringens	8〜16時間	牛肉，豚肉，豆
腸管毒素原性大腸菌（ETEC）	1〜3日	便に汚染した食物・水
キャンピロバクター属	2〜5日	豚肉，生乳，水
サルモネラ属	1〜3日	牛肉，豚肉，卵，乳製品
腸管出血性大腸菌（EHEC）	1〜8日	牛ひき肉，生乳，生野菜，水
シゲラ属	1〜3日	便に汚染した食物・水，ポテトサラダ，レタス，生野菜
Vibrio parahaemolyticus	2〜48時間	海産物，甲殻類

文献1を参考に作成．

❸抗菌薬の適応の判断

すでに述べたように感染性下痢症はほとんどの場合自然治癒するため，抗菌薬投与は不要である．しかし，下記の場合では抗菌薬の有効性が示されている[4]．
1．合併症を伴うサルモネラ感染症
2．赤痢
3．発症4日以内のキャンピロバクター感染症

しかし便培養検査には数日を要するためERにおいて病原微生物を同定することは困難である．したがって，病歴・身体所見・重症度などから判断してエンピリック・セラピーを行うか判断することとなる．具体的には，下記の症例ではエンピリック・セラピーを考慮する[4]．
・中等症以上の旅行者下痢症
・重症な大腸型下痢症
・肝硬変や慢性腎不全などの基礎疾患や，体内にペースメーカーなどの人工異物がある高齢者，免疫不全患者の下痢症

抗菌薬は，以下のようなものを選択する．
・レボフロキサシン：500mg，1日1回，3〜5日間

表2　小腸型と大腸型

	小腸型	大腸型
機序	非炎症性（エンテロトキシン）	炎症性（侵襲性，細胞毒性）
部位	上部小腸	大腸
便の性状	多量の水様便	少量の血便，粘液便
便中白血球	なし	多核白血球
ラクトフェリン	なし〜少量	大量
随伴症状	嘔気・嘔吐	下腹部痛・発熱
原因微生物	Vibrio cholerae 毒素原性大腸菌（ETEC） 腸管凝集性大腸菌（EAEC） C. perfringens B. cereus S. aureus Aeromonas hydrophila Plesiomonas shigelloides ロタウイルス ノロウイルス Giardia lamblia クリプトスポリジウム属 シクロスポラ属 微胞子虫（microsporidia）	シゲラ属 サルモネラ属 Campylobacter jejuni 腸管出血性大腸菌（EHEC） 腸管侵入性大腸菌（EIEC） Yersinia enterocolitica V. parahaemolyticus C. difficile A. hydrophila P. shigelloides Entamoeba histolytica

文献2，3を参考に作成．

- シプロフロキサシン：500mg，1日2回，3〜5日間
- ノルフロキサシン：400mg，1日2回，3〜5日間

ただし，腸管出血性大腸炎（enterohemorrhagic E.Coil：EHEC）が疑われるような流行状況・病歴・身体所見（発熱がない，腹痛，血便）では抗菌薬は選択すべきではない[4]．

> **One More Experience**
> **便グラム染色の意義**
>
> 　近年ニューキノロン耐性キャンピロバクターの増加が報告されており，2005〜2008年にわが国で分離されたニューキノロン系耐性 *C. jejuni* は33％であったと報告されている[5]．このため，すでにキャンピロバクター腸炎に対してニューキノロン系抗菌薬は使いづらい状況となっており，感染性下痢症に対するエンピリック・セラピーとしてニューキノロン系を選択する前に，キャンピロバクター腸炎であるかどうかの確認のため便のグラム染色を行う意義が高まっている．キャンピロバクター腸炎に対する便グラム染色の感度は43.5〜94％と報告によってさまざまであるが特異度は99％以上と非常に高く[6]．便グラム染色で特徴的ならせん状グラム陰性桿菌が認められればキャンピロバクター腸炎と診断できる（図）．この場合，抗菌薬はニューキノロン系よりもマクロライド系を選択することが望ましい．忙しい救急外来でグラム染色を行うことは難しいかもしれないが，ちょっとした手間で患者の病悩期間を数日短縮できる可能性があるため，できるだけ行うように心がけたい．

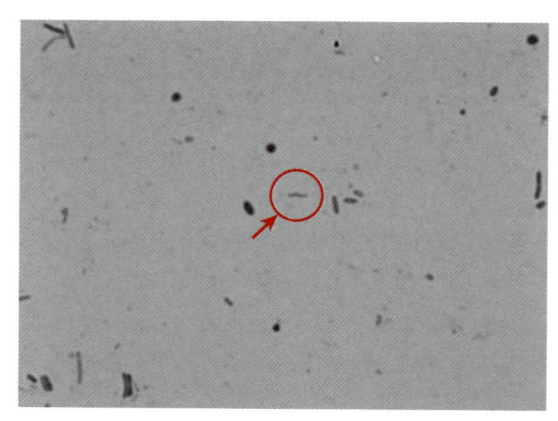

図　キャンピロバクターと思われるらせん状グラム陰性桿菌（便グラム染色）

経過

2日前からの下痢を主訴に受診した基礎疾患のない26歳男性．経口摂取はできており，脱水も軽度であると考えられたためORTを行うこととした．

海外渡航歴・抗菌薬投与歴・内服薬はないが，5日前に焼肉店でレバ刺しを食べていたことがわかった．便のグラム染色を行ったところ多核白血球とともにキャンピロバクターと思われるらせん状グラム陰性桿菌を認めたためキャンピロバクター腸炎と診断した．

発症2日目のキャンピロバクター腸炎であり抗菌薬の適応と考え，アジスロマイシン500mg，1日1回を3日間処方した．3日後の再診時には便培養から*C. jejuni*が同定されていたが，下痢は改善しており治療終了とした．

文献・参考図書

1) Centers for Disease Control and Prevention：Diagnosis and management of foodborne illness：a primer for physicians. MMWR Recomm Rep, 50 (RR-2)：1-69, 2001
   ↑アメリカ疾病予防管理センター（CDC）による食品媒介疾患の入門書．

2) Theodore, S., et al.：Guerrant. Principles and Syndromes of Enteric Infection. In：Mandell, Douglas, and Bennett's Principles and Practice of Infectious Diseases 7th edition (Mandell, G. L., et al.), pp. 1335-1351, Churchill Livingstone, 2009
   ↑感染症医のバイブルMandellの感染性下痢症の項．

3) Acute infectious diarrheal diseases and bacterial food poisoning. In：Harrison's Principles of Internal Medicine, 17th edition (Fauci, A. L., et al. eds.), McGraw-Hill Professional, 2008
   ↑内科医のバイブルHarrisonの感染性下痢症の項．表がよくまとまっている．

4) Guerrant, R. L., et al.：Practice guidelines for the management of infectious diarrhea. Clin Infect Dis, 32 (3)：331-351, 2001
   ↑米国感染症学会の感染性下痢症のガイドライン．

5) 国立感染症研究所 感染症情報センター：キャンピロバクター腸炎2006～2009．病原微生物検出情報月報，31 (1)：1-3, 2010
   ↑わが国におけるキャンピロバクター腸炎の疫学情報．

6) 成田 雅：便グラム染色．「感度と特異度からひもとく感染症診療のDecision Making」（細川直登 編），pp.81-84，文光堂，2012
   ↑成田先生のグラム染色に対する情熱が伝わってくる．必読!!

第1章 救急での症候からのアプローチ

10 ERでの黄疸

世良俊樹

Point

- 血清総ビリルビン（以下T-bil）値が2.0 mg/dL以上で顕性の黄疸が出現するといわれる（皮膚の黄染は5 mg/dL以上）
- 緊急を要する疾患を否定する（腹部エコーが重要）
- 消化器科・血液内科へのコンサルテーションのタイミングを逃さない

■ はじめに

ERで黄疸の患者に遭遇した場合，緊急を要する疾患〔**急性胆嚢・胆管炎，急性閉塞性化膿性胆管炎（acute obstructive suppurative cholangitis：AOSC），劇症肝炎を含む急性肝不全，重篤な溶血性貧血**〕を見逃さないことが重要である．小児では溶血性貧血が多く，成人では肝・胆道・膵の悪性腫瘍：約30％，胆石・胆管炎：約20％，急性肝炎：約15％，胆汁うっ滞（原発性胆汁性肝硬変，原発性硬化性胆管炎など）：約5％，肝硬変：約5％といわれる．

症例A

54歳女性．7日前より皮膚の黄染を認めたが放置．本日家族に指摘され近医受診しERを受診するよう指示され当院独歩受診．自覚症状は倦怠感・食欲不振のみ．

病歴聴取：倦怠感とともに尿が濃いことに約2週間前に気づいていたとのこと．飲酒歴，輸血歴，性交歴，漢方・健康食品を含む薬物使用歴，海外渡航歴，肝疾患の既往なし．悪寒戦慄・嘔気嘔吐・腹痛なし．

身体所見：意識清明，呼吸数18回/分，血圧140/58mmHg，心拍数78回/分，体温36.6 ℃，SpO_2 98％（room air）．眼球結膜に貧血なし，眼瞼結膜：黄染あり．腹部：平坦軟，圧痛なし．その他特記所見なし．

【血液検査】
T-Bil 6.4mg/dL，D-Bil 5.2mg/dL，AST 1,480IU/L，ALT 1,444IU/L，ALP 578IU/L，γ-GTP 242IU/L，CRP 0.36mg/dL，Hb 13.1g/dL，WBC 4,800/μL

【腹部エコー】
肝内胆管・総胆管拡張なし，肝腫大あり，脾腫なし，腹水なし，明らかな腫瘍性病変なし．閉塞性黄疸は否定的．

⇨ **診断**

図2のフローに従って鑑別．病歴聴取・身体所見に加え，腹部エコー検査施行にて非閉塞性で，血液検査で直接型有意のビリルビン上昇および胆道系酵素に比しトランスアミナーゼが高度に上昇していることから，急性肝炎が疑われた．

症例B

77歳男性．ここ1週間くらい腹部のはりがあり食欲がなかった．3日前より尿が濃い黄色になっていた．皮膚の黄染を認め，ぐったりしている1人暮らしの患者を家族が発見し救急要請しERへ．
病歴聴取：3日前から尿が濃い．便の色は不明，瘙痒・倦怠感なし，機会飲酒，輸血歴・薬物使用歴などなし．肝疾患の既往：数年前に健診で軽度の肝機能異常の指摘あり，悪寒戦慄あり，嘔気嘔吐あり，腹痛なし，体重減少あり．
身体所見：意識JCS Ⅰ-1，呼吸数24回/分，血圧110/80mmHg，心拍数103回/分，体温39.3℃，SpO$_2$ 94%（room air）．眼球結膜に貧血なし，眼瞼結膜：黄染あり．腹部：平坦軟，心窩部〜右季肋部に圧痛あり．その他特記所見なし．

【血液検査】
T-Bil 9.2mg/dL，D-Bil 7.3mg/dL，AST 265IU/L，ALT 345IU/L，ALP 1,268IU/L，γ-GTP 921IU/L，CRP 18.9mg/dL，Hb 13.3g/dL，WBC 23,000/μL

【腹部エコー（図1）】
肝内胆管・総胆管拡張あり，肝腫大なし，脾腫なし，腹水なし．

⇨ **診断**

図2のフローに従って鑑別．腹部エコー検査施行にて閉塞性黄疸の診断．血液検査で直接型優位のビリルビン上昇およびトランスアミナーゼに比し胆道系酵素が上昇，病歴聴取・身体所見を総合すると，閉塞性黄疸＋重症の急性胆管炎による敗血症が疑われた．

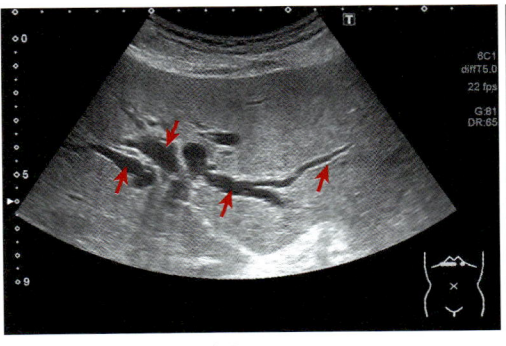

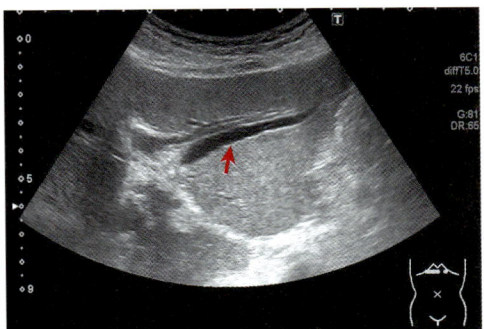

図1　腹部エコー所見
→は拡張した肝内胆管（parallel channel sign）．門脈との鑑別：数珠状・血流なし⇒胆管．

1 鑑別疾患

丁寧な病歴聴取と身体診察，血液検査のスクリーニングから始まる．

黄疸の原因は4つに分類される（大事な疾患は1～3）．

1. 溶血によるもの（溶血性貧血）
2. 肝細胞の障害によるもの（肝細胞性黄疸）

    代表的疾患は急性肝炎である．ウイルス，アルコール，薬物，自己免疫などの原因で起こる．慢性肝炎は通常黄疸は起きないが，肝硬変で黄疸がある場合は高度の肝機能低下を意味する．

3. 胆汁の流れが障害されるもの

    肝内胆汁うっ滞症（薬物性，原発性胆汁性肝硬変：primary biliary cirrhosis, PBCなど）．
    閉塞性黄疸（結石，腫瘍などが原因で胆管が狭窄して黄疸をきたす）．

4. 体質性黄疸

2 ここが鑑別ポイント

黄疸の鑑別ポイントとフローチャートを図2と表にまとめる．

3 初期対応

緊急を要する黄疸と判断すればすみやかに専門医へのコンサルテーションをするとともに，感染症の合併が疑われれば平行して血液培養2セットを採取，過去の抗菌薬の使用歴・培養結果などを調べておく（他院であればFAXで取り寄せる）．敗血症の場合は初期蘇生として，SSCG（surviving sepsis campaign guidelines）のガイドラインを参考に，乳酸値の測定（組織還流

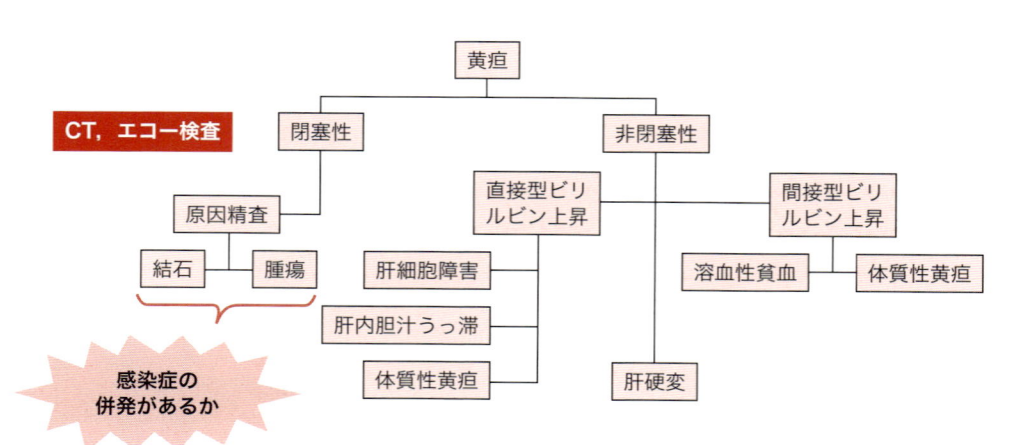

図2　黄疸鑑別時のフローチャート
閉塞性であれば直接型優位のビリルビン上昇となる．体質性黄疸はALP，γ-GTP，AST，ALT正常．

表　黄疸の鑑別ポイント

病歴聴取	最近の尿便の色調変化	尿濃染はD-bil優位の場合　灰白色便は閉塞性黄疸	家族歴		体質性黄疸　B型肝炎　遺伝性の溶血疾患	
	全身瘙痒感	閉塞性黄疸で訴え多い	輸血歴		性交歴	
	体重変化	減少（悪性腫瘍）・増加（腹水）	漢方・健康食品を含む薬物使用歴		海外渡航歴	
	アルコール多飲歴	家族からも聴取	倦怠感の有無		嘔気嘔吐の有無	
	悪寒戦慄の有無	菌血症を示唆，胆管炎＞胆嚢炎	肝疾患・黄疸指摘の既往		腹痛の有無	
身体所見	意識レベル	意識障害があるときは，敗血症や肝性脳症を考慮（アルコール離脱や低血糖，頭蓋内疾患なども鑑別に）				
	血圧	ショックの有無（主に敗血症性ショックの鑑別）				
	脈拍	頻脈か（高齢者，βブロッカー使用時は頻脈になりにくい．循環血液量減少の場合，血圧が下がる前に拡張期血圧が上昇し頻脈が先行することが多い）				
	体温	発熱はないか（解熱鎮痛剤使用の有無に注意）				
	呼吸数	多くないか（SIRS項目の1つ）				
	眼球・眼瞼結膜	貧血の有無（溶血性貧血の除外），黄染の有無（柑皮症との鑑別）				
	腹部	**右季肋部痛などの腹痛**，圧痛の有無（**高齢者は自他覚所見に乏しいため注意**），腹部静脈の怒張，脾腫の触知など ＊発熱，右季肋部痛，黄疸は，Charcotの三徴で胆管炎を示唆				
	皮膚	黄染の有無，くも状血管腫（顔や首に多い），手掌紅斑				
	その他	羽ばたき振戦（肝性脳症の所見の1つ，患者に腕を伸ばし手指を広げた姿勢をとってもらい誘発）など				
検査	血液検査					
	肝細胞障害	AST（存在：肝・筋肉），ALT（存在：肝のみ） ＊肝炎と思いきや肝腫瘍の場合もあるので注意				
	胆汁うっ滞	T-bil，D-bil，ALP，γ-GTP ＊劇症肝炎のような著しい肝障害では抱合能も低下し，高度の黄疸が持続しD-bil/T-bil比（D/T比という）が低下（0.67以下は重症）				
	肝予備能	PT，アルブミン，コリンエステラーゼなど				
	溶血	ハプトグロビン，LDH，間接型ビリルビンの増加（クームス試験など）				
	その他	貧血・赤血球形態（球状，楕円）・網赤血球増加，炎症反応，肝炎マーカー．血小板→DICや肝線維化で低下（参考：肝硬変では10万以下が多い） ＊急性発症の自己免疫性肝炎は抗核抗体が陰性のこともあるので注意				
	画像検査					
	腹部エコー 腹部CT	胆道閉塞の有無とその原因検索（肝胆道系腫瘍，結石），腹水，脾腫の有無 ＊CTでは非石灰化の石は検出不能であることに注意する				

の指標），尿量のモニタリングを行い，すみやかな**大量輸液（平均動脈圧65mmHg以上，尿量0.5 mL/kg/時などを目標に）**を開始，早期の抗菌薬治療を開始する．

4 専門医へのコンサルテーション

　黄疸のみの場合は緊急を要することはほとんどないが，随伴症状の有無，可能であれば血液検査・エコー検査を施行のうえ，必ず各科受診を勧めることが重要．

症例A 経過

　急性肝炎が疑われ，**原因精査および加療目的**での入院を依頼．肝炎の場合，劇症化すると手遅れとなることがあるため，現在の肝予備能の評価，原因が重要であり，別記の病歴聴取はしつこい程度に詳細にとっておく必要がある（が，コンサルテーションを遅らせない）．HBV，HCVの感染症については夜間でも調べられることが多く調べておく．自己免疫性肝炎を含めた肝炎マーカーの血液検査については，初日にほとんどを検査するが，内容については保険上の問題もあるため専門医の指示に従うのがよい．薬物や健康食品の使用歴について，過去の肝機能のデータがあればそれと日付，内服開始日をグラフにしておくとわかりやすい．今後肝生検，抗ウイルス療法，ステロイドパルス療法（自己免疫性肝炎など）などを念頭においておく．

症例B 経過

　閉塞性黄疸＋重症の急性胆管炎による敗血症が疑われ，**ドレナージの依頼**および敗血症に対する加療を開始する．閉塞の解除について結石であれば，内視鏡的乳頭バルーン拡張術（EPBD）や内視鏡的乳頭括約筋切開術（EST）により排石．腫瘍などによる狭窄や閉塞は内視鏡的胆管ドレナージ（EBD）や経皮経肝的ドレナージ（PTCD）を行うが，施設ごとに時間帯，専門医の数，患者の状態により適応が判断される．侵襲的な処置となるため，抗血栓薬の有無やDICの合併を含め凝固系の検査も確認しておく．本症例では下部胆管癌による腫瘍閉塞であった．

重要

　特に高齢者の胆道系感染は自覚症状が乏しく（例：発熱・嘔吐のみ，など）急速に敗血症性ショックとなり予後不良となる場合がある．早急にドレナージを行い，抗菌薬の投与，各障害臓器の評価と加療を行う．急性肝不全も予後不良であり早期に専門医へコンサルテーションする．

One More Experience

黄疸＝消化器と思ったら…

某消化器内科外来へ近医より（閉塞性？）黄疸の患者の紹介．84歳女性．過去に肝疾患の既往なし．T-bil 13mg/dL, D-bil 9mg/dL, LDH 1,300IU/L, AST 100IU/L, ALT 30IU/L. 胆道系酵素正常．WBC 8,000/μL, Hb 5.0g/dL, Plt 1万/μL. 診断は，閉塞性黄疸，敗血症，DIC，薬剤性の再生不良性貧血…ではなかった！ 重症の**自己免疫性溶血性貧血**（AIHA）だった．紹介元ではエコー施行していなかったが，紹介元の病名を信じてしまった．成人の黄疸の多くが消化器内科疾患であるが，忘れた頃に足元をすくわれるものである．改めて基本に忠実に鑑別する必要があると思われた．

MEMO ① 柑皮症，黄疸との鑑別

蜜柑などを連日過剰に摂取すると手掌・足底が黄色くなることがあるが，これは柑皮症（かんぴしょう，カロテネミア，カロチン血症）といい黄疸とは異なり病気ではない．皮膚は黄染しても，結膜は黄染しない．軽度の黄疸は自然光下で結膜を観察すると最もみやすい．結膜下に黄色調の脂肪組織が多いと黄疸と誤診される場合があるが，脂肪は一般に結膜ヒダに限局しており，また黄疸と違って角膜付近には発生しない．

閉塞性黄疸の良性と悪性の違い

良性の閉塞性黄疸：主な原因は総胆管結石，**急な陥頓**で胆道内圧上昇→腹痛
　　　　　　　　→乳頭機能不全→逆行性感染（胆管炎）

悪性の閉塞性黄疸：**緩徐に進行**→胆道内圧上昇少ない→腹痛少ない
　　　　　　　　→乳頭機能温存→感染少ない（症状少なく気づいたときには黄疸高度に）

文献・参考図書

1）「内科診断学 第2版」（福井次矢，奈良信雄 編），医学書院，2008
　↑内科診断学における基本的な文献の1つ．

2）「写真とシェーマでみえる！ 腹部エコー」（住野泰清 編），羊土社，2007
　↑エコー本は1冊は必要である．正常エコー像がわからなければ異常に気づかない．シェーマと写真を使用し初心者にもとっつきやすい本である．

第1章 救急での症候からのアプローチ

11 ERでの関節痛

菊地英豪

Point

- 主訴が関節痛であっても「関節炎」か「関節周囲組織の炎症」かをまず鑑別
- 関節炎の場合，単関節炎か多関節炎かでアプローチを変える
- 内科的緊急疾患となりうる化膿性関節炎を常に念頭におく
- 結晶性関節炎を含めた非感染疾患の common disease の存在を忘れない

■ はじめに

関節痛を主訴に救急外来を受診する患者は意外と多い．特に外傷歴がない場合には感染症，代謝疾患，関節リウマチ，膠原病といった幅広い分野で鑑別を考えなくてはならない．しかしながら病歴や随伴症状を確認することで診断に必要な情報のほとんどを得ることができるといわれている[1]．

化膿性関節炎，感染性心内膜炎，骨髄炎といった最重要疾患を迅速に診断できるようにするのと同時にSLE（systemic lupus erythematosus：全身性エリテマトーデス）などの膠原病患者も見逃さずにコンサルテーションできるようにしたい．

症例

73歳男性．再生不良性貧血に対して血液内科通院中，プレドニゾロン10mg/日を長期内服中であった．受診3週間前頃から左肘関節の違和感を自覚，次第に疼痛，腫脹，発赤を伴うようになった．受診1週間前より近医受診にて内服抗菌薬を処方されるも改善を認めず，当院救急外来紹介受診となった．

【身体所見】
- 来院時バイタル：血圧107/54mmHg，脈拍81回/分，体温37.3℃
- 左肘関節周囲に腫脹，発赤，圧痛著明，直径約3mmの痂皮を認めていた
- 疼痛のため関節自動運動不能，他動運動にても疼痛増悪を認めていた
- その他の部位に関節炎所見を認めず

1 鑑別のポイント

　痛みは自動運動のときのみか，他動運動で疼痛が増悪するかをまず確認したい．関節炎では自動運動でも他動運動でも疼痛が誘発されることが多い．関節周囲組織の炎症では自動運動による疼痛増悪はあっても他動時に痛みが強くなることは少ない．またある特定の方向で疼痛が強くなるのが一般的である[2]．

　関節周囲組織の痛みであれば，皮下組織（蜂窩織炎），筋肉（横紋筋融解症，壊死性筋膜炎），血管（急性動脈閉塞症，深部静脈血栓症）などの炎症部位を考える[3]．

　関節炎があることがわかったら次は単関節炎か多関節炎か．それぞれで表1にあげた疾患の鑑別を考える．

　救急外来で遭遇する頻度の高い結晶性関節炎のうち，痛風発作は**中年男性**に多く第1MTP関節，足関節，膝関節に多くみられる．急激な尿酸値の低下が再燃の誘因となる．

　偽痛風は**やせ型の高齢女性**に多く膝，肘，肩関節など大関節に多いとされるが，手関節にも多くみられる．誘発因子としての先行する感染や外傷既往，変形性関節症，甲状腺機能低下症，副甲状腺機能低下症の有無も確認したい．**頸部痛を主訴とするcrowned dens syndrome**にも留意したい（図A，MEMO①）．

表1　単関節炎と多関節炎の鑑別疾患

単関節炎	化膿性関節炎，結晶性関節炎，外傷，関節血腫（凝固異常），無菌性骨壊死（ステロイド，アルコール），結核性関節炎
多関節炎	感染性心内膜炎，関節リウマチ，SLE，血管炎，淋菌性関節炎，ウイルス性関節炎（パルボウイルスB19，HBV，HCV，HIVなど）

文献3を参考に作成．

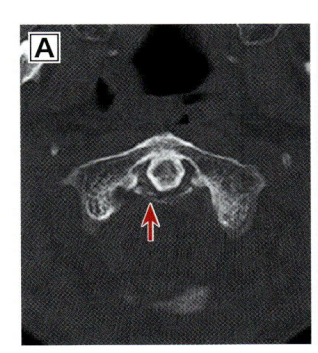

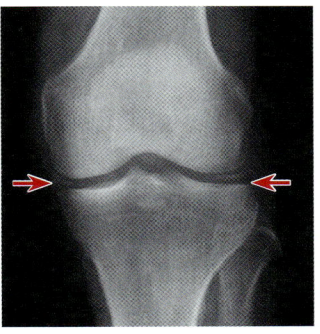

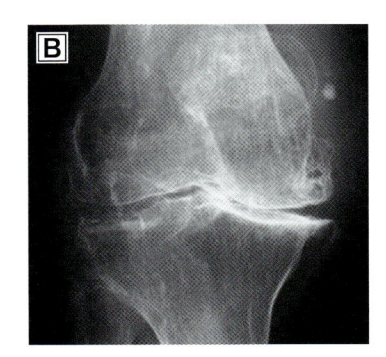

図　crowned dens syndrome，変形性膝関節症の画像所見
A）87歳男性：crowned dens syndromeを生じたと思われる歯突起周囲に石灰化像を認めるが（左），同時に膝関節軟骨の石灰化も伴っていた（右）．
B）90歳女性：変形性膝関節症．内側優位の関節裂隙狭小，消失を認める．

MEMO ❶ crowned dens syndrome

ピロリン酸カルシウム二水和物（calcium pyrophosphate dehydrate：CPPD）結晶沈着症，いわゆる偽痛風のうち頸椎に及ぶものを指す．**発熱を伴う急性発症の頸部痛，頭痛**が主訴の**高齢者**でしばしば遭遇する．診断には頸椎CTにて第1，第2頸椎間の横靱帯や歯突起周囲の石灰化を確認する[4]．すでに手関節，膝関節の軟骨石灰化も併存していることが多く補助診断としてこれらの単純X線検査も考慮したい．

2 検査のオーダー

経過1

本症例では左肘の単関節炎を考えた．化膿性関節炎を念頭に血液検査，左肘の関節穿刺，X線写真をそれぞれオーダーした．

血液検査	白血球 13,200/μL（Neut 80.6％），Hb 8.5g/dL，Plt 13.2万/μL CRP 16.19mg/dL
左肘関節液穿刺	グラム染色：グラム陰性桿菌（1＋），ピロリン酸結晶（－），尿酸塩結晶（＋） WBC 102,000/μL，糖 2mg/dL，LDH 3,500U/mL
左肘関節X線	明らかな骨融解所見なし，骨棘著明，周囲軟部組織腫脹を著明に認める

X線写真所見は外傷，骨折所見だけではなく関節裂隙の狭小化をきたしている場合は変形性関節症を，関節軟骨の**石灰化を認める場合は偽痛風**を考える．偽痛風を考える場合は罹患関節のほか，手関節，膝関節，股関節の軟骨石灰化の有無もスクリーニングで評価したい[5]．

❶関節穿刺，関節液ドレナージ

少量でも**培養検査**，グラム染色，細胞数の順に優先順位をつけて検査室に提出する（表2）．

表2 関節液検査

鑑別疾患	色調	粘稠度	細胞数（/μL）
正常	透明	高い	＜180
変形性関節症	透明	高い	200〜2,000
関節リウマチ	半透明	低い	2,000〜50,000
偽痛風	半透明〜混濁	低い	200〜50,000
痛風	半透明〜混濁	低い	200〜50,000以上
化膿性関節炎	混濁	さまざま	2,000〜50,000以上

文献6を参考に作成．関節液の提出項目は「培養，グラム染色，細胞数」は必須．尿酸塩結晶，ピロリン酸Ca結晶は偏光顕微鏡があれば必須．糖，LDHは参考程度（化膿性関節炎で前者は低下，後者は上昇することが多い）．

表3 化膿性関節炎の主なリスクファクター

- 年齢80歳以上
- 糖尿病
- 関節リウマチ
- 3カ月以内の関節手術既往
- 股関節，膝関節内の人工物

文献7を参考に作成．

1滴しか採取できなかった場合でも針ごと培養検査にまわしたい．淋菌性を疑う場合はチョコレート寒天培地での培養が必要であり細菌培養室にその旨を伝える．

本症例では尿酸塩結晶も認めてはいたが，グラム染色でグラム陰性桿菌を認めておりNSAIDsおよび抗菌薬としてセフトリアキソン（ロセフィン®）2g1日1回使用にて経過観察とした．

尿酸塩結晶やピロリン酸結晶を関節液中に認めたとしてもそれが化膿性関節炎の除外にはならない．化膿性関節炎では，関節への感染経路として血行性，骨髄炎や皮膚軟部組織感染からの波及のほかにも外傷，関節注射による医原性などがある（表3）．若年患者の場合は淋菌性関節炎の可能性も考えたい[5]．

経過2

関節液培養は，*Enterobacter cloacae*（2＋）の結果を得た．血液培養は2セットとも陰性であった．後日撮影した左肘関節MRIでは明らかな骨髄炎所見は認めなかった．

血液培養は陰性だったが，前医にて使用された抗菌薬の影響の可能性を考え化膿性関節炎として加療継続とした．細菌感受性試験の結果より抗菌薬をセフォゾプラン（ファーストシン®）に変更した．

3 専門医へのコンサルテーション

救急外来では関節穿刺に慣れた医師がいない場合，また穿刺経験の少ない関節の場合には整形外科医や膠原病内科医へのコンサルテーションを積極的に考慮する．

手術によるオープンドレナージが必要な場合もあり，股関節，仙腸などのアプローチが困難な関節，人工関節や抗菌薬治療に対する反応が乏しい場合には整形外科医へのコンサルテーションが必要となる．

One More Experience

治療に反応しない単関節炎？

単関節型の関節リウマチとして長期フォローされていたり，化膿性関節炎として長らく抗菌薬治療が続いているものも含めた「慢性単関節炎」のなかに**結核性関節炎**が潜んでいることがある．

特に**高齢者の慢性単関節炎**では結核によるものも鑑別に入れ，関節液の抗酸菌培養やPCR，場合によっては滑膜生検による組織培養を考慮する．

Pros & Cons 賛成論 反対論

❖ 関節リウマチ患者に痛風は合併しない？

関節リウマチ患者に痛風が合併することは稀とされている[4]．この理由の1つに過去の治療手段があげられる．20世紀半ばまで，関節リウマチは高用量アスピリンが治療の中心であった．アスピリンは尿酸排泄を促進するため当時はリウマチと痛風の合併が少なかったとされている．NSAIDs以外の治療法が進んだ現代では両疾患の合併はさほど稀ではないものと思われる[8]．

実際には，慢性痛風でも骨びらんや骨破壊を生じうるため関節リウマチとの鑑別に難渋することがある．痛風では肩関節，股関節に炎症を起こすことが少ないといわれており，関節リウマチでは肩関節の炎症は多くみられることも参考にしたい．

過去に関節リウマチと診断がされていても特に単関節炎をきたした場合はすぐにリウマチの増悪と決めつけず，化膿性関節炎，結晶性関節炎の合併の可能性を考える．

文献・参考図書

1) 岸本暢将：関節痛・関節炎．「診断力を強化する！症候からの内科診療」，レジデントノート，13 (2)：200-209, 2011
   ↑関節痛のアプローチ，鑑別，提出すべき検査について詳しくまとめられている．研修医の先生にぜひお勧め．

2) 六反田諒, 岸本暢将：関節痛．「キーワードから展開する 攻める診断学」，レジデントノート，14 (1)：221-237, 2012

3) 北村 大, 家 研也：関節痛．「研修医のためのER診療マニュアル (1) 症候学・鑑別診断編」，救急医学，36：353-356, 2012
   ↑救急外来でのアプローチにつき簡潔にまとめている．

4) 「すぐに使えるリウマチ・膠原病診療マニュアル」（岸本暢将 編），羊土社，2009
   ↑よく遭遇する症状を中心に非専門医にもわかりやすく解説されている．プライマリケア医，総合医にとっては必読．

5) 宇都宮雅子, 本郷偉元：化膿性関節炎．「関節リウマチを疑ったら」，Medicina, 48 (2)：269-272, 2011
   ↑化膿性関節炎のマネジメントについて簡潔にまとめられている．処方例が参考になる．

6) Kelly's Textbook of Rheumatology 8th edition (Firestein, G.S., et al.), Saunders, 2009

7) Kaandorp, C. J., et al.: Risk factors for septic arthritis in patients with joint disease. A prospective study. Arthritis Rheum, 38 (12): 1819-1825, 1995

8) A Clinician's Pearls and Myths in Rheumatology (Stone, J.H., et al.), Springer, 2009
   ↑「迷信めいた言い伝え」に対する見解が疾患ごとにまとめられている．専門医向きだが読みやすい英語で書かれている．

第1章 救急での症候からのアプローチ

12 ERでの発疹

日比野誠恵

Point

- ERでの診療では，発疹でも基本に忠実にABC，安定化から入る
- 発疹のパターンに分けて鑑別を進める
- まず見逃してはならない疾患（致死疾患あるいは公衆衛生的に重要な疾患）から入り，その後で頻度の多い疾患を考慮する
- また鑑別診断はマネジメントの違いを考慮し，感染症 vs 非感染症の軸で進める

■ はじめに

　ERでの診療では，新生児から高齢者までさまざまな病態によって起こる発疹に遭遇する．幸い稀ではあるが，非常に重篤あるいはその過程の病態にも遭遇することがある．まず迅速にABC（気道確保，呼吸，循環）の確認から"安定"か"不安定"かの判断を行い，必要に応じて安定化を開始する．

　次に，発疹のパターンにより鑑別を進める．具体的には，①全身性皮疹／紅斑，②紫斑性疾患，③水疱膿疱性疾患，④局所性皮疹に分けて考えるとわかりやすい（図1）．

　そして，それぞれのパターンにおいて，致死的あるいは公衆衛生的に"重要な見逃してはならない疾患"を十分考慮した後で頻度の多い疾患を考慮していく．この際，特にその後のマネジメントが大きく異なる感染症 vs 非感染症の軸で考える．感染症では抗菌薬であるが，非感染症であるアレルギー（アナフィラキシーを含む），炎症性疾患などではステロイドを含む免疫抑制薬，対症療法が治療の中心となる．

　また公衆衛生的に重要な疾患として，伝染性が強く社会に広汎な影響を及ぼす可能性のある疾患にも注意が必要である．

1 全身性皮疹/紅斑

症例A

発熱，ショック，紅斑
　31歳黒人女性，特に既往歴なし（糖尿病，HIVを含む）．午前中より発熱，めまい，脱力，そ

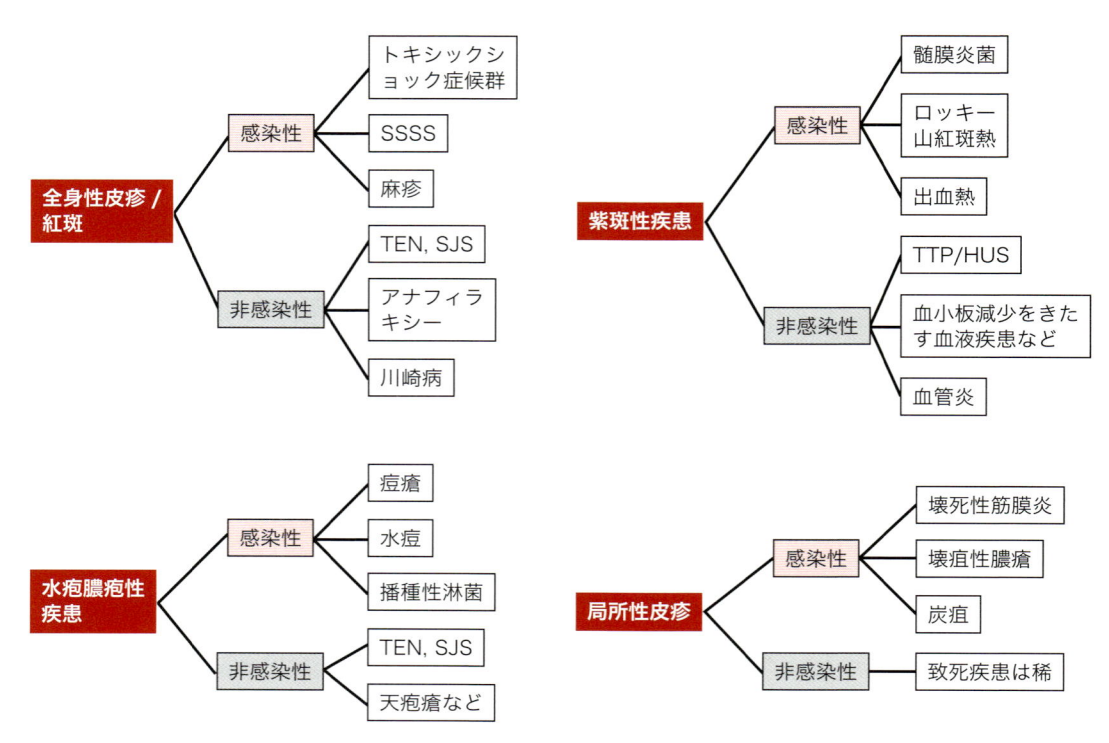

```
全身性皮疹/         ┌─ 感染性 ──┬─ トキシックショック症候群
紅斑                │            ├─ SSSS
                    │            └─ 麻疹
                    └─ 非感染性 ┬─ TEN, SJS
                                 ├─ アナフィラキシー
                                 └─ 川崎病

紫斑性疾患         ┌─ 感染性 ──┬─ 髄膜炎菌
                    │            ├─ ロッキー山紅斑熱
                    │            └─ 出血熱
                    └─ 非感染性 ┬─ TTP/HUS
                                 ├─ 血小板減少をきたす血液疾患など
                                 └─ 血管炎

水疱膿疱性疾患     ┌─ 感染性 ──┬─ 痘瘡
                    │            ├─ 水痘
                    │            └─ 播種性淋菌
                    └─ 非感染性 ┬─ TEN, SJS
                                 └─ 天疱瘡など

局所性皮疹         ┌─ 感染性 ──┬─ 壊死性筋膜炎
                    │            ├─ 壊疽性膿瘡
                    │            └─ 炭疽
                    └─ 非感染性 ─ 致死疾患は稀
```

図1　代表的な皮疹を呈す急性致死疾患

して午後には発疹ということでER受診.

【身体所見】

意識清明，心拍数120回/分，血圧90/60mmHg，呼吸数24回/分，体温40℃，眼瞼結膜と口腔粘膜を含む全身に紅潮がみられ，頻脈があり下腹部のわずかな圧痛があるほかは特に異常なし．

症例A 経過

発熱，低血圧から敗血症の疑いということで，蘇生室で初療を始める．晶質液（生理食塩水，乳酸加リンゲル液），酸素，モニター，血液培養を含む血液検査の後，ただちに広域抗菌薬とEGDT（early goal directed therapy）を開始する．この間，より詳細な病歴聴取にて化学療法，免疫抑制薬の投与のないことを確認，またアナフィラキシーの原因になりそうな薬剤や食物摂取もないことを確認．この症例の場合，皮膚の発赤があるということで生理用品や最近の病歴でガーゼなどが体内になかったかどうか確認．結局，この患者の例ではタンポンが5日ほど留置されていた．タンポンをすみやかに除去し，ICUに入院．

❶ 鑑別疾患

致死疾患：敗血症，トキシックショック症候群，小児ではSSSS（staphylococcal scalded skin syndrome：ブドウ球菌性熱傷様皮膚症候群）や川崎病，TEN（toxic epidermal necrolysis：中毒性表皮壊死症）／SJS（Stevens Johnson syndrome：Stevens-Johnson症候群），アナフィラキシー

公衆衛生的に重要な疾患：麻疹

頻度の多い疾患：ウイルス，薬疹，蕁麻疹，多形性紅斑など

❷ 初期対応と鑑別のポイント

　発熱，低血圧，発赤がキーワードであり，まず敗血症の鑑別ということになる．発疹をきたす病因は限られるが，グラム陽性菌と陰性菌をカバーする広域抗菌薬は外せない．紅斑をきたす病態でタンポンの留置があったということで，トキシックショック症候群が最も考えられる．TEN/SJSあるいはアナフィラキシーでも皮膚の紅潮がみられるが，発熱や低血圧（アナフィラキシーではよくあるが）がみられることは少ない．麻疹は上気道炎の症状が主であり，低血圧は少ない．

　以下のURLでトキシックショック症候群の写真を閲覧可能である．

　　＊米国小児科学会（AAP）「Red Book® Online」より．

　　⇒　http://aapredbook.aappublications.org/site/week/137_02.jpg

❸ 専門医へのコンサルテーション

　トキシックショック症候群の疑いということで感染症医へ早期にコンサルテーション，原因感染巣を言及し抗菌薬の指示を仰ぐ．また敗血症性ショック治療の最適化に集中治療科のコンサルテーションも考慮する．深部膿瘍が原因感染巣である場合，外科コンサルテーションによる早期の排膿も重要である．

> **MEMO ❶　入院を考慮すべきケース**
>
> 　ERでの診療では大きなポイントの1つである．①全身状態が悪い－looks toxic or sick，あるいは急性摂食／歩行不能，②呼吸循環状態が悪い－急性の頻脈，頻呼吸，血圧変化，意識変化など，③何らかの理由で外来患者としての治療が適切にできないような場合，一般的にいって経過観察，入院となる．**発疹のある患者の場合，粘膜病変や水疱形成などの所見は，重篤な疾患の可能性を示唆し，入院を考慮する**．

2　紫斑性疾患

症例 B

発熱，頭痛，紫斑

21歳白人女性，大学生，既往歴なし．1日の発熱，頭痛，手足の発疹でER受診．

【身体所見】
　意識清明，心拍数140回/分，血圧100/60mmHg，呼吸数24回/分，体温42℃，やや髄膜刺激所見があるが神経学的には異常なし，紫斑が四肢にみられる．

症例B 経過

　細菌性髄膜炎の疑いということで，すみやかに血液培養，血液検査の後，抗菌薬とステロイドを開始し，腰椎穿刺．2時間後に細菌性髄膜炎を確認するも，ショックとなり急性呼吸不全で挿管そしてEGDT開始．ICU入院後も紫斑が悪化．

❶ 鑑別疾患
　致死疾患：髄膜炎菌髄膜炎（図2）／敗血症，TTP（thrombotic thrombocytopenic purpura：血栓性血小板減少性紫斑病）／HUS（hemolytic uremic syndrome：溶血性尿毒症症候群），血管炎
　頻度の多い疾患：薬疹

❷ 初期対応と鑑別のポイント
　頭痛，発熱は頻度の高い症状で広い鑑別を要するが，髄膜刺激所見と紫斑を伴うということで限られてくる．感染症では髄膜炎菌性髄膜炎，本邦ではみられないがロッキー山紅斑熱があがり，非感染症では血小板減少を伴う血液疾患があがるが，マネジメントが大きく異なる致死疾患としてTTP/HUSがあげられる．血漿交換（plasmaphoresis），LDHやD-dimer上昇と末梢血血液像でのシストサイト（分裂赤血球）が手がかりとなる．また，血管炎も鑑別となるが，超急性で発熱，ショックとなる症例は少なく，感染症でないような場合，鑑別の上位にあがってくる．

❸ 専門医へのコンサルテーション
　髄膜炎菌髄膜炎／敗血症ということで早期の感染症科へのコンサルテーション，患者への抗

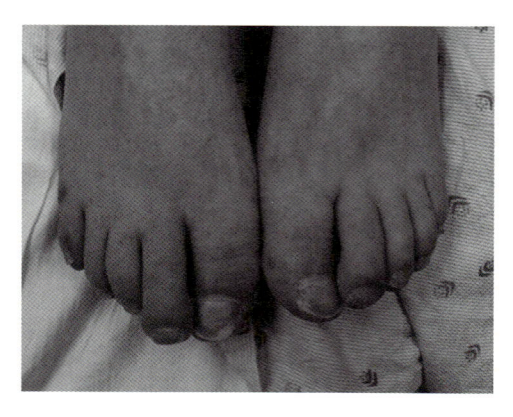

図2　髄膜炎菌による紫斑（p.13 巻頭カラーアトラス参照）

菌薬とともに曝露者への予防投与の指示を仰ぐ．また敗血症性ショック治療の最適化に集中治療科のコンサルテーションも考慮する．紫斑DICより壊死を起こした四肢では切断を考慮した外科コンサルテーションも必要である．

MEMO ❷ 皮膚所見の人種差

本邦でも近年，日本人／東洋人だけでなく白人，黒人を含むさまざまな人種の患者を診療する機会が増えているようである．筆者も米国で臨床を始めて慣れるまでやや戸惑ったのを記憶している．白人では発熱あるいは陽にあたって皮膚の発赤が，みられるのを発疹かと思ったり，黒人で貧血がひどいのにまるで気がつかなかったりして慌てた記憶がある．特に色の黒い黒人の患者で，発疹なんかわかるのだろうかと思ったりもしたが，発疹でほんのりと赤みがでたり，丘疹がやや黒みがかったりする．"百聞は一見にしかず"である．インターネットで時間のあるときに検索して慣れておくことを薦める．

＊参考URL
「DermAtlas」http://dermatlas.med.jhmi.edu/derm/
「Dermnet」http://www.dermnet.com/menuCasePhotos.php
「DermIS（Dermatology Information System）」
http://www.dermis.net/dermisroot/en/home/index.htm

3 水疱膿疱性疾患

症例C

発熱と水疱？

50歳白人男性，水痘の既往あり．2日間の発熱，頭痛，全身，特に腹部の疼痛，嘔吐，倦怠感，口腔を含む発疹でER受診．

【身体所見】

意識清明だがill appearing，心拍数110回/分，血圧110/50mmHg，呼吸数20回/分，体温39℃，丘疹-膿疱様の疼痛のある均一な皮疹が口腔を含む全身（特に頭頸部，四肢）にみられる．

症例C 経過

皮疹の形状が均一で口腔を含む頭頸部と四肢に特にみられ，全身症状と合わせバイオテロリズムによる痘瘡が考えられる．ただちに飛沫および接触感染予防を施行し，曝露者へのワクチン接種を行う．

❶ 鑑別疾患

致死疾患：痘瘡，水痘／播種性帯状疱疹およびヘルペス，播種性淋菌症，天疱瘡などの皮膚水疱症

頻度の多い疾患：伝染性膿痂疹（とびひ），ヘルペス，膿疱性乾癬

❷ 初期対応と鑑別のポイント

全身症状と皮疹の均一性より，バイオテロを範疇に入れた痘瘡を考慮する．緊急な公衆衛生問題であることを認識し，適切な組織に報告する．隔離，曝露者への2次感染防止にも努める．

❸ 専門医へのコンサルテーション

感染症医だけでなく災害医療専門医へのコンサルテーションは，対処の最適化につながる．

MEMO ❸ 公衆衛生的に重要な疾患（表）

オーバーラップする疾患が多いが，伝染性の強い疾患とバイオテロリズムの関与が考えられる疾患を押さえる．米国の疾病予防管理センター（Centers for Disease Control and Prevention：CDC）と本邦では国立感染症研究所のサイトが参考になる．本邦でも麻疹の予防接種の啓蒙が行われているが，90％以上の麻疹罹患者は接種歴なしか1回か不明である．"子供のはしか"から脱却して，約5％肺炎，0.1％脳炎，0.05〜0.1％死亡ということを認識して早期診断（特別な治療はないが），隔離だけでなく，さらなる予防接種の啓蒙が重要である．

MEMO ❹ 痘瘡／疱瘡／天然痘

1977年のソマリアでの最後の自然発生患者の後1980年にWHOは痘瘡撲滅宣言を行ったが，牛痘ワクチンの効果は5〜10年ということもあり，2001年のテロを受けてバイオテロリズムの可能性のある疾患として警戒されている．事実CDCの最も公衆衛生的に警戒されるカテゴリーAとして分類されている．

致死率30〜40％と非常に感染力が強いことで知られ，またインカ／アステカ文明の滅亡の一因や独眼竜政宗の失明や夏目漱石のアバタの原因としても知られる．

表　公衆衛生的に重要な，発疹を伴う急性感染性疾患の代表例

①全身の皮疹－麻疹，風疹，ペスト，チフス
②局部の皮疹－炭疽
③水疱膿疱性疾患－痘瘡，水痘
④紫斑性疾患－髄膜炎菌，大腸菌O157，TTP/HUS，出血熱

感染力は発熱の出る頃よりあるが，発疹の出る頃には非常に強くなる．残念ながら特別な治療はないが，曝露後でもワクチンの効果があると考えられるため早期診断が公衆衛生的に非常に重要である．

以下のURLで痘瘡の写真を閲覧可能である．
＊WHOホームページ「smallpox」のページより．
⇒ http://www.who.int/emc/diseases/smallpox/slideset/index.htm
⇒ http://www.who.int/emc/diseases/smallpox/Africanseries/index.htm

4 局所性皮疹

症例D

発熱と前腕腫脹／発赤／疼痛

15歳東洋系男性，既往歴に若年性関節リウマチ．4時間ほど前から右前腕の腫脹／発赤／疼痛および2時間ほど前からの39℃の発熱でER受診．

【身体所見】

意識清明だが著明な疼痛が右前腕に認められる．心拍数120回／分，血圧140／90mmHg，呼吸数20回／分，体温41℃，中程度の腫脹／発赤があり著明な圧痛が右前腕にあるが，コンパートメント症候群を示唆する所見はない．

症例D 経過

壊死性筋膜炎の疑いということで，すみやかに培養後に抗菌薬開始とともに緊急外科コンサルテーション．臨床的に非常に疑わしいということで緊急手術となり，壊死性筋膜炎の確定診断後デブリードマンを行った．

❶鑑別疾患

致死疾患：壊死性筋膜炎（図3），壊疽性膿瘡，コンパートメント症候群
頻度の多い疾患：蜂窩織炎，皮膚膿瘍，虫などの刺咬傷，接触性皮膚炎など

❷初期対応と鑑別のポイント

急激に増悪する激痛と高熱を伴う局所性の皮疹では，常に壊死性筋膜炎の可能性を考える．コンパートメント症候群でも激痛があるが発熱は通常ない．

❸専門医へのコンサルテーション

壊死性筋膜炎を考慮した際に迅速な外科コンサルテーションは必須である．この際，バイタ

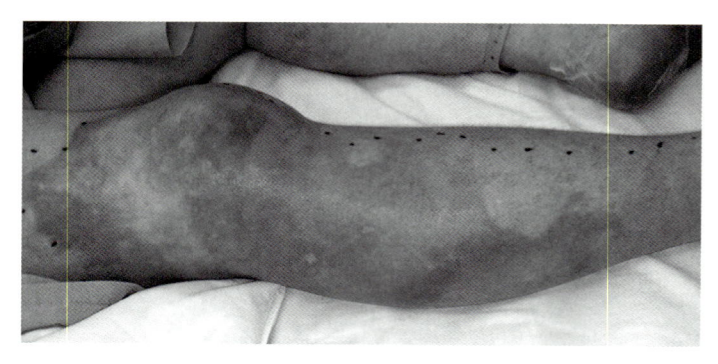

図3　劇症型壊死性筋膜炎（p.13 巻頭カラーアトラス参照）
文献1より転載．

ルサインとともに上記のLRINECスコア（壊死性筋膜炎を他の軟部組織感染症より鑑別するのに有用ないくつかの検査値を使ったツール）も言及したい．また感染症科への抗菌薬選択のコンサルテーションの際に，部位だけでなく免疫不全や糖尿病などの基礎疾患も言及する．

文献・参考図書

1) 梅本尚可：2. 壊死性筋膜炎．「内科で出会う 見ためで探す皮膚疾患アトラス」（出光俊郎 編），p.160，羊土社，2012

2) Fostater, A.T. & Neuburger, K.J.: Life Threatening Dermatoses. In: Harwood-Nuss' Clinical Practice of Emergency Medicine（Wolfson, A.B., et al., eds.）. pp.656-671, Lippincott Williams & Wilkins, 2005
　↑発疹をきたす致死疾患のオーバービュー．

3) Sciortino, C.M. & Galanis, C.: Toxic Shock Syndrome: Do Not Hesitate-Resuscitate. In: Avoiding Common Errors in the Emergency Department（Mattu, A., et al.）, pp.331-335, Lippincott Williams & Wilkins, 2010
　↑トキシックショック症候群の概論．

4) Rosenstein, N.E., et al.: Medical Progress: Meningococcal Disease. New Engl J Med, 344: 1378-1388, 2001
　↑髄膜炎菌感染症の総論とワクチンの啓蒙．

5) Breman, J.G., et al.: Current Concept: Diagnosis and Management of Small Pox. New Engl J Med, 346: 1300-1308, 2002
　↑痘瘡の診断，治療，バイオテロリズムの総論．

6) Centers for Disease Control and Prevention: www.cdc.gov
　↑米国CDCのページ，感染症／ワクチン，バイオテロリズムをはじめとして公衆衛生に関連して多岐にわたって書かれている．最新の統計もみられる．

7) 国立感染症研究所：www.nih.go.jp/niid/ja
　↑日本国立感染症研究所のページ，麻疹を含む統計もみられる．

8) Dubose, J.J.: Diagnose and Treat Necrotizing Soft Tissue Infections Quickly. In: Avoiding Common Errors in the Emergency Department（Mattu A, et al.）, Lippincott Williams & Wilkins, pp.302-304, 2010
　↑壊死性筋膜炎の概論．

9) Wong, C.H., et al.: The LRINEC（Laboratory Risk Indicator for Necrotizing Fasciitis）socore: A tool of distinguishing necrotizing fasciitis from other soft tissue infections. Crit Care Med, 32: 1535-1541, 2004
　↑壊死性筋膜炎の鑑別に有用なWBC, CRP, Hgb, Na, Glu, Cr を使ったツール．

第1章 救急での症候からのアプローチ

13 ERでの排尿時痛・会陰部痛

舩越 拓

Point

- ERで遭遇する**排尿時痛・会陰部痛**の適切なアプローチができるようになる
- 排尿時痛・会陰部痛をきたす**commonな疾患**を正しく診断できるようになる
- 排尿時痛・会陰部痛をきたす疾患で見逃してはならない**致死的疾患**（Fournier壊疽）を知る

■ はじめに

　ERの診療において排尿時痛・会陰部痛の大部分は感染症による．そのなかには早急な介入がなされないと生命の危機に瀕するような疾患も含まれるため適切な評価，診断，治療が必要となる．本項ではERにおける排尿時痛・会陰部痛の診断について感染症を中心に述べることとする．

症例A

25歳女性．2日前から排尿時痛と頻尿を認めて来院．帯下や不正出血などはなく，妊娠の可能性はないという．本人は以前罹患した膀胱炎なのではないかと考え来院した．

1 commonな疾患を診断する

　排尿時痛は排尿中もしくは排尿直後の疼痛を指すが，灼熱痛から軽度の不快感までその程度は幅広い．排尿時痛をきたす疾患は尿道，膀胱，前立腺などの尿路または女性生殖器の炎症により，鑑別は表にあげるように多岐にわたる[1]．そのなかでもERに受診するような急性の排尿時痛の原因は感染によるものが多い．

❶ フォーカスを絞る

　本症例のような，若年女性における急性の排尿時痛では尿路感染症をまず疑う．その可能性を裏づける病歴としては，排尿時痛の発症が数日以内であること，尿意切迫，頻尿，肉眼的血尿が陽性尤度比の高い症状としてあげられる[2]．膀胱刺激症状として恥骨上部の痛み・圧痛が

表 排尿時痛をきたす疾患

感染症	内分泌	変性疾患	癌	炎症性疾患	外傷性	心因性
・膀胱炎 ・腎盂腎炎 ・前立腺炎 ・細菌性膣炎	・エストロゲン不足 ・子宮内膜症	・前立腺肥大 ・尿道憩室	・腎細胞癌 ・膀胱癌 ・前立腺癌 ・膣癌 ・陰茎癌	・脊椎関節症 ・薬物副作用 ・自己免疫性疾患	・カテーテル留置	・身体化障害 ・大うつ病

あげられることもあるが診断意義は低い．

ほかに排尿時痛をきたす感染症のフォーカスとして女性生殖器があげられる．**重要な病歴聴取として膣分泌物と陰部瘙痒感の有無**があり，両者をともに認めない場合膀胱炎の可能性は90％以上であり，逆にどちらかを伴う場合，膀胱炎の可能性は約20％低下する[3]．陰部ヘルペスなどの外陰部病変の場合も排尿時痛をきたすが，こちらは排尿初期の痛みが強いのに対し，膀胱炎などの泌尿器疾患では排尿後期の痛みが強いとされるが科学的な裏づけは乏しい．

また膀胱炎は，過去罹患したことのある患者では過去の症状との比較が重要で，自己診断率が高いことも知られている．排尿時痛以外に発熱・悪寒・嘔吐・側腹部痛などを伴った場合は，上部への進展を考慮して腎盂腎炎などを念頭においた，より慎重な対応をした方がよい．

検査で最も重要となる尿検査では，ERにおいてディップスティックの結果しか得られないことも多い．細菌性膣症などの女性生殖器疾患でも膿尿がみられるため正確な中間尿の採取法を指導し，場合によってはカテーテルでの採取も検討するようにする．

❷複雑性尿路感染症

尿路感染症の患者が閉塞起点（結石・腫瘍・神経因性膀胱・前立腺肥大），異物の留置（尿道カテーテル），解剖学的・機能的異常（重複尿管・膀胱尿管逆流），易感染性（糖尿病・免疫抑制薬の内服・悪性腫瘍など）のどれかをもつときは複雑性尿路感染症とみなすようにする．複雑性尿路感染症では上部尿路感染症を合併しやすい，反復・耐性菌が多いといった特徴があり抗菌薬の選択，治療期間などに注意が必要となる．また，妊婦は子宮による尿管・膀胱の圧迫やプロゲステロンの増加に伴う膀胱収縮能の低下のため上部尿路感染を合併しやすく無症候性細菌尿であっても原則全例で治療が必要となる．

❸男性の尿路感染

男性は本来女性に比して尿道が長く，**逆行性感染が起こりにくいため**男性の尿路感染をみたときは解剖学的な問題や同性愛者の可能性を考慮する．さらに，前立腺炎の場合は治療に用いる薬剤に前立腺への移行性を考慮しなければならないこと・治療期間が異なることなどから，その可能性を必ず検討する．一般的には肛門周囲の違和感や臍周囲の高さへの放散痛，尿路狭窄症状（尿閉や尿線に勢いがないなど）などが手がかりとなる．疑った場合は直腸診（菌血症が惹起されることがあるため愛護的に行う）で熱感を触れたり，造影CTや経直腸的超音波が診断に有効である．また，腫脹した前立腺による閉塞で両側水腎症をきたしている場合もあるので超音波での確認を忘れないようにする．

症例B

糖尿病で近医通院中の63歳男性．昨日会陰部痛が出現，本日になり陰嚢の痛みが強く，歩行も困難になったため救急要請となった．

2 致死的疾患（Fournier壊疽）を知る

　Fournier壊疽は健康な若い男性に急激に起こった特発性生殖器壊疽として1883年にFournierにより報告されたが，現在では**会陰部の壊死性筋膜炎全般を指す**ことが多い．疫学的には男女問わず幅広い年齢層の報告があり，80％程度の患者が何らかの基礎疾患を有しているとされる．なかでも糖尿病は60％程度を占め最も多い．誘因として尿路系や会陰部の外傷・感染，痔瘻，泌尿器科的処置，下部消化管内視鏡などの報告があるが明らかな誘因を認めない症例も多い．本疾患は可及的すみやかな外科的治療（デブリードマン）が必要となるため必ず経験豊富な外科医とともに診療にあたることにする．

　起炎菌はⅡ型の壊死性筋膜炎と同様に嫌気性菌・好気性菌の混合感染であり腸内常在菌の関与も多く，広域の抗菌薬投与が一般的である．しかしながら適切な抗菌薬投与，合併症管理を行っても死亡率は20％前後と今もって高い（予後予測因子としてバイタルサインや重炭酸イオンなどの血液検査結果を組み合わせた重症度スコアも報告されているが[4]，詳細は壊死性筋膜炎の項を参照されたい）．したがって，糖尿病などの免疫不全患者が急性発症の会陰部痛を訴え，壊死性筋膜炎に準じた所見，すなわち視診と見合わない強い疼痛，バイタルサインの悪化，急速進行性の経過などを認めた場合は本症例を必ず想起する．

Pros & Cons 賛成論 反対論

❖ 尿路感染症にはST合剤が第一選択薬か

　米国感染症学会（IDSA）はガイドラインで，女性の単純性膀胱炎に対するスタンダードな治療として高いエビデンスレベルとともに3日間のST合剤の使用を推奨している[5]．しかし本邦では，ステロイド処方やHIV感染診療に携わっていなければ，ST合剤の処方を日常的に行うことが少ないためか，膀胱炎に対しても広く第一選択薬として処方されているとはいい難い．そのため処方し慣れていない施設にとっては抵抗がある可能性もあるため，筆者は他院フォローをお願いする必要があるときはST合剤を避けるなどの工夫をすることもある．具体的に代替の抗菌薬としては，前述のIDSAのガイドラインではホスフォマイシンの3g単回投与が同レベルの推奨度であげられており，国内で有効性を示した報告も散見される．

　たしかにST合剤はStevens-Johnson症候群などの重篤な副作用の報告もあるが，副作用の出現率は他の抗菌薬と比べてもあまり差がないことが知られており，短期間の投与で済むことや薬価の面からも利点も多い．また，緑膿菌へのスペクトラムを有していないため頻用

傾向にあるキノロン系薬と比べて耐性化の面でのメリットもあり，処方がより一般的になってもいいのではないかと考える．

また，キノロン系薬などの広域の抗菌薬の乱用を防ぐほかの方法として，症状が強くなく頻回の外来フォローが可能な場合，起炎菌の大部分が大腸菌であることを考えローカルファクターで第一セフェムなどの感受性が良好であれば，それらの狭域の抗菌薬から治療を開始する．その後，症状が改善せず培養結果が耐性であったりしたときに，感受性のある抗菌薬に変更していくという選択肢も考えられる．

そのためにも日頃から施設全体で治療開始時は培養検体を極力とるようにするといった努力が重要ではないだろうか．

文献・参考図書

1) Bremnor, J. D. & Sadovsky, R.：Evaluation of dysuria in adults. Am Fam Physician, 65：1589-1596, 2002
　↑排尿時痛の評価がうまくまとまったレビュー．

2) Bent, S., et al.：Does this woman have an acute uncomplicated urinary tract infection? JAMA, 287：2701-2710, 2002
　↑各病歴聴取，身体所見の操作特性がまとまっている．

3) Fihn, S. D.：Clinical practice. Acute uncomplicated urinary tract infection in women. N Engl J Med, 349：259-266, 2003

4) Laor, E., et al.：Outcome prediction in patients with Fournier's gangrene. J Urol, 154：89-92, 1995
　↑Fournier壊疽のスコアを提唱した論文．

5) Gupta, K., et al.：International clinical practice guidelines for the treatment of acute uncomplicated cystitis and pyelonephritis in women：A 2010 update by the infectious diseases society for microbiology and infectious diseases. Clin Infect Dis, 52：e103-e120, 2011
　↑IDSAの単純性膀胱炎の治療ガイドライン．

第2章

原因疾患への アプローチ

第2章 原因疾患へのアプローチ

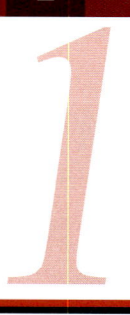

1 ERでのかぜ症候群

飯田和正

Point

- ERにおいてかぜ症候群は明確な定義のない曖昧な疾患である
- ERでの診療で何よりも重要なのは，かぜとかぜでないものの鑑別である
- 病歴聴取や身体所見などから緊急性のある疾患，かぜでないものを除外した結果，ERという一時点においてかぜ症候群という判断がなされる
- かぜ症候群に対しては対症療法がメインとなるため，患者が何に困り，不安なのかを明確に捉える必要がある
- かぜ症候群と判断しても，経過を追うことにより診断が変わることがあるため再診を促すことが重要である

■ はじめに

　かぜ症候群は非常にコモンな疾患ではあるものの，ERという現場において明確な疾患定義はない．あえて定義するならば，「対症療法以外には治療方法が存在しない，良好な経過をたどる上気道感染症」である．最も重要なのは，一見かぜのようにみえて**かぜでないものを除外すること**である．そして，ERという患者を点でしか診ることのできない現場では**経過を追うことにより初めて診断がつく**こともあるため，一時点でかぜ症候群と判断しても再診を促すことが大切である．

症例

　31歳の男性．3日前から鼻水があり，昨日から少し喉が痛んで咳が出てきた．今日から37.2℃の微熱がある．咳が増えてきており，最近マイコプラズマ肺炎流行の報道が多いため，心配になって午後11時頃ERへ徒歩で来院．既往歴，渡航歴，薬剤アレルギー歴，投薬歴なし．家族や職場の同僚に同じような症状のある人はいない．鼻水と咳の症状がつらい．解熱薬も欲しいとの訴えあり．

【身体所見】
- 心音，呼吸音異常なし．頸部リンパ節や甲状腺の腫大，圧痛なし．
- 咽頭，鼻腔に発赤を認める．

1 診断のポイント

❶ 病歴からの思考プロセス

　基礎疾患のない若年成人が急性の上気道症状で来院している．病歴聴取において数日にわたる**急性の経過**であるのか，数週間にわたる**慢性の経過**であるのかどうかは非常に重要なポイントである．かぜ症候群をはじめとする一般的な感染症は急性経過をたどることが多い．それに対し，がんなどの悪性疾患や結合組織病，薬剤熱などは数週間続く熱などを呈し，慢性経過をたどることが多い．加えて感染症では結核，感染性心内膜炎，膿瘍，A型肝炎なども慢性経過を呈する．

　かぜ症候群では必ず**何らかの上気道症状**（くしゃみ，鼻水，咳，咽頭痛）**が存在する**．逆に熱のみ，だるさのみというかぜ症候群は存在しないと考えてよい．ただし，すでに市販薬などを内服している場合は症状がマスクされている可能性もあるので，投薬歴を聴取することは大切である．既往歴，基礎疾患，投薬歴はセットで聴取する．例えば悪性疾患を基礎疾患にもち，抗がん剤が投与されていれば一見かぜにみえても発熱性好中球減少症，敗血症などがすぐに想定され，かぜではないと疑ってワークアップしなければならない．

　海外渡航歴があれば，その時点でかぜではないものを疑うことが多い．マラリアのワークアップをするかどうかはその一言で決まる．旅行時に性交渉をもつ方も多いため，急性HIV症候群も鑑別に入ってくる．よって海外渡航歴があればその重要性をお伝えしたうえで性交渉歴の聴取もセットで行う．

　今回の症例では投薬歴はなかった．また，急性の経過をたどっており感染症の可能性が高い．急性に経過する上気道の症状が存在し，微熱がある．病歴から感染臓器は上気道であり，熱の原因は上気道の炎症であろうと推察された．

❷ 身体所見からの思考プロセス

　かぜ症候群は特徴的な身体所見がない．よって**かぜ症候群に矛盾する所見がないかどうかを中心に診察していく**．心雑音があればもちろん感染性心内膜炎を考えなくてはならないし，肺に雑音があれば肺炎を考える．甲状腺腫大があれば亜急性甲状腺炎を疑う．ERという多忙な現場では，時間の限界があるため病歴から診察すべき部位を明確にしていくことが時間の節約につながる．今回の症例の身体所見は咽頭，鼻腔の発赤程度であった．感染症診療の基本である感染臓器の想定をする作業は重要であり，今回の症例において症状と身体所見から感染臓器は上気道であると考えられた．

One More Experience

最低限必要な病歴と身体所見について

　ERは多忙で，詳細な病歴聴取や診察が望ましいが常に行うことは難しい．あくまで私見に過ぎないが筆者が一見かぜにみえる患者への最低限注意すべきと考える病歴，身体所見を以下に示す．あげればキリがないが短時間で重要な情報となりやすいものを中心に述べる．個々の症例によりケースバイケースであることにはくれぐれも留意していただきたい．

病歴	・症状の時間経過（急性か慢性か） ・咳を伴うか（咳を伴う咽頭痛はウイルス感染の可能性が高い） ・既往歴と基礎疾患 ・投薬歴（健康食品，サプリメントを含む） ・海外渡航歴 ・アレルギー歴
身体所見	・頸部リンパ節は，顎下，前頸部，後頸部，後頭部に分けてすべて触れる（急性のリンパ節腫脹で後頸部リンパ節が腫れていれば伝染性単核球症を疑う） ・甲状腺疾患は見落としやすいため，必ず触れる ・眼瞼結膜は必ず診る（感染性心内膜炎の点状出血，アレルギー性疾患のチェック） ・額や両頬をトントンと軽く叩いて痛みがないかどうか診る（急性副鼻腔炎のチェック） ・手，指は情報が多いので必ず診る（感染性心内膜炎のOsler結節，Janeway発疹などのチェック，ばち指の有無で基礎疾患の可能性を評価） ・発熱における原因臓器がわからない場合は，足などの全身の皮膚をくまなくチェックする（糖尿病患者などでは感染経路が見つかることがある）

❸ 検査について

　繰り返しになるが，かぜ症候群は積極的に診断していくものではなく，**他疾患を除外することにより診断する**．よって，かぜ症候群診断のための検査は存在しない．病歴，身体所見からかぜ症候群ではないかもしれないと判断し，検査を行っていくアプローチが最も効率的である．ERで役に立つのはインフルエンザ迅速診断キットや溶連菌迅速診断キットであろう．すぐに結果が出るうえ，治療方針などに大きく関わるからである．今回の症例では病歴，身体所見からかぜ症候群に矛盾するものはなく，特に検査は行わなかった．

MEMO ❶ 迅速診断キット

　ERでは迅速診断キットをよく使う．インフルエンザ流行期における急な高熱ならインフルエンザ迅速診断キットを使用する．また，咳のない高熱を伴う咽頭痛なら溶連菌迅速診断キットを使用することが多い．もちろん，病歴，身体所見からかぜ症候群ではないと疑って検査をしている．

2 考えられる微生物

　ライノウイルス，コロナウイルスなどが考えられる．かぜ症候群は，対症療法が主体となるため原因微生物の検索はERで診療をするわれわれにとっては意味をもたない．肺炎のような疾患であれば，治療方針が原因微生物の検索により大きく変わるが，かぜ症候群においては変わることがないからである．かぜでないものを想定する場合，原因微生物検索のためグラム染色や培養検査は必要であろう．しかし，病歴，身体所見からかぜ症候群に矛盾しないと判断した場合，原因微生物の検索は必要ない．今回の症例でもそのように考え，頭の中ではライノウイルスやコロナウイルスを想定したが，検査は行わなかった．

3 治　療

　かぜ症候群に対しては対症療法を行う．対症療法がすべてといってもよい．とはいえ，患者によってどのような症状を取り除きたいのかは人それぞれである．ERでは患者がつらいと感じている症状を明確に聞き出しておき，それに合わせた処方を行うことが大切である．今回の症例では，鼻水，咳がつらいということと，解熱薬の希望がある．以下のような処方を考慮した．

鼻水に対して
- メキタジン（ニポラジン®錠3mg）：1回1錠，1日2回，朝夕食後

咳に対して
- デキストロメトルファン臭化水素酸塩水和物（メジコン®錠15mg）：1回1錠，1日3回，毎食後

解熱薬として
- アセトアミノフェン（カロナール®錠200mg）：1回2錠，頓用，1日4回まで

One More Experience

かぜ症候群と抗菌薬

　筆者は，かぜ症候群を「対症療法以外には治療方法が存在しない，良好な経過をたどる上気道感染症」と定義した．よって基本的にかぜに抗菌薬を投与することはない．しかし，処方する状況は存在するし筆者自身も処方することがある．もちろんその際はイレギュラーケースであることを自覚して処方している．処方しなければ患者－医師関係が著しく悪化し今後の外来フォローに支障がある場合などである．たいていの場合，「この症状の原因はウイルスであり，抗菌薬（実際は抗生物質の方が伝わりやすい）は効きません．副作用などを考えてもメリットは少ないでしょう．今の症状を改善させるためには，それよりも今日処方するお薬をしっかり服用して養生することが大切です」とお伝えすると納得する患者が多数である．

その他，症状別に処方例を示す．あくまで例であり，用法や用量に関してはケースバイケースであることに留意していただきたい．禁忌例を除き，患者のつらい症状を軽減させるための薬剤選択であれば大きな間違いはないと考えられる．

鼻水に対して
- ロラタジン（クラリチン®錠10mg）：1回1錠，1日1回，夕食後
- オロパタジン塩酸塩（アレロック®錠5mg）：1回1錠，1日2回，朝夕食後

喀出しにくい痰に対して
- アンブロキソール塩酸塩（ムコソルバン®錠15mg）：1回1錠，1日3回，毎食後
- L-カルボシステイン（ムコダイン®錠500mg）：1回1錠，1日3回，毎食後

咽頭痛，関節痛，筋肉痛などに対して
- エモルファゾン（ペントイル®錠200mg）：1回1錠，1日3回，毎食後
- チアラミド塩酸塩（ソランタール®錠100mg）：1回1錠，1日3回，毎食後

咳に対して
- ジメモルファリン酸塩（アストミン®錠10mg）：1回1錠，1日3回，毎食後
- オウヒエキスコデインリン酸塩水和物（濃厚ブロチン®コデイン液）：1回1.5〜2mL，1日3回，食間，白湯で2〜3倍に薄めて

解熱薬として
- ザルトプロフェン（ソレトン®錠80mg）：1回1錠，頓用，1日3回まで
- ジクロフェナクナトリウム（ボルタレン®錠25mg）：1回1錠，頓用，1日3回まで
- チアラミド塩酸塩（ソランタール®錠100mg）：1回1錠，頓用，1日3回まで

One More Experience

咳止めについて

　咳は，基本的には病原微生物などを追い出すための生体防御反応である．よって咳止めを使っても咳がピタリと止まることはほとんど経験しない．そのため筆者が咳止めを出すときは「咳止めを出しますが，咳は異物を出すための反応ですので，止めるというよりは増悪を防ぐ意味で使います」とか「現在，咳を出すことにより肺へ病原体が入り込むことを防いでいる訳で必要な咳はどうしても出てしまいますが，出すぎるとつらいですから増やさないように咳止めを出します」と必要に応じて説明している．

> **MEMO ❷ 総合感冒薬**
>
> PL顆粒®を代表とする総合感冒薬の合剤には注意が必要である．多種類の薬剤が入っているため，緩和の必要のない症状に対する薬剤が入っていることもある．もちろん，緩和したい症状にマッチしていればよいが，そうでない場合は症状に合わせてひとつひとつの薬剤を選択した方が副作用などのリスクも考え合わせるとベネフィットが多いと考えられる．

4 ERでのコミュニケーションと外来フォロー

　かぜ症候群へのアプローチでは，対症療法とともにその後の外来フォローも非常に大切である．かぜにみえて後で別の疾患であることが判明することは多い．その多くが時間経過とともに他の症状，所見が出てくることで結果的に診断される．よってERのように患者を点でしか診ることができない現場では，**一時点ではかぜと判断しても経過により診断が変わることがある**ため，「現時点でかぜだとは思いますが，こじらせることもありますし2〜3日後に外来へ再診して下さい」とか「新しい症状が出てきたり，調子が思わしくない場合は必ず外来へ来て下さい」とお伝えする．ERでは患者が**次回の外来フォローを受けやすいようにしておく**ことが大切であり，そのフォローが重大な疾患を見つける契機となることがあるため，限られた時間のなかでもしっかりと伝えておくことが望ましい．

　今回の症例は，自分がマイコプラズマ肺炎ではないかと心配して夜中に来院している．ERへ徒歩で来院される患者の多くは不安をもって来られることが多い．実際問題として，マイコプラズマ感染症は血清学的診断をすることが多いので，ER来院時における急性期にマイコプラズマ感染症かどうかは確定診断できない．だが，肺炎の臨床像には乏しく2〜3日後の外来受診時に臨床像から可能性が高いと判断すれば，早期のペア血清を採取しても取り返しのつかない病態悪化につながることはないと考える．よって以下のようにお伝えした．

　「ご心配のマイコプラズマ肺炎ですが，症状や身体所見から現時点ではかぜの可能性が高くマイコプラズマ肺炎ではなさそうです．確かに全国的に流行の報道がされていますが今のところはご安心下さい．今日からお薬を飲んで2〜3日後に外来に再診していただいて症状の変化を診させて下さい」．

文献・参考図書

1) 「レジデントのための感染症診療マニュアル 第2版」（青木 眞 著），医学書院，2007
   ↑臨床感染症学における最高峰の教科書．

2) 「感染症外来の帰還」（岩田健太郎，豊浦麻記子 著），医学書院，2010
   ↑外来という多彩なフィールドで診療するための最高の指針．

3) 「マンガで学ぶ感染症」（岩田健太郎 著），中外医学社，2009
   ↑肩の力を抜いて感染症を学ぶことができる．

4) 「臨床に直結する感染症診療のエビデンス」（岩田健太郎 ほか編，青木 眞 監），文光堂，2008
   ↑曖昧な日常臨床とエビデンスをつなぐことができる良書．名郷先生の文章は秀逸．

5) 「市中感染症診療の考え方と進め方」（IDATENセミナーテキスト編集委員会 編），医学書院，2009
   ↑日常診療でよく出会う感染症のマネジメントをわかりやすく学ぶことができる．

6) 「悪魔が来たりて感染症」（岩田健太郎 著），中外医学社，2007
   ↑辛口の文章中に医療のプロとしての意識の高さを感じることができる良書．

7) 「思考としての感染症，思想としての感染症」（岩田健太郎 著），中外医学社，2008
   ↑筆者にとってのバイブル．上級書であるが，かぜに対する深い思考に感動する．

第2章 原因疾患へのアプローチ

2 ERでの細菌性上気道感染症
咽頭炎，鼻副鼻腔炎

弓場達也

Point

- 病歴聴取，視診，バイタルサインにて，専門家に相談すべき疾患をすくいあげる
- 咳，鼻汁，咽頭痛の症状の強弱に注意する（どれかの症状が突出していないか）
- ほとんどの疾患では抗菌薬の投与が不要と考えられるが，投与が望ましい疾患を鑑別する

■ はじめに

　鼻汁，咽頭痛などを主訴とする咽頭炎，鼻副鼻腔炎（副鼻腔炎はほとんどが鼻炎に続発するため鼻副鼻腔炎の用語が用いられている）を含む急性上気道炎は一般診療を行う医師にとって，診療所から救命センター，どのレベルの施設においても必ず遭遇する疾患群である．これらの疾患は，ほとんどが自然治癒するものであるが，50〜70％に抗菌薬が処方されているのが現状である．

　致命的疾患となりうる，急性喉頭蓋炎，扁桃周囲膿瘍の鑑別は「第1章-2」，ウイルス感染によるかぜ症候群は「第2章-1」に譲る．本項では，主に細菌感染に伴う急性の咽頭炎，鼻副鼻腔炎について述べる．

症例

21歳女性．受診日からの咽頭痛と39℃の発熱のため受診．つらそうである．右扁桃腫大，右＞左，点状の白苔あり．右側頸部リンパ節腫脹を認める．
最終的にはA群β型溶連菌感染による咽頭炎と診断された．

1 診断のポイント

　一般に上気道感染症は鼻汁，咽頭痛，咳の3つの症状を訴えて受診する場合が多い．膿性鼻汁や頭痛などの症状が強ければ，鼻副鼻腔炎を考えていくべきであり，咳が強く，他の所見に乏しければ，気管支炎，肺炎を念頭におく．一方，それぞれの症状が同程度，同時期に認められれば，ウイルス感染によるかぜ症候群を支持する所見である．

　咽頭を観察する際には，ウイルス感染によるものか，細菌感染によるものかを考えつつ観察するとよい．

❶ 咽頭炎

咽頭炎のうち，唯一，抗菌薬による治療を必要とする起因菌が**A群β型溶連菌（group A Streptococcus：GAS）**であり，この鑑別に主眼をおく．
診察のポイントを表1に示す．

❷ 急性鼻副鼻腔炎

鼻副鼻腔炎を疑う症状としては膿性鼻汁，鼻閉が強い場合であるが，顔面痛，頭痛が特徴的である．特に頬骨や眼窩の上辺を圧迫した場合の圧痛が手がかりとなる．膿性鼻汁はウイルス感染でもしばしば認められ鑑別には有用でない．

2 考えられる微生物

❶ 咽頭炎

急性咽頭炎の原因微生物は少なくとも50〜80％以上がウイルス性，5〜30％程度がGAS，1〜10％がEBウイルス（Epstein-Barr virus）といわれている[1]．咽頭炎の場合最も重要な原因菌はGASである．GASによる咽頭炎は治療可能であり，**リウマチ熱予防**，合併症予防，症状軽減，感染拡大防止のためにも抗菌薬投与が望ましい．その他の原因菌の場合は特に抗菌薬による治療の必要がないと考えてよい．頻度は1％にも満たないが，HIV感染急性期の急性レトロウイルス症候群の症状として咽頭炎を呈することがある．性感染症の既往や皮疹などを認める場合は検討するべきであろう．

❷ 急性鼻副鼻腔炎

急性鼻副鼻腔炎の発端はウイルス感染が多いが，細菌感染に移行する場合が多い．細菌感染であっても半分程度が抗菌薬投与不要といわれている．2008年の本邦のサーベイランスでは原因菌としては**肺炎球菌**23.9％，**インフルエンザ菌**33.3％，*Moraxella catarrhalis* 20.8％であった[2]．肺炎球菌のうち，PSSP（penicillin-susceptible *Streptococcus pneumoniae*：ペニシリン感受性肺炎球菌）53.9％，PISP（intermediate-resistant *Streptococcus*

表1　咽頭炎診察所見の傾向

	細菌性	ウイルス性
咽頭後壁	・ウイルス性よりも，赤く強く腫脹 ・扁桃腫脹，充血などの局所所見が目立つ ・GASの場合は赤みが強い	赤く腫脹
分泌物の性状※	点状，斑状	膜状
リンパ節の腫脹	前頸部中心	・全身性の腫脹が多い ・頸部は後頸部中心 （特にEBウイルス）

※膿状分泌物の存在はウイルス性，細菌性の鑑別にはならない．

pneumoniae：ペニシリン低感受性肺炎球菌）33.3％，PRSP（penicillin-resistant *Streptococcus pneumoniae*：ペニシリン耐性肺炎球菌）12.8％であり，インフルエンザ菌ではBLNAS（β-lactamase non-producing ampicillin susceptible：β-ラクタマーゼ非産生アンピシリン感性）41.3％，BLNAR（β-lactamase non-producing ampicillin resistant：β-ラクタマーゼ非産生アンピシリン耐性）52.5％，BLPAR（β-lactamase producing ampicillin resistant：β-ラクタマーゼ非産生アンピシリン感性）6.2％であった．注目すべきは**肺炎球菌の耐性菌の割合は低下しているのに対し，インフルエンザ菌のアンピシリン耐性率は著増していること**であろう．そのため，アモキシシリン常用量では初期治療の失敗につながる可能性があり，最初から1回500mgの高容量を投与するか，強くインフルエンザ菌の関与を疑う場合はセフェム系での治療開始を検討する．

3 診断・治療の組み立て

❶ 咽頭炎

　病歴聴取と身体診察のみで溶連菌感染とウイルス感染の区別は困難であろう．鑑別のためのスコアリングシステムが考案されている．最も普及しているものがcentor criteriaであり，年齢補正をかけたものがage-modified centor criteria（表2）である[3]．各診断ツールの特徴を表3に示す．

　centor criteriaでGASによる咽頭炎が否定できない場合に迅速抗原検査を追加することが，不適切な抗菌薬処方を回避し，かつ適切な治療を実施できる最良の臨床診断法ではないかとの

表2　aged modified centor criteria

症状	点数
経過内の発熱，38℃以上の発熱	1
咳嗽なし	1
前頸部リンパ節腫脹と圧痛	1
扁桃腫脹や浸出液の存在	1
15歳未満	1
45歳以上	−1

合計点数	尤度比	感度（%）
−1 or 0	0.05	1
1	0.52	10
2	0.95	17
3	2.5	35
4 or 5	4.9	51

文献3を参考に作成．点数が高いほど溶連菌感染である可能性が高い．

表3　咽頭炎診断ツールの特徴

centor criteria	感度：高い．特異度：低く，あくまでGASによる咽頭炎を否定するツール
咽頭培養	確定診断のゴールデン・スタンダード．感度：90％，特異度：95〜99％．しかし，費用も時間もかかる
迅速抗原検査	感度：80〜90％，特異度：95％

報告がなされている[4]．筆者も現状は基本的にはこの方針に沿っている．具体的には1点以下は抗菌薬投与なし，2，3点なら迅速抗原陽性例の場合のみ治療，4点以上は抗菌薬治療を行うことを目安に考えている．

EBウイルスに伴う咽頭炎であった場合はアモキシシリンにて高率に皮疹を認めるため，GASと強く考えられる場合にのみ，アモキシシリンを処方している．

◆治　療

溶連菌感染では以下の処方があげられる．

・第一選択：アモキシシリン500mg，1日3回，10日間
・第二選択：セフジトレン ピボキシル200mg，1日3回
　　　　　　またはセフカペン ピボキシル150mg，1日3回，5〜7日間

ペニシリンを含むβ-ラクタム系薬アレルギーの場合は以下の処方があげられる．

・クラリスロマイシン200mg，1日2回，5〜10日間
・アジスロマイシン2g，1回
・クリンダマイシン300mg，1日3回，10日間

本邦ではマクロライド系が繁用されており，しばしばマクロライド耐性菌を認める．マクロライド系1剤に対して耐性をもつと，すべてのマクロライド系に対しての耐性をもつことが多く注意が必要である．ほかにはクリンダマイシンなども有効である．自身の働く地域，施設のローカルファクターを知っておくことが重要である．

Pros & Cons 賛成論 反対論

❖急性咽頭炎にペニシリン系を使うべきか否か？

長年，GASによる咽頭炎の第一選択となっているペニシリン系抗菌薬を使用せず，セフェム系薬を第一選択とすべきという意見がある．理由として，①伝染性単核球症であった場合は皮疹を生じることがある，②セフェム系の方が治療は短期間（5日投与でペニシリン系薬10日投与と同程度の効果）で済み，治療効果は勝る[5]などがあげられているが評価は定まっていない．しかし，抗菌薬治療を選択するうえで，内服アドヒアランスも考慮すべき事項であることは事実である．

❷急性鼻副鼻腔炎

標準的な副鼻腔炎症状を訴える患者に対して抗菌薬投与の利点はない．かぜ患者のほとんどに画像上，副鼻腔炎を認め，全例が治療をせずに軽快したとの報告もある[6]．2010年に日本鼻科学会から「急性鼻副鼻腔炎診療ガイドライン」[7]，2012年には米国感染症学会からもガイドラインが発刊された[8]．これらのガイドラインも参考にし，治療方針を検討している．前者は鼻腔内所見や耳鼻科的処置にも言及されており，家庭医や総合診療科，一般内科医がそのまま導入するには適さない面もあり，後者に関しては本邦と欧米では起炎菌が異なるため，それぞれ注意が必要であろう．

しかし，共通している重要なポイントは，鼻副鼻腔炎の発端はウイルス感染であり，発症初期や軽症例には抗菌薬は投与すべきでないという考えであり，経過をみて再評価し，症状が持続，悪化した場合に抗菌薬を処方するというスタンスである．

　診るべき所見は①後鼻漏，②顔面痛，③鼻漏等の程度で重症度を評価している．特に①の症状の経過は治療効果の判定にも有用である．しかし，バイタルサインの異常や，明らかな眼周囲腫脹，神経学異常がある場合は局所症状によらず，検査，治療を進めるべきであることは言うまでもない．

　抗菌薬の選択は2大起炎菌である<u>肺炎球菌とインフルエンザ菌をカバー</u>することが肝要である．

One More Experience

診断・治療で覚えておきたいこと

・急性鼻副鼻腔炎に対するアモキシシリン・クラブラン酸の有効性を示す報告は多く，BLPARの多い海外では推奨されている．ただし，本邦ではBLNARが増加しており，ガイドラインにも記載されていない．

・重症例でも，必ずしも入院が必要ではないが，年齢，基礎疾患，全身状態に応じて入院管理が必要となる．入院例の5％程度に頭蓋内（髄膜炎，硬膜外膿瘍など），眼窩内（眼瞼蜂巣炎，眼膿瘍など）への炎症の波及が認められるが，それらの診断にはCTが有用とされている．急性鼻副鼻腔炎の合併症の明確なリスクファクターは特定されていないが，糖尿病などの基礎疾患を有する患者，免疫抑制下にある患者では注意が必要である．これらの合併症を疑った場合は迷わず，専門医にコンサルテーションすべきである．

◆治　療

成人例のポイントとしては，

①軽症者は経過観察，鼻処置優先

　鼻処置としては鼻洗浄や自然口開大処置，生理食塩水，ステロイド，抗菌薬のネブライザー吸入があげられるものの，耳鼻咽喉科医師以外で吸入以外の処置を行える医師は少ないであろうし，ERや時間外診療で必要とされる場合もほとんどないであろう．必ずしも必要な処置ではなく，症状に応じて専門医との連携のもと施行を考慮するという程度でよいのではないかと筆者は考える．

　疼痛が強い場合はアセトアミノフェン，鼻汁が粘調な場合はカルボシステイン内服を処方，基礎疾患としてアレルギー性鼻炎をもつ患者の場合は，抗ヒスタミン薬を加えることもある．鼻閉に対しての血管収縮薬や，ステロイド点鼻は否定的な見解もあり，処方していない．

　本邦のガイドラインからは中鼻道からの検体採取もあげられているが，診断率が6割程度と低く，ウイルス感染の可能性も高い本疾患においてはルーチンで行っていない（検体採取手技も一般内科医にとっては困難である）．観察例，抗菌薬投与例，ともに3〜5日後に効果，経過判定を行う．

②抗菌薬の第一選択はペニシリン系（アモキシシリン500mg×3回）．前述のとおり，本邦は

表4 急性上気道炎の治療に必要な患者説明の要点

1) **ウイルス性上気道炎の定義**
   鼻汁，咽頭痛，咳，発熱などの臨床症状が少なくとも1週間以内に自然治癒するものである．発熱は3日以上続くことは少なく，38℃を超えることも少ない．

2) **ウイルス性上気道炎に対する教育と指導（インフルエンザを除いたもの）**
   ①予防法（うがい，手洗い）
   ②治療法（対症療法への十分な理解）

3) **インフルエンザに対する教育と指導**
   ①ワクチンによる予防
   ・高齢者や心・肺に基礎疾患のある人，糖尿病や腎疾患治療中の人などには接種が推奨される．発症阻止効果は健康成人で70～80％，高齢者では34～55％とされるが重症化防止には有用性の高いことが知られている．
   ②抗ウイルス薬による治療
   ・早期（発症2日以内）治療開始での有効性は，あらゆる年齢層で高い．
   ③診断法（臨床診断，病原診断）

4) **自宅療養における注意点**
   自宅安静と十分な水分，栄養摂取が基本であるが，以下の症状がみられる場合にはすみやかに医師と相談するように，あらかじめ教育と指導を行う必要がある．
   ①臨床症状（発熱，咽頭痛など）の持続（3日以上）
   ②激しい頭痛
   ③呼吸困難
   ④胸痛
   ⑤膿性分泌物（鼻汁，痰）
   ⑥扁桃腫脹，など

5) **病院診療における注意点（医師側に求められるもの）**
   ①解熱薬などの正しい服用法と，発熱のもつ免疫学的な意味などへの理解を得る
   ②合併症の有無についての，適切な判断の指導
   ③予防法の指導
   ④抗菌薬使用の場合，その必要性や適正使用についての説明

文献9より改変して転載．

耐性化率が高く，治療への反応が悪い場合は1,000mg×3回への増量も検討する
③セフェム系薬では起炎菌として急増しているBLNARに対してセフジトレン ピボキシルの活性が高い（200mg×3回）
④投与期間は7～10日
⑤レスピラトリーキノロンは第二選択もしくは重症例の第一選択として処方
⑥咽頭炎の場合と同様に，本邦ではマクロライド系（エリスロマイシン，クラリスロマイシンなど）は耐性化が進んでおり，β-ラクタム系へのアレルギーをもつ患者などに対し，できれば感受性を評価したうえで処方する．処方するのであれば，マクロライド系では，インフルエンザ菌への感受性の高いアジスロマイシン（2g，単回投与）を選択する

最後に日本呼吸器学会より発行されている「成人気道感染症診療の基本的考え方」において述べられている「急性上気道炎の治療に必要な患者説明の要点」を紹介する（表4）[9]．軽症者には，こちらを参考に患者指導，方針の決定を行っている．

文献・参考図書

1) Ebell, M.H., et al.：The rational clinical examination. Does This Patient Have Strep Throat? JAMA, 284：2912-2918, 2000
   ↑咽頭炎における身体所見の見方について．

2) 鈴木賢二 ほか：第4回耳鼻咽喉科領域感染症臨床分離菌全国サーベイランス結果報告．日本耳鼻咽喉科感染症研究会会誌，26：15-26, 2008
   ↑欧米とは異なる，本邦特有の分離菌を把握のために．

3) McIsaac, W.J., et al.：The validity of a sore throat score in family practice. CMAJ. 163：811-815, 2000
   ↑centor criteriaの有用性を検討．不要な抗菌薬投与を減らすことができるか？

4) Humair, J.P., et al.：Management of acute pharyngitis in adults：reliability of rapid streptococcal tests and clinical findings. Arch Intern Med, 166：640-644, 2006
   ↑成人咽頭炎の診断と治療の選択における，RSATの有用性は？

5) Casey J.R. & Pichichero M.E.：Meta-analysis of cephalosporins versus penicillin for treatment of group A streptococcal tonsillopharyngitis in adults. Clin Infect Dis, 38（11）：1526-1534, 2004
   ↑咽頭炎，扁桃炎治療においてセフェム系とペニシリン系薬を比較．

6) Gwaltney, J.M.Jr., et al.：Computed Tomographic study of the common cold. N Eng J Med, 330：25-30, 1994
   ↑かぜ患者の頭部CTにて副鼻腔炎が認められた場合の対応は？

7) 日本鼻科学会：急性鼻副鼻腔炎診療ガイドライン．日鼻誌，49（2）：143-247, 2010
   ↑あくまでガイドラインで鵜呑みにするものではない．耳鼻科や小児科の先生からの厳しいご意見も出ているが，われわれのような非専門医は一読しておくべきではないだろうか．

8) Chow, A.W., et al.：IDSA clinical practice guideline for acute bacterial rhinosinuitis in children and adults. Clin Infect Dis, 54(8)：e72-e112, 2012

9) 『成人気道感染症診療の基本的考え方―日本呼吸器学会「呼吸器感染症に関するガイドライン」』（日本呼吸器学会呼吸器感染症に関するガイドライン作成委員会編），日本呼吸器学会，2003
   ↑古くなったガイドラインだが，総論的には重要なポイントが掲載されている．

第2章 原因疾患へのアプローチ

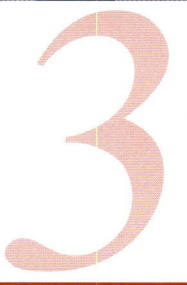

3 ERでの市中肺炎

宇留賀公紀，岸 一馬

Point

- 重症度・入院の必要性の評価は，A-DROPシステムですばやく行う
- 肺炎の重症度に応じて適切な治療を行う
- 入院が決まったら，抗菌薬投与は早めに行う
- 結核を見逃すな！

■ はじめに

日本における肺炎による1日の受診者数は10万人あたり36人（外来7，入院29）[1,2]で，死亡原因としても第4位を占め，肺炎は救急外来を含めた外来診療において重要な疾患である．また，今後も高齢化に伴い，その頻度が増加することが予測される．本項では，ERでの市中肺炎の検査・診断・治療およびピットフォールについて述べる．

症例

肺気腫で吸入薬（チオトロピウム）による通院治療中の70代男性．3日前から発熱，喀痰，咳嗽が出現し，外来を受診した．身体所見では，右下肺野に湿性ラ音（coarse crackle）を聴取した．胸部単純X線写真では，右中下肺野に浸潤影を認めた．採血では，WBC 12,000/μL，CRP 16.6mg/dLと炎症反応が上昇していたが，脱水は認めなかった．血液ガス分析では，2L経鼻酸素吸入下で，pH 7.46，PaO_2 60Torr，$PaCO_2$ 35Torrであった．A-DROPシステム[2]（後述，表1）は2点であり，中等症の市中肺炎と診断し，入院治療とした．

1 市中肺炎の対象は？

本項での市中肺炎は，救急外来での肺炎のなかで医療ケア関連肺炎に該当しない症例とした（第2章-4．表2を参照）．医療ケア関連肺炎は，次項（第2章-4）で述べる．

2 病歴聴取・身体所見のポイントは？

❶ 病歴聴取での見落としやすいポイント
- 温泉や銭湯に行っていないか
- 鳥類との接触
- 海外渡航歴
- 誤嚥の自覚の有無

❷ 身体所見での見落としやすいポイント
- 脱水所見の有無〔皮膚ツルゴールやcapillary refilling time（毛細血管再補充時間）などの評価〕
- 意識の評価（悪い場合には，頭部CTなどにより頭蓋内疾患を除外する）
- 腹部所見の有無（腸閉塞などでは嘔吐から誤嚥することがある）

3 行うべき検査は？

❶ すべての症例
- 採血
- 動脈血酸素飽和度（Saturation：サチュレーション）
- 胸部単純X線写真
- 流行期は，インフルエンザの迅速検査
- 肺炎球菌尿中抗原
- 喀痰検査

❷ 入院が必要な症例
- 血液培養
- 心電図〔心筋梗塞（特に下壁梗塞）では，嘔吐から誤嚥することがある〕
- 血液ガス分析
- 他の疾患の除外が必要な場合には，胸部CT
- レジオネラや異型肺炎が疑われる場合には，レジオネラ尿中抗原検査や非定型肺炎の血清検査

One More Experience

結核を見逃すな！

ERで見逃して問題となるのが，結核である．高齢者や住所不定者，あるいは途上国への渡航歴，遷延する咳嗽や喀痰，繰り返す肺炎がある場合には，複数回の喀痰での抗酸菌検査，または胃液検査を行うべきである．結核のCT所見は，空洞や小葉中心性粒状影（tree in bud appearance）が

重要であるが，診断に苦慮する場合も少なくない．なお，ニューキノロンは，結核の治療薬であるイスコチンやエタンブトールと効果が同等であることが示されている[4,5]．ニューキノロンによって一時的に軽快するが，中止後に再燃する経過も結核を疑わせるので注意を要する．

4 重症度・入院の必要性の評価

ERでは，すみやかな重症度・入院の必要性の判断が重要である．その点において，日本呼吸器学会の「成人市中肺炎診療ガイドライン」[2]のA-DROPシステム（表1）による重症度判定は有用性が高い．呼吸器内科医にコンサルテーションする場合も，「A-DROP何点の市中肺炎で…」と説明した方が早く正確に伝わる．

5 考えられる微生物

市中肺炎の主な原因菌は，次の6つである．細菌性肺炎と非定型肺炎の鑑別については，表2にまとめた．

＜細菌性肺炎＞
1. 肺炎球菌
2. インフルエンザ菌
3. *Moraxella catarrhalis*

＜非定型肺炎＞
4. マイコプラズマ
5. レジオネラ
6. クラミドフィラ（クラミジア）

6 治療

広域抗菌薬の投与は耐性菌のリスクとなるので，重症度により適切な抗菌薬を選択することが重要である．

表1　A-DROPシステム

1. Age：男性≧70歳，女性≧75歳
2. Dehydration：BUN≧21mg/dL or 脱水所見
3. Respiration：SpO_2≦90％ or PaO_2≦60Torr
4. Orientation：意識障害
5. Pressure：血圧（収縮期）≦90mmHg

ただし，ショックがあれば1項目でも超重症とする．
各項目を1点として，合計点数が，
0点：外来，1 or 2点：外来or入院，3点：入院，
4 or 5点：ICU入院
文献2より改変して転載．

表2　細菌性肺炎と非定型肺炎の鑑別

1. 年齢60歳未満
2. 基礎疾患がない，あるいは，軽微
3. 頑固な咳がある
4. 胸部聴診上所見が乏しい
5. 痰がない，あるいは迅速診断法で原因菌が証明されない
6. 末梢白血球数が10,000/μL未満である

1～6項目中4項目以上，1～5項目中3項目以上合致した場合には，非定型肺炎（レジオネラ以外）を疑う．
文献2より改変して転載．

❶ 外来では

1) **細菌性肺炎に対するエンピリック・セラピーとして**
   β-ラクタマーゼ阻害薬配合ペニシリン系経口薬〔例：アモキシシリン・クラブラン酸（オーグメンチン®錠）1回250mg，1日3回〕，または高用量ペニシリン〔例：アモキシシリン（サワシリン®）1回1g，1日3回〕．

2) **気管支拡張症などの呼吸器疾患などがあり，過去に緑膿菌が検出されている症例に対して**
   レスピラトリーキノロン経口薬〔例：レボフロキサシン（クラビット®）1回500mg，1日1回〕．

3) **肺炎球菌性肺炎と診断された症例に対して**
   ペニシリン系経口抗菌薬〔例：アモキシシリン（サワシリン®錠）1回500mg，1日3回〕．

4) **非定型肺炎に対するエンピリック・セラピーとして**
   アジスロマイシンSR（ジスロマックSR®）2g，処方日に1回のみ内服，またはレスピラトリーキノロン経口薬〔例：メシル酸ガレノキサシン（ジェニナック®錠）1回400mg，1日1回．またはレボフロキサシン（クラビット®）1回500mg，1日1回〕．

5) **外来で点滴治療する場合には**
   セフトリアキソン（ロセフィン®）2g，1日1回，毎日．

❷ 入院では

> **重要**
> ・入院が決まったら，抗菌薬投与は早めに！
> ・入院する症例に対して，米国感染症学会・米国胸部学会の市中肺炎のガイドライン[6]では，救急外来にいる間に抗菌薬の初回投与を推奨している．

1) **細菌性肺炎に対するエンピリック・セラピーとして**
   β-ラクタマーゼ阻害薬配合ペニシリン系注射薬〔例：スルバクタム・アンピシリン（ユナシン®）1.5g，1日4回〕

2) **気管支拡張症などの呼吸器疾患などがあり，過去に緑膿菌が検出されている症例に対して**
   ピペラシリン・タゾバクタム（ゾシン®）4.5g，1日3～4回，またはレボフロキサシン（クラビット点滴静注®）500mg，1日1回．

3) **肺炎球菌性肺炎と診断された症例に対して**
   ペニシリン系注射薬〔例：アンピシリン（ビクシリン®）1～2g，1日3～4回〕または第3世代セフェム〔セフトリアキソン（ロセフィン®）2g，1日1回〕．

4) **非定型肺炎に対するエンピリック・セラピーとして**
   アジスロマイシン（ジスロマック静注用®）500mg，1日1回，またはレボフロキサシン（クラビット点滴静注®）500mg，1日1回．

5) **ICU入室が必要な重症肺炎に対して**

緑膿菌のリスクがないときには，第3世代セフェム（ロセフィン®）2g，1日1回．

緑膿菌のリスクがあるときには，カルバペネム系注射薬〔例：メロペネム（メロペン®）0.5g，1日4回〕，または第4世代セフェム〔例：セフェピム（マキシピーム®）2g，1日2回〕．

上記に加えて，アジスロマイシン（ジスロマック静注用®）500mg，1日1回，またはレボフロキサシン（クラビット点滴静注®）500mg，1日1回．

また，呼吸不全がある場合には，ステロイドの併用〔例：ヒドロコルチゾン（ソルコーテフ®）200〜300mg/日，持続投与〕も考慮する（Pros & Cons 参照）．

One More Experience
マクロライド耐性マイコプラズマ

国立感染症研究所感染情報センターが発表している定点報告では，2011年後半よりマイコプラズマの発生頻度が多い状態が続いている．また，マクロライド耐性マイコプラズマが増加してきており，諸角ら[7]は小児の入院症例の約65％がマクロライド耐性であることを報告している．マイコプラズマ肺炎が疑われ，マクロライドが無効の場合には，抗菌薬をニューキノロンやミノサイクリンに変更をした方がよい．

Pros & Cons 賛成論 反対論

❖ **肺炎治療にステロイドは使うか？**

肺炎に対するステロイドの投与は，賛否ある．当院では，重症例に対してConfalonieriら[8]の報告に基づいてヒドロコルチゾンを200mg静注後に，240mg/日で7日間持続投与を行っている．その際は，血糖コントロールや胃潰瘍の予防をすること，鉱質コルチコイド作用からのうっ血にならないように注意することが重要である．

One More Experience
肺炎に対するマクロライドの投与

重症肺炎に対するマクロライドの併用は，原因菌のマクロライドの感受性に関係なく有効であったと報告されており[9]，肺炎治療においてマクロライドの抗炎症作用が注目されている．

文献・参考図書

1) 「国民衛生の動向 2011/2012」（厚生労働統計協会 編），厚生労働統計協会，2011

2) 「成人市中肺炎診療ガイドライン【ポケット版】」（日本呼吸器学会呼吸器感染症に関するガイドライン作成委員会 編），日本呼吸器学会，2005
   ↑呼吸器学会のホームページから無料でダウンロードできる．ぜひ，一読を．

3) 「医療・介護関連肺炎（NHCAP）診療ガイドライン」（医療・介護関連肺炎［NHCAP］診療ガイドライン作成委員会 編），日本呼吸器学会，2011

4) Conde, M. B., et al.：Moxifloxacin versus ethambutol in the initial treatment of tuberculosis：a double-blind, randomised, controlled phase II trial. Lancet, 373（9670）：1183-1189, 2009
   ↑結核治療にエタンブトールの代わりにモキシフロキサシンを投与した場合，8週での培養陰性化率はモキシフロキサシンの方がよかった．

5) Dorman, S. E., et al.：Substitution of moxifloxacin for isoniazid during intensive phase treatment of pulmonary tuberculosis. Am J Respir Crit Care Med, 180（3）：273-280, 2009
   ↑結核治療にイソニアジドの代わりにモキシフロキサシンを投与した場合でも，8週での培養陰性化率は同等であった．

6) Mandell, L. A., et al.：Infectious Diseases Society of America/American Thoracic Society consensus guidelines on the management of community-acquired pneumonia in adults. Clin Infect Dis, 44（Suppl 2）：S27-72, 2007
   ↑米国感染症学会・米国胸部学会が共同で発表した市中肺炎のガイドライン．

7) 諸角美由紀 ほか：マクロライド耐性 *Mycoplasma pneumoniae* の経年的変化 2002年～2010年の成績．日化療会誌，59：150, 2011

8) Confalonieri, M., et al.：Hydrocortisone infusion for severe community-acquired pneumonia：a preliminary randomized study. Am J Respir Crit Care Med, 171（3）：242-248, 2005
   ↑ICU入室を必要とする重症市中肺炎に対して，ステロイドの併用により，死亡率低下と入院期間の短縮ができたと報告している．

9) Restrepo, M. I., et al.：Impact of macrolide therapy on mortality for patients with severe sepsis due to pneumonia. Eur Respir J, 33（1）：153-159, 2009
   ↑肺炎に対するマクロライドの上乗せ効果は，感受性には関係しないと報告している．

第2章 原因疾患へのアプローチ

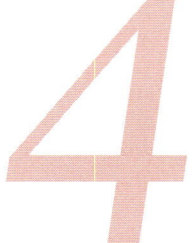

4 ERでの医療ケア関連肺炎

村田研吾

Point

- 医療ケア関連肺炎では多剤耐性菌のリスクが大きい
- 肺炎球菌，クレブシエラ，緑膿菌，黄色ブドウ球菌が多い
- 起因菌の想定には可能な限りグラム染色を活用する
- 培養検体を採取した後すみやかに適切な抗菌薬を投与する

■ はじめに

医療ケア関連肺炎（healthcare-associated pneumonia：HCAP）は，医療・介護行為への曝露がある患者が急性期病院外で発症した肺炎で，市中肺炎（community-acquired pneumonia：CAP）よりも**多剤耐性菌リスクが大きい**（表1）[1]．日米のガイドラインが示す定義は介護・医療制度の違いを反映した相違はあるが，ほぼ同一の病態を示している（表1，2）．HCAPは終末期の誤嚥性肺炎から高度医療の結果生じた肺炎までを含む不均一な病態であり，個々の症例に応じた対応が必要である[2]．

表1　HAP，HCAP，VAPにおける多剤耐性菌のリスク因子

1. 90日以内の抗菌薬療法［6カ月とする報告もある］
2. 5日以上の入院［入院後5日以上たってからの発症の意］
3. 居住地や病院内の特定の部門における耐性菌の頻度が高い
4. HCAPのリスク因子の存在［米国のガイドラインではいずれかを有する肺炎がHCAPとされる］
   1) 90日以内に2日以上の入院
   2) 介護施設または長期療養施設に居住
   3) 在宅点滴療法（抗菌薬を含む）
   4) 30日以内の維持透析
   5) 在宅における創傷治療
   6) 家族内の多剤耐性菌感染
5. 免疫低下疾患および/または治療

※［］内は筆者注

文献2より改変して転載．上記のほか，ADL不良[3]，経管栄養[4]，耐性菌感染の定着や既往[2]なども耐性菌のリスク因子と考えられている．
HAP（hospital-acquired pneumonia）：院内肺炎
VAP（ventilator-associated pneumonia）：人工呼吸器関連肺炎

症例

介護施設に入所している82歳の女性．朝から元気がないため家族，施設職員と来院．施設職員によく話を聞くと数日前から痰がらみが増えているという．現在アルツハイマー型の認知症で近医に通院している．人工呼吸などの集中治療は本人・家族とも望んでいない．意識清明．血圧114/82mmHg，脈拍110回/分で整，呼吸数32回/分，SpO_2（room air）89％，体温37.2℃．右胸部で大水泡音．

1 診断のポイント

元気がないなど非特異的な症状でも肺炎を考えて胸部の病歴・所見をとる．

2 考えられる微生物と治療法

HCAPの原因微生物は**肺炎球菌，クレブシエラ，緑膿菌，黄色ブドウ球菌**が多く，非定型病原体は少ない（表3）[1, 3, 4]．

1）肺炎球菌

2007年以前の古い薬剤感受性判定基準を用いている検査室も多いため基準を細菌検査室に聞くか，MICの値を確認するとよいだろう（表4）．

2）クレブシエラ

第3世代セファロスポリンが第一選択となる．基質拡張型β-ラクタマーゼ（ESBL）を産生する場合にはカルバペネムを選択．

3）緑膿菌

院内のアンチバイオグラム（耐性記録）などを参考に緑膿菌活性のあるβ-ラクタム薬から1剤を選択する．耐性菌が問題となる施設では**抗緑膿菌活性のあるアミノグリコシドかニューキ

表2 日本のHCAPの定義

1. 長期療養型病床群もしくは介護施設に入所している
2. 90日以内に病院を退院した
3. 介護を必要とする高齢者，身障者
4. 通院にて継続的に血管内治療（透析，抗菌薬，化学療法，免疫抑制薬等による治療）を受けている

介護の基準
PS3：限られた自分の身の回りのことしかできない，日中の50％以上をベッドか椅子で過ごす，以上を目安とする．
1．には精神病床も含まれる．

文献2より改変して転載．急性期病院外で上記1〜4のような耐性菌定着リスクのある慢性病患者に生じた肺炎をいう．

表3 HCAPの起因菌

	Shindo et al. % (n=141)	Umeki et al. % (n=79)
Staphylococcus pneumoniae	13.5	15.2
Staphylococcus aureus	9.9	15.2
MSSA	6.4	3.8
MRSA	3.5	11.4
クレブシエラ属	7.1	10.1
クレブシエラ（ESBLs）	0	NA
Pseudomonas aeruginosa	5.7	2.5
Escherichia coli	3.5	1.3
E. coli（ESBLs）	0.7	NA
Haemophilus influenzae	2.8	2.5
Moraxella catarrhalis	NA	1.3
Legionella pneumophila	0	1.3
Chlamydophila pneumoniae	0.7	1.3
Mycoplasma pneumoniae	0	0

文献4, 5を参考に作成.

表4 肺炎球菌に対するペニシリンG（PCG）の感受性

肺炎球菌の ペニシリンに対する 薬剤感受性	PCG-MIC（mg/mL）		
	以前の基準 臓器指定なし	現在の基準（CLSI 2008 update）	
		髄膜炎	髄膜炎以外
PSSP	≦0.06	≦0.06	≦2
PISP	0.1〜1.0	—	≧4
PRSP	≧2	≧0.12	≧8

PSSP（penicillin-sensitive）：ペニシリン感受性肺炎球菌, PISP（penicillin-intermediate）：ペニシリン低感受性肺炎球菌, PRSP（penicillin-resistant）：ペニシリン耐性肺炎球菌

ノロンを併用する．5日以内の投与では腎障害は少なく[1]，筆者は感受性判明まで積極的にアミノグリコシドを併用している．

4）黄色ブドウ球菌

筆者は**薬剤耐性リスクがある場合グラム染色によってブドウ球菌と考えられれば抗MRSA薬**を投与している．また**インフルエンザ後の肺炎では，黄色ブドウ球菌による重症肺炎を合併**することが知られているため抗MRSA薬を選択することが多い．

5）クラミドフィラ

軽症のことが多く，HCAPでは少ないとされる[2, 4, 5]．そのため筆者は，集団内で流行して

いる場合や迅速診断で原因菌らしいものがない場合にカバーしている．なお，日本呼吸器学会の「成人市中肺炎診療ガイドライン」にある細菌性肺炎と非定型肺炎の鑑別の指標は，「60歳未満」，「基礎疾患がない，あるいは軽微」という項目があり[6]，HCAPにおいてそのまま利用するのは難しい．治療はCAPの項（第2章-3）を参照されたい．

6）レジオネラ

本邦におけるHCAPでの頻度は1.3％以下と，CAP（1.4～3.9％）に比べて低い[4, 5]．重症化が知られることから，**重症の場合はエンピリックにカバー**する[1, 2]．治療はCAPの項（第2章-3）を参照されたい．

7）嫌気性菌

ルーチンでカバーする必要はないが[1, 2, 7]，**唾液など口腔内内容物による誤嚥性肺炎**の場合は原因菌として考える[2]．抗菌薬はβラクタマーゼ配合ペニシリン，クリンダマイシン，メトロニダゾール，カルバペネムから選択するが，βラクタマーゼを配合していないペニシリンやモキシフロキサシンも使われることがある．

8）結　核

日本は結核の中蔓延国であり，肺炎疑い例のなかに紛れている[8]．喀痰の**抗酸菌検査も行う**[2]．

③ 診断・治療の組み立て方

本例は急性の経過で膿性痰，発熱が出現しており肺炎を念頭においた検索が必要である．迅速に診断，原因微生物の想定，重症度評価を行ってすみやかに治療を開始する．

❶ 病歴：原因微生物を想定するための病歴も確認する

嚥下障害，sick contact，動物・汚染水への曝露歴など病原体を想定させる病歴や，**入院・抗菌薬投与歴などの薬剤耐性リスク**（表1）の有無も聴取する[1, 2, 9]．

本例では，嚥下障害，施設内流行，動物・汚染水曝露歴はなかった．2カ月前に尿路感染症といわれレボフロキサシンを1週間内服していた．介護施設入所歴と3カ月以内の広域抗菌薬使用歴から耐性菌のリスクありと判断した．

❷ 診断のための検査：感染・炎症所見と下気道所見の組み合わせ

胸部X線，一般採血，血液ガスを診断，重症度の評価のために行う．胸部X線で無所見のこともあるが[10]，CT撮影が困難な場合は画像検査に拘泥せず，**感染・炎症所見**（発熱/低体温，shock vital，白血球増減，CRP上昇など）**と下気道所見**（咳嗽，喀痰，酸素化悪化，断続性ラ音など）**の組み合わせで暫定的に診断**して治療を開始することもある．ただしこの組み合わせを呈する疾患は多く〔心筋梗塞，心不全，肺塞栓，無気肺，他部位の感染による急性呼吸促迫症候群（acute respiratory distress syndrome：ARDS）など〕，病歴，身体・検査所見から除外する必要がある[1, 9]．

❸ 病原微生物の検索：血培，痰，抗原検査

- 血液培養（最低2セット）[1, 2, 9]
- 痰の微生物検査（一般細菌と抗酸菌の鏡検，培養，感受性検査）
- レジオネラと肺炎球菌の尿中抗原
- 鼻咽頭のインフルエンザ抗原（流行期）

痰のグラム染色と抗酸菌染色は迅速に結果が得られ原因微生物を絞り込むことができるので積極的に行う．痰が出ないときは，筆者はネブライザーによる喀痰誘発や，気管内吸引も行っている．それでも採取できない場合には時間を浪費しない．

❹ 重症度評価と入院・ICU入室の判断：客観的に評価しつつ，患者・家族とも相談する

CAPにおけるPSI（PORT study），CURB-65などの指標が示すとおり[1, 11]，**意識障害，低血圧，頻呼吸，基礎疾患，脱水などが重症度の判断に重要**である（第2章-3参照）．上記の指標は，予後を予測するために作成されたものであり，年齢の要素が大きい．**入院，集中治療の是非は**，年齢以外の要素を用いて重症度を評価し[11]，基礎疾患，精神的・身体的活動性，家族の状況などを勘案しながら，**患者や家族と話し合って判断するべき**とされる[2]．

経過1

右下肺野に浸潤影を認め，少量の右胸水を伴っていた．血液検査ではWBC 5,700/μL，Ht 34％，Plt 24万/μL，BUN 18.4mg/dL，Na 132mEq/L，Glu 132mg/dL，CRP 10.2mg/dL，PCT 0.56ng/mL，血液ガスではpH 7.482，PaO_2 58.5Torr，$PaCO_2$ 35.4Torrであった．症状，湿性ラ音，浸潤影の存在，CRP・PCTの上昇から肺炎と診断した．参考までに計算したCURB65は2点（中等症），PSIは132点（重症）であった．気管内吸引痰は膿性で，抗酸菌塗沫陰性，グラム陽性双球菌と細長いグラム陰性桿菌がみられた．肺炎球菌，レジオネラの尿中抗原は陰性であった．

❺ 治療：抗菌薬の初回投与はERで行う

適切な抗菌薬をできる限り早期（4時間以内が目安）に投与する[11]．治療が遅れないように**ERで初回投与**を行う．HCAPでは耐性リスク，重症度を基に初期投与薬剤を選択することが推奨されているが（図1）[2, 12]，可能であればグラム染色などの迅速検査を併用してカバーすべき微生物を決定したい．

経過2

原因微生物として，肺炎球菌と緑膿菌を想定した．当院における緑膿菌の感受性はセフェピム88％，トブラマイシン97％であったため，セフェピム，トブラマイシンを選択し，ERで投与した．その間に家族と相談して一般病棟へ入院とした．

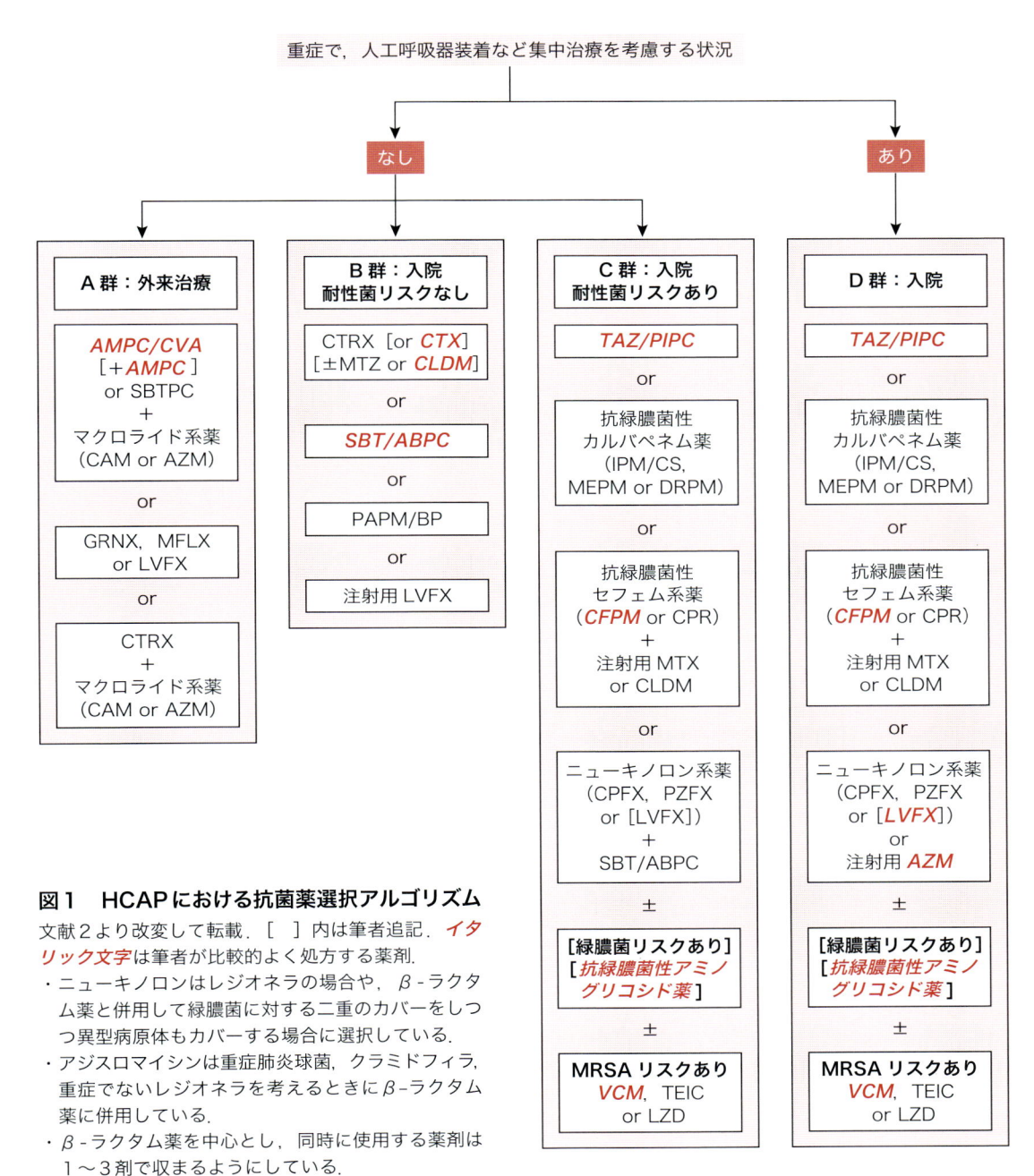

```
                    重症で，人工呼吸器装着など集中治療を考慮する状況
                                    │
                    ┌───────────────┴───────────────┐
                   なし                             あり
         ┌──────────┬──────────┬──────────┐         │
```

┌─────────────────┬─────────────────┬─────────────────┬─────────────────┐
│ A群：外来治療   │ B群：入院   │ C群：入院   │ D群：入院   │
│   │ 耐性菌リスクなし │ 耐性菌リスクあり │   │
│   │   │   │   │
│ *AMPC/CVA*   │ CTRX [or *CTX*] │ *TAZ/PIPC*   │ *TAZ/PIPC*   │
│ [+*AMPC*]   │ [±MTZ or *CLDM*]│   │   │
│ or SBTPC   │   │ or   │ or   │
│ ＋   │ or   │   │   │
│ マクロライド系薬 │   │ 抗緑膿菌性   │ 抗緑膿菌性   │
│ (CAM or AZM)   │ *SBT/ABPC*   │ カルバペネム薬   │ カルバペネム薬   │
│   │   │ (IPM/CS,   │ (IPM/CS,   │
│ or   │ or   │ MEPM or DRPM)   │ MEPM or DRPM)   │
│   │   │   │   │
│ GRNX, MFLX   │ PAPM/BP   │ or   │ or   │
│ or LVFX   │   │   │   │
│   │ or   │ 抗緑膿菌性   │ 抗緑膿菌性   │
│ or   │   │ セフェム系薬   │ セフェム系薬   │
│   │ 注射用 LVFX   │ (*CFPM* or CPR) │ (*CFPM* or CPR) │
│ CTRX   │   │ ＋   │ ＋   │
│ ＋   │   │ 注射用 MTX   │ 注射用 MTX   │
│ マクロライド系薬 │   │ or CLDM   │ or CLDM   │
│ (CAM or AZM)   │   │   │   │
│   │   │ or   │ or   │
│   │   │   │   │
│   │   │ ニューキノロン系薬│ ニューキノロン系薬│
│   │   │ (CPFX, PZFX   │ (CPFX, PZFX   │
│   │   │ or [LVFX])   │ or [*LVFX*])   │
│   │   │ ＋   │ ＋   │
│   │   │ SBT/ABPC   │ 注射用 *AZM*   │
│   │   │   │   │
│   │   │ ±   │ ±   │
│   │   │   │   │
│   │   │ [緑膿菌リスクあり]│[緑膿菌リスクあり]│
│   │   │ [*抗緑膿菌性アミノ*│[*抗緑膿菌性アミノ*│
│   │   │ *グリコシド薬*]   │ *グリコシド薬*]   │
│   │   │   │   │
│   │   │ ±   │ ±   │
│   │   │   │   │
│   │   │ MRSA リスクあり │ MRSA リスクあり │
│   │   │ *VCM*, TEIC   │ *VCM*, TEIC   │
│   │   │ or LZD   │ or LZD   │
└─────────────────┴─────────────────┴─────────────────┴─────────────────┘

図1　HCAPにおける抗菌薬選択アルゴリズム

文献2より改変して転載．[　]内は筆者追記．*イタリック文字*は筆者が比較的よく処方する薬剤．
- ニューキノロンはレジオネラの場合や，β-ラクタム薬と併用して緑膿菌に対する二重のカバーをしつつ非定型病原体もカバーする場合に選択している．
- アジスロマイシンは重症肺炎球菌，クラミドフィラ，重症でないレジオネラを考えるときにβ-ラクタム薬に併用している．
- β-ラクタム薬を中心とし，同時に使用する薬剤は1〜3剤で収まるようにしている．

※表内略語
AMPC：アモキシシリン，AMPC/CVA：アモキシシリン・クラブラン酸，AZM：アジスロマイシン，CAM：クラリスロマイシン，CFPM：セフェピム，CLDM：クリンダマイシン，CPFX：シプロフロキサシン，CPR：セフピロム，CTRX：セフトリアキソン，CTX：セフォタキシム，DRPM：ドリペネム，GRNX：ガレノキサシン，IPM/CS：イミペネム・シラスタチン，LVFX：レボフロキサシン，LZD：リネゾリド，MEPM：メロペネム，MFLX：モキシフロキサシン，MTX：メトトレキサート，MTZ：メトロニダゾール，PAPM/BP：パニペネム・ベタミプロン，PZFX：パズフロキサシン，SBT/ABPC：アンピシリン・スルバクタム，SBTPC：スルタミシリン，TAZ/PIPC：ピペラシリン・タゾバクタム，TEIC：テイコプラニン，VCM：バンコマイシン

文献・参考図書

1) American Thoracic Society & Infectious Diseases Society of America : Guidelines for the management of adults with hospital-acquired, ventilator-associated, and healthcare-associated pneumonia. Am J Respir Crit Care Med, 171 : 388-416, 2005
    ↑HAP, VAP, HCAPに関するATSとIDSAの合同ガイドライン.

2)「医療・介護関連肺炎（NHCAP）診療ガイドライン」（医療・介護関連肺炎［NHCAP］診療ガイドライン作成委員会 編）, 日本呼吸器学会, 2011
    ↑日本のHCAPガイドライン.

3) El Solh, A.A., et al. : Indicators of potentially drug-resistant bacteria in severe nursing home-acquired pneumonia. Clin Infect Dis, 39 (4) : 474-480, 2004. [Epub 2004 Jul 22].

4) Shindo, Y., et al. : Health-Care associated Pneumonia Among Hospitalized Patients in a Japanese Community Hospital. Chest, 135 : 633-640, 2009
    ↑HCAPとCAPの起因菌を比較した日本の単一施設における後方視研究.

5) Umeki, K., et al. : Clinical features of healthcare-associated pneumonia (HCAP) in a Japanese community hospital : comparisons among nursing home-acquired pneumonia (NHAP), HCAP other than NHAP, and community-acquired pneumonia. Respirology, 16 : 856-861, 2011
    ↑HCAPの起因菌を示した日本の単一施設における後方視研究. 介護施設入所の有無でも比較している.

6)「成人市中肺炎診療ガイドライン」（日本呼吸器学会呼吸器感染症に関するガイドライン作成委員会 編）, 日本呼吸器学会, 2007
    ↑日本のCAPガイドライン.

7) Marik, P.E. : Aspiration pneumonitis and aspiration pneumonia. N Engl J Med, 344 : 665-671, 2001
    ↑誤嚥性肺炎のわかりやすいレビュー.

8) 樫山鉄矢 ほか：救急における抗酸菌塗抹検査の有用性と問題点の検討. 感染症学雑誌, 83（5）: 585, 2009
    ↑夜間休日抗酸菌塗抹検査を行ったER患者のうち57/1754=3.24％が結核！

9)「レジデントのための感染症診療マニュアル 第2版」（青木 眞 著）, 医学書院, 2008
    ↑いわずとしれた感染症学の教科書.

10) Esayag, Y., et al. : Diagnostic value of chest radiographs in bedridden patients suspected of having pneumonia. Am J Med, 123 : 88 e1-5, 2010
    ↑胸部X線の肺炎に対する感度が65％と低いことを報告.

11) Mandell, L.A., et al. : Infectious Diseases Society of America/American Thoracic Society consensus guidelines on the management of community-acquired pneumonia in adults. Clin Infect Dis, 44(2) : S27-72, 2007
    ↑CAPに関するATSとIDSAの合同ガイドライン.

12) Brito, V. & Niederman, M.S. : Healthcare-associated pneumonia is a heterogeneous disease, and all patients do not need the same broad-spectrum antibiotic therapy as complex nosocomial pneumonia. Curr Opin Infect Dis, 22 : 316-325, 2009
    ↑わかりやすいHCAPの総説. HCAPのすべてが耐性菌のカバーを要するわけではないと説く.

第2章 原因疾患へのアプローチ

5 ERでの中枢神経感染症
髄膜炎，脳炎，脳膿瘍

中山晴雄

Point

- 細菌性髄膜炎は神経救急疾患であり，治療の遅れが予後に直結する
- 細菌性髄膜炎が疑われる場合には，禁忌事項がない限り積極的に髄液検査を行い，病初期の段階で本症の診断を確定し，適切な治療を開始する
- 脳膿瘍に伴う巣症状の悪化，特に膿瘍とその周囲の浮腫の増大に伴う脳ヘルニアへの進行を見落とさないことが，緊急度の判定に重要である．なお，乳頭浮腫などの頭蓋内圧亢進状態を認める際には腰椎穿刺は禁忌である
- CTやMRIによる画像診断は，脳膿瘍の治療効果の判定や外科的治療の必要性の判断に非常に有用である

■はじめに

　中枢神経感染症は，重篤な後遺障害の可能性に加え依然として高い死亡率を呈することが問題となる疾患である．そこで，本項ではERで遭遇する可能性の高い細菌性髄膜炎や脳膿瘍を中心に，中枢神経感染症についての診断・治療の組み立て方・専門医へのコンサルテーションに際し重要となる点について概説する．

1 細菌性髄膜炎の症例

症例A

概要

　62歳女性．急性経過の意識障害を伴った発熱で救急搬送．意識レベルJCS III-100，髄膜刺激症状あり．腰椎穿刺の結果，多核球優位の細胞数増多を認め細菌性髄膜炎の診断で入院加療となった．当初，肺炎球菌，インフルエンザ菌，髄膜炎菌などを広く標的とするために広域抗菌薬の併用を行ったが，肺炎球菌が原因菌と同定されてからは単剤での治療へ変更．症状軽快し退院となった．

　以下，本症例での対応の実際を，時系列で示していく．

経過1

救急隊連絡から来院まで

　62歳女性．昨日の夕方から38℃台の発熱，悪寒，関節痛を認め，本日15時すぎから**呼びかけても応答せず様子がおかしい**ため救急要請．救急隊からの第一報では，**糖尿病で近医通院中**．意識レベルはJCS II桁，血圧165/96 mmHg，体温38.3℃，脈拍84回/分・整，経皮的酸素飽和度（SpO$_2$）96％（6Lマスク）．

⇨ **この状況で考えておくべき疾患（原因微生物），診断・治療の組み立て方**

　A．来院までに想定すべき疾患

　　①細菌性髄膜炎，②ウイルス性髄膜脳炎（特に単純ヘルペス），③結核性髄膜炎．

　B．必要な検査（記載順に行うことが推奨される）

　　①採血，②血液培養，③頭部CT，胸部X線，④腰椎穿刺，⑤グラム染色．

重要

頭痛，発熱，意識障害，項部硬直：これらは，細菌性髄膜炎を想定すべきKey wordsである．このうち2つ以上の症状が認められた際には細菌性髄膜炎を強く疑う．

MEMO ❶ 細菌性髄膜炎の危険因子

- 気道感染症（肺炎，中耳炎，副鼻腔炎）
- 糖尿病
- その他の免疫低下状態（ステロイド，臓器移植，HIV，化学療法など）
- 脾摘
- 頭蓋底骨折，髄液漏

経過2

来院時症例提示

　20分後に救急隊が到着．目立った疾患の既往はなし．血圧155/106mmHg，体温38.9℃，脈拍96回/分・整，SpO$_2$ 91％（4Lマスク）．意識レベルJCS III-100，瞳孔左右差なし，両側対光反射あり．失禁あり，四肢皮疹なし．項部硬直あり．Kernig徴候・Brudzinski徴候ともに陽性．

⇨ **初診時の処置および病歴・身体所見から考えることは何か**

　　時間経過から細菌性髄膜炎やウイルス性髄膜脳炎を強く疑い精査を進めた．

1. **採血**：著明な炎症反応の上昇を認めた（表1）．
2. **血液培養**：細菌性髄膜炎は，鼻咽腔の定着菌や局所感染症の原因菌が主に「血流」を介して髄腔内へ侵入することにより発症することから，原因菌の同定に血液培養が果たす役割はきわめて大きい．血液培養の陽性度は，摂取回数が多いほど上昇する．検出感度の上昇，検体汚染の鑑別目的に血液培養は2セット提出した．
3. **抗菌薬の投与**：細菌性髄膜炎では，きわめて早期に抗菌薬を投与することが肝要である．検査を優先しすぎて，治療開始が遅れることは避ける必要がある．本症例では，病歴，臨床所見から「細菌性髄膜炎（肺炎球菌による）」を疑い血液培養後すみやかに肺炎球菌を標的としたエンピリカルな抗菌薬の投与を行った．ペニシリン耐性肺炎球菌の可能性と当院におけるアンチバイオグラムを参考にメロペネム1回2g，8時間ごと（1日6g）とバンコマイシン1回1g，12時間ごと（1日2g）の併用を選択した．
4. **頭部CT並びに胸部X線**：明らかな異常所見なし．
5. **腰椎穿刺**：採血結果が出るまでに腰椎穿刺を施行した．なお，成人については腰椎穿刺の前に頭部CTを施行すべき指針が示されている．それによれば，免疫抑制状態，中枢神経疾患の既往，最近1週間以内の新たな痙攣，乳頭浮腫，中等度以上の意識障害，神経巣症状を認める際には腰椎穿刺の前に頭部CTを施行することが推奨されている．本症例では第4第5椎間に正中アプローチで腰椎穿刺を施行した．初圧は18cmH$_2$O，細胞数18,944/μL，LN比1：10，タンパク530mg/dL，糖4mg/dLと初圧の上昇と多核球優位な細胞数の著

表1　症例Aの検査所見

血算		生化学	
WBC	17.8×10^3/μL	CRP	26.3mg/dL
RBC	5.11×10^6/μL	Na	135mEq/L
Hb	15.3g/dL	K	3.1mEq/L
Ht	44.3%	Cl	99mEq/L
Plt	20×10^3/μL	T-P	7.7g/dL
血液像		T-BIL	1mg/dL
好塩基球	0.1%	BUN	13.2mg/dL
好酸球	0%	Cre	0.6mg/dL
リンパ球	4.2%	AST	62IU/L
好中球	92.7%	ALT	57IU/L
単球	3%	LDH	335IU/L
凝固一般		CK	94IU/dL
PT（INR）	1.02%	血糖	244mg/dL
PT（%）	98.7%		
APTT	27秒		

増を認めた．初圧上昇，タンパク増加，糖低下（髄液糖/血糖比 0.4 以下），多核球優位の細胞数増加（多くは 10,000 以上）は，細菌性髄膜炎を強く疑う．
6. **グラム染色**：頭部 CT と胸部 X 線を施行している間に髄液のグラム染色を施行し，白血球とグラム陽性双球菌を認めた．

⇨ **検査結果からの判断は？**

意識障害を伴う発熱と髄膜刺激症状から中枢神経感染症，特に急性の経過からは細菌性髄膜炎が疑われた．頭部 CT では脳膿瘍や脳腫瘍，脳内血腫などは否定的で，髄液のグラム染色でグラム陽性双球菌を認め，肺炎球菌による細菌性髄膜炎を疑い入院管理とした．

経過 3

抗菌薬の投与

肺炎球菌性髄膜炎の場合，抗菌薬投与前のコルチコステロイド投与により合併後遺症・致死率が減少することが示されており，本症例でも抗菌薬開始直前にステロイドを開始した．通常は抗菌薬に併用して 2〜4 日使用することが検討されるが，本例では，デキサメタゾンを 1 回 10 mg，6 時間ごと（1 日 40 mg），4 日間継続して使用した．

⇨ **ステロイド投与について**

急性期のステロイド投与は抗菌薬による細菌の死滅に伴うサイトカインなどの炎症性メディエーターの放出抑制に効果を発揮するとされ，抗菌薬投与直前または同時に短期間（2〜4 日間）併用する．投与量や種類については，デキサメタゾン 0.15 mg/kg を，抗菌薬初回投与の直前（遅くとも同時）から 6 時間ごとに 2〜4 日間投与することが推奨されている．

入院 2 日目〜退院まで

入院翌日から解熱傾向を認め，意識状態も 2 日目には JCS I-1 まで改善．血液培養では明らかな病原微生物は確認されなかったが，髄液培養からペニシリン感受性の肺炎球菌が同定され，抗菌薬をセフトリアキソン単剤 1 回 2 g，12 時間ごと（1 日 4 g）へ変更した．通常，細菌性髄膜炎であれば適切な治療開始から 36 時間以内に臨床的改善が認められるが，治療経過が思わしくないときは，膿瘍形成，感染性静脈血栓症，感染性心内膜炎などの別の病巣の有無について確認が必要である．

入院後 2 週間抗菌化学療法を継続し，発熱と意識障害も消失．19 日目に自宅退院となった．

2 髄膜炎治療の要点

髄膜炎治療の要点を表2にまとめた．

> **MEMO 2 髄膜炎と感染制御**
>
> 髄膜炎の原因となるインフルエンザ桿菌や髄膜炎菌は流行性の病原体で，患者から医療従事者に感染する可能性がある．したがって，髄膜炎患者の診療に際し，標準予防策に加え飛沫感染対策が必要となる点に留意する．

表2　髄膜炎の原因菌と推奨抗菌薬

原因菌		頻度		推奨抗菌薬	
		6～49歳	50歳以上	抗菌薬	用量
肺炎球菌	PSSP	60～65%	80%	アンピシリンまたはペニシリンG	アンピシリン1回2g，1日6回
	PISP, PRSP			第3世代セフェム（セフトリアキソンまたはセフォタキシム）＊＋バンコマイシン＊	セフトリアキソン1回2g，1日2回／セフォタキシム1回2g，1日4回
インフルエンザ菌	BLNAS	5～10%	<5%	アンピシリン	アンピシリン1回2g，1日6回
	BLNAR, BLPAR, BLPACR			第3世代セフェム（セフトリアキソンまたはセフォタキシム）＊	セフトリアキソン1回2g，1日2回／セフォタキシム1回2g，1日4回
黄色ブドウ球菌	MSSA, MRSA含まない	<2%	5%	バンコマイシンまたは第3，4世代セフェムまたはカルバペネム（MRSAが想定される場合はバンコマイシンを選択）	バンコマイシン15～20mg，1日2回
	MSSA, MRSA含む				セフェピム1回2g，1日3回／メロペネム1回2g，1日3回
リステリア菌		<1%	<1%	アンピシリン（アンピシリンアレルギーの患者ではST合剤，メロペネム）	アンピシリン1回2g，1日6回

文献1を参考に作成．
＊原因菌が同定されるまでのエンピリック・セラピーでも推奨される．
PSSP：ペニシリン感受性肺炎球菌
PISP：ペニシリン低感受性・中等度耐性肺炎球菌
PRSP：ペニシリン耐性肺炎球菌
BLNAS：β－ラクタマーゼ非産生アンピシリン感受性インフルエンザ菌
BLNAR：β－ラクタマーゼ非産生アンピシリン耐性インフルエンザ菌
BLPAR：β－ラクタマーゼ産生アンピシリン耐性インフルエンザ菌
BLPACR：β－ラクタマーゼ産生アモキシシリン・クラブラン酸耐性インフルエンザ菌
MSSA：メチシリン感受性黄色ブドウ球菌
MRSA：メチシリン耐性黄色ブドウ球菌

One More Experience

髄液検査におけるLDHとCPK[2]

　乳酸脱水素酵素（LDH）とクレアチンキナーゼ（CPK）は自動分析装置で容易に測定できる．LDHは髄膜炎の鑑別に有用で，ウイルス性では60IU/L以下でLDH1, 2, 3アイソザイムが増加し，細菌性では60IU/L以上でLDH4, 5アイソザイムが増加する．髄液中CPKのほとんどは脳由来のCK-BBで，原因を問わず中枢神経感染症の予後判定に有用で，基準値は6U/L以下で，上昇は脳組織破壊を意味し予後不良とされている．

髄膜炎治療に対する腰椎ドレナージ術[3]

　重篤な髄膜炎は，細胞数増多による髄液循環不全が病態を増悪させていると考えられ，補助療法として腰椎ドレナージを用いた持続排液が考慮されることがある．

3　脳膿瘍の症例

症例B

概　要

　80歳男性．亜急性の経過で巣症状を伴った意識障害が進行し救急搬送．意識レベルJCS I-2，右注視不可，右空間無視あり．齲歯にて近医通院中．頭部CTにて左後頭葉に占拠性病変あり脳膿瘍の疑いで入院．頭部MRI拡散強調画像にて高信号域を認め3cm以上の大きさであったことから手術施行．脳膿瘍の診断で抗菌薬治療を行った．術中培養結果からは，連鎖球菌と嫌気性菌が同定された．その後，症状軽快し退院となった．

　以下，本症例での対応の実際を，時系列で示していく．

経過1

救急外来から来院まで

　80歳男性．**1週間前から行動と言動が不明瞭**．数日前には発語もできなくなり救急要請．血圧145/96 mmHg，体温36.9℃，脈拍76回/分・整，SpO_2 100％（4Lマスク）．JCS I-2, GCS E4V3M5，瞳孔2.5mm左右差なし，対光反射正常．**右注視不可．右空間無視あり**．髄膜刺激症状なし．これまで目立った疾患の既往はなく，**齲歯にて近医通院歴あり**．

【検査所見】
採血：WBCが10,900/μL，Naが132mEq/Lである以外著明な異常なし（表3）．
頭部CT：**左後頭葉に占拠性病変あり**
胸部X線：異常所見なし

表3 症例Bの検査所見

血算		生化学	
WBC	10.9×10³/μL	CRP	0.39mg/dL
RBC	4.87×10⁶/μL	Na	132mEq/L
Hb	14.9g/dL	K	3.5mEq/L
Ht	42.3%	Cl	98mEq/L
Plt	17.2×10³/μL	T-P	7.4g/dL
血液像		T-BIL	1mg/dL
好塩基球	0.1%	BUN	19mg/dL
好酸球	0.3%	Cre	0.64mg/dL
リンパ球	19.9%	AST	33IU/L
好中球	70.6%	ALT	27IU/L
単球	9.1%	LDH	550IU/L
凝固一般		CK	328IU/dL
PT（INR）	1.19%	血糖	104mg/dL
PT（%）	76%		
APTT	22.7秒		

経過2

来院後経過

発熱と神経巣症状，亜急性の臨床経過に加え，頭部CTにて左後頭葉に占拠性病変を認めたことから脳膿瘍を強く疑った．頭部造影CTを施行したところ，**左後頭葉に40×30mm大の内部低吸収域でリング状の造影像増強効果を伴った結節影と周囲の浮腫**を認めた．病巣の存在部位からは，口腔や耳からの直接感染としては非特異的であり，血行性感染によるものを第一に考えた．血液培養を2セット提出し，メロペネム1回2g, 8時間ごと（1日6g）の投与とグリセオール1回200mL, 12時間ごと（1日2回），デカドロン1回2g, 12時間ごと（1日4g），抗痙攣薬としてレベチラセタム 1,000mgとカルバマゼピン 100mgを開始して即日入院とした．

経過3

手術〜術後ICU入室

入院後に施行した頭部MRI（図）では，CTと同部位に**リング状の造影効果**を示し，**拡散強調画像にて高信号でADC値が低い病変**を認め神経膠芽腫や転移性脳腫瘍は否定的であった．**膿瘍径は手術適応とされる3cm以上**（表4）であることから，入院翌日に全身麻酔下でニューロナビゲーターガイド下穿刺排膿術を施行した．術中こげ茶色で無臭の膿を採取し，グラム染色なら

びに培養検査を施行．培養結果が判明するまでは抗菌薬は変更せず，膿瘍の原因検索を行った（表5）が明らかなエントリーは確認できなかった．血液培養は陰性．術後2日で意識障害も改善し一般病棟へ退室した．

> **重要**
>
> 亜急性増悪の臨床経過，神経巣症状，齲歯治療の既往，CTでリング状造影効果を伴った占拠性病変，MRIで拡散強調画像にて高信号，ADC値が低い病変：これらは脳膿瘍を診断する際のKey wordsである．

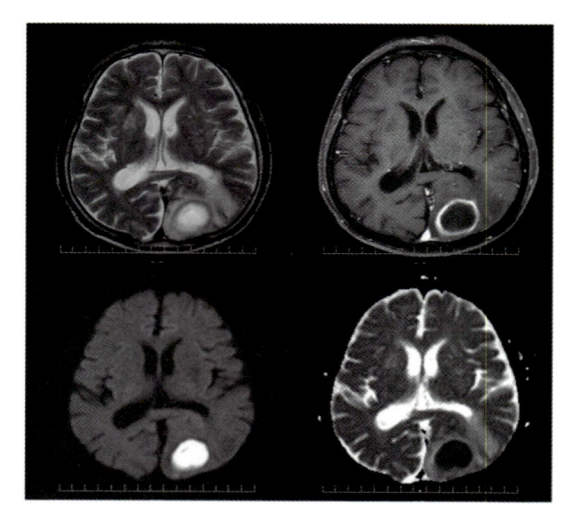

図　症例Bの頭部MRI像

表4　外科治療（脳膿瘍の手術適応）

- 意識障害が強く，頭蓋内圧が高いと予想される場合
- 直径3cm以上の場合
- 脳室に近傍した深部脳膿瘍，側脳室後角に近接した膿瘍の場合
- すでに脳室穿破を起こしている場合
- 十分な抗菌化学療法を2週間施行しても，症状に改善ないか，悪化した場合
- 十分な抗菌化学療法を4週間施行しても，膿瘍の大きさが縮小しない場合
- 痙攣の焦点となっており，抗痙攣薬でコントロールできない場合

表5　脳膿瘍のエントリー

血行性転移	敗血症	
	細菌性心内膜炎	
	肺動静脈瘻	
	胸腔内化膿性疾患	肺膿瘍 気管支拡張症 膿胸
	腹部化膿性疾患	胆嚢炎 腎盂炎
	骨盤内化膿性疾患	産褥熱 人工流産
直接侵入	中耳炎	
	副鼻腔感染巣	前頭洞 乳様突起
	顔面の外傷	

経過4

一般病棟〜退院

術中の膿培養から連鎖球菌と嫌気性グラム陰性桿菌が同定された．これらは，通常口腔内常在菌であることから歯科治療を契機として口腔内の菌が血行性に膿瘍を形成したものと推察された．

4 脳膿瘍治療の要点

❶ 内科的治療

1）抗菌化学療法

膿自体の培養により起因菌とその薬剤感受性を調べ最小発育阻止濃度（minimum inhibitory concentration：MIC）の低い薬剤を選択する．大抵，連鎖球菌と嫌気性菌が原因菌であるため，ペニシリンGとメトロニダゾールの併用が選択されることが多い．しかしながら，日本にはメトロニダゾールの注射薬が存在せず，慢性感染があると緑膿菌などのグラム陰性桿菌の関与する頻度が増加するため，同定結果が判明するまで，もしくはグラム陰性桿菌の関与が推察される場合には，カルバペネム製剤が選択される機会も多い．その際には痙攣などの副作用の危険性が低いメロペネムが推奨されるが，適正使用に関して細心の注意が必要である．

2）抗脳浮腫薬

頭蓋内圧亢進に対してはグリセオールの点滴静注を行う．リバウンド現象に注意し，90分前後での投与が推奨される．症例により200mLを1日2回から，300mLを1日3回前後まで適宜調節して使用する．D-マンニトールは，頭蓋内圧低下作用はすみやかであるが，作用時間は短く，多尿，電解質異常や，リバウンド現象から投与後かえって脳浮腫をきたすこともあり，脳神経外科医へコンサルテーションしてから使用することが推奨される．ステロイドは，膿瘍周囲の炎症反応による血管透過性亢進に由来する脳浮腫に対して有効である．一方で被膜形成を遅延することから，被膜形成が完成していない急性期での使用は一定の見解が得られていない[4]．

3）抗痙攣薬

痙攣発作はときに難治性であることから脳膿瘍の際には予防投与も含め必須の治療となる．脳膿瘍に伴う痙攣は局在性であることから，カルバマゼピンなどが候補にあがる．近年効果的な新規抗てんかん薬も数多く上市されており，特にレベチラセタムは，その特異的な薬理作用や痙攣抑制効果から選択頻度が増加している．予防投与の際には，レベチラセタム1,000mgで十分だが，痙攣重積発作の際には，3,000mgを投与する．内服が困難なときには，胃管からの投与も行われている．

❷ 脳膿瘍と転移性脳腫瘍の鑑別（特にMRI, PET）

MRIでは，一般的に脳膿瘍は拡散強調画像にて病巣の内部が強い高信号域として描出され，ADCが低値である．脳膿瘍と脳腫瘍はときにその鑑別が困難であるが，脳腫瘍では拡散強調画

像で病巣の内部が低信号を示すことが鑑別のポイントとなる．一方，フルオロデオキシグルコース（FDG）-PETでは膿瘍壁におけるBBB破綻と多数の炎症細胞浸潤による代謝亢進に伴うアミノ酸移送の増加によりFDG集積が認められ，臨床的な脳膿瘍の活動性評価に優れている．

文献・参考図書

1) 黒田 宙：細菌性髄膜炎．「神経系の感染症—update」，月刊 臨床神経科，28（3）：294，2010
2) （社）日本臨床衛生検査技師会髄液検査法編集ワーキンググループ：「髄液検査法2002」，日本臨床衛生検査技師会，2002
3) 福岡講平：化膿性髄膜炎に対して腰椎ドレナージを施行し著功を示した1例．茨城県農村医学会雑誌，18：20-22，2005
4) 「脳神経外科学 改訂第10版」（太田富雄，松谷雅生 編），金芳堂，2008
5) 「髄膜炎の100章」（Roos, K. L. 著，湯浅龍彦 監訳），西村書店，2003
6) 中村 巧，松居 徹：細菌性感染症 脳膿瘍．「神経系の感染症 update」，Clinical Neuroscience，28：298-299，2010
7) 島津智一，荒木信夫：細菌感染 脳膿瘍．「脳の感染症」，Clinical Neuroscience，23：756-759，2005
8) 足立好司：細菌感染 脳膿瘍—脳外科的立場から．「脳の感染症」，Clinical Neuroscience，23：760-763，2005
9) Van de Beek, D. : Community-acquired bacterial meningitis in adults. N Engl J Med, 354 : 44-53, 2006
10) Tunkel, A. R. & Hartman, B. J. : Practice guidelines for the management of bacterial meningitis. Clin Infect Dis, 39: 1267-1284, 2004
11) Mathisen, G. E. & Johnson, J. P. : Brain abscess. Clin Infect Dis, 25: 763-779, 1997

第2章 原因疾患へのアプローチ

6 ERでの血流感染症・血管内デバイス感染症
中心静脈ライン，心ペースメーカー

大八木秀和

■ はじめに

ERでよく経験する血流感染症，一方めったに出くわさないCIED（cardiovascular implantable electronic device：心臓植込み型電子デバイス）感染症，ともに診療の基本的戦略は同じである．ただし，CIED感染症の場合は**必ず循環器科にコンサルテーションをすること**．

1 血流感染症

Point

- カテーテル挿入患者でシバリングがありフォーカスが不明な場合，血流感染を疑う
- 血流感染が疑われたら原則カテーテル抜去，血液培養2セット採取後，重症化を防ぐため必ず抗菌薬を投与する
- よくわからない意識障害，よくわからないバイタルサインの変動，よくわからない代謝性アシドーシス，よくわからない低体温など，"よくわからない"は血流感染症を示唆するポイントとなる

症例A

ポート留置患者の症例

悪寒戦慄を主訴に来院した施設入所中の78歳の男性．2年前に胃癌で胃全摘術を施行した．2カ月前から中心静脈栄養を受けている．3，4日前から発熱を繰り返すようになった．本日も39℃の熱発があり，悪寒戦慄を伴ったため当院受診．

【身体所見】
体温 38.3℃，血圧 98/52mmHg，心拍数 106回/分，見た目はしんどそう．意識レベルはJCSでII群．心音 S1→S2→S3（－）S4（－），4Lを中心にLevine II / VIの収縮期駆出性雑音あり．肺音 清．ポート挿入部位は発赤や圧痛はなし．

【検査所見】
血液検査では WBC 11,200/μL，CRP 10.5mg/dL，Plt 12万/μL．その他特に異常なしであった．

> ⇨ **診断のポイント：同じ時間に熱が出るのは要注意**
> ただ熱が出たという事実だけでなく，熱が出る時間帯，どんなときに熱が出るか聞いてみよう．

　診療録の記載から，1日2回同じ時間に発熱することがわかった．またその時間帯は高カロリー輸液を投与した後であることも判明した．ポート感染の可能性を疑い，ポートから血液培養1セット，また末梢から血液培養1セットの合計2セット採取．入院後，外科に対診して，ポートを抜去．後日血液培養およびポート内からメチシリン耐性黄色ブドウ球菌（MRSA）（＋）が検出された．

重要

血液培養を採る際，カテーテル血と末梢血を採取すること．

One More Experience

ポートの見落としに注意

　ポートの位置は体型により意外にわかりにくいこともある．あらかじめわかっていればよいが，何の情報もない場合見落とす可能性がある．上腕や鼠径部近くにポートが留置されていることもあるので注意が必要．

❶ 考えられる微生物と治療法

　カテーテル関連血流感染症を疑った場合，血液培養採取後，表1の原因微生物を想定して治療を開始する．**最も多いのは皮膚常在菌である．**

表1　グラム染色による分類

GPC-cluster（グラム陽性球菌―塊状形成）	コアグラーゼ陰性ブドウ球菌，*Staphylococcus aureus*（MRSA，MSSA）
GPC-chain（グラム陽性球菌―連鎖形成）	エンテロコッカス　＊セフェム系が効かないので要注意
GPR（グラム陽性桿菌）	コリネバクテリウム
GNDC（グラム陰性双球菌）	アシネトバクター
GNR-M（L）（グラム陰性桿菌―中（大）型）	クレブシエラ，*Escherichia coli*，エンテロバクター
GNR-S（グラム陰性桿菌―小型）	*Pseudomonas aeruginosa*，セラチア
GP-huge（グラム陽性―大型）	カンジダ

文献3を参考に作成．

カテーテルによる血流感染は，**即抗菌薬治療を開始**する必要がある．遅れると，感染性心内膜炎（infective endocarditis：IE），膿瘍，骨髄炎，眼内炎などきわめて重篤な合併症を起こす可能性がある．よって入院が必要．敗血症ショックなどの場合はICUも考慮する．

原因菌が判明するまでバンコマイシン＋グラム陰性桿菌〔緑膿菌，腸内細菌科，基質拡張型β-ラクタマーゼ（ESBL）産生菌〕をカバーできる抗菌薬（例えばセフェピム）にて治療する．

カンジダ菌血症の場合は，ミカファンギン，カスポファンギンやフルコナゾールなどを投与開始する．血液培養の結果を待ちde-escalationを必ず行う．免疫機能低下が疑われる場合や，体内に静脈カテーテルなど異物がある場合，また抗菌薬が効かない場合には積極的に疑ってかかる必要がある．

❷ 標準的な治療期間（表2）

カテーテル抜去後，どのくらい時間が経てばカテーテルを再挿入，留置してよいかは明確なデータがなく，臨床状況に応じてケースバイケースである．いったん血液培養の陰転化が確認された場合は特に問題ない．陰転化していない場合は，少なくとも菌血症の状況下での再挿入は，菌が再度付着してカテーテル関連感染症を再発する可能性が高くなると考えられるので，やむをえない場合の短期留置を除いては推奨できない．

個人的には（当院では）以下を指針として再挿入を考えている
- 持続的菌血症がないこと（血液培養で陰性化）
- 中心静脈（CV）ラインの挿入血管内に感染性血栓がないこと
- 適切な抗菌薬による治療が実施されていること

2 ペースメーカー感染症（またはCIED感染症）

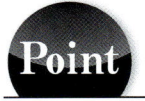

Point
- CIED感染症が存在することを知っておく
- 大きく分けてポケット（関連）感染とリード（関連）感染がある
- CIED感染症リスクファクターを覚えておく
- 治療の基本的な考え方は，カテーテル感染と同じである

表2　標準的な治療期間

コアグラーゼ陰性ブドウ球菌（CNS）	5〜7日間
S.aureus	4週間
グラム陰性桿菌（GNR）	10〜14日間
カンジダ属	血液培養が陰性化した後，14日間

文献2を参考に作成．

症例B

ペースメーカー植込み後に発熱した78歳男性

他院で糖尿病治療および2年前にペースメーカー植込み術を施行された78歳男性．数週間前からペースメーカー植込み部分の皮膚が発赤し，その後発熱と痛みを伴うようになり当院受診．

【身体所見】
体温 38.2℃，心拍数 98回/分，呼吸数 20回/分，血圧 136/82 mmHg，頭頸部 明らかな所見なし，胸部 ペースメーカー植込み部分の発赤あり，心音 S1→S2→S3（−）S4（−），心雑音 収縮期駆逆流性雑音が軽度，肺音 清．

【検査データ】
WBC 6,440/μL，Neu 74.8％（治療後の正常値はWBC 21,900/μL，Neu 62％），Plt 18万/μL，CRP 10.1mg/dL，その他特に異常なし．
胸部単純X線：異常なし．
エコーをペースメーカー部分にあてるとジェネレーター付近に液体貯留あり，押さえたときに皮膚の小さな穴から液体がしみ出てきた．
穿刺培養：メチシリン感受性黄色ブドウ球菌（MSSA），*Candida glabrata*

⇨ **診断のポイント**
循環器医でなくても，ペースメーカー植込み部分はしっかり観察すること．

皆さんは外来で，ペースメーカーの植込み部分をじっくり観察・診察しているだろうか？ 発熱で循環器疾患といえば弁やリード線に疣贅が付着しているIE・リード感染を思い浮かべるだろうが，ポケット感染や皮膚潰瘍による感染があることも忘れないでおきたい（図1）．

MEMO❶ ポケットとは？

CIEDを植込むとき，皮膚を切開して掘り進め筋膜の上にジェネレーターを留置できるスペースを作る．これをポケットと呼んでいる（図2）．埋め込んで時間が経

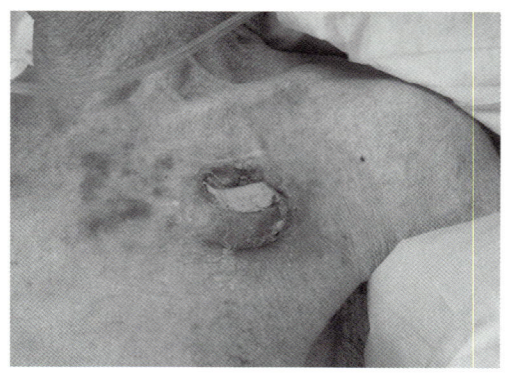

図1 ポケット感染の症例

つと，ジェネレーターやリード線を筋膜が覆い袋状になる．CIEDとリード線はつながっているため，もし何らかの原因でポケット内に感染が生じると，ポケット内からリード線の隙間を伝って血液内に菌が放出されるようになる．また袋状になったポケット内は血流が行き届きにくいため，抗菌薬が効きにくい（抗菌薬の行き届きににくい膿瘍のようなものと考える）．

MEMO ❷ ペースメーカーと植込み型除細動器（ICD）

不整脈のなかには，洞不全症候群，房室ブロック，心房細動などに代表される徐脈を起こす疾患群があり，これらの不整脈の一部には放置すると心不全を合併したり，致死的な心停止に発展する可能性がある．心臓ペースメーカーは，このような場合に，適切な機能を喪失した本来の心臓の刺激伝導系に代わって心筋を刺激し，必要な心収縮を発生させる治療に使用される医療機器である．

また，心室細動や心室頻拍などの"頻脈"発作が起こる場合や原因が見つからない場合の1つの選択肢として，植込み型除細動器（ICD）を植込む．ICDはペースメーカー機能も備えており，徐脈にも対応することがきる．

以前ペースメーカーしかなかった時代は，ペースメーカー感染症という名称が使われていたが，ICDなどの登場によりCIED感染症といわれるようになってきた（表3，4）．

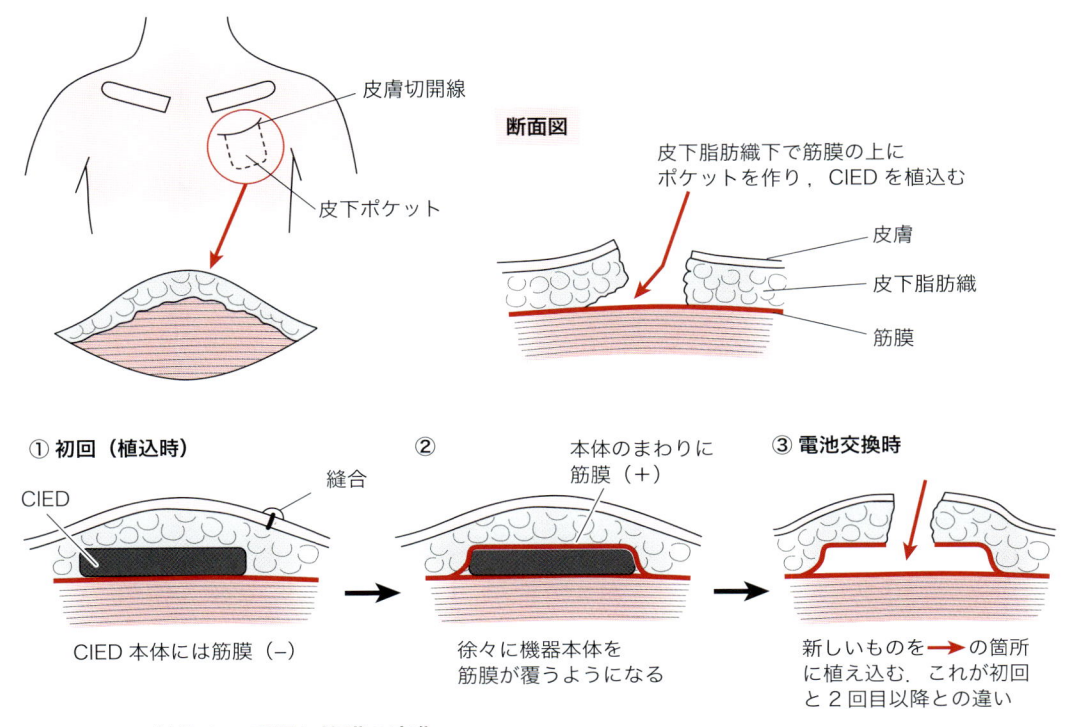

図2　CIED植込みの手順と筋膜の変化

表3　CIED感染症のリスクファクター

- 糖尿病
- 心不全
- ジェネレーター交換後
- 糸球体濾過量（GFR）が60以下の腎機能障害
- 経口抗凝固薬使用者
- 長期間のステロイド使用者
- VVI型よりDDD型ペースメーカーで起こりやすい

表4　CIEDの分類

発生部位による分類	①ポケット周囲の感染症（ポケット感染症・皮膚潰瘍）
	②血管内（IE）および血管内のリード感染症
発症時期による分類	①術後比較的早期に発症する場合
	②術後数カ月あるいは数年を経た晩期に発症する場合
原因によっての分類	①一次感染症（ポケット感染やデバイス自体が感染源）
	②二次感染（他の感染源から菌血症でリードに感染）

❶検査での注意事項

　IE〔弁に形成される疣贅（valve vegetation）やリードに形成される疣贅（lead vegetation）〕の場合，かなり大きな疣贅でかつ弁やリードに付着している場合は経胸壁心エコーでも診断がつく場合もあるが，多くは難しい．**必ず経食道心エコー（TEE）を施行**しよう．

　皮膚やポケット部に発赤がある場合や，液体貯留が疑われる場合，ジェネレーター部分にエコーをあてるとポケット部に液体が貯留していることがある．この場合，検体を採取するために穿刺をしたい衝動に駆られるだろうが，**安易に穿刺してはいけない．ときにリード線を傷つけてしまうことがある**からだ．場合によっては**断線してペーシングができなくなることもある**ので，未経験の場合は必ず循環器医にコンサルテーションして施行してもらおう．

　また一番明らかなのがジェネレーター/リードによる皮膚潰瘍（generator/lead erosion）である．これは，診察により明らかにわかることが多く，循環器医でなくても診断がつくため，**診察の際ペースメーカー植込み部をじっくり観察する習慣をつけること**．

重要

- 少なくとも2セットの血液培養．
- generator-pocketの検体をグラム染色および培養する．
- TEEを必ず依頼する．
- 安易に経皮的にポケットからの吸引はしない！

❷考えられる微生物と治療法

1）原因菌の種類

　多くは，*Staphylococcus epidermidis*，*S.aureus*，その他種々の弱毒菌が原因菌として報告されている[1]（図3）．しかし，菌が検出されない例もある．大雑把な傾向としては，**術後早期の感染症では*S.aureus*が多く，術後晩期の感染症では*S.epidermidis*や弱毒菌が多い傾向にある**．

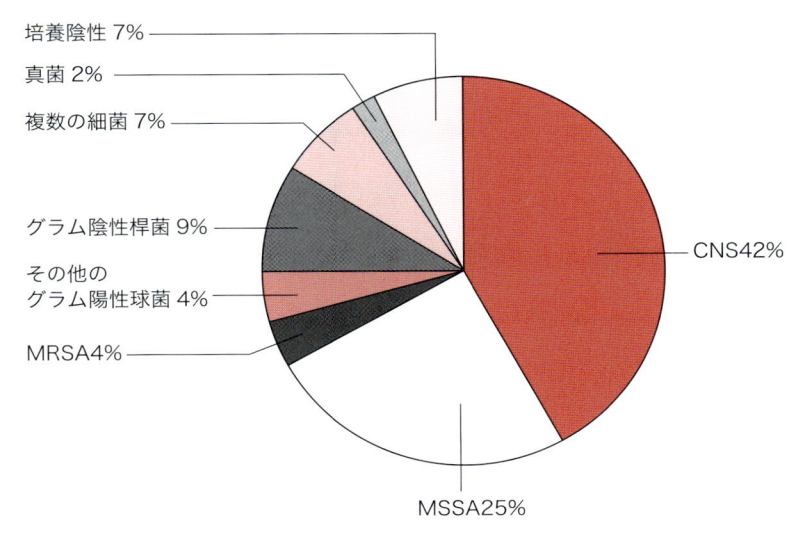

図3　CIED感染症の原因菌
文献1を参考に作成.

(CNS 42%, MSSA 25%, MRSA 4%, その他のグラム陽性球菌 4%, グラム陰性桿菌 9%, 複数の細菌 7%, 真菌 2%, 培養陰性 7%)

2) 診断・治療

診断および治療手順に関しては，図4を参照されたい．選択する抗菌薬は先の症例同様，原因菌に合わせて行う．治療に関しては，感染を疑った段階で開始．原因微生物が判明するまで可能性の高い原因微生物を想定してエンピリックに抗菌薬を開始する．

CIEDは基本取り外して新たなものを植込む．この際，**ジェネレーターを取り外しても自己脈ができていて基本的に問題ない場合と，そうでない場合がある**ので，循環器医に相談すること．

基本的には新しい永久ペースメーカーを挿入する前に，元の永久ペースメーカーを除去すると同時に一時ペーシングを行う．その後の抗菌薬の投与期間および機器再植込みのタイミングなどは図5を参照に行う．以下におおよそのまとめを記載する．

* **ペースメーカー治療期間**：皮膚潰瘍は7〜10日，ポケット感染で10〜14日，リード感染で2〜6週間，感染性心内膜炎では4〜6週間が目安（詳細は図4を参照）．デバイスを抜去できなかった場合は，長期に治療が必要と考えるがその期間は不明
* **新しい機器の再植込みのタイミング**：感染が治癒またはコントロールされてからが原則．血液培養が陰性化するまで一時ペーシングを行う．血液培養陰性化後，永久ペースメーカーを植え込み，**推奨された期間が終了するまで抗菌薬投与を継続する**．
* **ジェネレーター/リードによる皮膚潰瘍の場合**：特に血流感染になっていない場合は，皮膚潰瘍部分およびその周辺の組織をデブリードマンして埋め込む．

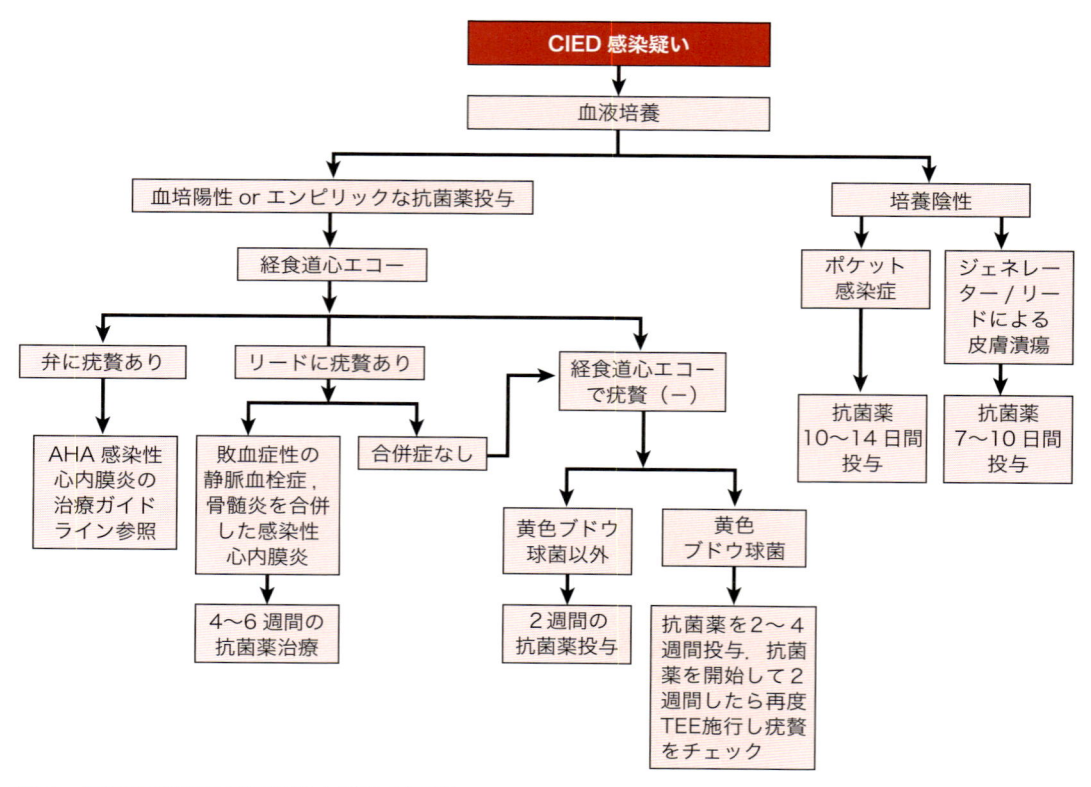

図4　CIED感染症の診断および治療手順
文献1を参考に作成.

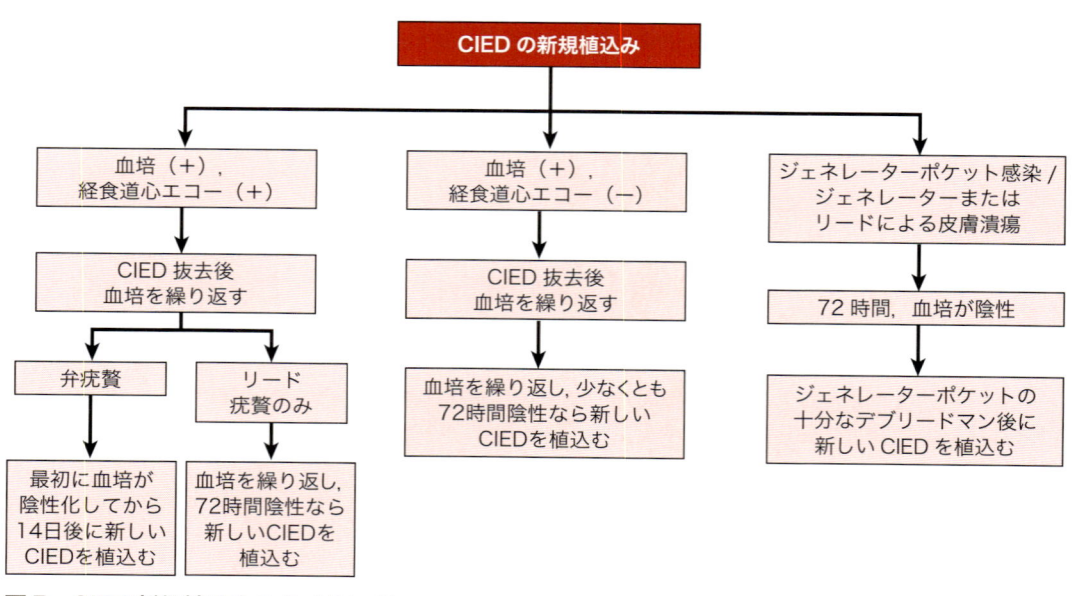

図5　CIED新規植込みのタイミング
文献1を参考に作成.

文献・参考図書

1) Baddour, L. M., et al.：Update on cardiovascular implantable electronic device infection and their management：a scientific statement from the American Heart Association. Circulation, 121：458-477, 2010
   ↑ガイドラインではないがCIED感染症の最新のエビデンスと治療方針などが詳細に記載されている．

2) 「感染症レジデントマニュアル」（藤本卓司 著），医学書院，2004
   ↑いわずと知れた名著．著者が4年間にわたり堺病院で指導を受けた恩師が書いている．

3) 「新訂版 感染症診療の手引き」（感染症診療の手引き編集委員会），シーニュ，2011
   ↑簡潔でわかりやすいし，ポケットに入るから便利．

4) 「ペースメーカー手術」（林 祐次 著），中外医学社，2005
   ↑循環器分野におけるペースメーカー関連の書籍でポケット感染症について触れている本は皆無に等しいなか，この本では取り上げられている．

5) 米国感染症学会：「カンジダ症治療の実践的臨床ガイドライン2009年改訂版」（三鴨廣繁 監訳），2009
   ↑米国感染症学会によるガイドラインの2009年改訂版．監訳者の三鴨先生は，日本の感染症診療の第一人者である．

6) 「血管内留置カテーテル由来感染の予防のためのCDCガイドライン2011」（矢野邦夫 監訳），メディコン，2011
   ↑監訳者の講習会はいつもわかりやすく，みなさんもぜひ機会があれば受けてほしい．

第2章 原因疾患へのアプローチ

7 ERでの感染性心内膜炎

岸野喜一，永井利幸

Point

- 発熱などの非特異的症状および心雑音を認めた場合には，鑑別疾患として感染性心内膜炎を積極的にあげる癖をつける
- 病歴や身体所見から本症が疑わしければ，血液培養3セット以上と経胸壁または経食道心臓超音波検査を行う
- 亜急性の経過であれば起因菌判明後に適切な抗菌薬を，急性の経過であれば血液培養採取後にエンピリカルな抗菌薬投与を開始する
- 合併症としての弁膜症，心不全，塞栓症，弁輪膿瘍形成などの有無・重症度を評価し手術適応例を見逃さない

■はじめに

感染性心内膜炎（infective endocarditis：IE）患者は発熱や全身倦怠感など軽度の非特異的な症状のみで来院することが多く，まずはこれらの症状を認めたら本症を必ず鑑別疾患としてあげ，疑うことが診断への大きな第一歩となる．

症例

64歳男性．1週間前より持続する発熱，全身倦怠感で来院．既往歴として以前より健診で心雑音を指摘されていた．明らかな先行する歯科処置などは認めなかったが，齲歯および歯肉炎を認めた．聴診上右第2肋間胸骨右縁を最強点とするLevine Ⅲ度の拡張期灌流性雑音を聴取，**経胸壁および経食道心臓超音波検査**では大動脈弁右冠尖に高輝度の結節を伴った重症大動脈弁閉鎖不全症および僧帽弁前尖の肥厚を認めた．IEを強く疑い，**血液培養を4セット**採取．後日すべての血液培養から Streptococcus sanguinis を認め，Duke criteria 大基準2項目を満たしIEの診断でペニシリンG 2,400万単位/日＋ゲンタマイシン1回1mg/kg，1日3回を開始．血液培養陰性化確認後ペニシリンGを4週間，ゲンタマイシンを2週間継続し，改善を認め，期間中に薬物療法でコントロール不可能なレベルの心不全など重篤な合併症を認めなかった．

1 診断のポイント

　IEの症状は表1のように多岐にわたる．なかでも，特に発熱と心雑音は80〜90％の症例で認められることから[1]，発熱症例をみたら，必ず"**聴診**"を忘れないことが重要であり，その際には常にIEを鑑別として考慮し，"**疑う**"ことが重要である．循環器内科医がERや内科外来受診後に散見する見逃し例の多くは見事にこれらのポイントが押さえられていない．具体的には，さまざまな主訴からIEを一応鑑別にはあげてはいるものの，聴診をきちんとせずに後日経胸壁心臓超音波検査のオーダーが入れられている，などである．

　疑いのある場合には表2のように**患者側の細菌が定着しうる危険因子**，そして**菌血症となりうる細菌への曝露因子**の2点を確認する必要がある[2, 3]．特に，曝露因子からは起因菌の想定も可能となる．これらに該当するようであれば，よりIEの検査前確率は高くなる．ただし，実臨床現場で遭遇する多くの症例では典型的な抜歯などの歯科処置を受けていることは意外にも少なく，慢性的な歯肉炎などの歯科・口腔外科領域の疾患の有無も必ず確認すべきである[4]．

　検査の基本は**血液培養の採取**と**心臓超音波検査**である．IEの診断は有名な改訂Duke診断基準（modified Duke criteria）によるが，大基準から明らかなように，この2つの検査が診断の主軸を担っている．特に，以下のポイントに注意する．

・血液培養は30分程度の間隔で各ボトル最低10mLずつ最低3セット採取する．
・心臓超音波検査では，弁逆流症や疣贅の有無，弁輪部膿瘍の有無を確認する．

表1　IEの症状および身体所見頻度

症状	有症状率
発熱	80〜85％
悪寒戦慄	42〜75％
食思不振	25〜55％
体重減少	25〜35％
倦怠感	25〜40％
呼吸困難	20〜40％
咳	25％
汗	25％
頭痛	15〜40％
関節痛	15〜30％
脳卒中症状	13〜20％
悪心嘔吐	15〜20％
胸痛	8〜35％

所見	有所見率
心雑音	80〜85％
中枢神経学的異常	30〜40％
塞栓症状	20〜40％
脾腫	15〜50％
新規または心雑音の変化	10〜40％
撥指	10〜20％
末梢徴候	
点状出血	10〜40％
線状出血	5〜15％
Osler結節	7〜10％
Janeway斑	6〜10％
Roth斑	4〜10％

文献1を参考に作成．

ERでの心臓超音波検査で重要なことは，経胸壁心臓超音波検査でIEを疑う所見を認めなくとも，**"rule out"したことにはならない**ことである．表3に示すように，経食道心臓超音波検査を施行してはじめて信頼可能な確率でIEを除外できるようになる．特に，手術適応を決めるうえで重要な**"弁輪部膿瘍"**の除外に関しては，経胸壁心臓超音波検査は全く役に立たないといっても過言ではない．逆に，経胸壁・経食道心臓超音波検査でいずれも陰性であった場合の陰性的中率は約95％と高い[5, 6]．

表2　IEの危険因子

患者因子		
心疾患	自己弁	僧帽弁逸脱症 大動脈弁疾患，二尖弁 リウマチ性弁疾患など ※ただし健常弁も2割程度いる
	人工弁	生体弁・機械弁間で有意差なし，術後2カ月が好発のピーク
糖尿病		
透析		
感染性心内膜炎の既往		

×

曝露因子	
歯科処置	溶連菌，HACEK
泌尿生殖器処置	腸球菌，B群溶連菌
人工弁・留置デバイス	黄色ブドウ球菌，表皮ブドウ球菌，真菌
皮膚疾患	黄色ブドウ球菌
移植後	黄色ブドウ球菌，真菌

文献2，3を参考に作成．
HACEK：*Haemophilus*，*Actinobacillus*，*Cardiobacterium*，*Eikenella*，*Kingella* を含む菌群．

表3　IEにおける経胸壁・経食道心臓超音波検査の感度

	感度		
	自己弁	人工弁	弁輪膿瘍
経胸壁	〜65％	〜25％	28％
経食道	＞90％	〜90％	87％

文献5，6を参考に作成．

2 診断・治療の組み立て方

❶ 考えられる起因菌と抗菌薬治療の開始

　　IEの起因菌としては，**頻度の観点**からは図1Aに示すように黄色ブドウ球菌属（約40％）と連鎖球菌属（約30％）が多い[1]．**経過や塞栓合併などの観点**からは，完全ではないが，図1Bに示す起因菌が予想される．このようにある程度起因菌の推定は可能であるが，IEの抗菌薬治療で最も重要なことは，十分量を十分期間投与することである．したがって，臨床的に待てるようであれば，エンピリカルな抗菌薬投与はあまり行うべきではなく，むしろ亜急性の経過であれば血液培養の結果から，起因菌が判明するまで数日待機し，起因菌特定後に適切な抗菌薬投与が開始されるべきである．

　　特にERでは急性経過か亜急性経過かを適切に判断すべきである．急性経過であれば，黄色ブドウ球菌などの弁破壊が急激に進行する起因菌である可能性があり，血液培養採取後に表4に示すレジメンによるエンピリカルな治療を開始し，起因菌判明後にすみやかに抗菌薬のde-escalationが望まれる．

　　また，しばしば経験される培養陰性例の多くは事前に抗菌薬投与がされている場合が多い．臨床状態次第であるが，投与期間が短ければ抗菌薬を2～3日間中止後に，長期間であれば6～7日間中止後に血液培養を再度採取することが推奨される[7]．

❷ 合併症の評価，治療効果の判定と手術適応

　　ERで病歴および身体所見，検査結果からIEと診断あるいは疑わしい場合には，原則入院である．上記抗菌薬による加療を開始すると同時に，詳細な身体所見はさることながら，初期に頭部や全身のCT・MRI，心臓超音波検査などの画像検査を施行し，心不全・全身塞栓症・動脈瘤・膿瘍などの合併症の有無の評価および重症度評価を行う．それにより，表5のようなガイドラインに示された緊急もしくは準緊急手術適応例をある程度判断できなければならない．手術適応があればすみやかに心臓血管外科へのコンサルテーションが必要である．

　　手術適応でない場合には，各起因菌に対する適切な治療期間での抗菌薬投与および合併症管

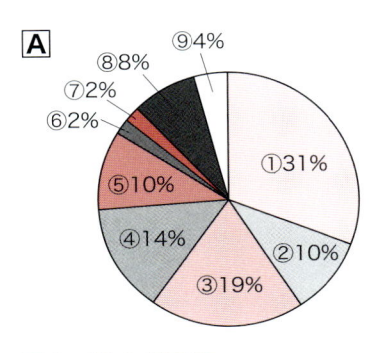

A
① ①31%
② ②10%
③ ③19%
④ ④14%
⑤ ⑤10%
⑥ ⑥2%
⑦ ⑦2%
⑧ ⑧8%
⑨ ⑨4%

① 黄色ブドウ球菌
② 表皮ブドウ球菌
③ 緑色連鎖球菌
④ その他溶連菌
⑤ 腸球菌
⑥ HACEK
⑦ 真菌
⑧ 培養陰性
⑨ その他

B

経過	急性→黄色ブドウ球菌など 亜急性（約1～2週間）→連鎖球菌など
塞栓合併	黄色ブドウ球菌 真菌（カンジダやアスペルギルス） HACEKなど

図1　IEの起因菌
文献8を参考に作成．

表4 IEに対するエンピリカルな抗菌薬レジメン

自己弁　培養陰性

JCS 2008		AHA 2005		ESC 2004	
ABPC/SBT + GM ± CTRX	期間設定なし	ABPC/SBT + GM	4～6週間	VCM + GM	4～6週間 2週間
CTRX + GM					
VCM + GM ± CTRX		VCM + GM + CPFX	4～6週間		

人工弁　培養陰性

JCS 2008		AHA 2005		ESC 2004	
VCM + GM ± RFP	期間設定なし	＜術後1年		VCM + RFP + GM	4～6週間 4～6週間 2週間
		VCM + GM + CFPM + RFP	6週間 2週間 6週間 6週間		
PCG + GM ± RFP + CTRX		＞術後1年			
		CTRX + GM ± DOXY	6週間 2週間 6週間		
ABPC/SBT + GM + CTRX		培養でバルトネラ			
		DOXY + GM	6週間 2週間		

薬用量

JCS 2008	AHA 2005	ESC 2004
GM：1回1mg/kg，8時間ごと VCM：1回15mg/kg，12時間ごと RFP：1回300mg，12時間ごと CTRX：1回2g，24時間ごと ABPC/SBT：1回3g，6時間ごと PCG：1回400万U，4時間ごと	GM：1回3mg/kg，24時間ごと VCM：1回15mg/kg，12時間ごと RFP：1回300mg，12時間ごと CTRX：1回2g，24時間ごと ABPC/SBT：1回3g，6時間ごと CPFX：1回400mg，12時間ごと DOXY：1回100mg/kg，12時間ごと CFPM：1回2g，8時間ごと	GM：1回1mg/kg，8時間ごと VCM：1回15mg/kg，12時間ごと RFP：1回300mg，8時間ごと

文献9を参考に作成．
各ガイドラインより培養陰性例への抗菌薬レジメンを採用した．
　JCS 2008：日本循環器学会ガイドライン[10]
　AHA 2005：アメリカ心臓協会ガイドライン[11]
　ESC 2004：欧州循環器学会ガイドライン[12]

【表中略語】
PCG：ペニシリン，GM：ゲンタマイシン，ABPC/SBT：アンピシリン・スルバクタム，CTRX：セフトリアキソン，VCM：バンコマイシン，CPFX：シプロフロキサシン，RFP：リファンピシン，DOXY：ドキシサイクリン，CFPM：セフェピム

表5 手術適応

JCS 2008	AHA 2005	ESC 2004
・弁機能不全による心不全 ・肺高血圧を伴う急性弁逆流 ・真菌や高度耐性菌による感染 ・弁輪膿瘍，仮性大動脈瘤 ・房室ブロック ・適切かつ十分な抗菌薬投与後，7〜10日以上感染症状持続ないし再発 ・可動性のある疣贅＞10mm増大傾向 ・塞栓症発症後も可動性のある疣贅＞10mmが観察 ・急速に進行する人工弁周囲逆流 ・弁置換後2カ月以内の早期人工弁感染抗菌薬抵抗性のブドウ球菌など ・適切かつ十分な抗菌薬投与後の持続菌血症でほかに感染源なし	・塞栓後も疣贅残存 ・僧帽弁前尖の疣贅＞10mm ・最初2週間の抗菌薬治療期間で1回以上の塞栓イベント ・適切な抗菌薬治療にもかかわらず，疣贅の増大傾向を示す ・薬物治療抵抗性の心不全 ・心室機能不全を伴う急性大動脈弁逆流，僧帽弁逆流 ・弁の穿孔や破裂 ・人工弁の脱落，破裂，瘻孔形成 ・新たな房室ブロック ・適切な抗菌薬治療にもかかわらず，膿瘍形成やその進展	・急性大動脈弁逆流，僧帽弁逆流 ・適切な抗菌薬治療にもかかわらず，8日間以上の持続発熱や菌血症 ・膿瘍，仮性動脈瘤 ・弁の瘻孔形成や破裂 ・刺激伝導障害 ・心筋炎や他の局所感染の進展を疑わせる所見 ・真菌や高度耐性菌による感染 ・僧帽弁の疣贅＞10mmや適切な抗菌薬使用にもかかわらず，疣贅が増大 ・三尖弁の疣贅で肺塞栓を繰り返してもなお大きさが20mm以上 ・術後1年以内の人工弁感染 ・人工弁機能不全や持続感染，塞栓症などの合併症がある人工弁感染

文献9を参考に作成．
JCS 2008：日本循環器学会ガイドライン[10]
AHA 2005：アメリカ心臓協会ガイドライン[11]
ESC 2004：欧州循環器学会ガイドライン[12]

理となる．重要なことは，抗菌薬の治療期間は血液培養陰性化の確認日を治療期間初日とカウントすることである[4]．したがって，最初は可能であれば，連日血液培養を採取し，その陰性化を確認しなければならない．発熱などが遷延することもあるが，**治療効果判定の王道は血液培養**である．

抗菌薬治療開始後も合併症併発の有無を慎重にみていく必要がある．特に塞栓症は抗菌薬投与開始2週間以内が多く，その後リスクは次第に漸減するといわれている[13]．

One More Experience

心雑音のはっきりしないIE

循環器専門医が俯瞰するIEの症状は以下のように整理される．

①急性の弁膜症による心不全症状（呼吸困難，浮腫，倦怠感，食思不振など）

②全身臓器への塞栓症状（脳，四肢，肺，冠動脈，椎体など）

③一般的な感染症の症状（発熱，倦怠感，食思不振，意識障害など）

しかしながら，実際の臨床現場では，**①のない，さらに心雑音がほとんど聴取できないIE症例**も頻度は低いが，確かに存在する．発症メカニズムを考えると，弁膜症の存在はほぼ必須であるが，必ずしも万人が聴取可能な弁膜症とは限らない．

したがって，以下のようなときは心雑音がなくとも積極的にIEを疑うべきである．
① 発熱＋腰痛（化膿性脊椎炎など），呼吸困難（心不全や肺塞栓など）のとき
② 脳梗塞や髄膜炎のとき
③ 原因不明の動静脈塞栓症（どの臓器でもよい）を認めたとき
④ 表2に示したIEの危険因子が存在するとき
⑤ 不明熱のとき

■おわりに

　IEは日常診療において見逃されやすい重症感染症であるが，「聴診」を忠実に行い，「疑う」癖をつけ，血液培養や心臓超音波検査といった簡便なツールを正確な知識のもとに駆使できれば，的確に診断することが可能な疾患であり，ERでの初期評価がダイレクトに生命予後を左右する緊張感の高い疾患でもある．1例でも多くのIE症例を確実に診断できるように，本項を明日からのER診療に役立てていただきたい．

文献・参考図書

1) BRAUNWALD'S HEART DISEASE NINTH EDITION: A Textbook of Cardiovascular Medicine Volume 2 (Bonow, R. O., et al. ed.), pp.1547, W. B. Saunders, 2011

2) Nishimura, R. A., et al.: ACC/AHA 2008 Guideline Update on Valvular Heart Disease: Focused Update on Infective Endocarditis. a report of the American College of Cardiology/American Heart Association Task Force on Practice Guidelines: endorsed by the Society of Cardiovascular Anesthesiologists, Society for Cardiovascular Angiography and Interventions, and Society of Thoracic Surgeons. Circulation, 118: 887-896, 2008

3) Moreillon, P., & Que, Y. A.: Infective endocarditis. Lancet, 363: 139-149, 2004

4) 「レジデントのための感染症診療マニュアル 第2版」（青木 眞 著），pp.585-628，医学書院，2007

5) Pedersen, W. R., et al.: Value of transesophageal echocardiography as an adjunct to transthoracic echocardiography in the evaluation of native and prosthetic valve endocarditis. Chest, 100: 351-356, 1991

6) Daniel, W. G., et al.: Improvement in the Diagnosis of Abscesses Associated with Endocarditis by Transesophageal Echocardiography. N Engl J Med, 324: 795-800, 1991

7) Bayer, A. S., et al.: Diagnosis and Management of Infective Endocarditis and Its Complications. Circulation, 98: 2936-2948, 1998

8) Murdoch, D. R., et al.: Clinical presentation, etiology, and outcome of infective endocarditis in the 21th century. Arch Intern Med, 169: 463-473, 2009

9) 永井利幸，香坂 俊：感染性心内膜炎．「感染症診療ガイドライン総まとめ」（岩田健太郎 編），pp.163-168，総合医学社，2010

10) 日本循環器学会「循環器病の診断と治療に関するガイドライン（2007年度合同研究班報告），感染性心内膜炎の予防と治療に関するガイドライン（2008年改訂版）」：http://www.j-circ.or.jp/guideline/pdf/JCS2008_miyatake_h.pdf

11) Baddour, L. M., et al.: Infective Endocarditis. Circulation, 111: 3167-3184, 2005
　↑AHAガイドライン．ネット上で閲覧可能（http://circ.ahajournals.org/content/111/23/3167.full）．

12) Horstkotte, D., et al.: Guidelines on Prevention, Diagnosis and Treatment of Infective Endocarditis Executive Summary. Eur Heart J, 25 (3): 267-276, 2004
　↑ESCガイドライン．ネット上で閲覧可能（http://eurheartj.oxfordjournals.org/content/25/3/267.full）．

13) Prendergast, B. D., & Tornos, P.: Surgery for Infective Endocarditis: Who and When? Circulation, 121: 1141-1152, 2010

第2章 原因疾患へのアプローチ

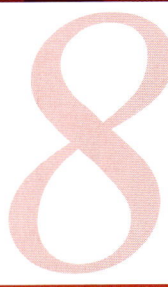

8 ERでの皮膚軟部組織感染症①
丹毒，蜂窩織炎

佐藤信宏

Point

- 発熱＋皮膚発赤に要注意
- 熱源探しは，全身をくまなく診察しよう（特に見逃しやすいのは背部や下肢末端など．下肢末端は靴下を脱がせて診察すること）
- 皮膚発赤をみたら，壊死性筋膜炎を除外しよう

■ はじめに

　皮膚軟部組織感染症は，救急外来で出会うことが多い感染症の1つである．皮膚軟部組織感染症といっても，丹毒，蜂窩織炎（蜂巣炎），皮下膿瘍，壊死性筋膜炎などがあり，重症度や緊急度もさまざまである．ここでは，丹毒と蜂窩織炎について説明する．

症例

　70歳男性．施設入所中．元気がないとのことで，ER受診．体温測定したところ38.3℃と発熱あり．研修医Aは，血液検査，胸部X線，尿検査をオーダーしたが，WBC 21,000/μL，CRP 13.0 mg/dLと上昇を認めるものの，胸部X線，尿検査は異常なかった．上級医に，「先生，不明熱の患者です」と相談にいったところ，上級医は「本当に不明熱？」と言って，患者の服を脱がせて全身診察したところ，右下肢が真っ赤に腫れあがっていた．

1 診断のポイント

❶ 病歴，身体所見

　丹毒，蜂窩織炎は，**発熱，局所的な皮膚発赤，腫脹，疼痛**を特徴としている．丹毒が主として**表皮～真皮といった皮膚組織を侵し**，境界明瞭なことが多いのに対して，蜂窩織炎では**さらに深い皮下組織まで障害され**，境界は不明瞭である（図1, 2）．丹毒は乳幼児や高齢者に多く，顔面が5～20％，下肢が70～80％である．蜂窩織炎には，表1のようなリスク因子がある．
　疼痛がはっきりしないケースや，来院当初は皮膚発赤がわからないが入院経過をみているうちにはっきりするケースもあり，発熱患者をみたら，全身を隅々まで診察しよう．皮膚発赤や

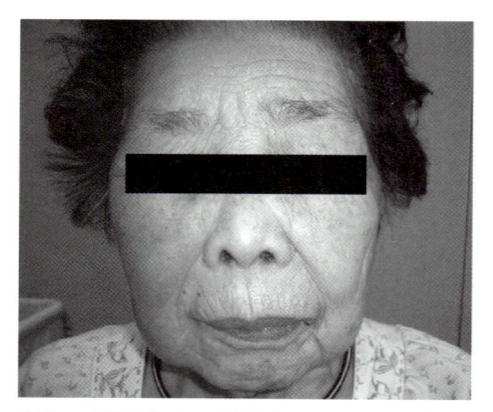

図1 丹毒（p.14 巻頭カラーアトラス参照）
文献1より転載.

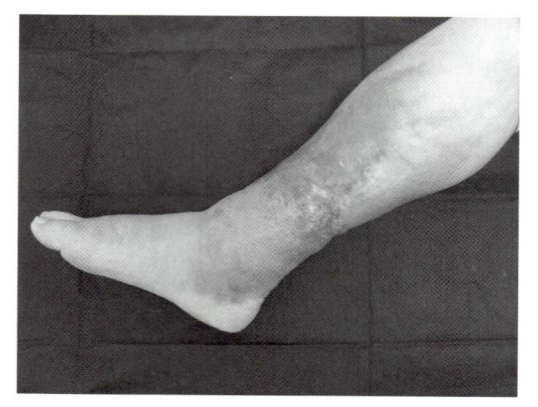

図2 蜂窩織炎（p.14 巻頭カラーアトラス参照）
文献1より転載.

表1 蜂窩織炎のリスク

- 浮腫（肝硬変，心不全，腎不全，リンパ管うっ帯など）
- 肥満
- 下肢静脈バイパス術後
- 患部への放射線治療の既往
- 患肢末梢の潰瘍，傷（熱傷，けがなど）
- 慢性皮膚疾患
- 下肢静脈血栓症
- 糖尿病
- 美容整形術後（脂肪吸引，豊胸術）

腫脹だけでなく，末梢に原因となる傷がないか，白癬がないか，末梢循環が良好か〔動脈触知もしくはCRT（capillary refilling time：毛細血管再充満時間）など〕確認できれば，さらによい．

❷ 検査所見

蜂窩織炎の診断に特異的な検査はない．血液検査については，基礎疾患の確認のために腎機能や肝機能，血糖，電解質などをチェックする．

画像検査では，膿瘍の鑑別のために，CTやエコーは有用である．皮下膿瘍は切開排膿が必要となるため除外が大事で，膿瘍精査が手軽にできるエコーは積極的に活用したい．

Pros & Cons 賛成論 反対論

❖ **蜂窩織炎の患者って全例血液培養はとるべきなの？**

血液培養については，筆者は行うことが多いが，蜂窩織炎に菌血症を合併することは珍し

表2 蜂窩織炎との鑑別疾患

	鑑別対象となる疾患		特徴
感染	壊死性筋膜炎	1型（嫌気性菌との混合感染）	急速に筋膜に進行する．痛みが激烈で，気腫を伴うこともある
		2型（溶連菌）	紫色の水疱や皮下壊死を伴い，急速に筋膜に進行する．痛みは激烈だが，気腫は伴わない．ヒト喰いバクテリアで有名
	ガス壊疽		*Clostridium perfringens* などの嫌気性菌が起こし，急速に進行する．浮腫，気腫を伴う
	皮下膿瘍		膿瘍初期は蜂窩織炎と鑑別が難しい．エコーが鑑別に便利．治療には切開排膿が必要となる
	疱疹性ひょう疽		単純ヘルペスウイルスによって生じる指の皮膚感染症．水疱ができる
	遊走性紅斑		ダニへの曝露歴あり．痛みはなく，下肢に限局しない
炎症	虫刺され		虫刺されの病歴が大事．局所的な瘙痒感はあるが，発熱や白血球増多は通常みられない
	痛風		足部痛風で間違われやすい．繰り返す関節痛がある．尿酸が高い
	熱傷		病歴で鑑別できる．疼痛は強い
薬剤性	固定薬疹		ある薬剤を飲むと同じ部位に生じる発疹．熱はなく，内服歴の確認が大事
その他	下肢静脈血栓症		発熱や発赤を伴うことは稀
	川崎病		眼窩周囲蜂窩織炎のようにみえることがある．発熱，結膜充血，頸部リンパ節腫脹，咽頭発赤などを伴う
稀	壊疽性膿皮症		炎症性腸疾患や膠原病患者で起きやすい．膿疱，水疱や潰瘍を伴う
	丹毒様がん		転移性腫瘍として見つかる．熱がなく，進行も緩徐

く（陽性率は4％しかなかったとの報告もある[2]），全例とるべきか議論のあるところである．しかし，蜂窩織炎は血流感染の結果として生じることもあるため，高熱や悪寒戦慄など菌血症を疑わせる場合や，全身状態が悪い，丹毒・蜂窩織炎としては非典型的な経過，免疫不全患者では，血液培養を2セット以上採取することを勧める．リンパ浮腫をベースに発症した蜂窩織炎や，頬部・眼窩周囲蜂窩織炎，海水や淡水関連の蜂窩織炎では血液培養を採取すべきともいわれている．また，炎症部の穿刺吸引培養については，検出率も低く，ほとんどの蜂窩織炎の起因菌が*Streptococcus pyogenes*や*Staphylococcus aureus*であることからも，特殊な感染症を疑うなどの事情がない限り，推奨されない．

❸鑑別疾患

感染性〜非感染性のものまで多岐にわたる（表2）．多くは，丁寧な病歴聴取，身体診察で鑑別可能である．

最も重要であるが，鑑別が難しい疾患として**壊死性筋膜炎**があげられる．見逃すと致死的であり，治療も広範なデブリードマンが必要になるため，蜂窩織炎・丹毒をみたら，壊死性筋膜炎の可能性がないか必ず確認する．

2 考えられる微生物と治療法

　一般的な蜂窩織炎は，*Streptococcus pyogenes* や *Staphylococcus aureus*，丹毒は *Streptococcus pyogenes* によるものがほとんどである．そのため，エンピリック・セラピーとしての第一選択は，**第1世代セフェム**が勧められる．注射なら**セファゾリン**（セファメジン®），内服なら**セファクロル**（ケフラール®），**セファレキシン**（ケフレックス®）を使用しよう．蜂窩織炎の原因によっては，起因菌が異なることがあり，表3は確認！

　治療期間については，明確に決まったものはなく，5〜10日間程度と一般的にはいわれている．ただし，末梢循環が悪いなど抗菌薬が届きにくい場合は，治療期間が長くなる．

　例）セファゾリン：1回1.0g，6〜8時間ごと
　　　　セフェムアレルギーがあれば，バンコマイシン：1回1.0g，12時間ごと
　　　　もしくは，クリンダマイシン：1回600mg，8時間ごと

　最近では，市中感染型MRSA（community acquired–MRSA：CA–MRSA）が増えつつあり，第一世代セフェムで治らない場合（膿瘍などドレナージを要する疾患を除外していれば），考慮する必要がある．

MEMO ❶ 抗菌薬以外の治療

　腫脹を減らすために，下肢の挙上と固定も有用とされている．しかし，末梢循環不全をベースにした蜂窩織炎（例えば，閉塞性動脈硬化症などを合併）の場合は，さらに循環が悪くなるため，推奨されない．また，趾間の白癬による傷は，細菌の入口になるため，清潔を保ち，抗真菌薬外用薬を用いて一緒に治療すべきである．
　再発予防として，治療後の浮腫予防の弾性ストッキングや清潔指導なども知っておきたい．

表3　第1世代セフェム以外を最初に使用する特殊な蜂窩織炎と抗菌薬第一選択薬

	起因菌	抗菌薬
糖尿病足の蜂窩織炎	グラム陰性菌，嫌気性菌	アンピシリン・スルバクタム（ユナシン®）
人咬傷	口腔内嫌気性菌，*Eikenella corrodens*	アモキシシリン・クラブラン酸（オーグメンチン®）
犬，猫咬傷	*Pasteurella multocida*	アモキシシリン・クラブラン酸（オーグメンチン®）
肝硬変患者の創部への海水曝露	*Vibrio vulnificus*	ドキシサイクリンなど
傷があり，汚染した淡水に曝露	*Aeromonas hydrophilia*	シプロフロキサシンなど

3 診断・治療の組み立て方

❶ ER
1. 来院後，全身状態の確認がまず大切．ABCは安定しているか？
2. 蜂窩織炎を疑わせる病歴があれば，丁寧に全身診察するとともに，既往歴から蜂窩織炎のリスクについて確認する．
3. 血液検査や画像検査などから鑑別疾患を検討しつつ，蜂窩織炎であれば外来加療可能か，入院が必要か判断するための情報を集める．

> **重要**
> 壊死性筋膜炎の可能性はないかをチェックする．

❷ 外来フォロー
　全身状態が安定，かつ基礎疾患がなく，家族など周囲のサポートを得られる状況であれば，外来加療可能である．
　皮膚科/整形外科/総合内科など，地域，病院によって，どんな医師がみるかは異なると思うが，抗菌薬内服を処方し，しっかりフォローアップしてもらえるように診療情報を提供する．

> **重要**
> 経口摂取不良になる，疼痛が急激に増悪するなど，全身状態悪化や壊死性筋膜炎が想定されるような症状の増悪があれば，ERに再来するように指導が必須．

❸ 一般入院
　血行動態が不安定な患者は当然として，**経口摂取不能**，腎不全や肝硬変など基礎疾患がある，ステロイド内服や糖尿病など免疫に問題がある，**高齢者の独り暮らしなど社会的な問題を抱えている**，外来治療がうまくいかなかった患者は**入院させるべき**である．
　皮膚科/整形外科/総合内科など，地域，病院によって，どんな医師が入院でみるかは異なると思うが，全身状態や既往歴など申し送りをしっかり行う．

> **重要**
> 蜂窩織炎としての治療を開始しても治りが悪い場合は，皮下膿瘍など，他の感染フォーカスをワークアップするべきである．

❹ ICU
　蜂窩織炎で血行動態が破綻する患者は稀であるが，基礎疾患などにより，全身状態が悪化し

ている場合はICUでの加療を考慮する．ICU入室基準は，病院によってさまざまであり，各病院の基準に従う．

文献・参考図書

1) 「全ての診療科で役立つ皮膚診療のコツ」（山崎雄一郎 監，木村琢磨 ほか 編），羊土社，2010
   ↑写真が多く，皮膚科を専門としていない医師にもわかりやすい．

2) Swartz, M. N.：Clinical practice. Cellulitis. N Engl J Med, 350：904-912, 2004
   ↑蜂窩織炎についてのレビュー．蜂窩織炎について簡潔にまとまって書かれている．

3) 「感染症外来の帰還」（岩田健太郎，豊浦麻記子 著），医学書院，2010
   ↑小児と成人の感染症について，実戦的にかつまとまって書いてある．

4) 「レジデントのための感染症診療マニュアル 第2版」（青木 眞 著），医学書院，2007
   ↑いわずと知れた感染症のバイブル．救急診療でも必需品．

5) Gunderson, C. G.：Cellulitis：definition, etiology, and clinical features. Am J Med, 124：1113-1122, 2011
   ↑蜂窩織炎のAJMのレビュー．最近増えているMRSAによる蜂窩織炎について多く書かれている．

6) Abrahamian, F. M., et al.：Management of skin and soft-tissue infections in the emergency department. Infect Dis Clin North Am, 22：89-116, 2008
   ↑ERでの皮膚軟部組織感染症のマネジメントについて書いてあり，ER医にとっては必読．

第2章 原因疾患へのアプローチ

9 ERでの皮膚軟部組織感染症② 壊死性筋膜炎

滝本浩平

Point

- 壊死性筋膜炎は，急速に進行する皮膚軟部組織感染症である
- 局所の皮膚所見のわりに全身状態がよくない場合には，壊死性筋膜炎を鑑別にあげる
- 迅速な診断と外科的デブリードマンが患者の救命に必要である

■ はじめに

　壊死性筋膜炎は，急速に進行する軟部組織感染症であり，筋膜と皮下組織といった深部組織が病変の中心である．治療には適切なデブリードマンが必要であり，外科的介入なしに治癒はありえない．壊死性筋膜炎が外科的エマージェンシーといわれる所以である．診断の遅れ，外科的介入の遅れは高い死亡率につながる．いかに早く診断し，外科的な介入を行うかが患者を救命するために必要である．本項では，初期診療が大切な本疾患をいかに早く診断するか，そのヒントを中心に述べていきたい．

症例

　既往歴に糖尿病と閉塞性動脈硬化症（arteriosclerosis obliterans：ASO）がある60歳男性．入院3日前までは元気であったが，そのとき足首周辺に虫刺されの跡があることに気がついた．2日前になると下腿に熱感と腫脹を感じるようになり，疼痛も出現したため近医受診．蜂窩織炎の診断で帰宅となる．その後発熱を認め，全身倦怠感も出現してきたため救急外来受診．

　受診時，意識清明であるが全身倦怠感著明．しんどくて車イスに座っている．バイタルサインは血圧100/60mmHg，脈拍110回/分，呼吸数24回/分，体温38.0℃，SpO$_2$ 96%（room air）．局所の皮膚所見は壊死しているところも認められ，激痛であるという（図1）．大腿部の皮膚は見た目は正常であるが，押すと痛みを訴える．

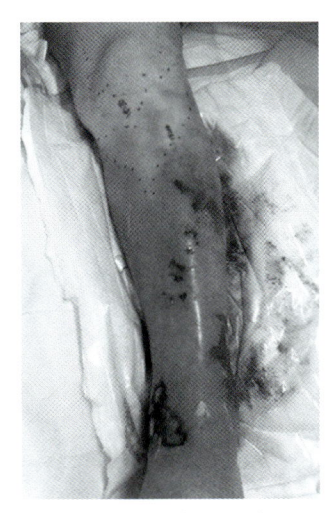

図1　初診時（P.14 巻頭アトラス参照）

1 壊死性筋膜炎の一般的な知識

　壊死性筋膜炎は，類似疾患まで含めるとそのバリエーションはさまざまである．起因菌によって，感染部位によってその名前は異なる（例えば，*Clostridium perfringens* が関与していればガス壊疽，感染部位が陰部であればFournier壊疽など）．**しかし外科的介入が必要なのはどの疾患でも同じであり，どの病型にこだわるよりも，迅速に診断し外科的に介入することの方が重要である．壊死性筋膜炎は早期の外科的介入が必要であり進行が急速である点で，蜂窩織炎とは異なる疾患であるという認識をもつ必要がある．**病型としてはⅠ型とⅡ型がある．Ⅰ型は嫌気性菌（多くはペプトストレプトコッカス属，バクテロイデス属）と腸内細菌が原因であり，患者の多くは糖尿病などの基礎疾患をもっている．Ⅱ型はA群β溶連菌（±黄色ブドウ球菌）が原因となり，健常者でも罹患することが特徴である．特殊型として，好中球減少時には緑膿菌が，淡水への曝露では *Aeromonas hydrophila* が，海水への曝露では *Vibrio vulnificus* が原因となることもある．

2 壊死性筋膜炎の診断

　壊死性筋膜炎は診断するまでが難しい．**初期診療の段階で，蜂窩織炎と壊死性筋膜炎を区別することは困難である．**疑ったら慎重に経過を観察し，必要があれば小切開にて筋膜の壊死がないかどうか確認する必要がある．局所の所見としては，①激しく，継続する疼痛，②水疱の存在，③皮膚壊死や皮膚壊死の前段階である斑状出血，④軟部組織のガスの存在，⑤紅斑の境界を越えて広がる浮腫，⑥皮膚の知覚麻痺，などを認めれば，壊死性筋膜炎を積極的に疑う根拠となる[1]．これらの所見は，皮膚の血流不全が原因と考えられている．

　また，皮膚だけでなく全身状態の観察も診断には重要である．**局所の皮膚所見のわりに全身状態が悪い（ショック，腎不全，意識状態の悪化など）場合には，この疾患を疑うヒントとなる．**さらに検査所見だけで壊死性筋膜炎を診断する試みもある（表1）[2]．また，症状の進行するスピードも重要なポイントである．全身症状や皮膚所見の増悪が短時間で進行する場合には壊死性筋膜炎を疑う．そのほか，抗菌薬を開始しても一向に改善せず増悪していく場合も本疾患を疑うヒントとなる．とにかく，普通の蜂窩織炎と何か違うと思ったら，ためらわずに外科医を呼ぶことが大切である．筋膜に壊死がないかどうか，小切開で確認すればよい．

　診断に画像診断が果たす役割は少ない．画像撮影を待っている間に患者の状態がどんどん悪化することもあるので，画像診断にこだわらない．臨床症状，所見からの判断が診断には一番重要である．CTやMRIの感度や特異度ははっきりしていない[1]．

3 治　療

　外科的デブリードマンが必須であり，筋膜が正常な範囲までデブリードマンする．**全身状態が悪いという理由でデブリードマンを遅らせない．**1回目で十分にデブリードマンできないこ

表1　LRINEC（laboratory risk indicator for necrotizing fasciitis）スコア

検査項目	値	スコア
CRP（mg/L）	＜150 ≧150	0 4
白血球（/μL）	＜15 15～25 ＞25	0 1 2
ヘモグロビン（g/dL）	＞13.5 11～13.5 ＜11	0 1 2
血清Na値（mmol/L）	≧135 ＜135	0 2
血清クレアチニン値（μmol/L）	≦141 ＞141	0 2
血糖値（mmol/L）	≦10 ＞10	0 1

文献2を参考に作成．6ポイント以上で壊死性筋膜炎の可能性がある．

表2　壊死性筋膜炎での抗菌薬の処方例

	第一選択	第二選択
Ⅰ型壊死性筋膜炎	（メロペネムもしくはピペラシリン・タゾバクタム）＋（バンコマイシンもしくはリネゾリド）	アンピシリン・スルバクタム，セフォタキシム＋クリンダマイシン，ピペラシリン・タゾバクタム，メロペネム
Ⅱ型壊死性筋膜炎	ペニシリンG＋クリンダマイシン	（セファゾリンもしくはバンコマイシン）＋クリンダマイシン

とも多く，その場合には追加でデブリードマンを行う．抗菌薬の選択は起因菌や誘因となった環境因子（例えば海水への曝露など）に応じて決定する．初期治療としては，例えばⅡ型で溶連菌が関与している場合にはペニシリンGとクリンダマイシンを投与する．また，Ⅰ型の場合には腸内細菌群と嫌気性菌をカバーする抗菌薬を選択する．創部の膿のグラム染色は，抗菌薬の選択にある程度役立つかもしれない．本疾患は致死的であり，関与する細菌は多岐にわたることがあるので，選択する抗菌薬のスペクトラムが広くなる可能性がある．表2に抗菌薬の処方例を示す．そのほか追加の治療として，連鎖球菌性トキシックショック症候群に対するγグロブリンや，混合感染に対する**高圧酸素療法**があるが，その有効性については議論があり必須の治療オプションではない．

4 診断と治療の組み立て

❶ ERでの対応～入院

　皮膚軟部組織感染症を診療する際には，①どの病原菌が関与しているか，②病変の深さはどれぐらいか，③命にかかわる感染症ではないか，の3つの質問を常に意識しておくと，壊死性筋膜炎のような死亡率の高い疾患を見逃さずに済む．①の質問は抗菌薬の選択に役立ち，②と③は外科的介入（デブリードマン）が必要なのか，保存的に経過をみることができるかどうかの判断を助ける[3]．

経過

　本症例では，病変の広がりが急速であること，皮膚壊死も認められることから壊死性筋膜炎を疑った．外科的デブリードマンは必須と考えられたので，外科医にコンサルテーションしたのち緊急手術となった．外科的デブリードマンは広範囲に及び（図2），一見皮膚が正常にみえる範囲までデブリードマンが必要であった（図3）．ここではあまり強調しないが，重症敗血症・敗血症性ショックに準じた全身管理が重要なのはいうまでもない．

❷ 入院後

　入院後に重要なことは皮膚所見の観察である．1回目のデブリードマンが不十分であれば，病変が進行し全身状態が悪化することが予想されるので，集中治療室やそれに準じた管理ができる病室に入院することが望まれる．

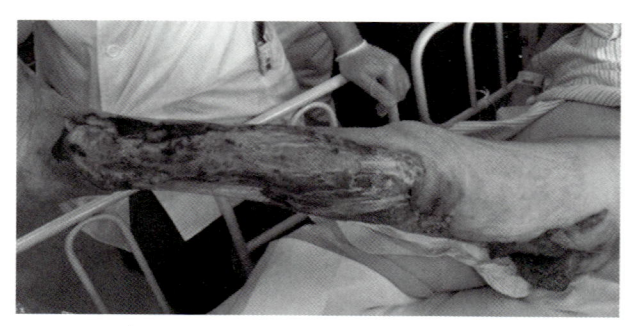

図2　デブリードマン後（P.14 巻頭カラーアトラス参照）

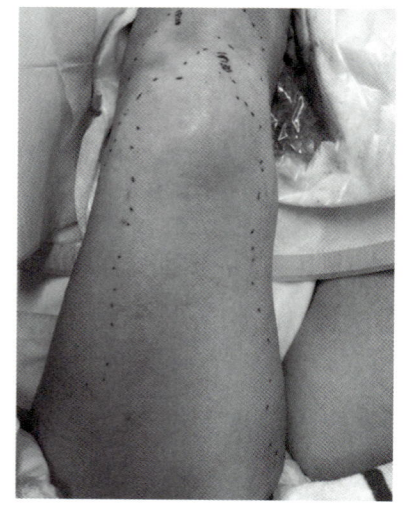

図3　大腿部の病変（P.14 巻頭カラーアトラス参照）
ほぼ正常にみえる大腿部まで病変は広がっていた．

MEMO ❶ 外科的デブリードマンのコンサルテーションは誰にする？

壊死性筋膜炎は外科的デブリードマンが重要であるため，自分の勤務している施設で本疾患に慣れた外科系医師が誰であるかを把握しておくとよい．施設によって慣れた医師は違うだろうが，候補として，一般外科医，皮膚科医，形成外科医，救急医などがあがる．本疾患をはじめてみる医師にしてみれば，デブリードマンの範囲は「こんなに広範囲なのか」とびっくりするぐらいであり，慣れていないとデブリードマンの範囲が小さくなることがある．

謝　辞

本項目の画像はすべて，神戸大学感染症内科の松尾裕央先生に頂いた．

文献・参考図書

1） Stevens, D. L., et al.：Practice guidelines for the diagnosis and management of skin and soft-tissue infections. Clin Infect Dis, 41：1373-1406, 2005
　↑全体を通して参考にした．米国感染症学会（IDSA）のガイドライン．

2） Wong, C. H., et al.：The LRINEC (Laboratory Risk Indicator for Necrotizing Fasciitis) score：a tool for distinguishing necrotizing fasciitis from other soft tissue infections. Crit Care Med, 32：1535-1541, 2004
　↑初期診断の難しい壊死性筋膜炎をいかに迅速に診断するか，検査値に着目して診断スコアを作成している．

3） Vinh, D. C., et al.：Rapidly progressive soft tissue infections. Lancet Infect Dis, 5(8)：501-513, 2005
　↑急速に進行する皮膚軟部組織感染症の総説．

4） Mark, S. P., & Morton, N. S.：Cellulitis, Necrotizing Fasciitis, and Subcutaneous Tissue Infections. Mandell, Douglas, and Bennett's Principles and Practice of Infectious Diseases, 7th edition (Mandell, G. L., et al. ed.), Chapter 90, Churchill Livingstone, 2009
　↑全体を通して参考にした教科書．

5） Anaya, D. A., & Dellinger, E. P.：Necrotizing soft-tissue infection：diagnosis and management. Clin Infect Dis, 44(5)：705-710, 2007
　↑壊死性筋膜炎のレビュー．

6） Filbin, M. R., et al.：Case records of the Massachusetts General Hospital. Case 2-2009. A 25-year-old man with pain and swelling of the right hand and hypotension. N Engl J Med, 360：281-290, 2009
　↑NEJMのケースシリーズ．壊死性筋膜炎の診療の流れがわかる．

7） de, Moya, M. A., et al.：Case records of the Massachusetts General Hospital. Case 33-2009. A 35-year-old woman with fever, abdominal pain, and hypotension after cesarean section. N Engl J Med, 361：1689-1697, 2009
　↑NEJMのケースシリーズ．術後の壊死性筋膜炎．壊死性筋膜炎の診療の流れがわかる．

第2章 原因疾患へのアプローチ

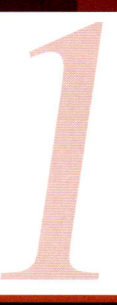

10 ERでの尿路感染症
膀胱炎・腎盂腎炎

山中和明

Point

- 急性膀胱炎の場合，選択する薬剤・治療期間も重要だが，再発を繰り返す症例は予防についても考慮する
- 急性腎盂腎炎に潜む，複雑性腎盂腎炎を見逃さない
- 男性が尿路感染症をきたした場合，基礎疾患を合併していることがあるため，原因検索を行うこと

■ はじめに

尿路感染症は，腸内常在菌による上行性感染を起こすことが知られており，ERで遭遇する最も頻度の高い感染症の1つである．特に腎盂腎炎は容易に敗血症ショックをきたしうるため，適切な初期診療が重要となる．

症例A

現病歴：28歳女性．2日前から排尿時痛・頻尿を自覚していたが，仕事の忙しさから受診できず我慢していた．夜も眠れないほどの尿意となったため，救急外来を受診．
生活歴：最近仕事が忙しく，疲れがたまりストレスも感じている．会議などでついついトイレに行くのを我慢してしまう．特記すべき既往歴はなし．

症例B

現病歴：54歳男性．2週間ほど前から37〜38℃台の発熱を自覚しており，近医受診．感冒として加療されていたが，全身倦怠感が強くなり，救急外来受診し精査加療目的に入院．そのほかには，特記すべき症状なし．既往歴として，コントロール不良の糖尿病があり．
入院後経過：尿検査 WBC 3＋（＞100/HF），亜硝酸反応＋，尿培養 大腸菌，単純腹部CTで右腎腫大と周囲脂肪織の濃度上昇を認め，急性腎盂腎炎と診断された．第3世代セフェムによる3日間の点滴加療で改善認めず，腹部造影CT施行し，腎膿瘍の診断．経皮的ドレナージを行い，6週間の抗菌薬治療にて回復した（図）．

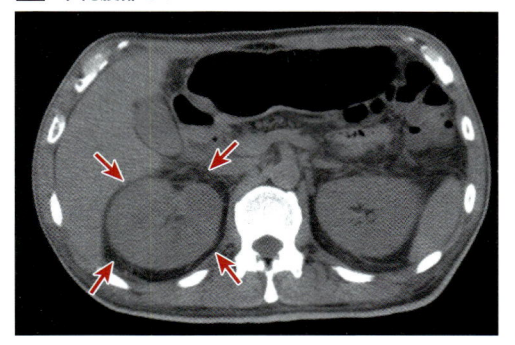

A 単純腹部CT　　　　　　　　**B** 造影腹部CT

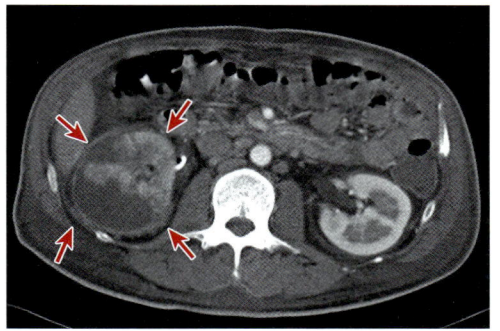

図　症例BのCT画像
A) 右腎腫大と周囲脂肪織の濃度上昇から腎盂腎炎の像を認めるが，造影していないので膿瘍の有無までは評価困難．
B) 造影により，腎膿瘍の有無が明らかとなる．

1 診断のポイント

◆症例A

　膀胱炎の症状として，強い排尿時痛や残尿感，数十分ごとの頻尿（夜も寝れないほど），肉眼的血尿，排尿障害などを訴えて来院されることが多い．また，軽症症例では下腹部不快感だけの場合もあり，注意が必要である．

　女性では，膣炎も膀胱炎と同様の排尿障害をきたすことがあり注意が必要である．膣炎での排尿障害は，排尿時痛を伴うものの頻尿や切迫症状は伴いにくい．帯下増加・悪臭，陰部のかゆみ，性交時痛を伴う場合は膣炎との鑑別が必要である．

◆症例B

　腎盂腎炎の症状として，熱（38℃以上），悪寒，腰背部痛，側腹部痛，吐き気・嘔吐があげられる．また，急性腎盂腎炎患者は重症化に陥りやすく，敗血症，多臓器不全，ショックや急性腎不全を呈することもある．ただし，慢性的に細菌尿を認めるような症例が腎盂腎炎をきたした場合，発熱以外の特徴的な症状を伴わないことがあるため，注意が必要である．本症例ではコントロール不良の糖尿病があること，慢性的な経過をきたしたため，症状に乏しかったと考えられる．

> **MEMO ❶　男性は尿路感染症をきたしにくい**
>
> 　理由として，前立腺液内に抗菌作用を有する物質を含むこと，尿道が長いこと，尿道周囲が乾燥していることがあげられる．
>
> 　男性の尿路感染症の危険因子としては，前立腺肥大症のような尿路閉塞，導尿，アナルセックス，包茎，免疫抑制状態がいわれている．男性が尿路感染症をきたし

第2章　原因疾患へのアプローチ

ERでの尿路感染症

た場合，何らかの複雑性尿路感染症の要因ももつものと考え，精査を考慮すべきである．また，男性の尿路感染症の場合，前立腺炎・精巣上体炎の有無も診察し確認しておきたい．

MEMO ❷ 複雑性尿路感染症とは

尿路閉塞・カテーテルなどデバイスの尿路への留置（最近の使用）・**尿路の解剖学的または機能的異常**・耐性菌の関与・院内発症・過去の腎盂腎炎の既往・治療前7日間以上の有症状・免疫抑制状態・糖尿病・腎不全・腎移植・妊娠を伴う症例をいう．

2 考えられる微生物

単純性膀胱炎の起因菌となる微生物の多くは腸内細菌属であり，そのうち最も多くを占めるのが**大腸菌**（70〜80％）である．そのほか，**クレブシエラ属**，**プロテウス属**と続き，それらで90％以上を占めるとされる．また，頻度は少ないながらも，**グラム陽性球菌であるコアグラーゼ陰性ブドウ球菌 Staphylococcus saprophyticus** も起因菌となる．単純性腎盂腎炎の起因菌も，膀胱炎と同様の傾向を示す．複雑性尿路感染症になると，エンテロバクター属，セラチア，緑膿菌，腸球菌属，耐性菌といった菌の関与が増加してくる．また，市中での大腸菌における基質拡張型β-ラクタマーゼ（extended spectrum β-lactamase：ESBL）産生菌の比率が10％程度まで増加の傾向にあり，注意しなければならない．

Pros & Cons 賛成論 反対論

❖ Staphylococcus aureus が尿培養で検出された場合，尿路感染の起因菌か？

in vitro の実験では，*S.saprophyticus* は尿路上皮に定着可能だが，*Staphylococcus aureus* は定着不能であることがわかっている．ただし，尿路上皮が損傷を受けた場合，*S.aureus* は上皮下の結合組織には定着できるため，**単純性尿路感染症では起因菌とはならないが，複雑性尿路感染で尿路上皮に破綻がある場合は起因菌となりうると考えられる**[1]．また，菌血症の結果，血中から尿中に移行し，検出される症例があることにも注意しなければならない．そのため，尿中から *S.aureus* が検出された場合，血流感染を想定し，感染性心内膜炎の除外（身体所見・経食道心エコー），血管内デバイスがあれば抜去可能か検討する．また，*S.aureus* が起因菌となる骨・軟部組織感染症の有無（病歴聴取・打診・MRI）なども想定し検索すべきであろう．ただし，尿道カテーテル留置例など常に細菌尿を伴うような症例は例外である．

3 診断・治療の組み立て方

　女性の膀胱炎の危険因子として，過労・排尿我慢・冷え・かぜ・性交渉・殺精子薬使用・尿路感染の既往がいわれている[2]．

　膀胱炎の診断には，病歴聴取，尿検査が重要である．尿検査では，尿中白血球・赤血球，亜硝酸塩を参考とする．亜硝酸塩は尿中に細菌がいる場合，膀胱内に最低4時間以上停滞した尿を検査すると陽性率80％とされるが，膀胱炎は膀胱刺激症状が強く，頻尿となるため偽陰性が多い．膀胱炎の場合，尿培養までは不要とする報告もあるが[3]，近年の細菌の耐性化を考えると尿培養も行うべきと考えられる．

　尿路感染症の場合，排尿障害・頻尿があり，腟分泌物・腟の刺激がない場合，尤度比は24.6と報告されており，臨床症状だけでも強い診断ツールとなる．さらに身体所見としては，肋骨脊柱角叩打痛（CVA tenderness）の陽性尤度比は1.7であり，診断に有効である[4]．

　欧州泌尿器科学会のガイドラインでは[5]，腎盂腎炎の診断を腰背部痛（flank pain），嘔気・嘔吐，38℃以上の発熱，CVA tendernessの臨床診断，尿検査・超音波で尿路閉塞の有無を確認することとしている．腎盂腎炎では，20〜30％に菌血症を伴うとされ，血液培養を採取するべきである．また，腎盂腎炎治療失敗のリスクファクターとしては入院中患者，耐性菌の分離，糖尿病，腎結石がいわれている[6]．**治療開始後72時間経っても症状改善しない症例以外は，画像検査まで不要とする成書は多いが，国内ではすぐに超音波検査を行える施設が多いと考えられ，尿路閉塞の有無の確認に水腎症のチェックをできるだけ行うべきと筆者は考える**．尿路閉塞を伴う複雑性腎盂腎炎の場合，急速に敗血症へ至るため，超音波があれば，その除外を短時間に容易に行うことができ，正確な初期診療の指針となる．また，**腎膿瘍を疑う場合，単純CTでは検出率に乏しく，造影CTが必要**であることも覚えておきたい．

4 治　療

　2012年3月に日本感染症学会と日本化学療法学会から「JAID/JSC感染症治療ガイド2011」が発刊されている[7]．以下に示すようにいずれの疾患であっても，軽症・中等症までの場合，ニューキノロン系を第一選択，セフェム系を第二選択とした内服加療を推奨し，重症例についてはセフェム系を中心とした点滴加療を推奨している．尿路への移行が良く，治療効果の高い薬剤が選択されている．海外で使用が推奨されているST合剤については，推奨されていない．また，**地域ごとの薬剤感受性を参考にすることが強調されており，必ずしも推奨薬に従う必要はない旨が記されている**．例えば，日本における大腸菌のニューキノロン系抗菌薬に対する耐性率は10％程度とされるが，30％程度まで耐性率が上昇している地域での使用は推奨されない．**こういったガイドラインが出たことにより，ニューキノロン系抗菌薬が乱用され，耐性化が進む可能性があり，ニューキノロン系抗菌薬についてはよく考慮のうえで使用したい**．ニューキノロン系抗菌薬は，緑膿菌の唯一の内服薬であり，結核菌の5th drugという重要な位置づけにあるため，乱用は避けるべきである．

　また，膀胱炎の治療において，ニューキノロン系抗菌薬の投与期間は3日間と推奨されてい

るが，セフェム系は過去の報告をみる限り1週間程度の投与が必要であり，ニューキノロン系よりもやや長めの投与を行う．

❶ 急性単純性膀胱炎
1) ガイドライン一部抜粋
第一選択
- レボフロキサシン（クラビット®）経口1回500mg，1日1回，3日間
- シプロフロキサシン（シプロキサン®）経口1回200mg，1日2〜3回，3日間

第二選択
- セフジニル（セフゾン®）経口1回100mg，1日3回，3〜7日間
- セフカペン ピボキシル（フロモックス®）経口1回100mg，1日3回，3〜7日間

2) 筆者の処方例
- 上記のセフジニル，セフカペン ピボキシル or ST合剤（バクタ®）経口1回2錠，1日2回，5〜7日間
  ※個人的には第一世代セフェムでもよいと考えているが，採用している病院がほとんどないので，この処方が多い．

❷ 急性単純性腎盂腎炎
1) ガイドライン一部抜粋
【軽症・中等症の病態】
第一選択
- レボフロキサシン（クラビット®）経口1回500mg，1日1回，7〜14日間
- シプロフロキサシン（シプロキサン®）経口1回200mg，1日3回，7〜14日間

第二選択
- セフジトレン ピボキシル（メイアクト®）経口1回200mg，1日3回，14日間
- セフテラム ピボキシル（トミロン®）経口1回200mg，1日3回，14日間

【重症の病態】
第一選択
- セフォチアム（パンスポリン®）点滴静注1回1〜2g，1日3〜4回
- セフトリアキソン（ロセフィン®）点滴静注1回1〜2g，1日1回

第二選択
- パズフロキサシン（パシル®）点滴静注1回500mg，1日2回

2) 筆者の処方例
【外来加療可能な軽症】
  セフジニル，セフカペン ピボキシル 経口1回100mg，1日3回，14日間

【外来加療可能な中等症】
  レボフロキサシン経口1回500mg，1日1回，7〜14日間

【入院加療必要な症例】
- 軽　症：セフォチアム点滴静注1回1〜2g，1日3〜4回
- 中等症：セフトリアキソン点滴静注1回1〜2g，1日1〜2回
- 中等症（緑膿菌カバー）：セフタジジム（モダシン®）点滴静注1回1〜2g，1日2〜4回
- 重　症：メロペネム（メロペン®）点滴静注1回0.5〜1g，1日3〜4回
　　　　　ピペラシリン・タゾバクタム（ゾシン®）点滴静注1回4.5g，1日3〜4回

Pros & Cons　賛成論　反対論

❖ ESBL産生大腸菌に対する抗菌薬の選択

　ESBL産生大腸菌に対する治療は，経験的にはセファマイシン系（セフメタゾールなど）やオキサセフェム系（フロモキセフなど）の抗菌薬の有効性を確認しているが，国際的にはコンセンサスは得られていない．有効性の検討については，まだデータの蓄積が必要な状況で，たとえ薬剤感受性が良好であっても，重症例・血培陽性例にはカルバペネム系抗菌薬が推奨される．内服薬では，アモキシシリン・クラブラン酸，ST合剤，ホスフォマイシンの有効性がいわれているが，それらで治療失敗例も報告されており，推奨できる内服薬が確立していないのが現状である．個々の症例に合わせて十分な観察を行いながら投与したい．

One More Experience

見逃してはならない鑑別疾患

　下腹部不快感・頻尿が主訴の場合，膀胱に近い下部尿管結石が原因のこともある．尿管結石といっても疝痛を伴わず，尿中白血球/潜血が陽性で膀胱炎と同様の症状・検査結果を呈することがあるので注意が必要である．また，肉眼的な血尿を伴う膀胱炎の場合，最も見逃してはならない疾患として悪性腫瘍を念頭におかなければならない．膀胱炎治療の後も，肉眼的・顕微鏡的血尿が持続の場合は，悪性腫瘍のスクリーニングも考慮する必要がある．

繰り返す膀胱炎の予防法について

　単純性膀胱炎を繰り返す症例には，昔から再発予防が工夫されてきた．しかし再発予防に有用な方法の大規模な臨床研究というものは，これまでほとんど行われていない．性交回数を減らす，性交後排尿と飲水の励行，殺精子薬の使用頻度の制限，クランベリージュースの摂取，抗菌薬の予防投与，排尿後の陰部を前から後ろに拭く，ウォッシュレットの使用中止など，民間療法的なものも含めさまざまなことがいわれているが，エビデンスの確立したものはなく，個々の症例に合わせて対応が必要である．再発の予防は，患者の苦痛を減らす，抗菌薬への曝露機会を減らすため重要である．

無症候性細菌尿に騙されてはいけない！

　細菌尿を伴う発熱であったとしても，排尿症状やCVA tendernessなどの臨床所見を伴わない場合，尿路が本当に感染のフォーカスかどうかについては，考慮が必要である．筆者自身，元々罹患していた無症候性細菌尿をみているだけで，フォーカスは肝膿瘍であったということを経験したことがある．紙面の都合上，無症候性細菌尿の定義については割愛するが，2005年に米国感染症学会（Infectious Diseases Society of America：IDSA）から発表された無症候性細菌尿のガイドライン[8]を参考にし，細菌尿が治療の対象か，不要な治療ではないのかを考え，尿路以外に感染のフォーカスはないのかということも意識しながら診療することは重要である．

　治療対象：泌尿器科術前患者，妊娠中の女性のみ．その他の場合では治療の推奨はされていない．

再発を繰り返す，または難治性の膀胱炎の場合，以下のことを想定

- 排尿障害，尿路奇形，膀胱結石などを伴う複雑性膀胱炎
- 抗菌薬無効の膀胱炎（間質性，ループス，ウイルス性，薬剤性など）

3日間の腎盂腎炎治療の後に効果不良の場合，想定すべきこと

- 抗菌薬加療のみでは治療困難な膿瘍・尿路閉塞の存在
- 別の臓器が感染源
- 抗菌薬の投与量不足
- 耐性菌
- 抗菌薬による薬剤性発熱（drug fever）・発熱・採血データの改善は遅れているが，明らかに全身状態がよくなっており，実は奏功している

文献・参考図書

1) Fujita, K. : In vitro adherence of Staphylococcus saprophyticus, Staphylococcus epidermidis, Staphylococcus haemolyticus, and Staphylococcus aureus to human ureter. Urol Res, 20(6) : 399-402, 1992
    ↑スタフィロコッカス属の尿路への定着に関する論文．

2) 兼松 稔，ほか：第39回日本泌尿器科学会中部総会シンポジウム1「尿路感染症発症についての諸問題」女子急性単純性膀胱炎の臨床的研究．泌尿器科紀要, 37(9) : 945-951, 1991
    ↑日本人膀胱炎の大規模なデータ．

3) Gupta, K., et al. : Patient-initiated treatment of uncomplicated recurrent urinary tract infections in young women. Ann Intern Med, 135(1) : 9-16 , 2001
    ↑膀胱炎には自主診断が有用であり，尿培養まで必要ないとする論文．

4) Bent, S., et al. : Does this woman have an acute uncomplicated urinary tract infection? JAMA, 287(20) : 2701-2710, 2002
    ↑女性における単純性尿路感染症の症状における陽性尤度比などがまとまっている．

5) European Association of Urology : Guidelines on Urological Infections, 2011
　↑欧州泌尿器科学会のホームページから総説が読める．

6) Pertel, P. E. & Haverstock, D. : Risk factors for a poor outcome after therapy for acute pyelonephritis. BJU Int, 98(1) : 141-147, 2006
　↑腎盂腎炎治療失敗例のリスクファクターに関する論文．

7)「JAID/JSC感染症治療ガイド2011」(JAID/JSC感染症治療ガイド委員会 編), 日本感染症学会, 日本化学療法学会, 2012
　↑日本の現状を考慮して作られたガイドラインであり，一読したい．

8) Nicolle, L. E. et al. : Infectious Diseases Society of America guidelines for the diagnosis and treatment of asymptomatic bacteriuria in adults. Clin Infect Dis, 40(5) : 643-654, 2005
　↑無症候性細菌尿に関する論文．簡単にいうと妊婦・泌尿器科処置前以外は治療の必要なし．

第2章 原因疾患へのアプローチ

11 ERでの腹腔内感染症①
虫垂炎，憩室炎

畑 啓昭

Point

- 虫垂炎と憩室炎の鑑別は重要である
- 内臓痛，体性痛，自律神経症状を理解し，鑑別の道具にする
- 腸内細菌による混合感染を基本とし，緑膿菌・腸球菌のカバーの必要性を別途考える

■ はじめに

虫垂炎と憩室炎を鑑別することは，虫垂炎の基本治療である手術，あるいは憩室炎の基本治療である保存加療のどちらを選ぶかに関わってくるため，初診を受けもつERにおいては非常に重要である．

1 診断のポイント

❶ 診察：急性虫垂炎

虫垂炎の経過は，①虫垂内腔が糞石やリンパ組織によって閉塞，②内腔に粘液・滲出液がたまり内圧が上昇（細菌も増殖する），③内圧が上昇するにつれてリンパ管・静脈・動脈血流がなくなり，虫垂壁が壊死・穿孔するというのが一般的である．①②の間は心窩部から臍上部の内臓痛が主となり，③の段階では虫垂周囲の腹膜の体性痛が右下腹部痛としてあらわれる（図1）．

MEMO ❶ 内臓痛

消化管は皮膚などと異なる痛みの神経支配を受けている．実際に人工肛門となっている腸管を切ってもつまんでも痛みは感じない．消化管は，圧の上昇，スパスム，虚血，壁内の化学刺激（胃壁内を胃酸が刺激すると潰瘍痛）などの痛みを感じる．支配血管に沿って神経が分布するため，腹腔動脈支配の臓器からの痛みはその根部である心窩部付近，上腸間膜動脈支配の臓器は心窩部〜臍上部，下腸間膜動脈支配の臓器は臍部にそれぞれ漠然とした痛みを感じる（**内臓痛**）．また内臓痛の神経線維は自律神経とも相互作用があるため，顔面蒼白・冷汗などの**自律神経症状を伴う**．炎症が虫垂を包む腹膜や壁側腹膜に及ぶと疼痛部位の明らかな**体性痛**となる．

| A | 正常な状態 | B | 内臓痛 | C | 体性痛 |

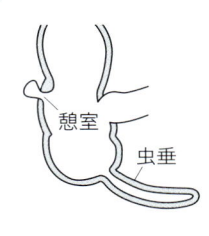

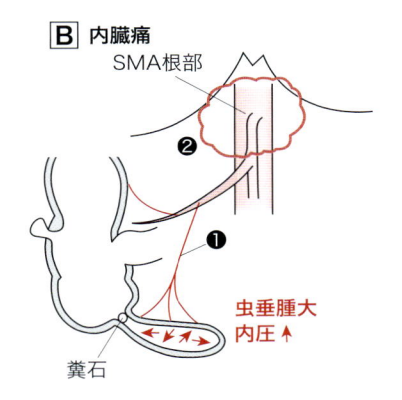

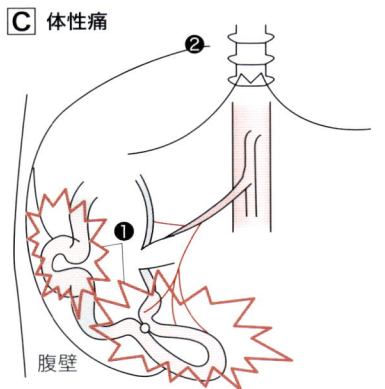

図1　内臓痛・体性痛のイメージ
A）正常の状態．
B）❶内圧の上昇が上腸間膜動脈（superior mesenteric artery：SMA）に沿った神経で伝わり，根部付近で**内臓痛**となる．
　　❷局在がはっきりとしない鈍い痛み．**自律神経症状を伴う**．
C）❶腸管を覆う腹膜や腹壁の腹膜に炎症が波及，**体性痛**となる．
　　❷虫垂付近の体性痛を伝える神経はTh8〜10に入る．

症例A

26歳女性．腹痛でERを受診．体温37.7℃ア．朝食はいつも通り食べたが，昼食は食欲がなくィ少しだけ食べた．昼すぎから，みぞおちから臍にかけてお腹が張った感じゥと軽い痛みが生じ，夜になり嘔気・嘔吐（1回）ェあり，右下腹部の痛みに変わってォきたため受診となった．最終月経ヵは5日前まで，妊娠ヵの可能性なく，帯下ヵの増加もない．

身体診察上は，心窩部の圧痛は軽度，右下腹部に圧痛キあり，同部でのtapping pain＋ク．

ア）虫垂炎の初期は微熱を呈する．38.3℃以上の発熱を認める場合はほかの疾患，あるいは虫垂の穿孔を考える．虫垂が穿孔するまではおよそ1日を要するため，発症直後からの高熱は虫垂炎ではみられない．

イ）初期から食欲低下を伴うことが多い．患者が食欲の低下を自覚していないこともあり，直近の食事内容・量を聞くことで食欲低下の症状を確実に引き出すことが重要．

One More Experience
虫垂炎と食欲

食欲旺盛な虫垂炎に遭遇することは少ない．筆者は詳細な病歴聴取でも食欲が十分であれば，憩室炎などほかの疾患である可能性が，報告されている以上に高いと思っている．

ウ）虫垂内圧が上昇した内臓痛の時期で，痛みのこともあれば"張った感じ""お腹が気持ち悪い"などの症状となる．

エ） 虫垂炎では痛みの後に嘔吐が起こる．突然の嘔吐で発症することはない．
オ） 虫垂の炎症が外側の腹膜に及び，内臓痛ではなく体性痛を訴えている症状．比較的特異度が高い．
カ） 若年女性では，排卵時出血，黄体出血，骨盤内感染症などの除外を忘れないこと．
キ） 虫垂自体の圧痛は必ず存在する．
ク） 腹膜刺激症状をみる場合は局所のtapping painが感度が高く侵襲も少ない．虫垂が背側にあり所見がとりにくい場合は，heel drop test（踵おろし衝撃試験．つま先立ちから踵を落として痛みがあるかをみる）で腹膜刺激症状をとる．腹膜刺激症状は，虫垂周囲の腹膜に炎症が及んでいれば，穿孔していなくても生じる（表1）[1]．

MEMO 2　知っておくべき虫垂炎のクリニカルスコア

Alvaradoスコアが有名である．頭文字を取ってMANTRELSスコアとも呼ばれる．少し古く画像検査が含まれていない欠点があるが，知っておくとよい（表2）[2]．

---

❷ 診察：憩室炎

大腸憩室は，慢性の便秘などによる大腸の内圧上昇により粘膜が直動脈の壁貫通部位などの弱い部分から壁外に反転して生じた仮性憩室がほとんどである．日本人では左半・右半結腸いずれにも認められる．この憩室内に糞便がたまり憩室内圧が上昇，粘膜のびらん・炎症が周囲に波及したものが結腸憩室炎である．糞石による虫垂の閉塞などと異なり，憩室は小さく憩室内に充満した内容物はもとの結腸内にドレナージされやすく重症化しにくいため，8割程度の症例が局所の炎症〜小膿瘍でとどまり保存加療が可能である．一方，フリーの腹腔内に穿孔した場合は大型の膿瘍や汎発性腹膜炎となり，手術が必要である．いくつかのガイドラインがあるが，アメリカ大腸肛門外科学会（ASCRS）のものを引用しておく[3]．

症例B

58歳男性．腹痛でERを受診．体温は38.8℃ア．午前中から右下腹部が少し痛かったが昼食は普通に食べたイ．その後も徐々に右下腹部痛が増悪ウしているため夜になり受診．嘔気・嘔吐なしエ．

ア） 炎症部位の大きさにより初期から微熱〜高熱までみられる．
イ） 食欲は変わらないことが多い．
ウ） 内臓痛が生じにくいため，初期より憩室炎の部位に痛みがあり，移動することはない．
エ） 内臓痛に関連する自律神経症状も伴わないことが多い．

❸ 検査：虫垂炎・憩室炎

血算・生化学検査では，CRPは上昇までのタイムラグがあり，虫垂炎に対する早期の感度は高くない．一方，白血球/CRPが陰性のままの虫垂炎はないことから，症状出現後一定時間（12

表1　虫垂炎に対する手技・検査特性まとめ

手技・検査	感度	特異度	LR＋（95％CI）	LR－（95％）
右下腹部痛	84％	90％	7.3〜8.5	0〜0.28
筋硬直	20％	89％	3.8（3.0〜4.8）	0.82（0.79〜0.85）
痛みの移動	64％	82％	3.2（2.4〜4.2）	0.50（0.42〜0.59）
嘔吐よりも腹痛が先行	100％	64％	2.8（1.9〜3.9）	NA
腸腰筋徴候	16％	95％	2.4（1.2〜4.7）	0.90（0.83〜0.98）
発熱	67％	79％	1.9（1.6〜2.3）	0.58（0.51〜0.67）
反跳痛	63％	69％	1.1〜6.3	0〜0.86
筋性防御	73％	52％	1.7〜1.8	0〜0.54
以前に同じ痛みがない	86％	40％	1.50（1.46〜1.7）	0.32（0.25〜0.42）
直腸診での圧痛	41％	77％	0.83〜5.3	0.36〜1.1
食欲不振	68％	36％	1.3（1.2〜1.4）	0.64（0.54〜0.75）
嘔気	58％	37％	0.69〜1.2	0.70〜0.84
嘔吐	51％	45％	0.92（0.82〜1.0）	1.1（0.95〜1.3）
Alvaradoスコア（7点以上を陽性）	81％	74％	3.1（1.9〜5.0）	0.26（0.19〜0.35）
CT	91〜98％	75〜93％		
超音波検査	35〜98％	71〜98％		

表2　Alvaradoスコア（MANTRELSスコア）

			点数
症状	**M**igration	右下腹部への痛みの移動	1
	Anorexia	食欲不振	1
	Nausea-vomitting	嘔気・嘔吐	1
診察所見	**T**enderness	右下腹部の圧痛	2
	Rebound pain	反跳痛	1
	Elevation of temperature	発熱	1
検査所見	**L**eukocytosis	WBC>10,000/μL	2
	Shift to the left	白血球左方偏移：好中球>75％	1
合計			10

7点以上：陽性．外科コンサルテーション．
4点以上：画像などの追加検査．
0〜3点：虫垂炎の可能性は低い．

〜24時間）経過しても白血球/CRPが陰性であれば虫垂炎の除外には使える[4]．

画像検査では，腹部超音波検査を行う．感度よりは特異度が高い検査であり，腫大した虫垂（＞6mm）を確認し圧痛が確認できれば，虫垂炎と診断が可能．圧痛の最強点を走査することで，虫垂炎と憩室炎の鑑別もできることが多い（憩室炎では浮腫状となった結腸と，その中心付近に結腸から突出する憩室が描出される）．超音波での確定診断が困難な場合や，ほかの疾患の可能性が否定できない場合はCT検査を行う．

> **MEMO ❸ CTでの虫垂炎の診断**
>
> 腫大した（＞6mm）虫垂，虫垂壁の肥厚（＞2mm），虫垂周囲脂肪織の炎症所見，虫垂壁の造影効果増強などを参考にする（図2）．

2 考えられる微生物と治療法

虫垂炎・憩室炎ともに腸内の細菌が由来となり，*Escherichia coli*, *Klebsiella pneumoniae*, *Bacteroides fragilis* などを含む，混合感染となる[5〜7]．使用する抗菌薬は，中等症までの市中感染と，重症あるいは院内感染とで分けて考える．米国感染症学会（IDSA）の腹腔内感染治療のガイドラインが参考になる[8]．

穿孔性腹膜炎の手術時の腹水，あるいは腹腔内膿瘍の穿刺液などの培養検査は必須であるが，

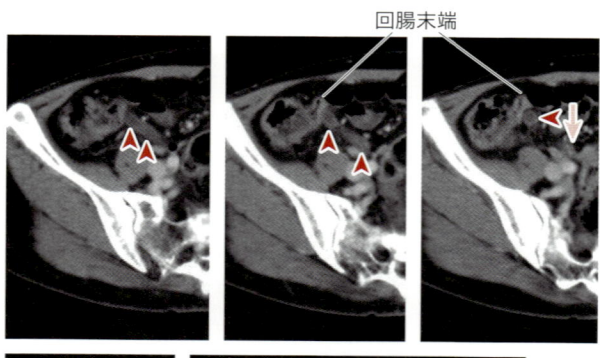

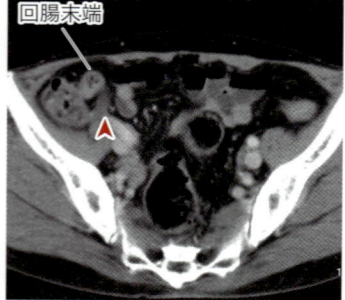

図2　穿孔していない虫垂炎の画像例
↑虫垂根部，▲腫大した虫垂，↓虫垂先端．上行結腸を尾側に追い，盲腸の端と回腸末端を確認．盲腸の端と回腸末端の間にある虫垂の根部を見つける．虫垂を先端まで追っていき，盲端となっていること，糞石の有無，拡張の有無，壁の厚さ，造影効果などを確認する．

すでに抗菌薬が投与された後に採取されることが多いので結果の解釈には注意を要する．

> **One More Experience**
>
> **抗菌薬投与後の培養検査**
>
> 　術中にセフェム系抗菌薬を使用した場合，その後の培養ではセフェムの効かないエンテロコッカス類が検出されやすい．手術・ドレナージができていれば，必ずしもそれらを抗菌薬の治療対象にしなくてもよいことが多い．

・軽〜中等症の市中由来感染：セフメタゾールNa 1回2 g，8時間ごと．
　シュードモナス，エンテロコッカス類はカバーしない．
・重症/院内感染：カルバペネム，ピペラシリン・タゾバクタム．
　シュードモナス類（いわゆるSPACEも含む），エンテロコッカス類はカバーするが，明らかなリスクがない限りはMRSAはカバーしない．

3 診断・治療の組み立て方

❶ ER

虫垂炎：虫垂炎と診断した場合，穿孔が疑われればすぐに抗菌薬の投与を開始する．基本治療は虫垂切除であり，外科にコンサルテーションし入院とする．

憩室炎：経口摂取可能・症状も軽度で外来治療が可能な軽症症例と，経口摂取が低下していたり，症状が強く絶食輸液・経静脈的抗菌薬投与が必要な中等症の症例，便汁性腹膜炎をきたしている緊急重症症例を区別すること．

❷ 外来フォロー

虫垂炎：通常虫垂炎と診断したうえで外来フォローとなることはない．抗菌薬で保存治療を行うランダム化比較試験（RCT）が近年報告されており，いったん入院後，改善傾向であれば外来フォローになることはある[9]．

憩室炎：アモキシシリン・クラブラン酸1回250mg＋アモキシシリン1回250mgを一緒に8時間ごとに内服で治療（10日程度）を行う．再発を繰り返すときは待機的外科切除を考慮する．

虫垂炎，憩室炎，他疾患の鑑別がつかない症例：経過観察の意味を十分に理解していただいたうえで抗菌薬は処方せずにフォローとする．

❸ 一般入院

虫垂炎：穿孔のない虫垂炎であれば，手術後の抗菌薬は不要〔周術期手術部位感染（SSI）の予防投与に準ずる〕である．穿孔後の虫垂炎であれば，腹腔内感染の治療として抗菌薬を継続する（4〜7日）．すでに膿瘍が形成されている虫垂炎については，保存

治療を行った後に虫垂切除を行う方法が合併症が少ないという報告がされている．CTガイド下のドレナージなど状況が整っていれば選択が可能である[10]．

憩室炎：全身状態・経口摂取が改善するまで，絶食輸液・経静脈的抗菌薬投与を行う．状態が改善すれば外来フォローが可能である．

❹ ICU入院

虫垂穿孔や憩室穿孔により便汁性の腹膜炎をきたしている場合は緊急に治療を開始する必要がある．すぐに外科医にコンサルテーションのうえ，SSCG（surviving sepsis campaign guidelines）ガイドラインに準じて，ただちに輸液・抗菌薬投与を開始し，ICU入院とする．左半〜S状結腸穿孔の方が，右半結腸穿孔や虫垂穿孔より，細菌量の違いもあり重症化しやすく，救命しえないことも稀ではない．また，治療の1つとしてポリミキシンB固定化カラムによるエンドトキシン吸着療法（PMX）がある．PMX-EUPHAS試験では腹腔内感染によって敗血症となった患者における吸着療法の効果が報告されているが，否定的な意見もあるため，施設ごとで判断をすること[11]．

文献・参考図書

1) Wagner, J., et al.：Does this patient have appendicitis? JAMA., 276(19)：1589-1594, 1996
   ↑JAMAのRational Clinical Examinationシリーズの虫垂炎の論文．このシリーズは「論理的診察の技術」（日経BP，2010）として1冊の本にまとめられている．必読の本．

2) Alvarado, A.：A practical score for the early diagnosis of acute appendicitis. Ann Emerg Med, 15(5)：557-564, 1986
   ↑Alvaradoスコアの原著．

3) Rafferty, J., et al.：Standards Committee of American Society of Colon and Rectal Surgeons. Practice parameters for sigmoid diverticulitis. Dis Colon Rectum, 49(7)：939-944, 2006

4) Grönroos, J. M., et al.：Leucocyte count and C-reactive protein in the diagnosis of acute appendicitis. Br J Surg, 86(4)：501-504, 1999

5) Lau, W. Y., et al.：The bacteriology and septic complication of patients with appendicitis. Ann Surg, 200(5)：576-581, 1984

6) Bennion, R. S., et al.：The bacteriology of gangrenous and perforated appendicitis--revisited. Ann Surg., 211(2)：165-171, 1990

7) Brook, I., & Frazier, E. H.：Aerobic and anaerobic microbiology in intra-abdominal infections associated with diverticulitis. J Med Microbiol, 49(9)：827-830, 2000

8) Solomkin, J. S., et al.：Diagnosis and management of complicated intra-abdominal infection in adults and children：guidelines by the Surgical Infection Society and the Infectious Diseases Society of America. Clin Infect Dis, 50(2)：133-164, 2010
   ↑米国感染症学会（IDSA）による複雑性腹腔内感染症のガイドライン．本邦にそぐわないところもあるが，読んでおくべき文献．

9) Varadhan, K. K., et al.：Safety and efficacy of antibiotics compared with appendicectomy for treatment of uncomplicated acute appendicitis：meta-analysis of randomised controlled trials. BMJ, 344：e2156, 2012
   ↑穿孔していない急性虫垂炎に対する手術と抗菌薬療法の比較についての文献．

10) Simillis, C., et al.：A meta-analysis comparing conservative treatment versus acute appendectomy for complicated appendicitis（abscess or phlegmon）. Surgery, 147(6)：818-829, 2010
    ↑穿孔している急性虫垂炎に対する手術と保存治療の比較についての文献．

11) Cruz, D. N., et al.：Early use of polymyxin B hemoperfusion in abdominal septic shock：the EUPHAS randomized controlled trial. JAMA, 301(23)：2445-2452, 2009
    ↑敗血症性ショックにおけるポリミキシンB吸着カラムの臨床試験の文献，一度は目を通しておくべき．

第2章 原因疾患へのアプローチ

12 ERでの腹腔内感染症② 胆管炎，胆嚢炎

川嶋修司

Point

- 全身性炎症反応症候群（SIRS）/敗血症，ショックを見逃さない
- 重症度に応じて治療方針を決定する
- ドレナージ，手術の適応・タイミングを理解する

■ はじめに

急性胆管炎・胆嚢炎は，救急外来で遭遇することが多く，発熱，悪寒戦慄，腹痛，黄疸，悪心・嘔吐，意識障害を認める場合に疑う．胆石の関与が多い．2005年に世界に先駆け作成された「**科学的根拠に基づく急性胆管炎・胆嚢炎の診療ガイドライン**」（以下GL）[1]を参考に，急性胆管炎・急性胆嚢炎の診療について説明する．

1 急性胆管炎

症例

68歳男性．2型糖尿病で近医通院．昨日急に右季肋部痛が出現．悪心・嘔吐，食欲低下も伴う．悪寒戦慄を伴う発熱も出現し救急搬送となる．

【身体所見】
意識 JCS I-1，体温 38.5℃，血圧 90/60mmHg，脈拍 120回/分，呼吸数 30回/分，SpO_2 88％，結膜が黄染，心音・呼吸音異常なし，腸雑音減弱，右季肋部に圧痛・筋性防御あり，Murphy徴候（胆嚢触診の際，深呼吸させると痛みで呼吸が停止）陰性，四肢末梢は冷たい．

【検査所見】
WBC 16,000/μL（好中球90％），Plt 14万/μL，T-Bil 5.0mg/dL，AST 50IU/L，ALT 140IU/L，ALP 400IU/L，γ-GTP 350IU/L，BUN・Cre正常，CRP 18mg/dL，検尿正常，胸部単純X線正常，腹部超音波：総胆管に結石を認め肝内胆管・胆嚢・総胆管は拡張．sonographic Murphy徴候（プローブによる胆嚢圧迫での圧痛）陽性．

❶ 診断のポイント（表1）

- 急性胆管炎は胆道閉塞と胆汁感染に起因する．
- **Charcot 3徴**（発熱，右上腹部痛，黄疸）が揃うのは50〜70％程度．
- **Raynolds 5徴**（Charcot 3徴＋意識障害，ショック）は10％に満たない．
- GLでは，重症例を『**緊急胆道ドレナージが必要となる，敗血症に起因するショックや播種性血管内凝固症候群（DIC）などの臓器不全に陥った状態**』と定義する．
- 疑った場合はまず腹部超音波を施行する．結石（胆嚢結石，総胆管結石），胆管拡張（肝内胆管，総胆管），胆道気腫などより疑うが，診断は必ずしも容易ではない．
- 臨床徴候，血液検査，画像検査より総合的に診断する．画像検査〔超音波，腹部CT，磁気共鳴胆道膵管造影（MRCP），内視鏡的逆行性胆道膵管造影（ERCP）など〕で胆道閉塞および原因となる胆管結石や胆管狭窄，血液検査で感染による急性炎症を証明する．
- 血液検査：血算，生化学，状況に応じて凝固能，動脈血液ガスなど．炎症所見（白血球数，CRP），ビリルビン，肝・胆道系酵素（ALP，γ-GTP，AST，ALT）に加え，血小板数，アルブミン，尿素窒素，クレアチニン，電解質，血清アミラーゼを調べる．臓器不全を疑う場合には動脈血液ガスも必要となる．
- 鑑別疾患：急性胆嚢炎，胆石疝痛，消化性潰瘍（穿孔），急性膵炎などの消化器疾患だけでなく，Fitz-Hugh-Curtis症候群，急性冠症候群，肺炎，胸膜炎，腎盂腎炎などの消化器疾患以外も検討する．

❷ 考えられる微生物と治療法

1）微生物

- 腸内細菌が主体．一般に複数菌感染．
- グラム陰性桿菌である腸内細菌科（*Escherichia coli*，クレブシエラ）が高頻度．
- その他，エンテロバクター，腸球菌，連鎖球菌や嫌気性菌（バクテロイデス，クリストリジウム）．
- 医療関連感染では緑膿菌も考慮する．
- 胆道-腸管吻合以外では嫌気性菌のカバーは必須でない[2]．

2）治療法

- **胆道閉塞の解除，感染胆汁の除去**が基本．
- 抗菌薬は，全例に診断がつき次第，十分量を投与する．
- 重症度に応じて**胆道ドレナージ**が必要となる．消化器内科への相談を要する．
- 重症度，患者背景，施設のアンチバイオグラムを考慮し，想定する微生物をカバーする抗菌薬を選択する（エンピリック・セラピー）．起因菌が同定され次第，感受性を考慮して狭域な抗菌薬に変更する（de-escalation）．

◆**処方例**（文献2，3，4を基に作成）

＜軽症〜中等度＞

単剤：アンピシリン・スルバクタム（ユナシンS®）3g静注，6時間ごと
　　　セフメタゾール（セフメタゾン®）1〜2g静注，6〜8時間ごと

表1　急性胆管炎の診断基準

A	1. 発熱※ 2. 腹痛（上腹部，心窩部痛） 3. 黄疸
B	1. ALP，γ-GTPの上昇 2. 白血球数，CRPの上昇 3. 画像所見（胆管拡張，狭窄，結石）

疑診：Aのいずれか，およびBの2項目を満たすもの
確診：①Aのすべてを満たすもの（Charcot3徴）
　　　②Aのいずれか，およびBのすべてを満たすもの
ただし，急性肝炎や急性腹症が除外できることとする．
※悪寒戦慄を伴う場合もある
文献1より改変して転載．

表2　急性胆管炎の重症度判定基準

重症	以下のいずれかを伴う場合 ①ショック ②菌血症 ③意識障害 ④急性腎不全
中等症	以下のいずれかを伴う場合 ①黄疸（ビリルビン＞2.0mg/dL） ②低アルブミン血症 　（アルブミン＜3.0mg/dL） ③腎機能障害（クレアチニン＞1.5mg/dL，尿素窒素＞20mg/dL） ④血小板減少症（＜12万/mm^3） ⑤39℃以上の高熱
軽症	「重症」「中等症」の基準を満たさないもの

※肝硬変の基礎疾患でも血小板減少をきたすことがあり注意する．
付記：重症例では急性呼吸不全の合併を考慮する必要がある．
文献1より改変して転載．

＜重症／医療関連感染＞
単剤：ピペラシリン・タゾバクタム（ゾシン®）4.5g静注，8時間ごと
　　　メロペネム（メロペン®）1g静注，8時間ごと
併用：クリンダマイシン（ダラシン®）600mg静注，8時間ごと
　　　上記に下記のどちらかを併用する．
　　　セフェピム（マキシピーム®）1～2g静注，8時間ごと
　　　シプロフロキサシン（シプロキサシン®）400mg静注，12時間ごと
注：嫌気性菌カバー目的で静脈注射のメトロニダゾールが推奨されるが，未承認のため，クリンダマイシン（ダラシン®）を代替薬とした．
注：文献3では第3世代セフェムのセフトリアキソン（ロセフィン®）が推奨されているが，関連は明らかでないものの胆泥形成の報告があり，本項では推奨しなかった．

❸診断治療の組み立て

- GLの重症度判定基準（表2）では，**ショック，菌血症，意識障害，急性腎不全**のいずれかを伴う場合を『重症』とする．
- **SIRS，ショックやDICなどの臓器不全を見逃さない．**
- 抗菌薬投与前に血液培養2セット，ドレナージの際に胆汁培養を提出する．
- **ドレナージを前提**とした初期治療（絶食，輸液，抗菌薬投与など）を行う．
- 重症度に応じて治療指針を決定する（以下，GLの『診療指針』の要約）．

> 重症例：全身管理（臓器サポートや呼吸循環管理）および**緊急胆道ドレナージ**
> 中等症：初期治療およびすみやかに胆道ドレナージ
> 軽　症：緊急ドレナージを必要としないことが多い．しかし，総胆管結石が存在する場合や24時間以内の初期治療に反応しない場合にドレナージ

・緊急ドレナージおよび全身管理が困難な場合，対応可能施設への緊急搬送を検討．

経過

　本症例は，診断基準（表1），重症度判定基準（表2）より，急性胆管炎（確診），「重症」と診断できる．救急外来で抗菌薬を投与した後，ICUに収容し全身管理を開始するとともに，すみやかなドレナージが必要となる．

2 急性胆嚢炎

❶診断のポイント〔診断基準（表3）参照〕

- 胆嚢管に結石が嵌頓し炎症を惹起し，二次的に感染が生じる．
- 気腫性胆嚢炎，胆嚢穿孔などの重篤化をきたすことがあるが多くはない．
- 5〜10％は無石胆嚢炎であり重篤な病態に伴うことが多い．
- **Murphy徴候**は，感度50〜60％，特異度79〜96％と診断に有用．
- 腹部超音波は，CT検査に比して感度・特異度ともに優れる．**sonographic Murphy徴候**は特異度が90％を超える．
- 超音波所見：胆嚢腫大（長径＞8cm，短径＞4cm），胆嚢壁肥厚（＞4mm），胆嚢結石，デブリ，ガス像，胆嚢周囲の液体貯留，胆嚢壁sonolucent layer．
- CT検査は，治療効果が得られない場合や重症化や合併症を疑う場合に施行．
- 胆嚢癌の合併あり（60歳以上では9％）．

表3　急性胆嚢炎の診断基準

A	右季肋部痛（心窩部痛），圧痛，筋性防御，Murphy徴候
B	発熱，白血球数またはCRPの上昇
C	急性胆嚢炎の特徴的画像検査所見

疑診：AのいずれかならびにBのいずれかを認めるもの
確診：上記疑診に加え，Cを確認したもの
ただし，急性肝炎や他の急性腹症，慢性胆嚢炎が除外できるものとする．
文献1より改変して転載．

❷ 考えられる微生物と治療法

1) 微生物

「①急性胆管炎」の項を参照.

2) 治療法

◆処方例

「①急性胆管炎」の項を参照.

◆胆嚢摘出術, 胆嚢ドレナージ〔重症度判定基準（表4）参照〕

- **重症度, 病態に応じて, 手術, ドレナージを選択**. 外科, 消化器内科に相談を行う.
- 入院後早期の胆嚢摘出術が推奨されるが, 重症度, 病態により術式, 手術時期は異なる.
- 腹腔鏡下胆嚢摘出術が望まれるが, 術者の得意な術式を選択することがより重要である.
- 重篤な局所合併症（胆汁性胆嚢炎, 胆嚢周囲膿瘍, 肝膿瘍）を伴う症例や胆嚢捻転症, 気腫性胆嚢炎, 壊疽性胆嚢炎などは, 十分な全身管理下に緊急胆嚢摘出術が推奨される.
- 従来は保存的治療による炎症消退後に胆嚢摘出術が行われていた. しかし, 欧米でのRCT

表4 急性胆嚢炎の重症度判定基準

重症急性胆嚢炎	急性胆嚢炎のうち, 以下のいずれかを伴う場合は「重症」である. ①黄疸 ②重篤な局所合併症：胆汁性腹膜炎, 胆嚢周囲膿瘍, 肝膿瘍, 胆嚢捻転症, 気腫性胆嚢炎, 壊疽性胆嚢炎, 化膿性胆嚢炎
中等症急性胆嚢炎	急性胆嚢炎のうち, 以下のいずれかを伴う場合は「中等症」である. ①高度の炎症反応（白血球数>14,000/μLまたはCRP>10mg/dL） ②胆嚢周囲液体貯留 ③胆嚢壁の高度炎症性変化：胆嚢壁不整像, 高度の胆嚢壁肥厚
軽症胆嚢炎	急性胆嚢炎のうち, 「重症」「中等症」のいずれの基準も満たさないものを「軽症」とする.

文献1より改変して転載.

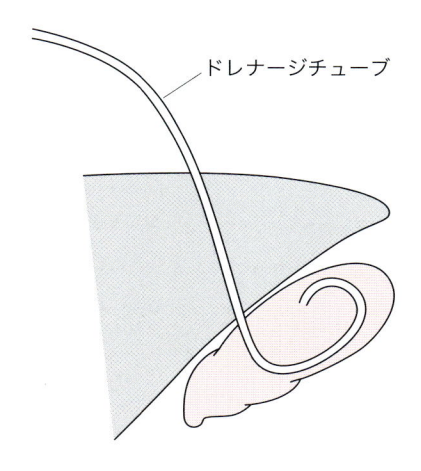

図1 PTGBD
文献1より転載. 超音波ガイド下に経皮的に胆嚢内腔にドレナージチューブを挿入・留置し, 胆嚢内胆汁を体外に排出させる.

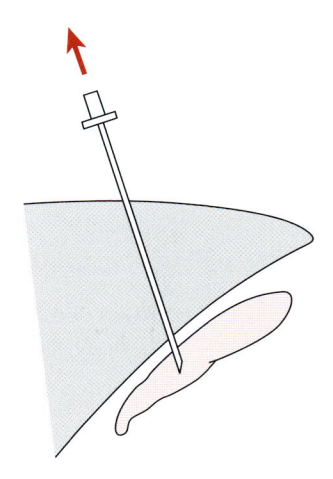

図2 PTGBA
文献1より転載. 超音波ガイド下に経肝的に胆嚢に穿刺針を刺入し, 胆嚢内胆汁を吸引する.

により早期手術（発症より3〜4日）と待機手術（発症より4カ月後まで）が比較され，合併症の発生率に差はなく，入院期間を短縮できる早期手術が望ましいとの結果が得られた．
- 全身状態不良例は，一次的な胆嚢ドレナージを検討する．
- ドレナージ：主にPTGBD〔percutaneous transhepatic gallbladder drainage：経皮経肝胆嚢ドレナージ（図1）〕，PTGBA〔percutaneous transhepatic gallbladder aspiration：経皮経肝胆嚢吸引穿刺法（図2）〕の2つの方法がある（GLでは，特に外科的ハイリスク例はPTGBDが推奨される）．内視鏡的にENGBD（endoscopic naso gallbladder drainage：内視鏡的経乳頭的胆道ドレナージ）を行う施設もある．

❸ 診断治療の組み立て

- **胆嚢摘出術を前提**とした初期治療（絶食，輸液，抗菌薬投与など）を行う．
- 重症度に応じて治療指針を決定する（以下，GLの『診療指針』の要約）．

> - 黄疸例や全身状態不良な症例は，一時的な胆嚢ドレナージを検討
> - 重　症：全身管理下，緊急手術
> - 中等症：初期治療とともに迅速に手術や胆嚢ドレナージ
> - 軽　症：12〜24時間の初期治療に反応しない場合，手術，ドレナージを検討
> - 手術，ドレナージ，重症患者管理が困難な場合，対応可能な施設にすみやかに搬送

文献・参考図書

1) 「科学的根拠に基づく急性胆管炎・胆嚢炎の診療ガイドライン［第1版］」（急性胆管炎・胆嚢炎の診療ガイドライン作成出版委員会 編），医学図書出版，2005
   ↑世界に先駆けて作成された本邦のガイドライン．国際コンセンサス会議を経て発表された国際版のTokyo Guidelinesと読み比べてみるとよいだろう．
2) Strasberg, S. M., et al.：Acute Calculous Cholecystitis. N Egl J Med, 358：2804-2811, 2008
3) Mandell, Douglas, and Bennett's Principles and Practice of Infectious Diseases, 7th ed.（Mandell, G. L., et al.），Churchill Livingstone, 2009
4) Solomkin, J. S., et al.：Diagnosis and Management of Complicated Intra-abdominal Infection in Adults and Children：Guidleines by the Surgical Infection Society and the Infecttious Diseases Society of America. Clin Infect Dis, 50：133-164, 2010
5) The Johns Hopkins ABX Guide：Diagnosis & Treatment of Infectious Diseases 2010（Bartlett, J. G., et al.），195-197, Jones & Bartlett Pub, 2010
6) 日本語版サンフォード感染症治療ガイド（アップデート版）：http://lsp-sanford.jp/
   ↑おなじみの熱病．感染症治療のバイブル．
7) 横江正道：第3章-3 急性胆嚢炎，4 急性胆管炎．「主治医として診る救急からの入院治療」（岩田充永 編），pp104-121, 2010（羊土社）
   ↑緊急性の判断，入院の判断，専門医への引継ぎなど，診療の一連の流れが，胆道炎GLに準じて詳細に説明されている．
8) 矢野晴美：6 胆道系感染症のマネジメント．「市中感染症診療の考え方と進め方」（IDATENセミナーテキスト編集委員会 編），pp71-78, 医学書院，2009
   ↑日本感染症教育研究会（IDATEN）のテキスト．目の前の患者にどう立ち向かうか？ 臨床感染症学の考え方が示されている．
9) 小林美奈子，ほか：4. 重症腹腔内感染症．「臨床感染症ブックレット7巻　入院患者における重症・難治性感染症を診る」（笠原 敬，ほか 編），pp59-61, 文光堂，2012
   ↑重症・難治性感染症は，感染症科医，臓器別スペシャリスト，集中治療医による総力戦を要する．感染症を理解する非感染症科医による戦略が説明されている．

第2章 原因疾患へのアプローチ

13 ERでの性行為感染症①
尿道炎，陰部ヘルペス

安東栄一

Point

- 医療者側の価値基準で患者を判断せず，あらゆる可能性を考えて病歴聴取すること
- 治療の基本コンセプトは短期での確実な治療である
- 啓蒙も兼ね，患者には性感染症についての危険性・合併症，パートナー治療の必要性について説明する

■ はじめに

　性風俗の多様化に伴い，陰部病変のみならず肛門，咽頭，結膜などさまざまな部位への病変がみられる．したがって，性行為感染症の訴えはさまざまであり，その表現型もさまざまである．性行為感染症に罹患する患者は比較的若年者に多い傾向もあり，通常外来でなく救急外来を受診するケースも少なくない．本項ではERで多いと思われる淋菌，クラミジアによる急性尿道炎と性器ヘルペスについて，病歴聴取のポイントおよび検査・初期治療について解説する．

症例A

　45歳男性．数日前からの右陰嚢内容の腫脹および疼痛を主訴に受診．排尿状態の変化，発熱などの訴えはなく，その他の全身状態も特に問題なし．検尿・尿沈渣所見に異常なし．触診上，右精巣上体に約2cmの軽度圧痛を伴う硬結を触れ精巣上体炎と考えられた．最近の性交渉歴について質問したところ，2カ月以内に数度のオーラルセックスのサービスを受けたとのことであった．クラミジア尿道炎あるいは一般細菌による精巣上体炎を疑い，レボフロキサシン（クラビット®）を投与開始．核酸増幅法では，クラミジアTMA法陽性であり，一般尿培養検査は陰性であった．後日再診時に精巣上体の硬結縮小と圧痛軽快を認めた．結果説明とクラミジアTMA法の再検査を行い，その陰性を確認し治療を終えた．

1 急性尿道炎

❶ 考えられる微生物

　急性尿道炎は淋菌尿道炎，クラミジア尿道炎，非淋菌非クラミジア尿道炎に分類される．そ

の特徴的な症状は淋菌感染症であれば，尿道からの著明な排膿と激烈な痛みである（火箸を尿道にさしたような感じと表現した人もいる）．クラミジア尿道炎，非淋菌非クラミジア尿道炎であれば，尿道からのわずかの分泌液と排尿時の違和感程度の訴えであることが多い．性交渉から発症までの期間は淋菌感染症は3〜7日間，クラミジア尿道炎は1〜3週間とされる．病歴聴取によりある程度の予想がつく（表）．

❷病歴聴取のポイント

　排尿状態の変化，あるいはその周辺臓器の訴えで受診される患者の診察で気をつけることとしては，先入観をもたないことと，プライバシーには細心の注意を払うことである．まず対面する患者に対して，年齢，風貌などで医師側の価値基準による判断での思い込みがあってはならない．患者側から感染の経緯を話してくれることは少ない．なので，常に鑑別として性行為感染症は考えておくべきである．中年〜高齢者の患者もいる．パートナーが1人であるとは限らないし，同性の場合もある．疾患も1つとは限らず，必ずほかの合併する疾患（A型肝炎ウイルス，B型肝炎ウイルス，C型肝炎ウイルス，HIV，梅毒など）を見逃さないように心がける．患者側にも「自分のパートナーに限って…」や「オーラルセックスでは感染しない」など，思い込みのケースは多い．特に性関係についての病歴聴取はデリケートな話なので，付き添いがいるようであれば検査などを装い別室へ誘導し，病歴をとるのもよい．

　また，ERという場では，医師と患者の信頼関係を築きにくいこともあり，本当のことを話してくれない場合も多い．訴えも排尿状態の変化あるいはその周囲臓器の変化についてであれば

表　淋菌性尿道炎とクラミジア尿道炎の比較

	淋菌性	クラミジア性
潜伏期間	3〜7日	1〜3週間
発症	急激	比較的緩徐
排尿痛	強い	軽い
分泌物の性状	膿性	漿液性ないし粘液性
分泌物の量	中等量	少量〜中等量
検査	検鏡，SDA法，TMA法	SDA法，TMA法
推奨治療（第一選択）	セフトリアキソン 点滴静注 1g，単回	アジスロマイシン 経口1g，単回 or 徐放製剤2g，単回 ドキシサイクリン 経口1回100mg，1日2回，7日間
（第二選択）	セフォジジム 点滴静注 1g，単回 スペクチノマイシン 筋注 2g，単回	クラリスロマイシン 経口1回200mg，1日2回，7日間 ミノサイクリン 経口1回100mg，1日2回，7日間 レボフロキサシン 経口1回500mg/日，7日間　など

SDA：strand displacement amplification
TMA：transcription mediated amplification

よいのだが，なかなか言い出せずそれとなく下腹部痛だけを訴える患者もいる．少しでも疑いがあれば下着をずらして，できれば鼠径，陰嚢までの診察を心がけたい．むしろ尿道からの排膿の有無，排尿痛などに関しても医療者側から質問するとよい．この場合「失礼なことを伺いますが」と前置きをしておいて，最近の性行為に関する情報をストレートに尋ねると，これで立腹する患者はほとんどいない．むしろ患者からはなかなか切り出せずにいたため，この質問を機に話を始めてくれることもよく経験する．

❸ 検査・治療法とそのコンセプト

検査は淋菌感染症の疑いがあれば，検査室に連絡し薬剤感受性も得られる培養検査に提出できるのが望ましいが，常温で容易に菌が死滅することと専用の培地が必要なこともあり，夜間のERでは難しいことも多い．したがって尿道分泌物のグラム染色でグラム陰性双球菌を確認するか，あるいは初尿での核酸増幅法（SDA，TMA法）を行いクラミジア検出も同時に行う．

治療としては，「JAID/JSC 感染症治療ガイド2011」（日本感染症学会，日本化学療法学会）[1]，「性感染症 診断・治療 ガイドライン2011」（日本性感染症学会）[2]では，淋菌に対してはセフトリアキソン（ロセフィン®）1g点滴静注単回投与，セフォジジム（ケニセフ®）1g点滴静注単回投与，スペクチノマイシン（トロビシン®）2g単回投与が勧められている．クラミジアに対しては，アジスロマイシン（ジスロマック®）経口1gあるいは2g単回投与，ドキシサイクリン（ビブラマイシン®）経口1回100mg，1日2回，7日間などが推奨されている．

基本的コンセプトとしては，疾患の特性上再診率も低く，単回でしかも確実な治療を目指す．もちろん後日，泌尿器科・婦人科を受診してもらい，再検査を行い治癒を確認するのがベストである．性感染症診断・治療ガイドラインの総論，各論に関しては2008年版ではあるが，日本性感染症学会のホームページでガイドラインが公開されており参照されるとよい[3]．米国疾病予防管理センター（CDC）の「性行為感染症（STD）治療ガイドライン2010」[4]では淋菌をターゲットにしたセフトリアキソン筋注単回，セフィキシム経口単回，セファロスポリン静注単回のいずれかに，クラミジアをターゲットにしたアジスロマイシンあるいはドキシサイクリンのいずれかを併用し，両方の菌をターゲットとする，いわゆるdual therapy（同時治療）を推奨している．実際これらの同時感染も少なくなく，一度に治療を行ってしまうことで余計な耐性化を予防する目的もあるようである．一方，性感染症学会のガイドラインでは，淋菌感染症の可能性が濃厚であればこれを先行して治療を行い，クラミジアの同時感染が確認されれば引き続きクラミジアの治療を行うことが勧められている．これら治療方針に関しては議論となるところではあるが，再受診率が低いこと，近年の菌の耐性化傾向を考えればdual therapyを検討してもよいのかもしれない．

症例B

23歳女性．3日前に38℃台の発熱，陰部痛，排尿時痛を認め近医で抗菌薬投与された．しかし，排尿障害は増悪し，尿閉となりERを受診．両鼠径部リンパ節の腫大を認め，尿道カテーテル留置で350mLの尿の排出あり．また，病歴聴取で，約1週間前に性交渉があった．バラシクロ

ビル（バルトレックス®）の内服を開始．血液検査では単純ヘルペス1型の抗体上昇を認めた．軽快後，尿道カテーテル抜去後は問題なく自尿が得られた．

2 性器ヘルペス

　性器ヘルペスは単純ヘルペスウイルス（HSV）-1，HSV-2による陰部の有痛性潰瘍性病変，水疱形成を呈する（図1）．通常よほどの重症例でなければ緊急性はなく，翌日以降担当科への受診を勧めてよい場合が多い．ただ気をつけておきたいのは，Elsberg症候群と呼ばれる病態[5]で，ヘルペスが仙髄神経根の神経節から仙髄神経炎を起こし，排尿障害（尿閉），排便障害，下肢筋力障害などの症状を呈する．性器ヘルペスの5％に合併するといわれている．尿検査に異常がなく，高度の排尿障害を訴える場合には本疾患も鑑別に入れて陰部の視診も忘れずに行う．通常のHSVに対する治療後には，排尿障害も解除され，元の排尿状態に戻る．
　日本感染症学会・日本化学療法学会の「JAID/JSC感染症治療ガイド2011」[1]での推奨治療は，初発軽症例ではアシクロビル（ゾビラックス®）経口1回200mg，1日5回，5～10日間，バラシクロビル（バルトレックス®）経口1回500mg，1日2回，5～10日間，初発重症例では注射用アシクロビル5mg/kg，1日3回8時間ごと，7日間などである．再発例ではアシクロビル経口1回200mg，1日5回，5日間，バラシクロビル経口1回500mg，1日2回，5日間であり，なかでも軽症例では3％ビダラビン（アラセナ-A）軟膏1日数回，5～10日間，5％バラシクロビル軟膏1日数回，5～10日間などである．

3 患者への情報提供

　最後に，患者には性感染症についての情報を，啓蒙も兼ねて話をしておくことを忘れない．具体的には，パートナーが感染していればピンポン感染により再感染を起こすため同時治療が

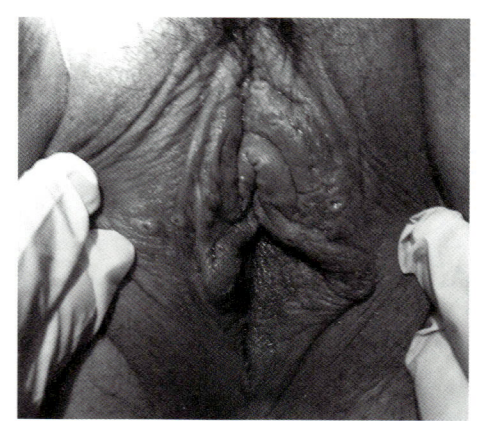

図1　性器ヘルペス（女性）
　　　（p.15 巻頭カラーアトラス参照）

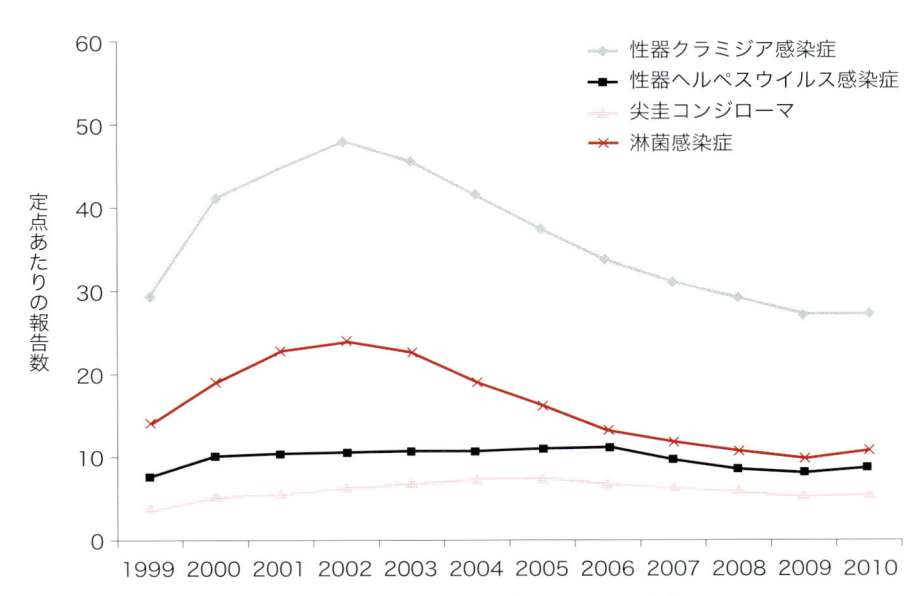

図2 感染症発生動向調査による定点把握性感染症の年次推移

必要なこと，治療を放置していれば尿道粘膜の慢性炎症によりHIVなどの感染合併率が上昇すること，さらに男女とも将来的に不妊の原因となる可能性があることなどには触れておく．インターネット隆盛の昨今，性感染症検査キット・治療薬が個人輸入で比較的容易に入手可能であり，自己診断・治療の既往も考えられる．前治療について病歴聴取が必要な場面も，今後出てくる可能性もある．これに関連してか不明であるが，近年淋菌・クラミジア尿道炎の減少傾向が認められる（図2）．自己診断・治療によるものが関与しているのであれば，今後の無秩序な抗菌薬乱用による薬剤耐性化が懸念される．

文献・参考図書

1) 「JAID/JSC 感染症治療ガイド2011」，pp.173-176，日本感染症学会・日本化学療法学会，2012
   ↑ぜひ入手して日本標準を確認しよう．
2) 「性感染症 診断・治療ガイドライン 2011」，日本性感染症学会，2011
   ↑総論，各論について必要なときに参照するとよい．
3) 「性感染症 診断・治療ガイドライン 2008」：http://jssti.umin.jp/guideline_c.html
   ↑ネットで確認できて，大変便利．
4) 2010 STD Treatment Guidelines(Centers for Disease Control and Prevention)：http://www.cdc.gov/std/treatment/2010/
   ↑淋菌など地域別に感受性が異なり，推奨薬も多少異なる．
5) 濱田英里，ほか：Elsberg 症候群を呈した急性散在性脳脊髄炎(ADEM)の2例．日内会雑誌，94(11)：2379-2381，2005

第2章 原因疾患へのアプローチ

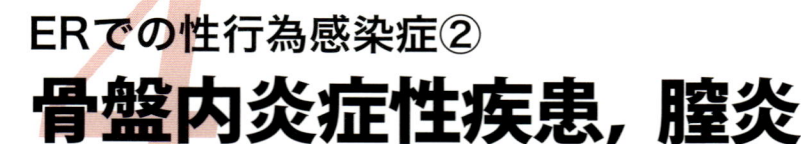

14 ERでの性行為感染症②
骨盤内炎症性疾患，膣炎

吉本 昭

Point

・女性の腹痛では骨盤内炎症性疾患（PID）を必ず鑑別疾患にあげる
・PIDに特異的な検査はなく，通常は**臨床診断**である
・不妊や慢性疼痛といった合併症を防ぐために**治療の閾値は低くする**
・性行為感染症（STI）の診断をしたときには，他のSTIが**併存**していないか必ず調べる

■はじめに

　近年，性行為感染症（sexually transmitted infection：STI）の増加に伴い，膣炎や骨盤内感染症は救急外来でも高頻度に遭遇する疾患の1つである．救急外来で腹痛患者をみる場合，いつも消化管の問題とは限らない．泌尿器科疾患，血管外科，呼吸器，循環器疾患に加えて，女性では婦人科疾患も鑑別に入れてアプローチしていく必要がある．本項では女性の腹痛の原因の1つである骨盤内炎症性疾患（pelvic inflammatory disease：PID），さらに膣炎について解説する．

症例

24歳女性．
主　訴：発熱，腹痛
既往歴：特記事項なし
現病歴：1カ月前に38℃台の発熱と腹痛があり，近医で抗菌薬の点滴と内服を受け，数日で回復した．2日前より微熱，全身倦怠感出現し，本日になり下腹部痛がみられたため救急外来を受診した．

⇨何を思い浮かべる？　必要な病歴聴取事項は？

　腹痛のある女性が救急外来にやってくると，頭を悩ませることが多い．胃腸炎や尿路感染症といったコモンな疾患が多いが，女性特有の婦人科疾患が紛れていることがある．「女性の腹痛をみたら妊娠を疑え」といわれたことがある医師は多いと思われるが，**妊娠**は必ず鑑別疾患にあげる必要がある．その他，本項で取り上げる骨盤内炎症性疾患も必ず鑑別にあげる必要がある．腹痛の性状や消化器症状，食事内容といった一般的な病歴聴取事項に加えて女

性に特有な病歴聴取も行う必要がある（表1）．妊娠や月経に加えて，非常にデリケートな部分ではあるが，可能な限り**性交渉歴**についても病歴聴取を行う．当然のことながら周囲への配慮に細心の注意を払うべきである．

表1　婦人科疾患に関連する病歴聴取事項

- 月経歴：最終月経，月経周期，症状
- 既　往：STI，婦人科疾患，手術歴
- 妊娠歴：流産，子宮外妊娠
- 性交渉歴
- その他：避妊経口薬の使用，IUD使用，帯下，性交時痛，泌尿器症状など

IUD（intrauterine device）：子宮内避妊器具

経過1

詳細な病歴聴取にて2カ月前に妊娠するも中絶を行ったことが判明した．性交渉の相手は複数いる．月経周期は規則的であり，最終月経は2週間前．ここ2週間以内に性交渉があった．腹痛出現2日前より悪臭を伴う帯下があった．

【身体所見】
意識 清明，体温 38.6℃，血圧 101/72mmHg，心拍数 104回/分，呼吸数 18回/分，下腹部全体に圧痛を認めた．筋性防御なし．腸雑音は低下していた．

⇨ **診察のポイントは？**

まずは**バイタルサインの確認**を行う．本症例では全身状態は比較的良好であった．しかしながら頻脈があり，発熱による影響と思われるが，脱水による循環血液量の低下も考えられる．今後ショックへと進展する可能性もあるので注意が必要である．診察にて筋性防御などの腹膜刺激症状はなく，現時点では手術を含めた緊急処置が必要ではないと考えられた．内診などの婦人科的診察は婦人科に依頼を行った．

経過2

【検査所見】
血液検査 WBC 15,000/μL，Hb 14.2g/dL，Ht 45％，Plt 45万/μL，CRP 18.7mg/dL，尿検査：異常なし，妊娠検査：陰性
膣分泌物グラム染色：白血球 100/HPF，グラム陰性双球菌多数あり

⇨ **検査のポイントは？**

一般血液検査，尿検査に加えて，**妊娠検査**も必ず行う．本症例では白血球数とCRP値の上昇から細菌感染が疑われる．CRP値にて疾患や重症度は特定できないが，細菌感染の存在を

疑う指標として有用である．また，血液ガス（静脈血でも可）にてアシデミアや乳酸値の評価を行い，血液培養を最低2セット採取しておく．子宮内感染が疑われる場合は，帯下や子宮内培養検査，クラミジア抗原検査を提出する．

経過3

本症例は疼痛が強く，経口摂取も不十分であったため入院加療となった．入院後施行された画像検査でダグラス窩膿瘍が指摘され，ドレナージが施行された．その後は抗菌薬投与にて症状軽快し，退院となった．

⇨入院適応は？

米国疾病予防管理センター（CDC）の「性感染症治療ガイドライン2010」での入院適応を表2に示す[1]．欧米では状態が悪くなければ外来での治療は可能であると考えられているが，**基本的にPIDは入院適応**と考えてよい．もし外来での治療を選択するのであれば，2，3日以内に再診とし，72時間以内に改善がなければ入院を考慮すべきである．

表2　PIDの入院適応

- 虫垂炎などの緊急の外科的措置を要する疾患が否定できないとき
- 妊娠女性
- 経口抗菌薬で改善しないとき
- 外来管理が困難であるとき
- 患者が重症，あるいは嘔気や嘔吐，高熱があるとき
- 卵管卵巣膿瘍を認めるとき

文献1を参考に作成．

⇨選択すべき抗菌薬は？（One More Experience参照）

1) セフメタゾール2gを1日3回経静脈投与＋ドキシサイクリン100mgを1日2回経口投与
2) クリンダマイシン600〜900mgを1日3回経静脈投与＋ゲンタマイシン2mg/kg（初回），1.5mg/kgを1日3回（維持）経静脈投与
3) アンピシリン・スルバクタム3gを1日3回経静脈投与＋ドキシサイクリン100mgを1日2回経口投与

入院が困難な場合は以下の治療を選択．

1) セフトリアキソン250mgを筋肉注射＋ドキシサイクリン100mgを1日2回経口投与±メトロニダゾール500mgを1日2回
2) レボフロキサシン500mgを1日1回＋クリンダマイシン450mgを1日3〜4回あるいはメトロニダゾール500mgを1日2回

1 骨盤内炎症性疾患（PID）

PIDとは女性の上部生殖管の感染症の総称であり，具体的には子宮内膜炎，付属器炎，腹膜炎，卵管卵巣膿瘍などがある．本来，子宮内膜，卵管，付属器，腹腔内は無菌的な状態であるべきだが，これらと連絡のある子宮頸部，腟，外陰部を汚染，感染した微生物により炎症が生じる．PIDのリスクファクターを表3に示す．

❶ 診　断

最も多い症状は下腹部痛であり，ほかには発熱，性交痛，不正出血，帯下の増加がある．典型的な症状が揃うことは少なく，診断が困難なことが多い．PIDの多くは軽度で，わずかな，はっきりしない症状を呈することが多くPIDとして認識されないことが多い．こうした患者では腹痛や性器出血を認めても発熱を伴っていないとなかなか婦人科受診に結びつかずに見逃されることがある．適切な治療がなされないと後遺症（不妊，子宮外妊娠，慢性骨盤痛）が残ってしまうため，**「疑わしきは治療する」**という姿勢で治療する必要がある．CDCガイドラインの診断基準を表4に示す．これらに画像診断などを加えて確定診断とする．

❷ 考えられる微生物

起因菌は通常複数で，淋菌，*Chlamydia trachomatis*，嫌気性菌（バクテロイデスを含む），腸内細菌が主なものである．虫垂炎や憩室炎との鑑別が困難なことがしばしばあり，PIDが否定できない場合は，クラミジアを外さないように抗菌薬の併用を選択する．

❸ 治　療

PIDの治療は，急性炎症の治療と後遺症の予防の2本立てである．急性期の合併症である卵

表3　PIDのリスクファクター

- 性的活動期の若年女性（好発年齢は15〜24歳）
- PIDの既往，STIの既往
- 避妊具を用いない性行為
- 複数の性交渉パートナー，パートナーが有症状
- 月経中の性行為
- 子宮頸部びらん，細菌性腟炎
- IUDの使用
- HIV感染者

表4　PIDの診断基準

必須診断基準
・子宮の疼痛
・附属器の疼痛
・子宮頸部の動きによる疼痛
付加診断基準
・体温（口腔温）＞38.3℃
・頸部，腟からの異常な粘液膿性の分泌物
・腟分泌物中の白血球の存在
・血沈上昇
・CRP上昇
・子宮頸部の淋菌，クラミジアの感染

文献1を参考に作成．

管卵巣膿瘍，Fitz-Hugh-Curtis症候群（MEMO①参照）への進展を防ぐ．治療期間は14日間である．治療に際しては，**他のSTI**（HIV，梅毒，B型肝炎）**のスクリーニング**や**パートナーの治療**も重要であるが，STIが原因となっていない場合もある．

One More Experience

PIDにおける抗菌薬の選択について

　CDCガイドラインでは，日本の市場からは消滅しているセフォテタンやセフォキシチンを推奨しており，そのまま使用できない．ドキシサイクリンを採用していない病院も多く，経口薬しか日本では使用できないので，消化吸収機能の悪い患者では十分な効果が期待できない可能性もある．また，日本の診療では抗菌薬の筋肉内注射は一般的ではない．このような理由から，本項では若干異なった推奨となっている．実際にはセフトリアキソンを静脈内投与し，ドキシサイクリンが使用できない場合はミノサイクリン，あるいはアジスロマイシンで代用するのが現実的であると思われる．近年キノロン耐性の淋菌が増えており，レボフロキサシンによる治療では失敗の可能性があることも留意しておく必要がある．嫌気性菌のカバーについては議論の余地があるが，カバーしておく方がベターであると筆者は考える．

MEMO ① Fitz-Hugh-Curtis症候群

　Fitz-Hugh-Curtis症候群（以下FHCSと略す）は，クラミジアによるPIDに肝周囲炎を合併する症候群である．性感染したクラミジアが卵管経由で腹腔内に入り，肝臓周囲に定着して上腹部痛をきたす．近年のクラミジア感染症の蔓延に伴いFHCSは若年女性の急性腹症の一因として注目されている．しかし腹痛の発症初期にFHCSと診断されず臨床各科を複数受診することも少なくないので注意が必要である．診断には造影CTが有用である（図1）．

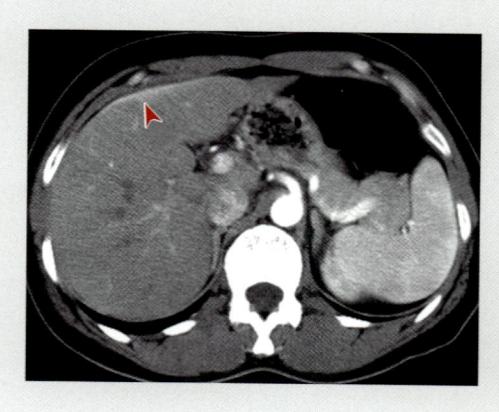

図1　Fitz-Hugh-Curtis症候群の造影CT所見
動脈相において肝被膜の濃染像が認められる（▶印）

2 膣炎について

膣分泌物に特徴づけられる3大疾患は細菌性膣炎, トリコモナス膣炎, カンジダ膣炎がある. 膣炎についての特徴を表5に示す. 紙面の都合上, ポイントのみ述べる. 詳しくは成書を参照されたい.

❶ 細菌性膣炎 (bacterial vaginosis : BV)

膣内のラクトバシラス属が減少し, 種々の好気性菌や嫌気性菌が異常増殖した病的状態であり, 多くは無症状である. 臨床診断 (Amselの臨床的診断基準[3]), あるいはグラム染色で診断を行う. 症状のある女性は治療が推奨される. CDCにより治療としてメトロニダゾール経口0.5g, 1日2回, あるいはクリンダマイシンクリームの膣内塗布が推奨されているがいずれも日本では保険適応がない. クロラムフェニコール膣錠100mg, 1日1回は保険適応がある.

❷ トリコモナス膣炎

多くの女性は無症状か, あっても軽微な症状であるため, ハイリスク患者にはスクリーニングを行ってもよい. 膣分泌物の顕微鏡検査の感度は60〜70%程度と報告あり. CDCにより治療としてメトロニダゾール経口2g, 1日1回, あるいはチニダゾール経口2g, 1日1回が推奨される. **パートナー治療は必須である.**

❸ カンジダ外陰膣炎 (vulvovaginal candidiasis : VVC)

Candida albicans によるものが最多であり, 75%の女性が一生に一度は罹患し, 40〜45%

表5 各種膣炎の比較

	細菌性膣炎	トリコモナス膣炎	カンジダ膣炎
病因	*Gardnerella vaginalis* と嫌気性菌などが関係	膣トリコモナス	カンジダ
主な症状	臭気, 帯下 (少量)	帯下 (多量), ときに臭気	瘙痒 (強い), 帯下
分泌物	灰色, 量普通	淡膿性, 泡沫状 (ときに), 量多	チーズ状, 粥状, 量少
炎症所見	特になし	膣壁発赤	膣壁発赤, 外陰部炎症所見
膣内pH	≧5.0	≧5.0	<4.5
アミン臭 (10%KOH添加)	あり	しばしばあり	なし
鏡検	Clue cell, 細菌 白血球 (稀)	膣トリコモナス 白血球多し	カンジダ (胞子, 仮性菌糸) 上皮, 白血球
治療	メトロニダゾール クロラムフェニコール	メトロニダゾール	イミダゾール系 (クロトリマゾールほか)
性行為伝播	あり	あり	多くない

文献2を参考に作成.

は2回以上罹患する．症状があれば治療を検討する．アゾールでの治療で80〜90％治療可能であり，クロトリマゾールクリーム（1％）を1日1回，1〜2週間，あるいはミコナゾールクリームを1日1回，1週間腟内に投与する．代替治療としては，ミコナゾール腟錠（100mgを1日1回，1週間，あるいは200mgを1日1回，3日間），またはフルコナゾール150mg内服を1回行う．

文献・参考図書

1) Centers for Disease Control and Prevention：Sexually Transmitted Diseases Treatment Guidelines, 2010
   ↑性感染症につき，まず読むならコレ．抗菌薬に関しては日本の実情に合っていない部分もあり．無料で閲覧可能（http://www.cdc.gov/std/treatment/2010/）．

2) 日本性感染症学会：性感染症 診断・治療ガイドライン2011, 2011
   ↑日本性感染症学会発行のガイドライン．症状別，疾患別に記載されており，読みやすい．2008年ガイドラインは無料で閲覧可能（http://jssti.umin.jp/guideline_c.html）．

3) Amsel, R., et al.：Nonspecific vaginitis. Diagnostic criteria and microbial and epidemiologic associations. Am J Med, 74：14-22, 1983

4) 日本産科婦人科学会，日本産婦人科医会：産婦人科 診療ガイドライン婦人科外来編2011, 2011
   ↑産婦人科のエキスパートによるガイドライン．Q＆A方式になっており，非常に読みやすい．無料で閲覧可能（http://www.jsog.or.jp/activity/publication/index.html）．

5) British Association for Sexual Health and HIV：UK National Guideline for the Management of Pelvic Inflammatory Disease 2011, 2011
   ↑無料で閲覧可能（http://www.bashh.org/documents/3572）．

6) Wiesenfeld, H. C.：Treatment of pelvic inflammatory disease. Up To Date, 2012

第2章 原因疾患へのアプローチ

15 ERでの骨感染症
脊椎炎

小熊麻子

Point

- 発熱，腰痛をみたら，尿路感染以外にも脊椎炎を鑑別にあげる
- 脊椎炎は発熱のみで腰痛がはっきりしない場合も，発熱を認めず慢性腰痛のみの場合もある
- MRIで初期に所見がなくても，脊椎炎を疑う場合は再検する
- 神経症状を認めれば手術で除圧が必要！　すみやかに整形外科にコンサルテーションする

■ はじめに

　救急外来において発熱は最も多い主訴といえる．そのなかで腰痛を伴った場合，尿路感染症などを念頭に肋骨脊柱角叩打痛などの所見を確認すると思うが，同症状の疾患で脊椎炎もあることを忘れないでほしい．**脊椎炎は初診時には発熱，敗血症で来院し，腰痛の訴えがないこともある**．血液培養，尿培養のほか，X線写真，MRIなども必要になってくる疾患であり，経時的な深い観察と，状態変化に適宜対応した診療が必要となる．

症例

来院するまでの状況

　69歳男性．15年前より糖尿病を指摘．来院1カ月前に熱中症による意識レベル低下あり，その際高血圧も指摘され降圧薬が開始となっていた．2週間前より腰痛と発熱あり，増悪，寛解をくり返していた．前日より発熱，意識レベル低下を認め，来院当日は朝から経口摂取困難，発言もつじつまが合わず17時過ぎに救急要請となった．

⇨ 何を思い浮かべる？　鑑別診断は？

　糖尿病の基礎疾患があり，**易感染性である**．発熱，意識レベル低下があり，症状が正確に訴えられない．敗血症，髄膜炎，腎盂腎炎など，感染源の特定のために必要な検査を行う．

【来院時の身体所見】

JCS I -1，体温 39.6℃，SpO$_2$ 90％（room air），血圧 116/70mmHg，脈拍108回/分・整
心音：正常，呼吸音：整，腹部：異常所見なし，四肢：浮腫なし，皮疹なし．
検査結果を表にまとめた．

表 来院時検査所見

検尿	pH	5.0	(生化学)	CK	131 IU/L
	蛋白	(2+)		T-cho	214 mg/dL
	潜血	(1+)		BUN	32.7 mg/dL
	糖	(4+)		Cre	1.04 mg/dL
血算	WBC	7,500/μL		Na	133 mEq/L
	RBC	453×10^4/μL		K	3.7 mEq/L
	Hb	14.5 g/dL		Cl	95 mEq/L
	Ht	40.5%		BS	368 mg/dL
	Plt	8.3×10^4/μL		HbA1c	5.3%
凝固	PT	13.0秒		プロカルシトニン	12.59 ng/mL
	A-PTT	47.0秒	炎症	CRP	17.47 mg/dL
生化学	TP	7.3 g/dL	血液ガス	pH	7.500
	Alb	3.8 g/dL		pCO$_2$	36.8 Torr
	AST	21 IU/L		pO$_2$	71.6 Torr
	ALT	16 IU/L		HCO$_3$	26.2 mEq/L
	LDH	245 IU/L		tCO$_2$	61.1 mEq/L
	ALP	226 IU/L		ABE	3.0 mEq/L
	γGTP	45 IU/L		AnionGap	14.5 mEq/L
	ALP	229 IU/L			

著明な炎症反応の上昇，糖尿，脱水，電解質異常，低酸素血症を認めた（赤字の箇所に注目）．

1）ERにて：敗血症：感染源の検索に必要な検査を施行（各種培養検査も忘れずに）

　現在の全身状態の評価，重症度判定，感染フォーカス探し．
採　血：炎症反応高値，プロカルシトニン陽性．血液培養（2セット以上），尿培養．
心電図：異常所見なし．胸部X線：肺炎像認めず．心エコー：疣贅，弁膜症など認めず．
造影CT：胸部～骨盤部施行も感染源特定できず．
髄液検査：すぐには施行せず，今後の状態次第で検討となった．

経過1

2）一般入院：治療，引き続き感染源の検索

　入院時に炎症反応，プロカルシトニン高値認め，意識レベルの低下もあり敗血症を疑い，広域抗菌薬としてのメロペネム（メロペン®）1.5 g/日と，嫌気性菌をカバーするためクリンダマイシン（ダラシン®）1.8 g/日で加療を開始とした．2日後に血液培養より*Serratia marcescens*が同定されたが感染源は不明なままであった．

> **重要**
>
> 血液培養採取後，迅速に抗菌薬治療開始！ 起炎菌がわかるまではエンピリック・セラピーとして，広域抗菌薬を使用，起炎菌が判明したら，薬剤感受性結果を基に薬剤を変更する．

経過2

入院4日目より徐々に意識状態は改善，患者の訴えは腰痛，背部痛がメインとなっていった．37℃台後半の発熱は持続していた．

【次に行う検査・治療】

糖尿病が基礎疾患にあり，腰痛，発熱，白血球やCRPの高値が持続していることより脊椎感染症を疑い腰部のX線撮影，MRIを施行することとなった．

入院2週間目に造影MRIを施行，腰椎椎間板炎を認めた（図1）．

発熱の持続があり，CRPも4〜7 mg/dLで推移していたため，起炎菌の薬剤感受性試験結果を踏まえ抗菌薬の変更をセフトリアキソン（ロセフィン®）→セフォゾプラン（ファーストシン®）→レボフロキサシン（クラビット®）→パズフロキサシン（パズクロス®）→クリンダマイシン（ダラシン®）と行っていったが，腰痛は持続，CRPの低下も芳しくなかった．6週目でのMRI画像所見は悪化していた．8週目で変更したドリペネム（フィニバックス®）でCRP 1 mg/dL以下となったが，大腿部痛などの神経症状も増悪したため，観血的処置が必要と判断され3カ月後に整形外科転科となった．

＊補足

文献1を参考にすると，セラチア感染症に対してはピペラシリンとアミノグリコシドが選択（ピ

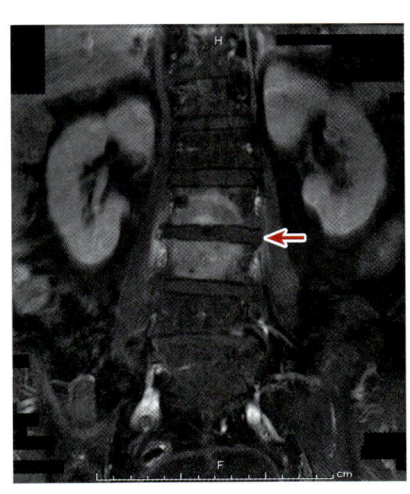

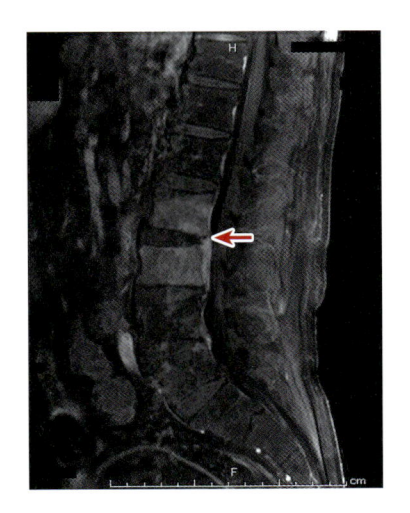

図1　MRI所見（入院2週間後）
L2/3レベルで椎間板の一部にT2強調像にて高信号を認める．上下椎体と周囲組織にT2強調像にて高信号，強い造影増強呈する領域みられ，脊椎椎間板炎とその波及が示唆される．膿瘍形成は認めない．

ペラシリンの代替としてはセフェピムかキノロン）とされていたが，本例は薬剤感受性試験結果に基づきセフェム系をまず選択し，キノロンへ変更後，当初効果を認めたクリンダマイシンへと戻した．

3）整形外科転科

セラチア椎間板炎に対し，手術にて除圧，椎体固定術施行となった．

手術所見：L2/3椎間板は破壊されており，壊死，肉芽組織を大量に認めた．椎体も一部破壊されていた．約7Lの生食で洗浄し，腸骨より自家骨採取，L2/3間に骨移植を行い固定した．

MEMO ① 化膿性脊椎炎

多い起炎菌としては，黄色ブドウ球菌であるが，最近はグラム陰性桿菌，MRSA，真菌も増加している．血液培養で菌が確定すれば，薬剤感受性試験結果を基に抗菌薬を変更する．可及的すみやかに治療を開始しないと硬膜外膿瘍に波及する．神経症状の有無などの経時変化の確認も大切であり，保存的療法で対応が困難であれば整形外科へコンサルテーションを行う．神経症状を後遺症として残さないために，病変が脊髄に及んでいるかの検討は最優先に行う！

経過3

ドリペネムを術後1カ月（計12週）継続もCRP陰性化せず，メロペネム1回0.5g，1日3回へ抗菌薬を変更しCPRの陰性化を認めたため，メロペネム2週間使用後，薬剤感受性試験の結果を基にミノサイクリン塩酸塩（ミノマイシン® 150 mg/日）の内服へ変更した．腰痛もほぼ消失し術後2カ月で杖歩行にて退院となった（図2）．

＊補足

抗菌薬は4～6週は継続の必要性がいわれており，経口抗菌薬変更後6～24週に及ぶ長期継続の有効性も報告されている．

【外来フォロー】

ミノマイシン®は2カ月継続して終了となった．今後は固定部位の不安定性のフォローを行っていく．

1 脊椎炎の原因，診断，治療

糖尿病，悪性腫瘍，ステロイドや免疫抑制薬内服中などの基礎疾患がリスクファクターとなるが，**40％は基礎疾患がない**．持続する背部痛，発熱，白血球やCRPの高値があった場合は脊椎感染症を疑いMRIを早期に施行するのがよい．検査では，白血球は感染が存在しても数値は正常なこともあるため有用な指標とはいえず，ESR，CRPが感度98％，100％と高く有用である．臨床効果との相関はESRよりCRPの方が優れている．画像としては，X線では骨破壊な

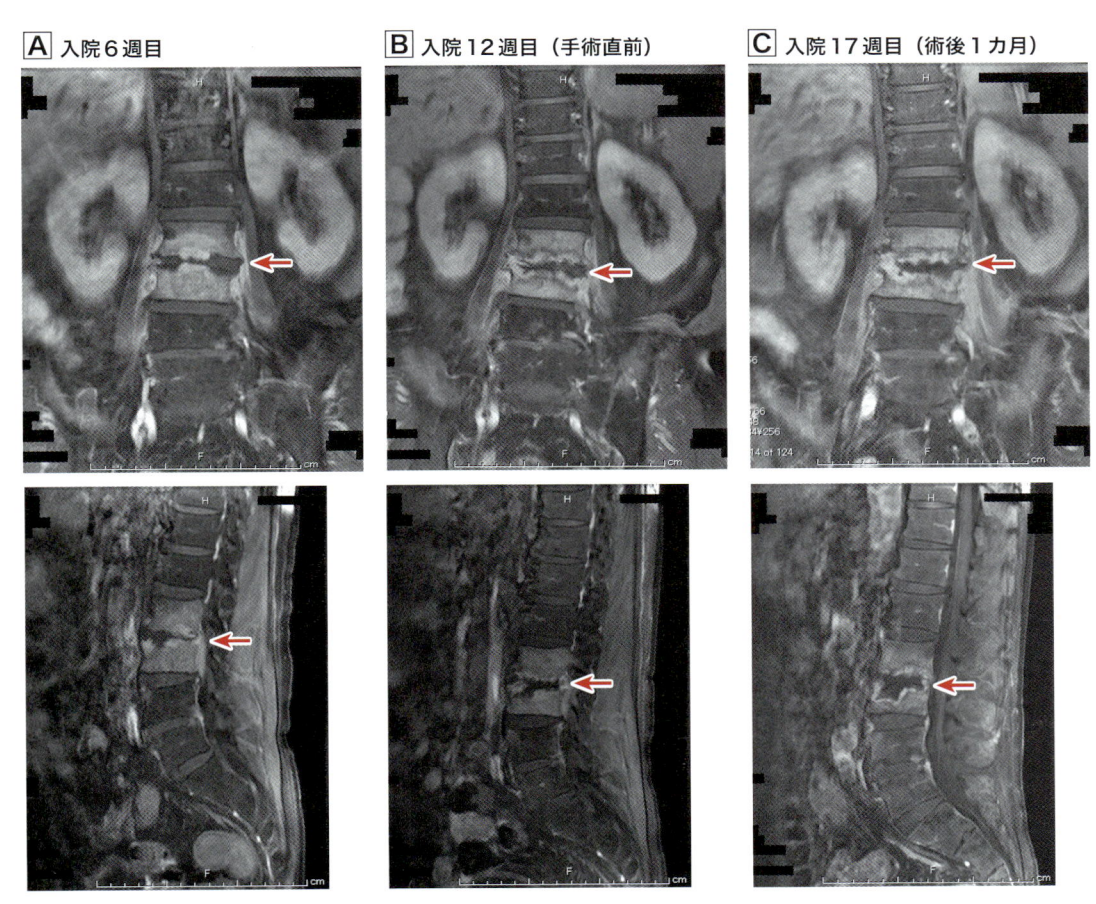

図2 MRI所見の経時的変化
A）椎間板炎増悪．
B）L2/3レベルで脊柱管内への波及がみられ硬膜嚢が圧排されている．
C）内固定術施行後．椎体終板の破壊は残存している．

どの病変は描出に数週間かかるため，CT，MRIが推奨される．**特にMRIは早期の病変描出が可能**であり，感染巣の特定につながる．

化膿性脊椎炎（血行性が多い）は腰椎＞胸椎＞頸椎の発生頻度であり最低6週間の点滴抗菌薬治療が必要である．初期にはMRI変化が軽微な場合もあり，**疑う際は繰り返しMRIを撮影する．血液培養，心エコーでの感染性心内膜炎の有無についても確認が必要である．**

腰痛の訴えがなく食欲不振，発熱のみのこともあるため，CRP高値がくすぶる場合や発熱を認める際は疑ってみることが重要となってくる．化膿性脊椎炎と診断したら安心せず，原因菌の特定を行い，結核（Pott's disease，結核性脊椎炎）も鑑別に入れる必要がある．菌の同定は膿，血液，手術材料の培養などで行われているが，同定率は30～40％程度である．

MEMO ❷ 高気圧酸素療法の保険適応疾患

骨髄炎以外にも急性脊髄障害，一酸化炭素中毒，スモン，空気塞栓，ガス壊疽，心筋梗塞，脳梗塞，低酸素脳症，頭部外傷，腸閉塞，ショック，網膜閉塞症，難治性潰瘍の末梢循環不全，循環不全（熱傷，凍傷，血管閉塞など），放射線や化学療法併用の悪性腫瘍などに対して行われている．

One More Experience
入院中の対応，安静の重要性！

急性期は入院のうえ，安静，臥床を原則とする． 疼痛の軽減に合わせ硬性コルセットを着用させ，歩行を許可する．一般的に予後は良好である．単純X線像で反応性骨硬化像の出現していない像は炎症が盛んなこと，軽微な骨硬化像は修復反応が順調であることを示す．著しい骨硬化像は修復反応の遅延を意味し，抗菌薬の効果も少ないので手術を考慮する．

文献・参考図書

1) Lew, P.D., et al.：Osteomyelitis. Lancet, 364：369-379, 2004
   ↑発病メカニズムから診断，治療，モニタリングなど，詳しく書かれている．

2) Cheung, W. Y. & Luk, K. D. K.：Pyogenic spondylitis. Int. Orthopaedics, 36：397-404, 2012
   ↑総論として画像所見や保存的治療，外科的治療などがまとまっている．

3) Miyazaki, M., et al.：Clinical features of cervical pyogenics spondylitis and intraspinal abscess. J Spinal Dis. Tech, 24：57-61, 2011
   ↑日本でのstudy．早期発見のためには繰り返しの検査が必要と考察されている．

4) Zimmerli, W.：Vertebral Osteomyelitis. N Engl J Med, 362：1022-1029, 2010
   ↑実際の症例でのケーススタディで画像など，実臨床の参考になる．

5) 「JAID/JSC感染症治療ガイド2011」（JAID/JSC感染症治療ガイド委員会 編），pp.115-127, 日本感染症学会・日本化学療法学会, 2012
   ↑脊椎炎以外の感染症も，詳細に掲載されており，治療の参考になる．

6) 星野雄志：脊椎の感染症（化膿性脊椎炎）．「整形外科疾患ビジュアルブック」（落合慈之 監，下出真法 編），pp.135-137, 学研メディカル秀潤社, 2012
   ↑今年発刊のフルカラー本でみやすくポイントもまとめてある．

7) 野原 裕：脊椎の炎症性疾患．「TEXT 整形外科学 改訂4版」（糸満盛憲，ほか 編），pp.73-75, 南山堂, 2012
   ↑画像所見が多く，結核性脊椎炎の鑑別画像もある．今年改訂された．

8) 池田 巧：化膿性脊椎炎．「イラストでわかる整形外科診療」（久保俊一，内尾祐司 編），pp.24-25, 文光堂, 2008
   ↑メカニズム，手術療法などイラストで解説してあり題名通りわかりやすい！

ERでの創部感染症
抗菌薬予防投与，破傷風予防

吉田　暁

Point

- 創部感染予防は，生理食塩水などによる十分な洗浄と壊死組織のデブリードマンが重要である
- 抗菌薬予防投与はリスクを把握したうえで適応を検討する
- 開放骨折への予防投与は，迅速に行う
- 破傷風トキソイドは基本的に投与，破傷風免疫グロブリンはリスクに応じて投与する

■ はじめに

　ERにおいて外傷は，遭遇する機会が非常に多い．しかし外傷における予防的抗菌薬については，あまりエビデンスが確立されていない．ここでは，代表的な外傷症例について文献的に，さらに経験的なことも踏まえて解説したい．

症例A

　7歳男児，遊具から転倒．基礎疾患なし．右下腿部に4 cm程度挫創あり．末梢の運動・知覚は異常なし．X線では骨折なし．
　局所麻酔下に創洗浄を行い，縫合．内服セファレキシン（ケフレックス®）処方．DPT（ジフテリア・百日咳・破傷風）予防接種済であり，破傷風トキソイドは投与せず．
　翌日の創部フォローでは感染徴候なく，1週間後に抜糸を行った．

1 創部感染予防の原則

① **創洗浄**：十分な量の生理食塩水などで行う．高圧洗浄も検討する（図1）．
② **デブリードマン**：壊死組織を残さない．
③ **異物除去**：必ず除去する．X線・CT・エコーを補助的に利用する．
④ **ドレナージ**：汚染が激しい場合考慮する．ペンローズ・ナイロン糸などを利用する．
⑤ **創閉鎖**：死腔や痕が残らないように縫合する．汚染が激しい場合や6時間以上経過した創は，ケースによっては閉鎖せず二次縫合を検討する．
⑥ **抗菌薬**：創の状態・患者背景・微生物を考えて適応を考慮する．

生理食塩水
500〜1,000 cc

20 cc シリンジ
くらいが
ちょうどいい

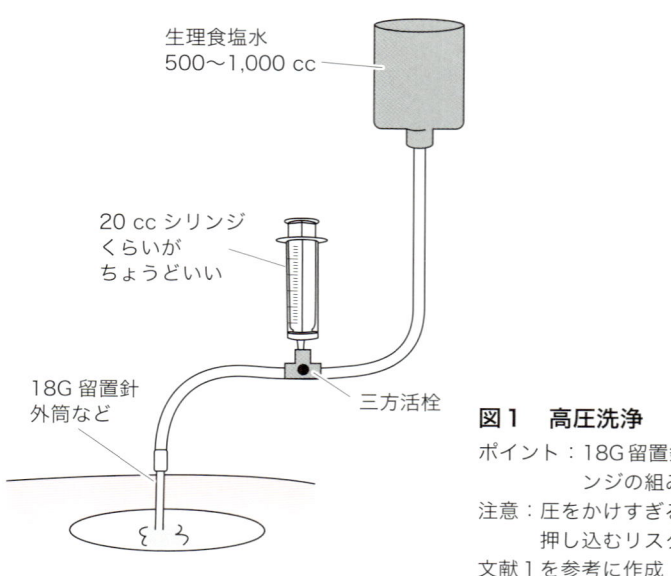

18G 留置針
外筒など

三方活栓

図1　高圧洗浄
ポイント：18G留置針外筒・20〜30 mL注射シリンジの組み合わせが適度な圧．
注意：圧をかけすぎるとより深くまで微生物などを押し込むリスクあり．
文献1を参考に作成．

表1　感染リスク因子

患者側因子	糖尿病，肥満，高齢者，栄養不良，慢性腎不全，免疫不全患者，免疫抑制薬治療中（ステロイドや化学療法など）
創部側因子	解剖学的リスク（耳・鼻・四肢・口腔・関節到達創など） 開放骨折，汚染創，挫滅創 異物（土や木など有機物＞ガラスや金属など無機物） 咬傷，時間経過が長い創（18時間以上）

文献2を参考に作成．

2　裂創や挫創などの予防的抗菌薬

❶ 診断のポイント

受傷機転・時間，さらに汚染・異物・骨折・創の関節到達などの有無の確認を行う．

❷ 予防すべき微生物

通常創では，黄色ブドウ球菌，連鎖球菌，好気性グラム陰性桿菌（以下GNR）．
汚染創では，上記に加えて，農場であればクロストリジウム，淡水であれば緑膿菌とエロモナス，海水であればビブリオとエロモナスも想定する．

❸ 抗菌薬

リスクの低い創に対して，予防投与は不要である．リスクが高い場合，投与を行う（表1）．
予防の場合，期間は3〜5日間程度．感染した場合，7〜10日間程度と考える．

1）一般的な創
- 内服：セファレキシン（ケフレックス®）250～500 mg，1日4回
- 静注：セファゾリン（セファメジン®α）1～2 g，8時間ごと

2）汚染創・壊死組織残存創
- 内服：アモキシシリン・クラブラン酸（オーグメンチン®）375 mg＋アモキシシリン（サワシリン®）250 mg，1日3回
- 静注：アンピシリン・スルバクタム（ユナシン®）1.5～3 g，6時間ごと

3）農場での汚染があった場合
- 内服：クリンダマイシン（ダラシン®）300～450 mg，1日3回
  （クロストリジウムをカバー）

4）淡水・海水曝露があった場合
- 内服：レボフロキサシン（クラビット®）500～750 mg，1日1回
  （緑膿菌・ビブリオ・エロモナスをカバー）

　汚染のない創に対しての抗菌薬投与は推奨されていない．しかし，個々の症例においてさまざまな背景があり，一概に投与してはいけないと言い切れるものではないため，担当医が状況に応じて必要性を判断すべきである．

症例B

　60歳男性，梯子から転落し搬送．基礎疾患なし．右下腿部開放骨折を認め，骨に籾殻付着も認めた．他の外傷なし．整形外科コンサルテーションし，同日緊急手術し，洗浄・デブリードマン・創外固定を施行．診断は右脛腓骨開放骨折Gustilo ⅢA．抗菌薬はセファゾリン（セファメジン®α）とゲンタマイシン（ゲンタシン®）を選択．破傷風トキソイドと免疫グロブリンも使用．
　その後感染徴候なく，第11病日に内固定を行い，経過は順調であった．

3 開放骨折・関節腔に達する外傷

❶診断のポイント

　創の近くに骨折を認める場合や創部の血液に油滴を認める場合，開放骨折を疑う（図2）．開放骨折は，Gustilo分類（表2）により感染リスクを考える．
　また，X線やCTにおいて関節腔内のairを確認した場合，関節腔まで創が到達している可能性を考える．
　いずれの場合も手術室での処置が必要となるため，早期に整形外科医へのコンサルテーションを行う．

❷予防すべき微生物

　TypeⅠとⅡでは，黄色ブドウ球菌，連鎖球菌，好気性GNRを考える．
　TypeⅢでは，上記に加えて，GNRはより広域にカバーすべきである．

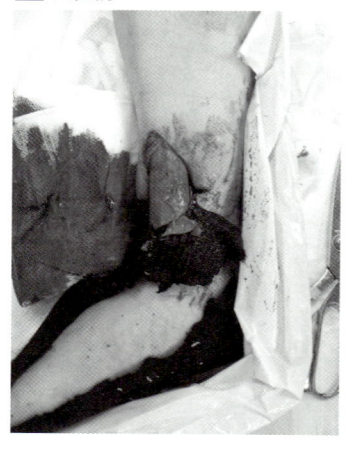

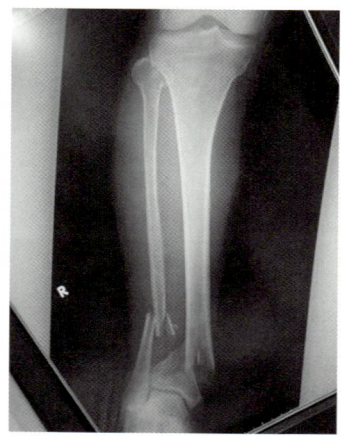

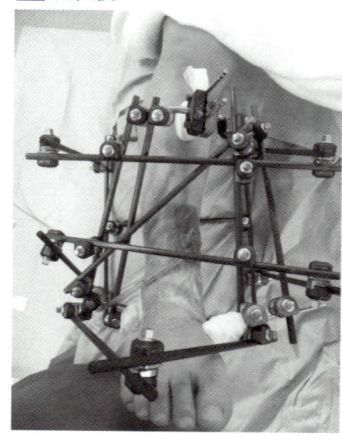

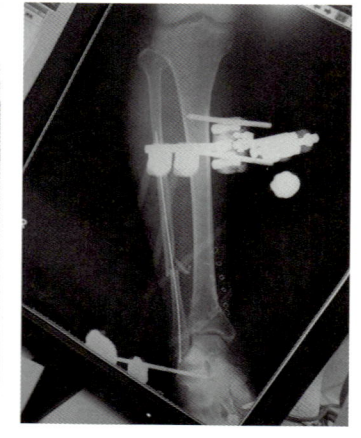

図2 症例B：開放骨折
写真は新潟大学医歯学総合病院高次救命災害医療センター 整形外科救命科 普久原朝海先生より提供．

表2 開放骨折：Gustilo 分類

		創の状態	微生物
Type Ⅰ		1 cm以下の創で，軟部組織損傷はほぼなく，汚染はない	黄色ブドウ球菌 連鎖球菌 好気性GNR
Type Ⅱ		1 cm以下の創で，軟部組織損傷は軽度，汚染はない	
Type Ⅲ	A	創の大きさによらず，高エネルギー外傷によるもの，広範な軟部組織剥離や弁状創を伴うが，軟部組織で骨折部を被覆可能	黄色ブドウ球菌 連鎖球菌 好気性GNR（より広域にカバーすべき）
	B	骨膜の剥離を伴う広範な軟部組織損傷，著しい汚染を伴う	
	C	開放創の大きさによらず，修復を必要とする動脈損傷を伴う	

※農場→クロストリジウム，淡水→緑膿菌，エロモナス，海水→ビブリオ，エロモナス

❸ 抗菌薬

早期抗菌薬投与が感染リスクを下げるといわれる（受傷3時間以内）．
- Type Ⅰ・Ⅱ：点滴　セファゾリン（セファメジン®α）1～2 g，8時間ごと（縫合後24時間）
- Type Ⅲ：点滴　セファゾリン（セファメジン®α）1～2 g，8時間ごと＋ゲンタマイシン（ゲンタシン®）5～7 mg/kg，1日1回（72時間か，縫合後24時間）

4 動物咬傷

❶ 診断のポイント

非常に速く感染が進展し，化膿性腱鞘炎・関節炎・骨髄炎などを引き起こすこともあるため注意が必要である．増悪するようであれば，切開排膿や静注抗菌薬の投与も検討しなければならない．

❷ 考えられる微生物

混合感染がほとんどである．ブドウ球菌，連鎖球菌，GNRは共通している．人咬傷ではHIV・HBV・HCV，猫・犬咬傷ではパスツレラ（猫75％，犬50％）・嫌気性菌も念頭におく．

❸ 抗菌薬

投与期間は，予防なら3～5日間とされる．初回静注，その後内服が推奨される．感染した場合，10日間程度がよい．ドレナージが必要であれば，早期に外科医コンサルテーションを行う．
- 内服：アモキシシリン・クラブラン酸（オーグメンチン®）375 mg＋アモキシシリン（サワシリン®）250 mg，1日3回
- 静注：アンピシリン・スルバクタム（ユナシン®）1.5～3 g，6時間ごと

5 破傷風予防

必ず適応を検討する（表3）．

破傷風トキソイドは0.5 mLを筋注か皮下注，グロブリンは250単位を静注か筋注する．いずれも必要な場合は，別の部位に接種する．

表3　破傷風予防

破傷風予防接種歴	リスクの低い創（清潔創・わずかな汚染創）		リスクの高い創	
	破傷風トキソイド	破傷風グロブリン	破傷風トキソイド	破傷風グロブリン
不明・3回未満	接種	なし	接種	接種
3回以上	なし（最終接種から10年以上なら接種）	なし	なし（最終接種から10年以上なら接種）	なし

※リスク因子：汚物・糞便・土壌が入り込んだ創，挫滅・爆発・熱傷・凍傷による創，など

One More Experience

ナイロン糸ドレナージ

　4 cm程度の2-0か3-0ナイロン糸を4, 5本創部に挿入し, テープなどで固定する. 創部にはハイドロサイトなどを貼付し吸収させる. 毛細管現象の原理で, 従来のガーゼ挿入の方法より効率よくドレナージ可能である[3].

文献・参考図書

1) 「ERの裏技 極上救急のレシピ集」(林 寛之 著), pp.115-117, シービーアール, 2009
　↑輸液セットを利用した洗浄セットの作り方が記載されている.

2) Gregory, J. & Moran, M. D. : Antimicrobial Prophylaxis for Wounds and Prcedures in the Emergency Department. Infectious Disease Clinics of North America, 22 : 117-143, 2008
　↑外傷時の予防的抗菌薬投与についてよく整理されており, 必読. 動物咬傷はフローチャートにされており, 流れがわかりやすい.

3) 「ドクター夏井の外傷治療「裏」マニュアル」(夏井 睦 著), 三輪書店, 2007
　↑創部処置について独自の方法論が多数紹介されている. ナイロン糸ドレナージについても詳しく記載されている. ERで外傷をみる医師は必見の1冊.

4) Nakamura, Y. : Use of Appropriate Antimicrobials in Wound Management. Emergency Medicine Clinics of North America, 25 : 159-176, 2007
　↑外傷時の予防的抗菌薬投与についてよく整理されており, 必読. リスクの高い微生物ごとに特徴が記載されている点も興味深い.

5) 「レジデントのための感染症診療マニュアル 第2版」(青木 眞 著), pp.757-798, 医学書院, 2008
　↑いわずと知れた感染症のバイブル. 特に, 実際感染した際の抗菌薬の選択についてなど, 詳細に記載. アレルギーなどで第一選択が使用できない際の抗菌薬など, 参考になる.

6) 「ER magazine.vol.7 No.3 ERでの処置これ一冊!」(北原 浩, 太田 凡企, 北原 浩 編), シービーアール, 2010
　↑創処置についてテーマごとに細かくまとめられている. 抗菌薬投与以外にも, テーマは多岐にわたり読み応えあり.

第3章

Advanced：
ERでの特殊な患者層の感染症診療

第3章 Advanced：ERでの特殊な患者層の感染症診療

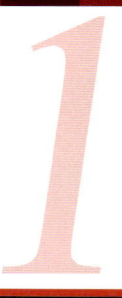

1 免疫不全患者の感染症の考え方

羽山ブライアン，岩田健太郎

Point

- 救急外来では，疑わないと免疫不全に気づけないことも多い
- The "commons" are common !
- 発熱患者の全員が感染症というわけではない
- 漠然と「免疫不全」ではダメ．どのタイプの免疫不全かをまず考える

■ はじめに

　皆さんは免疫不全患者における感染症と聞くとどのようなイメージをもたれるだろうか．「何となく怖い」とか「いろいろ『日和見感染』が起きてくる」といったおぼろげな印象がないだろうか．確かに免疫不全患者の感染症は特別な対応を要するのだが，実はポイントを掴んで整理すれば思ったよりはシンプルに理解できるものである．

症例A

　2〜3週間前からの咳，数日前からの呼吸苦と熱がある22歳男性．3日前に近医で抗菌薬を処方されたが効果なく来院．安静時のSpO_2正常だが，トイレまで歩く途中で息が上がって休憩を要している．よく聞くと，今年2回帯状疱疹になったとのこと．HIV/AIDSに伴うニューモシスチス肺炎（PCP）を考えて検索するとHIV抗原抗体陽性，CD4陽性細胞数20/μL，胸部X線・CTでびまん性すりガラス影，β-Dグルカン高値など判明．PCPと臨床診断し，ST合剤点滴とステロイドで治療開始した．

症例B

　「かぜ症状」で来院した42歳女性．1週間前から強い倦怠感と多発する下肢の紫斑があり，採血で白血球数12万/μL，大半が芽球で急性骨髄性白血病（AML）と診断．「かぜ症状」は細菌性肺炎と診断して抗菌薬治療．入院後，寛解導入療法を行い，白血球は毎日0/μLが続くようになったが，少しして38℃台の発熱．好中球減少時の発熱としてセフェピム投与したが解熱せず，CT所見と血清アスペルギルス抗原陽転化から侵襲性肺アスペルギルス症と臨床診断．気管支肺胞洗浄（BAL）のうえで，ボリコナゾール点滴を開始した．

症例C

全身性エリテマトーデス（SLE）で数年前からプレドニゾロン10mg/日内服中の34歳女性．2〜3日前から何となく様子がおかしいとのことで家族に連れられて来院．来院時は自分の名前も言えない失見当識状態で，38.5℃の発熱あり．頭痛はないが軽度の項部硬直がみられ，髄膜炎を疑った．CT撮影後，腰椎穿刺．初圧24cm，細胞数94/μL，タンパク120mg/dL，糖18mg/dL，クリプトコッカス抗原陽性，などからクリプトコッカス髄膜炎と診断．リポソームアムホテリシンB点滴とフルシトシン内服を開始した．

1 まず疑うことから

　当然ながら，どのような免疫不全の患者であっても初診の段階では，本人も家族も医療者も免疫不全の存在を知らない．救急外来は専門的な診断を主目的としていないが，症例Aのようなケースでは救急外来でのちょっとした気づきも重要である．1〜2週間診断が遅れた結果，肺の器質的変化が強く進んで呼吸器離脱不能となったPCP患者を経験したことがあるが，もし初診で気づけていれば少し予後が違っていたかもしれない．

　症例Aで考えると，「CD4が20のHIV患者の発熱・咳・労作時低酸素血症」と言われればPCPを皆考えるだろうが，就職活動で疲労困憊の22歳大学生が，「疲れがたまってかぜひいちゃいました．熱があって怠くて頭も少し痛くて．あ，咳も時々．大病したことはないです．」と言って比較的元気そうであれば，PCPは意識に上りにくいだろう．既往歴を聴取する際に**「大きな病気をしたことはありますか？」**ではなく，**「入院したことはありますか？ 手術は？ 昔も含めて通院したことは？」**と聞けば，帯状疱疹の既往を引き出せて違和感に気づけるかもしれない．

　既往歴は「何もない」が，よく聞くと「5年前に健診で糖尿の気があると言われた．それから受けていない」．採血するとHbA1cが14％というケースもある．これは健診歴をspecificに聞けばわかるかもしれない．

　胃癌手術や，交通外傷の手術の際に同時に脾摘したかどうかを知らない（覚えていない）患者は多い．同じ病院ならば手術記録をみればよいし，別の病院ならば問い合わせる必要がある．もちろんエコーをさっとあててもよい．

　薬剤関連の免疫不全では通常は状況がわかりやすいが，高齢の患者などで内服薬を把握していない場合は要注意である．例えば，他院でプレドニゾロン20mg/日をもらう関節リウマチ（RA）の高齢女性がお薬手帳をもたずに受診して，「リウマチ薬を飲んでいます．ほら，あのピンクの」と話すケースには比較的よく遭遇する．

重要

救急外来では限度もあるが，詳細な病歴，詳細な既往歴，詳細な内服歴，健診歴などの聴取が一番重要．全体の忙しさとバランスをとりながら効率よく聴取を．

2 The "commons" are common

　免疫不全のあることがすでにわかっている患者を診察すると，ともすると特殊な感染症に目が向いてしまいがちである．しかし，実は免疫不全患者の感染症であっても，免疫正常な患者と同様の「普通の」細菌感染やウイルス感染が圧倒的に多い．臨床医学の世界でよく耳にする格言だが，「The "commons" are common」なのである．HIV患者であってもよく「かぜをひく」し，マイコプラズマ肺炎にもなる．下痢をしていればアメーバ腸炎，サイトメガロウイルス（CMV）腸炎，腸結核などを考えなければいけないが，self-limitingなウイルス性腸炎の方が多い．したがって，免疫不全患者の感染症を診る際の心構えとして，①**免疫正常でも起こる一般的な感染症を考える**，②**そのうえで免疫不全の種類に合わせて特殊な感染症も考え，特に一般的な感染症では説明しにくい特殊な症状・所見を拾い上げる**，という流れで鑑別診断をあげていくことが勧められる．

3 「免疫不全＋発熱→感染症」の思いこみは危険

　免疫不全があろうとなかろうと同じだが，発熱を訴える救急患者の多くは感染症が原因である．ただし，感染症以外の疾患による発熱もときにみられるし（表1），逆に熱がないのに重症感染症が潜んでいることもある．

　例えば，悪性腫瘍をもつ患者では一般患者層に比べて深部静脈血栓症（DVT）の頻度が高い．乳癌で外来化学療法中の患者が発熱，呼吸苦，頻呼吸で来院した場合に肺炎を想定するのは当たり前として，当然肺血栓塞栓症（PE）も意識した診療が必要なのである．

4 免疫不全は分類が重要

　症例A〜Cは，それぞれあまり特殊ではないケースをあげており，いずれも多少修飾を加えているが自験例である．では，症例Aで侵襲性肺アスペルギルス症を生じることや，症例Bでクリプトコッカス髄膜炎をきたすことも多いのかというと，それはかなり珍しい．実は，**免疫不全は液性免疫不全，細胞性免疫不全，好中球減少（機能障害）の3つに分類して考える**と理

表1　免疫不全患者でみられる非感染性の発熱の原因

・原疾患（膠原病，炎症性腸疾患など）のコントロール悪化	・腫瘍熱
・DVT/PE	・外傷などに伴う血腫による熱
・薬剤熱	・誤嚥に伴う一過性の発熱
・原疾患（膠原病など）や放射線・抗がん剤などの治療に関連した新規の炎症性病変（腎炎，間質性肺炎など）	・副腎不全
	・詐熱
	・甲状腺機能異常
・痛風・偽痛風	・膵炎

表2 免疫不全の種類，代表的な基礎疾患，問題となる病原体

免疫不全の種類	基礎疾患（薬剤）	病原体			
		細菌・抗酸菌	真菌	ウイルス	原虫
液性免疫不全	脾摘後・脾機能低下，多発性骨髄腫，CLL，CVIDなどのグロブリン異常など	莢膜をもつ菌（肺炎球菌，インフルエンザ桿菌，髄膜炎菌），カプノサイトファーガ	—	—	—
細胞性免疫不全	HIV/AIDS，ステロイド，多くの免疫抑制薬，固形癌，悪性リンパ腫など	細胞内寄生菌（結核菌，非結核抗酸菌，サルモネラ，レジオネラ，リステリアなど）	カンジダ，クリプトコッカス，ニューモシスチス	ヘルペスウイルス属全般	トキソプラズマ
好中球減少（機能異常）	抗がん化学療法，放射線療法，再生不良性貧血，MDSなど	一般細菌（特に緑膿菌）	アスペルギルス，カンジダ，ムコール	—	—
皮膚粘膜バリアの破綻	点滴ライン挿入，熱傷，アトピー性皮膚炎や類天疱瘡などの皮膚疾患，抗がん剤など	黄色ブドウ球菌，緑膿菌	—	—	—

CLL（chronic lymphocytic leukemia）：慢性リンパ性白血病
CVID（common variable immunodeficiency）：分類不能型低ガンマグロブリン血症
MDS（myelodysplastic syndrome）：骨髄異形成症候群

解しやすく，それぞれで起こりやすい感染症が違うのである．概略を表2にまとめた．造血幹細胞移植患者は移植後の時期によって違うパターンの免疫不全を呈するし，糖尿病・腎不全・肝硬変などは1つのパターンに分類できず複合的な免疫不全となるなど，この分類で語りきれないことも多いが，詳細についてはこの章の各項に譲る．

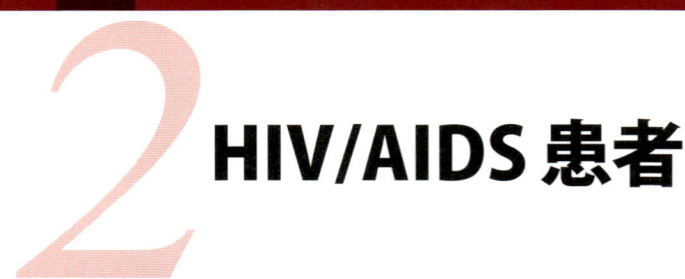

第3章 Advanced：ERでの特殊な患者層の感染症診療

2 HIV/AIDS患者

内藤俊夫

Point

- 患者の見た目でHIV感染を除外せず，既往歴からHIV感染を想起する
- 急性HIV感染症や日和見感染症の症状から，「HIV感染を疑う」ことに注意する
- HIV感染者の対応にあたっては最近のCD4陽性細胞数が最も重要であり，この数値によって鑑別する日和見疾患が変わることに注意する

■はじめに

抗HIV薬の導入によりHIV感染症の予後は著しく改善した．仮に20歳でHIV感染症と診断された場合，適切な治療を受ければさらに約40年の生命予後が期待される．しかし，**診断時にすでにAIDSを発症している症例では今なお予後不良である**．HIV感染症患者の診療を経験すると，「なぜもっと早く診断できなかったのか」と思うことが少なくない．救急・ERにおいてHIV感染症を見逃さないことは大変重要である．

症例A

28歳，既婚男性，子供1人（4歳）．4週間前からの38.5℃の発熱，頸部リンパ節腫脹，頭痛，肝酵素上昇のため近医に入院，「伝染性単核球症」と診断され退院した．退院後も頭痛が持続し当院を受診，髄液検査にて「薬剤による無菌性髄膜炎」として経過観察をされ症状は改善傾向にあった．担当医師がHIV感染症を想起し抗体スクリーニング検査を施行するも陰性，しかしながらHIV-RNA検査は陽性であった．

⇨解説

Epstein-BarrウイルスはEBV）感染，サイトメガロウイルス（CMV）感染が否定された伝染性単核球症では，HIV感染症を疑う必要がある．また，急性HIV感染症では高頻度に無菌性髄膜炎を合併する．原因不明の髄膜炎を診察した場合，HIV感染症を除外すべきである．

症例B

　29歳男性．2週間前からの悪寒，倦怠感のため当科を初診した．聴診上異常所見なく，急性上気道炎と診断，内服薬を処方され帰宅した．翌日，呼吸状態が悪化し再診，重症のニューモシスチス肺炎（pneumocystis pneumonia：PCP）と診断され緊急入院となった（図1）．入院時のHIV抗体検査が陽性であった．

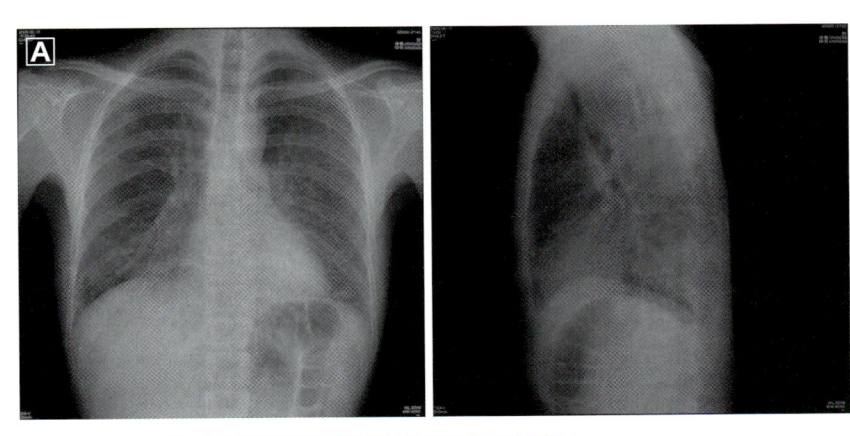

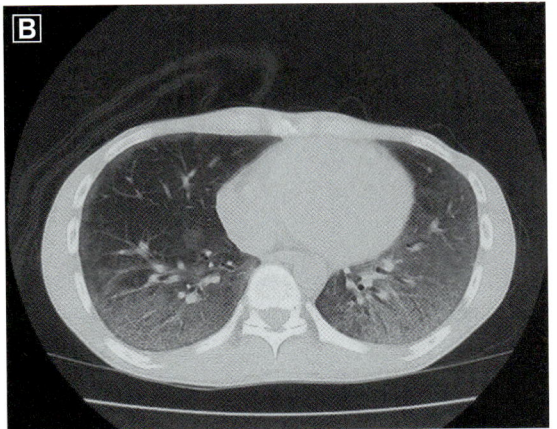

図1　症例B
A）胸部X線検査．B）胸部CT検査．

⇒解説

　最初に診察したベテラン医師によると，「本人はAIDSの可能性はないと言っていた…」とのこと．確かに初診時の診療録にも「AIDSなどの心配はない」と記載されていた．患者の申告がいかに当てにならないかという見本である．HIV感染の可能性について病歴聴取したということは疑ったとのことであり，**疑った以上はHIV検査を勧めるべきであった．**全国の原因不明の間質性肺炎での死亡症例のなかには，本症例のようなHIV感染症患者が含まれていると思われる．

1 感染者の特徴

医師が外見から患者の性嗜好を判別するのは不可能であり，「見た目のHIV患者らしさ」の有無で検査の必要性を判断してはいけない．最初の病歴聴取で本人がMSM（men who have sex with men）だと明らかにしてくれることは意外と少ない．「身に覚えがありません」を信じないことが大切である．

HIV感染症と診断された患者の過去の病歴を調べ直すと，**梅毒・急性B型肝炎・帯状疱疹**など，HIVに関連していたと思われるエピソードを有していることが少なくない．当院初診HIV患者116名の実に51.7％がTPHA（梅毒トレポネーマ抗原血球凝集反応）陽性であった[1]．**救急・ERで特に大切なことは，2期梅毒の梅毒性ばら疹（図2）を見逃さずに診断すること**である．手掌・足底に均一な紅斑が多発する疾患は少なく（梅毒，手足口病など），診断に重要であるため注意深く視診を行う．もし梅毒性ばら疹が疑われたら，同時にHIV検査も行うことが大切である．この時期に梅毒を見逃すと，長い無症状期に入ってしまう．急性B型肝炎が性感染症（sexually transmitted infection：STI）であるという認識は今なお低く，肝炎の診断時にHIV抗体スクリーニングが施行されないことも多い．MSM間のアナルセックスでの糞口感染によって感染するA型肝炎も同様である．貝の生食の病歴聴取ばかり重要視されているが，HIV抗体検査の必要性が周知されていない．また，**HIV感染者の約25％に帯状疱疹の既往歴があるとの報告もある**．帯状疱疹の既往があったり，TPHA陽性が確認されていた若年者が，その時にHIV検査を施行されなかったためにAIDSを発症してしまった症例に出会うのは残念である．ただし，これは決して稀なことではない．当科がプライマリ・ケア医に施行したアンケートでのHIVスクリーニング検査の実施率は，梅毒の診断時で45.8％，急性B型肝炎33.3％，急性A型肝炎に至ってはわずか21.2％であった．

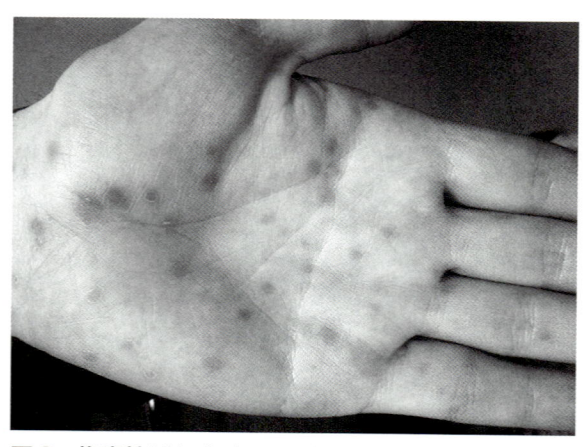

図2　梅毒性ばら疹（p.15 巻頭カラーアトラス参照）

2 救急・ERでのHIV/AIDS

救急・ERにおいてHIV/AIDS患者を診療する機会としては，下記の❶，❷が多い．今後の感染者の増加により，本邦では❸の状況も増えるであろう．

❶ 急性HIV感染症

HIVの新規感染時には40〜90％の感染者に症状を認める．一般的にはHIVに曝露後2〜6週間に出現し，1〜2週間以内に改善する．この急性HIV感染症（acute retroviral syndrome, primary HIV infection）の症状は非特異的であり（表1），**症状からHIV感染症と診断するのは不可能である**．EBVによる伝染性単核球症と診断され経過観察されていることも少なくない．発熱・リンパ節腫脹・異型リンパ球出現・肝機能障害などをきたす伝染性単核球症は，EBVのほか，CMV，ヒトヘルペスウイルス（HHV）-6，パルボウイルスB19，B型肝炎ウイルスなども原因となり，HIVの急性感染でも引き起こされるため注意が必要である[4]．マサチューセッツ総合病院で伝染性単核球症疑いとしてEBVの抗体の検査を受けた患者563名の保存血清を後から検査したところ，7名（1.2％）が急性HIV感染症と診断された[5]．**当科で日本人成人の伝染性単核球症の原因ウイルスを検索したところ，3％はHIVによるものであった**（図3）[6]．

急性期にHIV-RNAを定量することにより重症度が評価できるとの報告もある．急性HIV感染症に対し抗HIV薬を開始するかどうかは一定の見解を得ていない．

表1 急性HIV感染症における症状・所見とその頻度

症状・所見	頻度
発熱	＞80〜90％
発疹	＞40〜80％
咽頭炎	50〜70％
筋肉痛・関節痛	50〜70％
白血球減少	45％
無菌性髄膜炎	24％
肝酵素上昇	21％

文献2を参考に作成．

症状・所見	頻度
発熱	96％
リンパ節腫脹	74％
咽頭炎	70％
発疹	70％
筋肉痛・関節痛	54％
下痢	32％
頭痛	32％
嘔気・嘔吐	27％
肝脾腫	14％
体重減少	13％
口腔カンジダ症	12％
神経学的症候	12％

文献3を参考に作成．

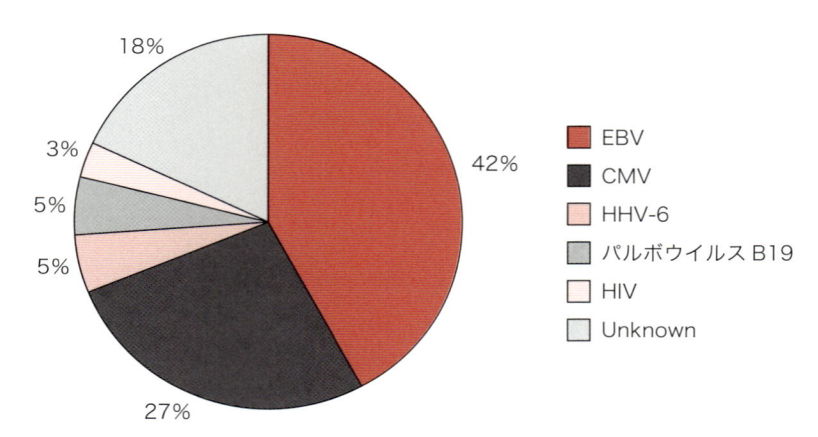

図3 日本人成人伝染性単核球症患者40名における原因ウイルス
文献6を参考に作成.

- EBV 42%
- CMV 27%
- HHV-6 5%
- パルボウイルス B19 5%
- HIV 3%
- Unknown 18%

❷日和見感染症（いわゆるAIDSの状態）

　急性期を過ぎたHIV感染者は，発熱・発疹・咽頭痛などの症状が自然軽快し，自他覚的に無症状となる．次に感染者が受診するときには，CD4陽性リンパ球数が低下しPCPやクリプトコッカス髄膜炎などのAIDS指標疾患を発症していることが考えられる．一般的に無症候期は5年以上だが，本邦では短縮傾向にあるとの報告があり注意を要する．**AIDS患者に合併している日和見感染症は1種類とは限らないので慎重に診断する**（非結核性抗酸菌症＋CMV網膜炎，など）．

　免疫再構築症候群（immune reconstitution inflammatory syndrome：IRIS，抗HIV薬治療の開始により免疫が改善するため，日和見感染症がむしろ増悪すること）を防ぐため，抗HIV薬治療は日和見感染症の治療後に行うことが一般的とされていた．しかし，**最近の研究ではPCPなどの日和見感染症治療と抗HIV薬投与は同時に開始するほうが予後がよいことが示されており**，抗HIV薬の使用が不可能な施設では早期に専門医への転医を検討したほうがよい．

❸HIV感染症が既知の患者

　すでにHIV感染が診断されている患者の診療にあたっては，過去のCD4陽性細胞数を確認することが大切である．これにより合併する日和見感染症の種類が想定される（表2）．**PCPはCD4陽性リンパ球数が200/μL以下の場合，クリプトコッカス髄膜炎は100/μL以下，CMV感染症や非結核性抗酸菌症は50/μL以下の場合に可能性が高い．結核はCD4陽性リンパ球数が多い場合でも起こりうる．**

　パピローマウイルスの活性化による子宮頸癌，EBVによる悪性リンパ腫などがAIDSの指標疾患である．しかし，**HIV感染症患者ではほぼすべての悪性腫瘍の発生率が上昇する**ことも指摘されており，近年はAIDS指標疾患以外で死亡する症例の割合が増えている．

　CD4陽性リンパ球数が200/μL以上の場合には，一般的な手術の施行が可能とされている．緊急腹部手術などで経口抗HIV薬が投与できない場合，早急に専門医に相談するべきである．**一部の薬剤のみを継続することは薬剤耐性を誘導する可能性があり，厳に避けるべきである．**

表2 CD4陽性リンパ球数と発症しうる日和見感染症

CD4陽性リンパ球数	200〜500/μL	＜200/μL	＜100/μL	＜50/μL
日和見感染症	結核 悪性リンパ腫 子宮頸癌	PCP PML	トキソプラズマ クリプトコッカス カンジダ食道炎	CMV感染症 NTM感染症

文献3を参考に作成.
PML（progressive multifocal leukoencephalopathy）：進行性多巣性白質脳症，NTM（nontuberculous mycobacterium）：非結核性抗酸菌

MEMO ❶ 針刺し事故による感染リスク

針刺し事故によりHIVに感染するリスクはB型肝炎ウイルスやC型肝炎ウイルスに比べ著しく低い．HBe抗原陽性者からの針刺し事故では37〜62％が感染し，C型肝炎ウイルスでは1.8％なのに対し，HIV感染症では0.3％程度とされている[7]．針刺し事故後の早期（数時間以内）に抗HIV薬を内服することにより，感染のリスクを減少させることができる．救急・ERでは，初回内服分の抗HIV薬がすぐに入手できる状態にしておくべきである．

■おわりに

HIV感染症が引き起こす症状は，伝染性単核球症，無菌性髄膜炎，血球貪食症候群など多彩であり，初診医が確実に感染を診断することは難しい．ハイリスクグループに属していると認識されている患者でさえ，プライマリ・ケア医の受診時には4人に1人しか急性HIV感染症と診断されなかったとの報告もある[8]．しかしながらHIV感染者を早期に発見することは，適切な治療の導入につながり，患者の予後に大きく影響する．発見時にステージの進んでいるHIV感染者は明らかに予後が悪く，抗HIV薬に対する反応も悪い．早期発見できれば抗HIV薬によりAIDS発症が予防できるため，医療費の抑制に寄与することになる．さらには，患者教育による行動変化と治療によるHIVウイルス量低下の両方により2次感染が予防できる利点もある．救急・ERにおいてHIV感染症を鑑別疾患として想起し診断することが，患者の予後を改善し今後の感染拡大を防ぐために重要である．

文献・参考図書

1) Saita, M., et al. : Prevalence of Treponema pallidum, hepatitis B virus and hepatitis C virus infection in non-hemophiliac patients infected with human immunodeficiency virus in Japan. J J AIDS, 12 : 28-33, 2010
　↑日本人HIV感染者における，梅毒・B型肝炎・C型肝炎の合併率についての研究．

2) Kahn, J.O. & Walker, B.D. : Acute human immunodeficiency virus type 1 infection. N Engl J Med, 339(1) : 33-39, 1998

3) Hanson, D.L. : Distribution of CD4+ T lymphocytes at diagnosis of acquired immunodeficiency syndrome-defining and other human immunodeficiency virus-related illnesses. Arch Intern Med, 155(14) : 1537-1542, 1995

4) Naito, T., et al. : Acute Retroviral Syndrome Presenting as Infectious Mononucleosis. General Medicine, 7 : 77-80, 2006
↑伝染性単核球症により発症した急性HIV感染症患者についての報告.

5) Rosenberg, E. S., et al. : Acute HIV infection among patients tested for mononucleosis. N Engl J Med, 340 : 969, 1999
↑EBV感染が疑われた患者のなかには,多くのHIV感染者が含まれていたという研究.

6) Naito, T., et al. : Causes of infectious mononucleosis-like syndrome in adult patients. Intern Med, 45 : 833-834, 2006
↑本邦の成人における伝染性単核球症患者の原因ウイルスを検索した研究.

7) U.S. Public Health Service : Updated U.S. Public Health Service Guidelines for the Management of Occupational Exposures to HBV, HCV, and HIV and Recommendations for Postexposure Prophylaxis. MMWR Recomm Rep, 50(RR-11) : 1-52, 2001

8) Schacker, T., et al. : Clinical and epidemiologic features of primary HIV infection. Ann Intern Med, 125 : 257-264, 1996 (Erratum in: Ann Intern Med, 125 : I56, 1996)
↑急性HIV感染症の臨床的特徴をまとめた論文.診断の難しさに言及している.

第3章 Advanced：ERでの特殊な患者層の感染症診療

担癌患者の感染症①
固形腫瘍

櫻井隆之

Point

- 固形腫瘍患者では，解剖学的変化による感染症がみられることがある
- 固形腫瘍患者であっても，使用薬剤，基礎疾患などの情報が重要である
- 固形腫瘍患者であっても，市中感染症の可能性がある
- 告知の状況や主治医からどのような指示を受けているかなど，既存の医師－患者関係に配慮が必要である

■はじめに

ERで遭遇する担癌患者の感染症は，そのアプローチにおいて一般感染症とは異なる思考過程が必要になる．さらにその過程において，癌の状態，予後や社会的側面など，感染症以外のさまざまなポイントを押さえることも求められる．本項ではこれについて固形腫瘍領域の観点から解説する．

症例

72歳男性，右上葉肺癌ステージⅢBで呼吸器内科通院中，最終化学療法から1カ月．performance status（PS）2，重喫煙歴あり．4日前より感冒症状あり，本日より39℃の発熱，咳嗽・喀痰増悪あり救急受診．膿性痰の喀出と呼吸数増加あり．胸部X線で左下葉に肺炎像認め，痰のグラム染色でグラム陽性双球菌（＋）．肺炎球菌肺炎の診断で入院．

1 ERでの固形腫瘍の担癌患者

ERで固形腫瘍の担癌患者に遭遇するとしたら，どのようなシチュエーションだろうか．1施設の報告だが，ERに担癌患者を診療するセクションをおいて1年間救急診療したところ，延べ5,502名の担癌患者が受診し，うち88.8％が固形腫瘍であり，原疾患の進行での受診が55.5％，次に感染症併発での受診が22.8％，治療薬に伴う合併症・副作用での受診（発熱性好中球減少症など）が14.7％だった，とする報告がある．担癌患者が感染症を併発しER受診するという状況は日常的に起き得ることなのである[1]．

2 固形腫瘍と感染症

　固形腫瘍担癌患者の感染症は，その腫瘍と密接にかかわる感染症と，そうでなく偶発的に，担癌患者に発生した市中/院内感染症とに大別される．前者はいくつかの典型的な組み合わせが存在する．後者は担癌患者がたまたま通常の一般感染症を併発した場合で，この可能性が十分にあるということは強調しておきたい．

3 一般の患者層との違い

　ではこうした固形腫瘍の担癌患者は，一般患者層と何が違うのだろうか．最も大きな違いは，腫瘍の存在による臓器の解剖学的変化であろう．次に，腫瘍の存在による「体力」「免疫力」の低下があげられる[2]．

❶ 患者背景

　まずどの臓器に腫瘍があり，そして転移巣があるのか，合併症の有無についての把握が必要である．また，患者本人の病識（認識度，告知の状況）を把握しておきたい．担癌患者は医師の発言や顔色に敏感であり注意が必要である．また「こうなったらERに来るように」と具体的に指示を受けているケースもある．一期一会の救急診療でも，既存の主治医－患者関係を重視し尊重する必要がある．

❷ 病歴聴取

　担癌状態であることを掴んだ段階で，該当する腫瘍が縮小傾向なのか，それとも増悪傾向なのかを把握しておきたい．前者であれば解剖学的異常の影響は小さくなり，後者であれば大きくなると考えられる．ステロイド使用歴，最近の化学療法歴も重要なので漏らさずに聴取する．これらにより日和見感染をより強く意識するかどうかが決まる．受診直前のPSも重要である．

❸ 身体所見

　腫瘍による身体変化が多く出現するため，注意深く身体所見をとる．各腫瘍と注意するべき身体所見・感染症との関係を表1にまとめた．なお陽性と出た身体所見がいつから存在するか記録を振り返って確認をすると，新たに加わった所見かどうか判断できることがある．

❹ 検査所見

　各検査所見とも，腫瘍の存在の影響や，基礎疾患の影響を受けることに注意が必要で，数値の鵜呑みは危険である．担癌患者の感染症に特異的な数値があるわけではない．またいずれの検査値もER受診までの経時的変化をみることが重要である．感染症以外の要因からみた検査所見における注意点を表2にまとめた．

表1　代表的な臓器別腫瘍と感染症・身体所見との関係

臓器	腫瘍	注意すべき感染症	注意すべき身体所見
頭頸部	脳腫瘍	髄膜炎	意識障害，項部硬直など
		硬膜下膿瘍・脳膿瘍	特異的な所見ない場合あり
	咽頭癌・喉頭癌・口腔内癌など	誤嚥性肺炎	放射線照射後変化など
肺・気管支	肺癌	閉塞性肺炎	患側呼吸音低下
		誤嚥性肺炎	嗄声
上部消化管	食道癌	反復性肺炎	胸部聴診で片側のcoarse crackle（断続性ラ音）
			強固な咳嗽
	胃癌	脾摘後感染症	切除の際脾摘の既往
肝胆膵	肝臓癌	特発性細菌性腹膜炎	腹痛・圧痛・発熱など
		肝膿瘍	特異的な所見ない場合あり
	胆囊癌・胆管癌	胆管炎・肝膿瘍・胆囊炎	黄疸など
下部消化管	大腸癌	腹膜炎・菌血症	腹痛・圧痛・発熱など
	直腸癌	尿路感染	下腹部痛，尿中便混入など
泌尿生殖器	前立腺癌・膀胱癌	尿路感染	下腹部痛など
	子宮頸癌	子宮留膿腫	下腹部痛・発熱など
すべて	すべて	カテーテル感染・ポート感染	刺入部発赤・圧痛，発熱など
		ニューモシスチス肺炎	呼吸困難感，呼吸数増加など
		深在性真菌症	特異的な所見ない場合あり

4　注意すべき感染症

　各領域でそれぞれ注意すべき感染症がある（表1）．これは腫瘍の存在により解剖学的にどのような変化が加わったかを考慮すれば自ずと可能性を想起できるものである．頭頸部癌や脳腫瘍では，誤嚥性肺炎，**細菌性髄膜炎**に注意が必要である．特に放射線治療を受けている頭頸部腫瘍では**誤嚥性肺炎**の危険が高い[3]．肺癌では，気管支の閉塞による閉塞性肺炎のほか，**通常の肺炎もみられやすい**[4]．食道癌では，穿通による胸膜炎や縦隔炎をみることがある．胃癌では，切除の際の脾摘の有無に注意が必要である．肝胆膵領域の腫瘍では，胆管炎のほか，**肝膿瘍**や感染性膵囊胞の鑑別が必要である．子宮癌では特に子宮頸癌での**子宮留膿腫**を見落としやすく注意が必要である．大腸癌では，Group D *Streptococcus*〔GDS（*Streptococcus gallolyticus* subsp. *gallolyticus*：SGG＝*S.bovis*）〕による菌血症を併発することがある[5, 6, 7]．この逆パターンで，**GDS菌血症をみたら大腸癌の存在を考える**べきである．膀胱癌・前立腺癌では，排尿障害による上部尿路感染の可能性を考慮する．最後に，臓器と関係なく，**固形腫瘍とステロイド内服の組み合わせはニューモシスチス肺炎発症のリスクとなる**ことを強調しておく[8]．

表2　各検査における判読の注意点

検査内容	検査項目	増減	感染症以外の要因
血算	白血球	増加	ステロイド使用中
			G-CSF使用直後
			G-CSF産生腫瘍
		減少	化学療法後
	ヘモグロビン	減少	化学療法後
	血小板	減少	化学療法後
			肝硬変
生化学	肝酵素	増加	肝硬変
			肝転移
			薬剤
	ビリルビン	増加	腫瘍による胆汁うっ滞
	ナトリウム	低下	SIADH
腹部超音波・CT	腹水	増加	癌性腹膜炎
	肝内胆管	拡張	腫瘍による胆汁うっ滞
	腎盂	拡張	腫瘍による尿路狭窄・閉塞
胸部X線・胸部CT	腫瘤影・結節影		腫瘍そのものの陰影
	浸潤影		癌性リンパ管症

※G-CSF（granulocyte colony-stimulating factor）：顆粒球コロニー刺激因子
　SIADH（syndrome of inappropriate secretion of antidiuretic hormone）：抗利尿ホルモン不適合分泌症候群

経過

入院後，塗抹検査の結果をもとに，アンピシリン・スルバクタム1回1.5g，6時間ごとで治療開始．翌日より解熱し5日後に軽快退院となった．

Pros & Cons　賛成論　反対論

❖ 固形腫瘍担癌患者に検査・治療をするべきか？

よく相談を受けるのは，固形腫瘍の最進行期や，緩和医療中に併発した感染症である．仕事柄，肺炎の相談が多いのだが，いずれの症例でも共通してみられる悩みは「検査・治療をするべきかどうか」である．体力的に余力がないケースは多い．起炎菌が判明しないときに気管支鏡検査をするのか？治療はどうするのか？緩和医療に徹してしまうべきか？患者サイドの考え方にも左右されるし，医療サイドとしても正解がない．悩みは尽きない．ちなみ

に筆者の場合は，非侵襲的検査の範囲で診断は行い，治療の選択は見通しを含めて本人・家族・主治医との相談で決めている．

文献・参考図書

1) Ahn, S., et al.：Emergency department cancer unit and management of oncologic emergencies：experience in Asan Medical Center. Support Care Cancer, 2012 May 4［Epub ahead］
   ↑ ERに固形腫瘍患者専用の部署を設置し来院患者の傾向をretrospectiveに解析．

2) Reiche, E. M., et al.：Stress, depression, the immune system, and cancer. Lancet Oncol, 5(10)：617-625, 2004
   ↑ Lancet Oncologyに載った，ストレスと免疫，癌の関係を指摘した論文．

3) Purkey, M. T., et al.：Predictors of aspiration pneumonia following radiotherapy for head and neck cancer. Ann Otol Rhinol Laryngol, 118(11)：811-816, 2009
   ↑ 頭頸部腫瘍に対し放射線治療を行うと誤嚥性肺炎を起こしやすくなる．

4) Lee, J. O., et al.：Risk factors for bacterial pneumonia after cytotoxic chemotherapy in advanced lung cancer patients. Lung Cancer, 62：381-384, 2008
   ↑ 70歳以上，PS2以上，慢性閉塞性肺疾患合併，化学療法施行の4つが揃うと肺炎を25％に合併．

5) Tjalsma, H., et al.：Profiling the humoral immune response in colon cancer patients：diagnosistic antigens from Streptococcus bovis. Int J Cancer, 119(9)：2127-2135, 2006
   ↑ GDSと免疫反応について触れられた論文．

6) Klein, R. S., et al.：Association of Streptococcus bovis with carcinoma of the colon. N Engl J Med, 297(15)：800-802, 1977
   ↑ かなり古いがNEJMでGDS菌血症と大腸癌の関係を指摘した論文．

7) Corredoira-Sánchez. J., et al.：Association Between Bacteremia Due to Streptococcus gallolyticus subsp. gallolyticus (Streptococcus bovis I) and Colorectal Neoplasia: A Case-Control Study. Clin Infect Dis, 55：491-496, 2012
   ↑ SGG菌血症と潜在癌（occult cancer）の関係をケース・コントロール研究で証明．

8) Bollee, G., et al.：Clinical picture of Pneumocystis jiroveci pneumonia in cancer patients. Chest, 132(4)：1305-1310, 2007
   ↑ 1施設のretrospective studyで悪性腫瘍患者に発生したニューモシスチス肺炎症例を解析．

第3章 Advanced：ERでの特殊な患者層の感染症診療

4 担癌患者の感染症②
血液腫瘍（リンパ腫，多発性骨髄腫）

土橋映仁

Point

- 化学療法が外来にて行われるようになってきており，化学療法中に救急・ERを受診する患者は増えてきている
- リンパ腫では，一般的には細胞性免疫障害を生じる
- 多発性骨髄腫では，一般的には液性免疫障害を生じる
- 免疫障害のある患者においては，深く患者背景を理解したうえで，感染臓器，原因微生物，適切な抗菌薬選択と経過観察を考えるという感染症診療の原則に沿った診療がより大切である

■はじめに

　血液腫瘍患者においては，治療の時期によって種々の感染症が生じる．びまん性大細胞型B細胞性リンパ腫（diffuse large B-cell lymphoma：DLBCL）におけるR-CHOP療法[1]（リツキサン，アドリアシン，オンコビン，エンドキサン，プレドニン）や多発性骨髄腫におけるMP療法（メルファラン，プレドニン）などの化学療法は，現在，外来にて行われており，血液腫瘍疾患をもった患者が，発熱を主訴に救急・ERを受診する機会も増えてきている．そこで，本項では，感染症を考えるうえで重要な患者背景について，血液腫瘍患者に特有の危険因子を解説する．

症例

　65歳男性，左頸部リンパ節腫大を指摘され，生検にてDLBCLと診断された患者．全身精査の結果，Stage IIA，IPI low intermediate（年齢60歳以上，LDH 812 IU/L，節外病変なし，Performance Status（PS）0，Stage IIA）の診断にて，R-CHOP療法が開始された．5コース目のR-CHOP療法を外来化学療法にて行った後，自宅にいたところ，39.2℃の発熱，咳嗽を認めたため，救急部を受診した．
　救急部では，血液・尿検査，胸部X線が行われ，右肺野にすりガラス様陰影が認められたため，肺炎の診断でセフェピム（マキシピーム®）が開始され入院となった．入院翌々日には解熱し，全身状態も改善しているが，セフェピムによると考えられる皮疹を認めた．抗菌薬を変更したいが原因微生物が判明していない．どのようにアプローチすればよいか？

1 リンパ腫

❶ 一般の患者層との違い

　リンパ腫に罹患すると，一般的には，**細胞性免疫障害**を生じる．これに加えて，放射線治療が行われる場合や，脾臓にリンパ腫病変があり，摘出されている場合がある．また，DLBCLなどの治療でリツキサンを用いると，Bリンパ球減少と低ガンマグロブリン血症を生じる．いずれの場合も，**液性免疫障害を同時に併発する**こととなる．

　このほかにも感染症をきたしやすい種々の要因がリンパ腫患者においては認められる．外来化学療法においては，入院化学療法に比べ頻度は少なくなるが，**好中球減少症**を生じる．また，化学療法による**粘膜障害**で，粘膜バリアーの破綻を生じることも多い．化学療法の内容や施設によっては，中心静脈カテーテルやポート挿入を行ったうえで，外来化学療法が行われている場合もあり，**ライン感染症**の有無の確認も必要である．治療歴の長い患者においては，抗菌薬が頻回に投与されている場合があり，**耐性菌の出現**や**真菌感染症**の増加も考慮すべきである．

　このため，救急・ERにおけるリンパ腫患者の診療においては，リンパ腫の組織型，臨床病期，予後予測，治療歴（特に**脾臓摘出の有無**，**化学療法の内容**，**ラインの有無**，**抗菌薬使用歴**）といった患者背景の確認を行うとともに，丹念な全身の診察のもと，感染症診療の原則に沿ったアプローチを行うことが重要である．

> **MEMO ❶ 化学療法における間欠的なステロイド投与下でニューモシスチス肺炎（PCP）の予防を行うか？**
>
> 　ニューモシスチス肺炎（pneumocystis pneumonia：PCP）は重篤化しやすい予防可能な疾患であるが，PCPの発症リスクとステロイドの使用量の関係が明確ではなく，さまざまな意見が存在する．プレドニゾロンにて1日20 mgを2〜3週間以上投与する場合は予防を考慮する[2]などの意見がある．dose-intensityを高めたR-CHOP-14では，PCPの発症率が6.6％とR-CHOP-21 2.6％と比較して高く，R-CHOP-14では，PCP予防を行った方がよいとする報告[3]もある．しかし，実際には，リンパ腫治療におけるPCP予防は，施設により異なるとは考えられるが，行われていることが多い．一般的なPCPの予防方法は，ST合剤（バクタ®配合錠）1日1回1錠内服である．リンパ腫患者が救急・ERを受診した際には，PCPの予防がなされているかの確認を行い鑑別疾患を詰めていく必要がある．

❷ 注意すべき感染症

　リンパ腫，特にHodgkinリンパ腫においては，細胞性免疫障害を呈する．細胞性免疫は，細胞内寄生菌を除去するため，これが障害されると，表1に示すようなさまざまな種類の微生物の感染が問題となる．**臨床像も多彩**であり，同じ細胞性免疫障害であっても，基礎疾患により起こりうる感染症の頻度が異なる．また，簡便な方法では診断しづらく，治療薬の副作用が強い点も対応が悩ましい点である．このため，一様な対応は難しく，個々の患者の状態に合わせ

表1　細胞性免疫障害で問題となる微生物の例

ウイルス	細菌	真菌	原虫・寄生虫
単純ヘルペスウイルス	リステリア	Pneumocystis jiroveci	Toxoplasma gondii
水痘・帯状疱疹ウイルス	レジオネラ	アスペルギルス属	クリプトスポリジウム
サイトメガロウイルス	マイコバクテリウム	クリプトコックス属	
Epstein-Barr ウイルス	ノカルディア	カンジダ属	
アデノウイルス	サルモネラ	コクシジオイデス属	

文献4を参考に作成.

表2　多発性骨髄腫に特徴的な感染症リスク因子

リスク因子	
腎不全	最初の2〜4カ月において，独立した感染症リスク因子となる
鉄過剰症	さまざまな感染症を呈する

文献5を参考に作成.

たエンピリックな治療選択が望まれる．そして，病変と考えられる部位の**生検など，検体採取を積極的に行い感染臓器，原因微生物を追求する**ことが重要となる．

一方で，免疫障害のある患者においては，一般的な**市中感染症にも罹りやすく**なっており，鑑別から外してはならない．このほか，細胞性免疫障害に好中球減少症が重なると**結核**の合併も認められ，注意が必要である．

経過

本症例は，全身状態良好であり，市中肺炎を想定した経口抗菌薬に変更し，改善を認めている．

2 多発性骨髄腫

❶一般の患者層との違い

多発性骨髄腫に罹患すると，免疫グロブリンの量的・機能的低下が生じ，一般的には，**液性免疫障害**を生じる．また，多発性骨髄腫は**高齢者に多く**，加齢変化に伴う臓器不全や免疫障害も加わる．さらに，**化学療法による好中球減少**を生じ，感染症に罹患しやすくなる．その他，多発性骨髄腫に特徴的なリスク因子を表2に示す．

❷注意すべき感染症

後天性の液性免疫障害では，**肺炎球菌**，**インフルエンザ菌**などのencapsulated bacteria（莢膜を有する微生物）が問題となることが多い．未治療の多発性骨髄腫においては，肺炎球菌肺炎が最も多く認められ，化学療法後においては，グラム陰性桿菌による尿路感染症を多く認め

表3 多発性骨髄腫の化学療法と問題となる微生物の例

化学療法	問題となる微生物
病勢があるなかでのMP療法ベースの治療	encapsulated bacteria, 黄色ブドウ球菌, 腸内細菌群, 緑膿菌
デキサメタゾンベースの治療	細菌（encapsulated bacteria, 黄色ブドウ球菌, 緑膿菌）, ウイルス（単純ヘルペスウイルス, 水痘・帯状疱疹ウイルス, サイトメガロウイルス, レスピラトリーウイルス）, 真菌（粘膜カンジダ症, ニューモシスチス肺炎）, 結核, 地域流行感染症
ボルテゾミブ	単純ヘルペスウイルス, 水痘・帯状疱疹ウイルスのリスクが増加する. それ以外は, デキサメタゾンベースの治療と類似
サリドマイド	感染症リスクは増加しない
レナリドミド	デキサメタゾンと併用すると再発患者において細菌感染症が増加する
ビスホスホネート	顎骨骨髄炎から顎骨壊死に至る

文献5を参考に作成.

る. 一方で原因不明の敗血症性関節炎や肺炎球菌菌血症を発症した場合には, 多発性骨髄腫が背景にあることが疑われる[6]. 多発性骨髄腫に用いられる化学療法と注意すべき感染症を表3に示す.

文献・参考図書

1) Coiffier, B., et al.：CHOP chemotherapy plus rituximab compared with CHOP alone in elderly patients with diffuse large-B-cell lymphoma. N Engl J Med, 346(4)：235-242, 2002
   ↑R-CHOP療法とCHOP療法の比較論文. いずれの群においても有害事象に差がないことが示されている. 発熱, 感染症, 粘膜障害が主な有害事象である.

2) Rodriguez, M., & Fishman, J.A.：Prevention of infection due to Pneumocystis spp. in human immunodeficiency virus-negative immunocompromised patients. Clin Microbiol Rev, 17(4)：770-782, 2004
   ↑PCP予防についての論文. ステロイドを使用する際には, 一読を勧めたい.

3) Hardak, E., et al.：The increased risk for pneumocystis pneumonia in patients receiving rituximab-CHOP-14 can be prevented by the administration of trimethoprim/sulfamethoxazole：a single-center experience. Acta Haematol, 127(2)：110-114, 2012 [Epub 2011 Dec 16]
   ↑単施設, 後方視的研究であるが, R-CHOP-14とR-CHOP-21を比較して, R-CHOP-14において, PCP発症が多く認められ, PCP予防を行った方がよいのではないかと考察している.

4)「レジデントのための感染症診療マニュアル 第2版」（青木 眞 著）, 医学書院, 2008
   ↑免疫不全と感染症について, 1つの章を割いてわかりやすく解説されている.

5) Nucci, M., & Anaissie, E.：Infections in patients with multiple myeloma in the era of high-dose therapy and novel agents. Clin Infect Dis, 49(8)：1211-1225, 2009
   ↑多発性骨髄腫における治療などのリスク因子と感染症のレビューである.

6) Kalambokis, G. N., et al.：Multiple myeloma presenting with an acute bacterial infection. Int J Lab Hematol, 31(4)：375-383, 2009 [Epub 2009 Apr 17]
   ↑多発性骨髄腫における急性細菌感染症のレビューである.

7)「がん患者の感染症診療マニュアル」（大曲貴夫 ほか編）, 南山堂, 2008
   ↑癌患者だけでなく, さまざまな感染症についてコアとなる考え方がわかりやすくまとまっている.

第3章 Advanced：ERでの特殊な患者層の感染症診療

5 化学療法中の感染症
発熱性好中球減少症

村上 純

Point

- がん化学療法中患者などで好中球数＜500/μL未満，かつ（37.5〜）38℃以上の発熱をきたす場合を発熱性好中球減少症と呼び，菌血症のリスクが高い
- 重症度のリスク評価を行い，迅速に広域抗菌薬によるエンピリック・セラピーを開始する
- 初期のエンピリック・セラピーは抗緑膿菌活性を有する抗菌薬（β-ラクタムまたはカルバペネム）の単剤が原則
- カルバペネム系や嫌気性菌に対する抗菌薬の適応を考慮する
- フルオロキノロンやアミノグリコシド併用を考慮する（肺炎や緑膿菌による重症敗血症性ショックなど）
- バンコマイシンなどグラム陽性菌や耐性菌に対する抗菌薬の併用を考慮する
- 真菌感染症の検査と抗真菌薬の適応を検討する
- G-CSF投与を検討する

■ はじめに

　　がん化学療法を受けている患者は化学療法後1〜2週後から好中球減少をきたす．このときは，グラム陽性菌のほか，緑膿菌などのグラム陰性菌による重篤な感染症のリスクが高いが，感染臓器や起炎菌を推定するための特異的症状に乏しい．好中球減少患者が発熱した状態を発熱性好中球減少症（febrile neutropenia：FN）という．迅速にリスクの評価と，適切な細菌学的検査を行い，その結果を待たず，早期に広域抗菌薬によるエンピリック・セラピーを開始することが必要である．

症例A

　　72歳男性．2週間前から肺癌に対して化学療法を行ったが効果は不変である．昨日から食思不振と発熱あり来院．WBC 920/μL，好中球数（ANC）200/μL，血圧110/64mmHg，脈拍103回/分，体温38.9℃．

⇨ 行うべき評価・検査は何か？ 治療は？

　　胸部X線では新たな変化を認めず，肝・脾触知せず，カテーテル挿入部には異常を認めな

い，血液培養を行い，入院のうえ，セフェピムおよび顆粒球コロニー刺激因子（granulocyte-colony stimulating factor：G-CSF）を開始した．翌日から自覚症状および夜間の発熱のピークは徐々に下がってきた．3日後血液培養から緑膿菌が検出された．好中球および炎症症状が改善したため退院可能と判断され，シプロキサシン経口投与に変更し外来フォローとなった．

症例B

68歳女性．胃癌で化学療法施行中．5日前に発熱あり外来受診．好中球減少を認めたが，全身状態良好で低リスクと判断され，アモキシシリン・クラブラン酸＋シプロキサシン投与にて経過観察された．その後いったん解熱したが，2日後に再び発熱，腹痛が出現したため救急受診．

⇨行うべき評価・検査は何か？ 治療は？

WBC 2,100/μL，ANC 520/μL．腹部CTにて回盲部に炎症が疑われた．入院のうえ，ピペラシリン・タゾバクタム投与が開始された．腹部症状および炎症所見は改善した．

低リスク患者では，全身状態が安定し，医療機関へのアクセスが可能など，一定の条件を満たせば外来で経口抗菌薬治療にて対応できる可能性があるが，2割は再び発熱をきたし，入院のうえ静注抗菌薬による治療を要することがある．

1 発熱性好中球減少症（FN）の定義・重症度

好中球減少：好中球＜500/μL（または，好中球＜1,000/μLで，48時間以内に＜500/μLへの減少が予測される場合）．重症度は表1参照．
発熱：腋下温で37.5℃以上，または口腔内温38.0℃以上（日本の定義）．

2 どのような臓器，細菌の感染がみられるか

感染症診療の原則である感染臓器および原因微生物の検索を十分行うことが重要である（表2）．

FNの4～7割で感染のフォーカスが見出され，口腔内21.3％，呼吸器15％，尿路7.5％，消化器7.5％などが多い[3]．

多くは感染巣不明であるが以下の部位は侵入門戸となるので注意して診察する[4]．

表1　好中球減少の重症度

軽度＜1,500/μL，中等度＜1,000/μL，高度＜500/μL，致死的＜100/μL
重症感染症の頻度はそれぞれ5％，12％，19％，43％となる[1]．
好中球減少の重症度および期間が長いほど敗血症のリスクが高くなる[2]．

表2　好中球減少時に検出される細菌

グラム陽性球菌	黄色ブドウ球菌（MSSA, MRSA含む） コアグラーゼ陰性ブドウ球菌（MSSE, MRSE含む） 腸球菌（エンテロコッカス属）（VRE含む） ビリダンス連鎖球菌 肺炎球菌 化膿性連鎖球菌
グラム陰性桿菌	大腸菌　　　　　　腸内細菌科（エンテロバクター，シトロバクター） クレブシエラ　　　アシネトバクター 緑膿菌　　　　　　*Stenotrophomonas maltophilia*
真菌	カンジダ属，アスペルギルス属
ウイルス	単純ヘルペスウイルス，水痘帯状疱疹ウイルス

文献5を参考に作成.
MSSA：メチシリン感受性黄色ブドウ球菌，MRSA：メチシリン耐性黄色ブドウ球菌，MSSE：メチシリン感受性表皮ブドウ球菌，MRSE：メチシリン耐性表皮ブドウ球菌，VRE：バンコマイシン耐性腸球菌

> 目，鼻（副鼻腔炎），皮膚，カテーテル（黄色ブドウ球菌，コアグラーゼ陰性ブドウ球菌），口腔内〔α溶連菌（*Streptococcus viridans*），口腔内嫌気性菌〕，腸管〔大腸菌，クレブシエラ，腸球菌，緑膿菌，腸管の嫌気性菌（比較的稀）〕，肛門

　起炎菌は抗がん剤治療の始まった60〜70年代は緑膿菌や大腸菌などのグラム陰性桿菌が多く，血管カテーテルが普及した80年代はグラム陽性菌，2000年以降は再び陰性菌の割合が多くなってきたといわれる[2]．しかし早期に治療を要するものは緑膿菌などグラム陰性桿菌による敗血症である．緑膿菌による菌血症の場合は24時間以内に適切な抗菌薬治療が行われた場合は死亡率は27.7％であるが，遅れた場合は43.4％となる[6]．

　偏性嫌気性菌の分離は4％程度である[7, 8]．真菌は，好中球減少の程度が重く，期間も長い血液腫瘍や造血幹細胞移植の場合にみられる．

重要

すみやかに血液培養をとり，緑膿菌を含む広域抗菌薬を開始する．

3　FN患者の初期評価

　FN患者の初期評価（病歴，身体所見，検体検査，リスク評価）について以下にまとめる（表3）．

MEMO ❶　FN患者におけるリスク評価とその役割

　FNの高リスク患者は高度の好中球減少症（好中球数100/μL未満）が7日を超

表3　FN患者で行うべき初期評価と臨床検査

病歴	既往歴（過去に診断された感染症，HIV感染の有無，主要な並存疾患） がんの状態（寛解か進行期か） 最終の化学療法からの期間 感染予防/抗菌薬投与 最近の薬剤歴 曝露歴（同様の症状を呈する人・ペット・旅行・結核・最近の血液製剤投与）
身体所見	血管カテーテル 皮膚 肺・副鼻腔・呼吸器症状 消化管（口腔，咽頭，食道，腸管，直腸） 　口腔（粘膜炎/う歯/歯周炎/口腔衛生状態） 　右下腹部/回盲部（好中球減少性腸炎） 　肝脾腫（カンジダ感染） 　肛門（膿瘍） 　生殖器
血液検査 検体検査 画像検査	血算（血球分画を含む） 血清クレアチニン，尿素窒素，電解質，肝酵素，総ビリルビン 胸部X線，尿検査，パルスオキシメーターを考慮 　※呼吸器症状あればすべて胸部X線を実施
細菌学的検査	血液培養（最低2セット） 各部位の培養（臨床的に感染が疑われる場合，その部位からの**培養を**） 尿培養（尿路症状，尿路カテーテル，尿検査の異常があるとき） CDチェック・腸内病原菌の検査（下痢あるとき） 皮膚穿刺・生検 　※血管カテーテル挿入部位の炎症がある場合は真菌・抗酸菌も考慮 　　ウイルス培養 　※皮膚・粘膜の水疱性・潰瘍性病変，ウイルス性上気道炎（特に流行期）の所 　　見があるときに考慮する

文献9を参考に作成．

えて遷延する，または有意な並存症（低血圧，肺炎，腹痛の出現，神経学的変化）がある場合である．

公式なリスク分類としては，Multinational Association for Supportive Care in Cancer（MASCC）スコアシステムがある（表4）．高リスク患者（MASCCスコア21未満）では入院のうえ抗菌薬治療が勧められる[10]．

表4　MASCCスコアシステム

危険因子		ポイント
症状 次のなかから 1つ選ぶ	症状なし	5
	軽度の症状	5
	中等度の症状	3
低血圧なし		5
慢性閉塞性肺疾患なし		4
固形腫瘍/真菌感染既往なし		4
脱水なし		3
発熱時外来		3
60歳未満		2
合計点数		

文献10を参考に作成．

4 高リスク患者のマネジメント（図2, 3, 表5）

　高リスク患者は入院のうえ，エンピリック・セラピーとして抗菌薬の静注を行う．抗緑膿菌活性を有するβ-ラクタム系抗菌薬やカルバペネム系の単剤治療が推奨される．

❶ 腹腔内の嫌気性菌感染を疑う場合

　腹腔内感染症〔直腸周囲膿瘍・肝膿瘍，好中球減少性腸炎（neutropenic enterocolitis：NEC）〕，腸穿孔に伴う腹膜炎ではバクテロイデス属（Bacteroides fragilis）などの偏性嫌気性菌を含む複数菌の感染が関与しやすい．嫌気性菌にはセフェピムは効果が乏しく，ピペラシリン・タゾバクタム，カルバペネム系，セファロスポリン＋クリンダマイシンなどを考える．

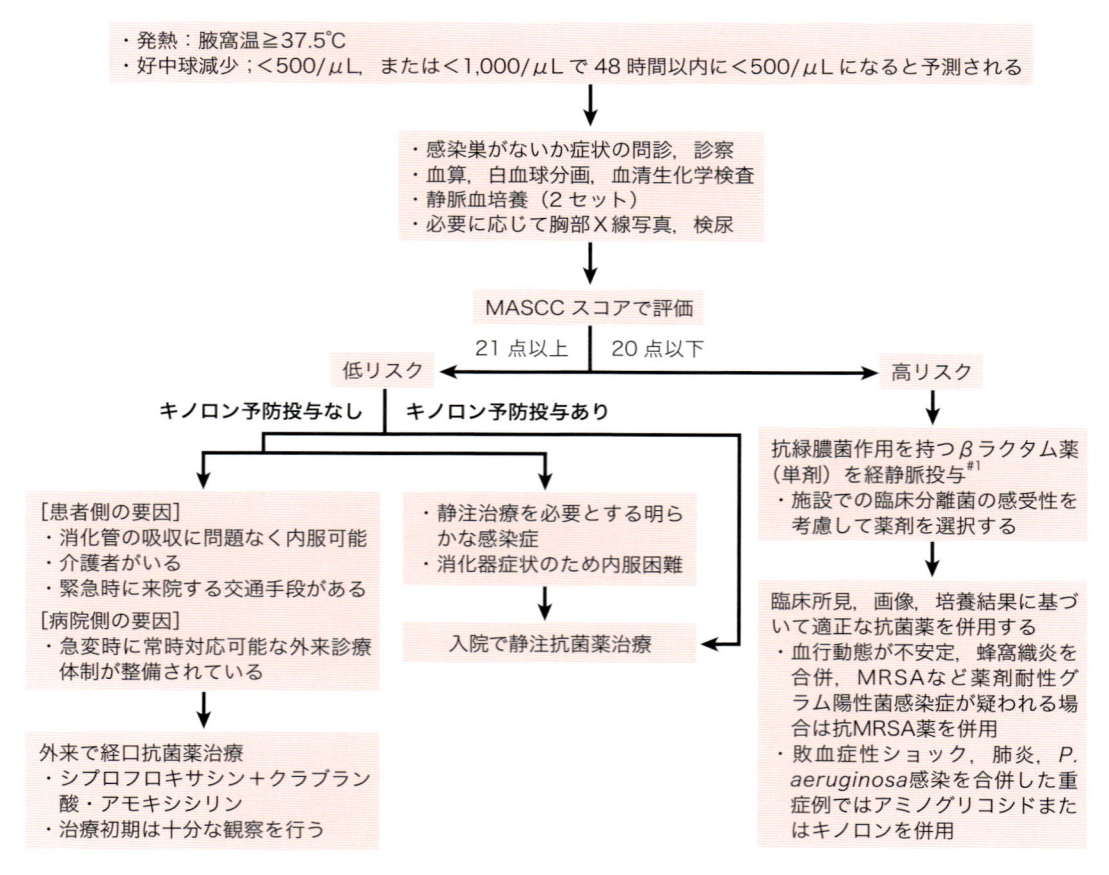

```
・発熱：腋窩温≧37.5℃
・好中球減少；＜500/μL，または＜1,000/μL で48時間以内に＜500/μL になると予測される
                            ↓
・感染巣がないか症状の問診，診察
・血算，白血球分画，血清生化学検査
・静脈血培養（2セット）
・必要に応じて胸部X線写真，検尿
                            ↓
              MASCC スコアで評価
         21点以上 ／ ＼ 20点以下
        低リスク        高リスク
                            ↓
                   抗緑膿菌作用を持つβラクタム薬
   キノロン予防投与なし ／ キノロン予防投与あり   （単剤）を経静脈投与#1
                                              ・施設での臨床分離菌の感受性を
                                                考慮して薬剤を選択する

[患者側の要因]           ・静注治療を必要とする明    臨床所見，画像，培養結果に基づ
・消化管の吸収に問題なく内服可能  らかな感染症       いて適正な抗菌薬を併用する
・介護者がいる            ・消化器症状のため内服困難  ・血行動態が不安定，蜂窩織炎を
・緊急時に来院する交通手段がある            ↓        合併，MRSAなど薬剤耐性グ
[病院側の要因]          入院で静注抗菌薬治療        ラム陽性菌感染症が疑われる場
・急変時に常時対応可能な外来診療                    合は抗MRSA薬を併用
  体制が整備されている                            ・敗血症性ショック，肺炎，P.
         ↓                                     aeruginosa感染を合併した重
外来で経口抗菌薬治療                               症例ではアミノグリコシドまた
・シプロフロキサシン＋クラブラン                     はキノロンを併用
  酸・アモキシシリン
・治療初期は十分な観察を行う
```

#1：セフェピム，メロペネム，タゾバクタム・ピペラシリン，セフタジジムなど

図2　FN患者に対する初期治療（経験的治療）
日本臨床腫瘍学会：発熱性好中球減少症（FN）診療ガイドライン，p. ix，2012，南江堂より許諾を得て転載[7]．

MEMO ❷ 好中球減少性腸炎（NEC）

化学療法中に起こりやすい，回盲部を中心とした腸炎．嫌気性菌や腸内細菌が原因となる．ときに穿孔して外科的治療を要するため，好中球減少時に右下腹部痛を訴える場合には鑑別に入れる．

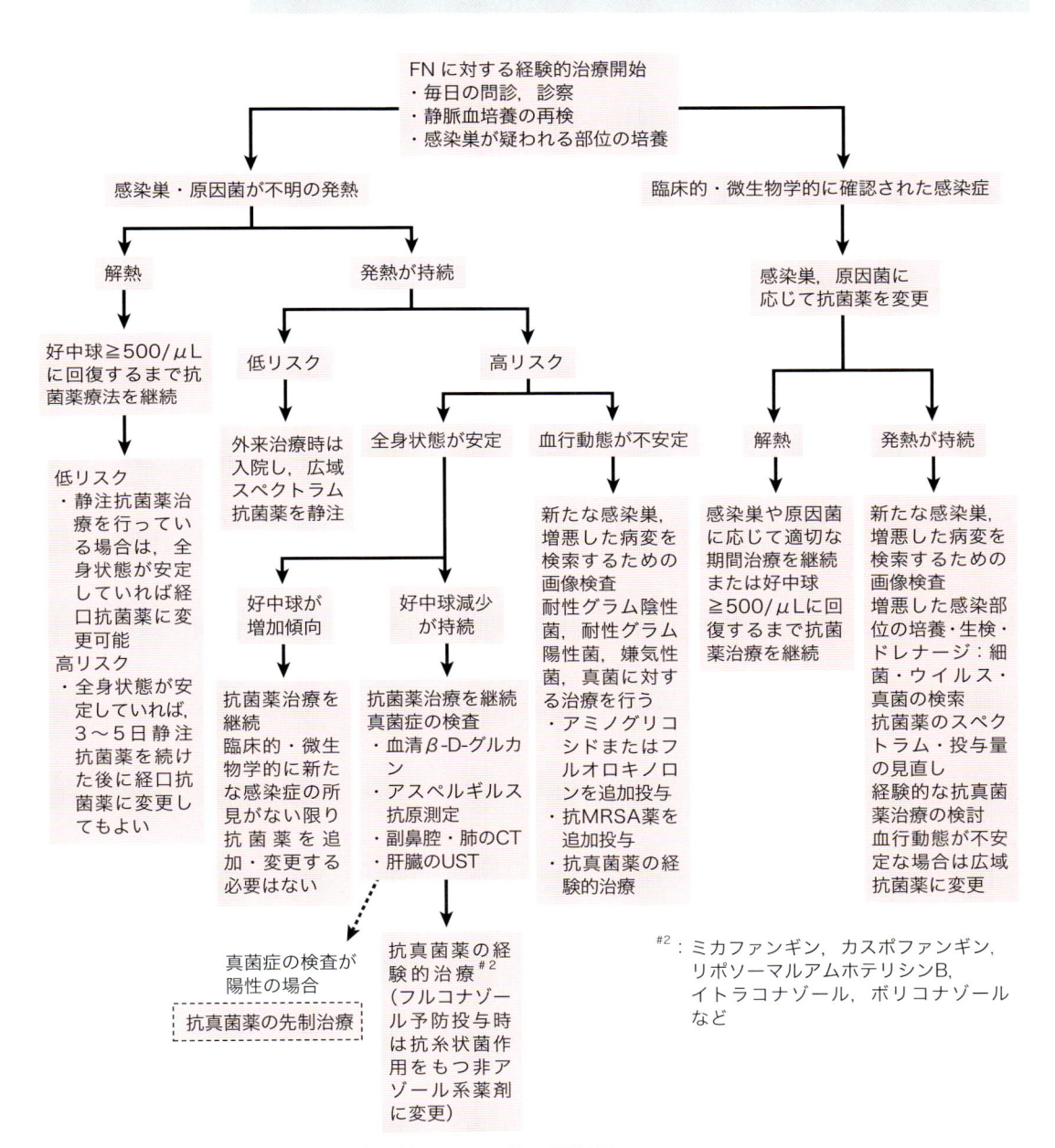

```
                    FNに対する経験的治療開始
                    ・毎日の問診，診察
                    ・静脈血培養の再検
                    ・感染巣が疑われる部位の培養
```

感染巣・原因菌が不明の発熱

- 解熱
  - 好中球≧500/μLに回復するまで抗菌薬療法を継続
    - 低リスク
      ・静注抗菌薬治療を行っている場合は，全身状態が安定していれば経口抗菌薬に変更可能
    - 高リスク
      ・全身状態が安定していれば，3〜5日静注抗菌薬を続けた後に経口抗菌薬に変更してもよい

- 発熱が持続
  - 低リスク
    - 外来治療時は入院し，広域スペクトラム抗菌薬を静注
      - 好中球が増加傾向
        - 抗菌薬治療を継続
        臨床的・微生物学的に新たな感染症の所見がない限り抗菌薬を追加・変更する必要はない
      - 好中球減少が持続
        - 抗菌薬治療を継続
        真菌症の検査
        ・血清β-D-グルカン
        ・アスペルギルス抗原測定
        ・副鼻腔・肺のCT
        ・肝臓のUST
        → 真菌症の検査が陽性の場合 → 抗真菌薬の先制治療
        → 抗真菌薬の経験的治療#2
        （フルコナゾール予防投与時は抗糸状菌作用をもつ非アゾール系薬剤に変更）
  - 高リスク
    - 全身状態が安定
    - 血行動態が不安定
      - 新たな感染巣，増悪した病変を検索するための画像検査
      耐性グラム陰性菌，耐性グラム陽性菌，嫌気性菌，真菌に対する治療を行う
      ・アミノグリコシドまたはフルオロキノロンを追加投与
      ・抗MRSA薬を追加投与
      ・抗真菌薬の経験的治療

臨床的・微生物学的に確認された感染症

感染巣，原因菌に応じて抗菌薬を変更

- 解熱
  - 感染巣や原因菌に応じて適切な期間治療を継続または好中球≧500/μLに回復するまで抗菌薬治療を継続

- 発熱が持続
  - 新たな感染巣，増悪した病変を検索するための画像検査
  増悪した感染部位の培養・生検・ドレナージ：細菌・ウイルス・真菌の検索
  抗菌薬のスペクトラム・投与量の見直し
  経験的な抗真菌薬治療の検討
  血行動態が不安定な場合は広域抗菌薬に変更

#2：ミカファンギン，カスポファンギン，リポソーマルアムホテリシンB，イトラコナゾール，ボリコナゾールなど

図3　FN患者に対する経験的治療開始3〜4日後の再評価
日本臨床腫瘍学会：発熱性好中球減少症（FN）診療ガイドライン，p. x，2012，南江堂より許諾を得て転載[7]．

表5 FNに対する部位別初期治療

部位	所見	評価	対処
口腔		・培養＋グラム染色　HSV真菌も鑑別 ・腫瘍が疑われる場合生検	嫌気性菌のカバーを確実にする 抗HSV薬や抗真菌薬を考慮
	鵞口瘡 （口腔カンジダ症）		抗真菌薬（第一選択：フルコナゾール，不応の場合他のアゾール系，キャンディン系）
	水疱性病変	HSV，VZVに対する蛍光染色およびPCR/ウイルス培養ほか	抗HSV治療
食道	胸やけ 嚥下障害/ 嚥下時痛	口腔内病巣の培養（CMV，真菌）治療反応性が悪ければ内視鏡を考慮（CMV食道炎のリスクを評価）	臨床症状を基に治療開始 ・口腔カンジダ：抗真菌薬（上記） ・HSVの可能性：ACV考慮 ・CMVの可能性：GCV考慮
副鼻腔	副鼻腔の圧痛 眼窩周囲の蜂窩織炎 鼻の潰瘍 片側性の流涙	副鼻腔CT/眼窩MRI 目/鼻/喉の評価 培養/グラム染色/生検 感染症科医コンサルテーション	眼窩周囲の蜂窩織炎＞バンコマイシン アスペルギルスやムーコル菌が疑われる場合LAMBを追加
腹部		腹部CT，超音波 ALP，トランスアミナーゼ，ビリルビン，アミラーゼ，リパーゼ	*C. difficile*が疑われる場合はメトロニダゾール 嫌気性菌のカバーを確実にする
肛門痛		直腸周囲の視診 腹部骨盤CTを考慮	嫌気性菌カバーを確実に 腸球菌カバーを確実に 局所ケア（緩下剤・腰湯など）
下痢		*C. difficile*チェック ロタウイルス・ノロウイルス（冬季流行期） 便培養・寄生虫検査（疑う場合）	*C. difficile*が疑われる場合は結果を待たずにメトロニダゾールなどを投与
血管カテーテル	出口部の炎症所見	出口部の膿を培養 血液培養	エンピリックに（または初期治療に48時間反応なければ）バンコマイシン追加
	トンネル感染	血液培養	カテーテル抜去，培養 バンコマイシン追加
肺炎	低リスク	血液・喀痰培養	異型肺炎に対しアジスロマイシンまたはフルオロキノロン追加を考慮
		鼻咽腔洗浄で呼吸器ウイルスチェック	インフルエンザ流行期は抗ウイルス薬
		尿レジオネラ抗原検査 尿肺炎球菌抗原検査 初期治療に不応，またはびまん性浸潤影あればBALを考慮	MRSA疑われればバンコマイシンまたはリネゾリド
	中〜高リスク	上記（低リスク）に加えて： ・糸状菌感染のリスクがあればβDグルカン，アスペルギルス抗原（ガラクトマンナン抗原） ・肺CT	上記（低リスク）に加えて： ・糸状菌カバーの抗真菌薬 ・ニューモシスチス肺炎（PCP）が考えられればST合剤投与

次ページに続く

表5の続き

部位	所見	評価	対処
蜂窩織炎/創傷		培養のための穿刺または生検を考慮	バンコマイシンを考慮
水疱性病変		穿刺または擦過して蛍光染色またはウイルス培養	ACVまたはGCVを考慮
播種性の丘疹ほかの皮膚病変		細菌/抗酸菌/真菌の診断目的で培養・生検	バンコマイシンを考慮 リスクが高ければ糸状菌カバーを考慮
尿路感染		尿検査，尿培養	病原体がわかるまで追加治療なし
中枢神経症状		感染症科コンサルテーション CT，MRI 腰椎穿刺 神経内科コンサルテーション	エンピリック・セラピー：中枢神経移行性のよいβ-ラクタム，バンコマイシン＋アンピシリン，またはメロペネム 脳炎では大量ACV＋大量補液（腎機能チェックしながら）

HSV（herpes simplex virus）：単純ヘルペスウイルス，VZV（varicella zoster virus）：水痘帯状疱疹ウイルス，CMV（cytomegalovirus）：サイトメガロウイルス，ACV（acyclovir）：アシクロビル，GCV（ganciclovir）：ガンシクロビル，LAMB（liposomal amphotericin B）：リポソーマルアムホテリシンB，BAL（broncho-alveolar lavage）：気管支肺胞洗浄検査

❷フルオロキノロンまたはアミノグリコシドの併用を考慮する場合[5, 9]

1）肺炎の場合

好中球減少時の市中肺炎ではマクロライドまたはフルオロキノロン併用を考慮する．好中球減少時の院内肺炎では，フルオロキノロンまたはアミノグリコシドの併用を考慮する．レジオネラを疑う場合はフルオロキノロン併用を考慮する．

2）グラム陰性桿菌（緑膿菌）の重症敗血症（ショック）を疑う場合（緑膿菌を二重にカバーする）

一般にFNに対してアミノグリコシド併用は予後は改善しないが，緑膿菌菌血症や重症敗血症（ショック）例では生存率が改善したとする報告もあるため，培養で緑膿菌が検出された場合（耐性を確認）や重症敗血症（ショック）の場合はアミノグリコシドまたはフルオロキノロンの併用を考慮する[7]．

❸バンコマイシン併用を考慮する場合[5, 7]

1. 血行動態が不安定/重症敗血症の所見
2. 血液培養でグラム陽性菌が認められ，病原菌と感受性が判明するまで
3. 重症のカテーテル感染が疑われる場合
4. 皮膚・軟部組織感染症（蜂窩織炎）を伴う場合
5. MRSA/ペニシリン耐性肺炎球菌を保有している
6. 重症の粘膜炎あり（キノロン予防投与や，エンピリック・セラピーとしてセフタジジムが投与されている場合）
7. 画像診断で肺炎を認める場合

初回治療でエンピリックにバンコマイシンを併用した場合は，培養でバンコマイシンが必要なグラム陽性菌が検出されなければ2〜3日でバンコマイシンを中止する．

❹真菌感染の検査および治療を行う場合（造血器腫瘍に多い）

好中球減少期間が長い（500/μL未満が7日を超える）場合はカンジダ属（酵母属）やアスペルギルス属（糸状菌）のリスクがある[7]．カンジダ予防のためにフルコナゾールが投与されている場合はアスペルギルスが出現することがある．抗糸状菌活性のあるボリコナゾール/イトラコナゾール/キャンディン系薬が投与されている場合はムーコル（接合菌）のブレイクスルーによる出現を考慮する．

カンジダ抗原，アスペルギルス抗原（ガラクトマンナン），βDグルカン（ニューモシスチスでも陽性となる）を測定する．

高リスク患者で，広域抗菌薬を4〜7日投与してもFNが持続する場合には，真菌を疑い，真菌マーカーおよびCTで肺アスペルギルス症，カンジダ肝膿瘍などを鑑別するとともに，経験的に抗真菌薬投与を推奨する[7]．

> **MEMO ❸ ペニシリンアレルギーのある患者の対応（重症のアレルギーであるかを確認する）**
>
> ほとんどのペニシリンアレルギー患者はセファロスポリンに忍容性があるが，即時型アレルギー反応の既往がある場合はβ-ラクタム・カルバペネムの使用は避け，シプロフロキサシン＋クリンダマイシンやアズトレオナム＋バンコマイシンなどの組み合わせを用いる．

5 低リスク患者のマネジメント （図2, 3, 表5）

成人の低リスク患者で，一定の臨床基準を満たせば，経口抗菌薬で外来治療できる可能性が示唆される（シプロフロキサシン＋アモキシシリン・クラブラン酸）．

ただし，キノロン予防を受けていない患者で，自宅で内服可能，介護者が観察でき，もし遷延性発熱や症状持続があれば再診し入院するなど医療機関へのアクセスが可能な場合である．

（注意）フルオロキノロンを投与する場合は結核を除外する．

> **MEMO ❹ FNをマネジメントするうえでのG-CSFの役割は何か**
>
> FN患者に対してはG-CSF投与が勧められる．
>
> 化学療法後に予防的にG-CSFを用いる（1次投与）ことはFNのリスクが20％を超える場合に考慮すべきである[7]．

6 治療期間―いつまで抗菌薬投与を続けるか

　解熱が得られ，かつ好中球数が500/μL以上になるまで抗菌薬を投与継続する．

　解熱し好中球500/μL以上になった場合は，低リスク患者では静注抗菌薬治療を行っている場合は経口薬に変更，高リスク患者では静注抗菌治療を3～5日継続後経口薬に変更してもよい（図3）[7]．

　感染巣症状・徴候がないFNでは，抗菌薬投与後48時間解熱し，好中球数が500/μL以上になれば抗菌薬を中止してよいとされる．

　特定の感染巣や起炎菌が判明した場合は，それらに応じて抗菌薬および治療期間が定まる．例えば，血流感染がある場合は7～14日，肺炎では10～21日の治療が必要である[11]．

文献・参考図書

1) Bodey, G. P., et al. : Quantitative relationships between circulating leukocytes and infection in patients with acute leukemia. Ann Intern Med, 64 : 328-340, 1966
2) Ellis, M. : Febrile Neutropenia. Ann. N.Y. Acad, Sci. 1138 : 329-350, 2008
3) Toussaint, E., et al. : Causes of fever in cancer patients (prospective study over 477 episodes). Support Care Cancer. 14 (7) : 763-769, 2006. [Epub 2006 Mar 10]
4) 「レジデントのための感染症診療マニュアル 第2版」（青木 眞 著），医学書院，2007
5) Alison, G., et al. : Clinical Practice Guideline for the Use of Antimicrobial Agents in Neutropenic Patients with Cancer : 2010 Update by the Infectious Diseases Society of America. Clin Infect Dis, 52 (4) : e56-93. 2011
　↑米国感染症学会（IDSA）ガイドライン2010．「米国感染症学会IDSAガイドライン2010（日本語版）」は 以下で閲覧可能．
　http://www.idsociety.org/uploadedFiles/IDSA/Guidelines-Patient_Care/PDF_Library/0402_IDSA%20FN%20_CID%202011-52%20Japanese%20reprint.pdf
6) Kang, C. I., et al. : Pseudomonas aeruginosa bacteremia : risk factors for mortality and influence of delayed receipt of effective antimicrobial therapy on clinical outcome. Clin Infect Dis, 37 (6) : 745-751, 2003 [Epub 2003 Aug 23.]
7) 「発熱性好中球減少症（FN）診療ガイドライン」（日本臨床腫瘍学会 編），南江堂，2012
8) Coullioud, D., et al. : Prospective multicentric study of the etiology of 1051 bacteremic episodes in 782 cancer patients. CEMIC (French-Belgian Study Club of Infectious Diseases in Cancer). Support Care Cancer, 1 (1) : 34-46, 1993
9) National Comprehensive Cancer Network (NCCN) Guidelines for Supportive Care, "Prevention and Treatment of Cancer-Related Infections" : http://www.nccn.org/professionals/physician_gls/f_guidelines.asp#supportive
10) Klastersky, J., et al. : The Multinational Association for Supportive Care in Cancer risk index: A multinational scoring system for identifying low-risk febrile neutropenic cancer patients. J Clin Oncol, 18 (16) : 3038-3051, 2000
11) 高松　泰：発熱性好中球減少症（FN）のガイドライン．「特集　新しい支持療法の実地臨床における意義」．腫瘍内科，10 (1) : 1-7, 2012

第3章 Advanced：ERでの特殊な患者層の感染症診療

6 透析患者特有の感染症
血液透析・腹膜透析・その他

末田善彦

Point

- 透析患者は免疫低下状態で，カテーテルやグラフトなどの異物感染の機会が多い
- 起因菌としてグラム陽性菌のみならず，院内感染としてのグラム陰性菌（セラチア，シュードモナス，アシネトバクター，シトロバクター，エンテロバクター）が問題となる
- 連続携行式腹膜透析（CAPD）腹膜炎では，2菌種以上では消化管穿孔を考える．培養陰性では真菌や抗酸菌感染症を考える．女性では経腟感染も考慮すべきである
- 多発性嚢胞腎の嚢胞感染は診断のポイントと抗菌薬移行性に注意する

■はじめに

透析患者の感染症の基本的な問題としてその特殊な環境がある．
①糖尿病・腎不全による免疫低下状態である
②カテーテルや人工血管グラフトなどの人工異物の挿入が多い
③外来透析患者でも週3回，3〜4時間，院内にいるので市中感染症・院内感染症が鑑別に入る
④重度な感染症でも，症状のはっきりしないことがある
これらを念頭におきながら透析患者特有の感染症について理解していただきたい．

症例A

70代女性，人工血管グラフトにて透析加療中．発熱ならびに悪寒戦慄，血圧低下あり救急へ．人工血管の発赤，圧痛あり，抗菌薬投与のもと外科に緊急抜去依頼した．カテーテル周囲の膿のグラム染色はcluster状のグラム陽性球菌（GPC）．翌日血液培養よりMRSA検出された．膿の培養もMRSAであった．

症例B

60代女性，長期留置カテーテルにて透析加療中．発熱・悪寒あり紹介受診．カテーテル出口部の発赤なし，皮下トンネル圧痛なし．他の熱源精査にてはっきりした所見なく，長期留置カテーテル血流感染疑いにて入院，翌日血液培養にてエンテロバクター陽性となる．カテ抜去後も解熱なくCTにて脾臓に膿瘍形成あり．

症例C

60代男性で腹膜透析患者．発熱と急性の腹痛あり，CAPD排液の濁りあり救急へ．CAPD排液のグラム染色にてグラム陰性桿菌が少数みえた．

培養にてクレブシエラ，セラチア，カンジダも培養されたためカテーテル抜去へ．複数菌培養されたため，消化管精査検索行うも消化管穿孔の所見ははっきりしないが十二指腸潰瘍あり微小穿孔が疑われた．

1 バスキュラーアクセス感染症（VA感染症）

感染の頻度はカテーテル感染＞人工血管＞自己血管の順になり，これらの感染は血液透析患者の菌血症の50～80％に上るといわれている．

❶ 症　状

①発赤，②圧痛，③浸出液・膿の所見のある場合に疑う．

局所の炎症・所見が乏しく，感染部位がはっきりしない場合もある．浸出液，排膿がある場合は血液培養のみならず排膿グラム染色・培養を行うこと．

❷ 起因菌

MRSA/MRSEをはじめとした皮膚の常在菌（ブドウ球菌・表皮ブドウ球菌）のみならず**20～30％の症例では緑膿菌などのグラム陰性桿菌が関与している**．高カロリー輸液を行っている患者ではカンジダ血症に注意する．

❸ 治療法

臨床症状からは以下の対応を行う．

- 発熱のみで全身状態が安定している場合：培養採取した後，バンコマイシン投与して培養結果を待つ．
- 全身状態が悪く，敗血症が示唆される状況：異物となるバスキュラーアクセスは抜去して，バンコマイシン＋抗緑膿菌活性の抗菌薬を併用する（高カロリー輸液を行っている場合などはミカファンギン，カスポファンギンも考慮）．

◆バスキュラーアクセスごとの注意点

①自己血管
- ときに感染部からの出血コントロールなどで難渋する場合にはシャント結紮も考慮される．

②グラフト
- 敗血症/血行動態不安定では抗菌薬投与のみでなく緊急グラフト抜去が原則となる．**また皮膚が赤くなくてもグラフトの圧痛がある場合では下に膿瘍形成していることもある．エコーはグラフト下の膿瘍や感染の判断で有用である．**

③透析カテーテル感染症（短期/長期留置）

- CDCガイドラインでは，3週間以上留置する場合は長期留置用皮下トンネルカテーテルの挿入を勧めている．
- カテーテル感染症は部位により①出口部感染，②トンネル感染，③ブラッドアクセス関連血流感染に分けられる．
  IDSAガイドライン[1]では抗菌薬全身投与＋抗菌薬ロックの方法が提示されているが，長期予後は不明である．表皮ブドウ球菌で75％，グラム陰性菌では87％でカテーテル温存できるとされている．

重要

カテーテル抜去し治療開始後3日経っても発熱がある場合や，持続菌血症があるときは以下の合併症を疑う（図1）．
- 感染性心内膜炎や感染性動脈瘤
- 血栓性静脈炎
- 膿瘍
- 椎体炎
- 網膜炎（カンジダ血症の場合）

2　CAPD関連感染症

連続携行式腹膜透析（continuous ambulatory peritoneal dialysis：CAPD）関連感染症は①出口部感染，②トンネル感染，③CAPD腹膜炎の3つに分けられる．

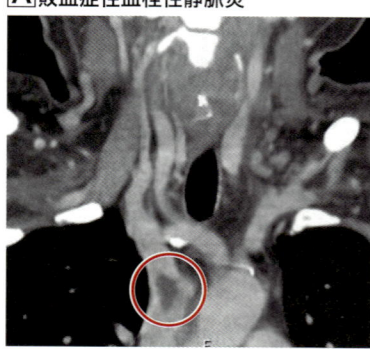

A 敗血症性血栓性静脈炎　　**B 膿瘍（脾膿瘍）**　　**C 感染性大動脈瘤**

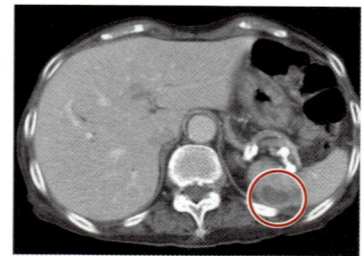

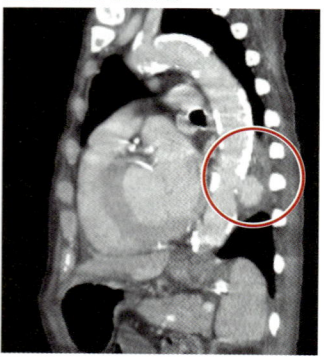

図1　長期留置カテーテル感染による合併症
A）上大静脈に血栓形成あり．
B）脾臓に膿瘍形成あり．
C）下行大動脈に感染性大動脈瘤形成あり．

①出口部感染
　出口から外部カフまでの局所炎症所見（発赤，痂皮形成，排膿）±全身症状（発熱，悪寒戦慄）．
②トンネル感染
　外部カフから皮下トンネル内を通り内部カフまでの感染で圧痛，腫脹，発赤あるもの．
③CAPD腹膜炎
　CAPD腹膜炎は95％以上の症例で，腹痛・排液混濁（図2）をきたす．経路として，カテーテル経路（経管腔/周囲），腸管，経腟，血液由来がある．

❶ 診　断
　①腹膜炎の症状，②腹腔内液の混濁とCAPD排液の白血球＞100/μL，多核好中球の割合＞50％，②グラム染色，培養により細菌陽性，のうち2つを満たせば診断となる．
　培養に成功するポイントとしては
・CAPD排液（10mL程度）を血液培養ボトルにまく（培養陰性率20％）．
・CAPD排液50mLを3,000Gで15分間遠心分離し沈渣を3〜5mLの滅菌生理食塩水で懸濁して血液培養ボトルで培養（培養陰性率5％）するとよい[2]．

❷ 治　療
・経験的に出口部感染のみなら経口抗菌薬（アモキシシリン，セファレキシン，クリンダマイシン，ST合剤，レボフロキサシンなど）でも加療できることが多い．
・CAPD腹膜炎では軽症で抗菌薬腹腔内投与，中等度から重症では抗菌薬の経静脈投与を行う．
・腹膜透析は中止し，ヘパリン500〜1,000単位/LをPD液に混注して2回/日で洗浄のみ行う．培養結果が出るまで，ブドウ球菌などのグラム陽性球菌カバー（セファゾリンないしはバンコマイシン）＋緑膿菌などのグラム陰性菌カバー（セフタジジムなど）を選択する．自尿がある患者が多いので，アミノ配糖体は避けることが多い（3週間以内の使用では残腎機能に影響ないとされてはいる）．

　国際腹膜透析学会（international society for peritoneal dialysis：ISPD）による「腹膜透析関連感染症に関する勧告：2010年改訂」[2]には，各菌種への対応まで詳細に書かれている．各菌種で治療期間は異なるので注意（黄色ブドウ球菌21日間，表皮ブドウ球菌14日間など）．

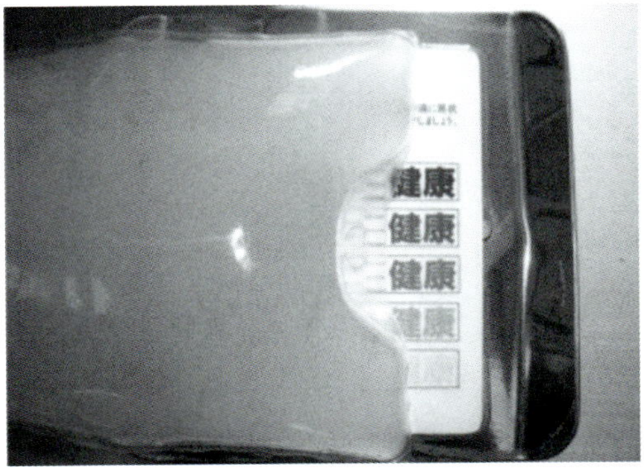

図2　CAPD腹膜炎患者のCAPD排液（P.15 巻頭カラーアトラス参照）
排液が濁っているのがわかる．

> **重要**
> - 適切な抗菌薬投与と培養によって，腹膜炎症状は72時間以内に改善する．
> - 3〜5日目に透析液排液の細胞数を計測すること．
> - 単独菌感染が基本で複数菌・嫌気性菌が検出された場合は消化管穿孔などの外科的腹膜炎を考慮すること．排液のグラム染色にて複数菌を認めた際には強く疑うこと．
> - 低血圧，敗血症，乳酸アシドーシス，腹腔内アミラーゼ値の上昇時には憩室炎，胆嚢炎，虚血性腸疾患，虫垂炎などをCTなどで検索すること．
> - 培養陰性の場合は抗酸菌，真菌の可能性を考えること．
> - 腹膜透析カテーテル抜去の適応は以下の通りである．
>   - 難治性/再燃性/反復性腹膜炎
>   - 難治性出口部感染と皮下トンネル感染
>   - 真菌性腹膜炎
>   - マイコバクテリウム属による腹膜炎
>   - 複数の腸内細菌による腹膜炎

3 多発性嚢胞腎患者の嚢胞感染

多発性嚢胞腎の患者が発熱，側腹部の痛みを訴えた際には考慮する．また熱源がはっきりしない際にも嚢胞に感染がないか強く疑うこと．

> **重要**
> 診断の際に問題となるのは，以下の2点である．
> ① 多くの嚢胞が存在するなかでどれが感染嚢胞か？
> ② 抗菌薬の嚢胞移行性

❶ 診断に関して

腎臓超音波にてモヤモヤしたエコー像がないか確認すること．嚢胞ドレナージの際にはどの嚢胞が感染しているかが重要である．造影CTにて嚢胞に造影効果がありMRI Diffusion画像で高信号となるのが，感染嚢胞の特徴である（表1，図3，4）．

❷ 腎嚢胞への抗菌薬移行性

最低3週間以上の抗菌薬治療が必要であり，また嚢胞への抗菌薬移行性の問題がある．経験的に最初は移行性の悪い抗菌薬も時間が経てば移行することが多いが，解熱後は悪くなるので注意（表2）．

抗菌薬加療で反応が悪いときは経皮的ドレナージや外科的開窓術の適応である．

表1 感染囊胞の画像所見の特徴

	正常囊胞	感染囊胞
CT所見	低吸収域	囊胞壁の肥厚
MRI所見	T1WI 低信号 T2WI 高信号 DWI 低信号	T1WI さまざま T2WI さまざま DWI 高信号

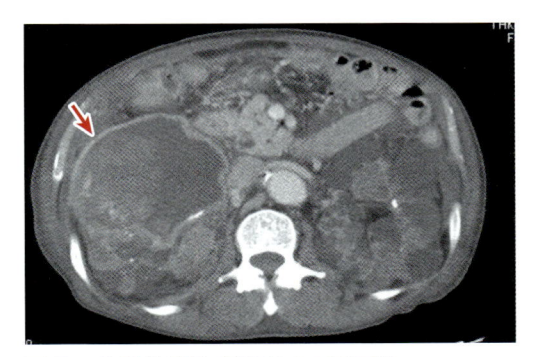

図3 多発性囊胞腎患者のCT画像
囊胞壁の肥厚（→）がみられる．

A T1強調画像　　**B** T2強調画像　　**C** Diffusion強調画像

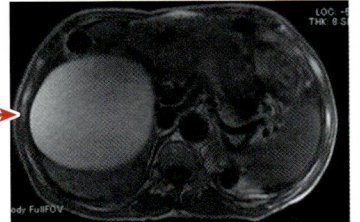

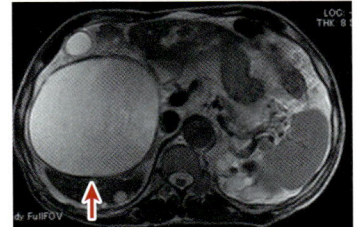

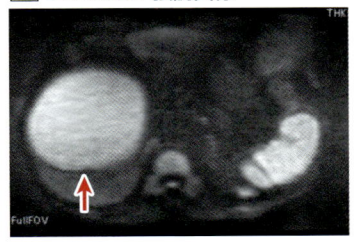

図4 多発性囊胞腎患者のMRI画像
A）正常囊胞と異なり，T1強調画像で高信号となっている．
B）T2強調画像では正常囊胞との区別は難しいが，高信号と低信号の混ざった画像を呈することも多い．
C）感染囊胞に特徴的なDiffusion強調画像での高信号がみられる．

表2 囊胞への抗菌薬移行性

移行性のよい抗菌薬	移行性の悪い抗菌薬
ST合剤 ニューキノロン メトロニダゾール マクロライド クリンダマイシン ドキシサイクリン	アミノグリコシド βラクタム系

Pros & Cons　賛成論　反対論

❖長期留置カテーテルの抗菌薬ロックに関して

　DOPPS study[3]で明らかなように日本の透析患者の予後は世界一であり，バスキュラーアクセスの選択（長期留置カテーテルの使用が多いこと）がその要因の1つとされている．米国はグラフト・カテーテルの使用が多く，抗菌薬ロックの耐性菌誘導や長期予後ははっきりしていない．**当院では抗菌薬ロックは行っていないが，行うならしっかりとした院内でのサーベイランスが必要と考える**[3]．

◆抗菌薬ロックの実際（表3）

バンコマイシン5mg/mLやセフタジジム0.5mg/mLにそれぞれヘパリン5,000単位/mL加える．各透析後に新しい抗菌薬に交換すること．

表3　各抗菌薬のロック時の濃度

バンコマイシン	5mg/mL
セフタジジム	0.5mg/mL
セファゾリン	5mg/mL
ゲンタマイシン	1mg/mL

文献・参考図書

1) Mermel, L. A., et al.：Clinical Practice Guidelines for the Diagnosis and Management of Intravascular Catheter-Related Infection：2009 Update by the Infectious Diseases Society of America. Clin Infect Dis, 49：1-45, 2009
   ↑カテーテル感染症ガイドラインといえばこれ．P28からは必読．米国での透析医療の特殊性も書かれている．

2) Li, P. K., et al.：Peritoneal dialysis-related infections recommendations：2010 update. Perit Dial Int, 30(4)：393-423, 2010
   ↑腹膜透析関連感染症のガイドライン．Baxter社より日本語訳が出ている．救急室に置いておくと便利（http://www.baxter.co.jp/therapies/kidney/ctpd/index2701.html）．

3) Pisoni, R. L., et al.：Facility hemodialysis vascular access use and mortality in countries participating in DOPPS：an instrumental variable analysis. Am J Kidney Dis, 53(3)：475-491, 2009
   ↑DOPPS studyのデータ．日本の透析技術・予後が優れていることが示されたデータである．自己血管シャント選択が予後改善をもたらしていることを証明している．

4) Maya, I. D. & Allon, M.：Vascular Access：Core Curriculum 2008. Am J Kidney Dis, 51(4)：702-708, 2008
   ↑バスキュラーアクセスのまとまったレビュー．カテーテル感染に関しても書かれている．

5) Gibson, P. & Watson, M. L.：Cyst infection in polycystic kidney disease：a clinical challenge. Nephrol Dial Transplant, 13：2455-2457, 1998
   ↑囊胞感染における抗菌薬の移行性や診断の難しさが述べられている．

6) 伊丹儀友，ほか：どうコントロールするか 透析患者の感染症．臨床透析，25(1)：17-133, 2009
   ↑透析患者の感染症について，ウイルス感染対策・ワクチンまで幅広く書かれている．

7) 倉重眞大，ほか：囊胞感染 最新の診断と治療．日本腎臓学会誌，54(4)：517-521, 2012
   ↑今年出版された囊胞感染のレビュー．囊胞感染に関して詳しく書かれており，CT，MRI，PET検査を利用した診断まで述べられている．

第3章 Advanced：ERでの特殊な患者層の感染症診療

7 糖尿病患者の感染症

吉藤 歩，伊藤 裕

Point

- 糖尿病患者は低免疫状態であり，感染症に罹患しやすく，見かけよりも重症なこと，症状に乏しいことがある
- 発熱がない場合でも患者の訴えから感染の可能性を想起し，必要に応じて，血液培養や画像検査の施行を非糖尿病患者よりも積極的に行うことが重要である

■はじめに

糖尿病患者は免疫機能が低下しているという理由から，感染症に要注意といわれる．本項では糖尿病患者の感染症の特徴，アプローチの仕方，代表的な関連する感染症につい取り上げ，概説する．

1 一般患者層との違い

糖尿病患者では好中球の機能障害，貪食能の低下，T細胞免疫の低下などさまざまな要因から感染症に罹患しやすいといわれる．肺炎などの疾患の重症化，結核の罹患率が高いことはよく知られている．さらに，糖尿病患者では血管障害・神経障害などの合併症によって症状がマスクされることから，発熱がなく，食欲不振・全身倦怠感・高血糖という症状で来院し，診断に難渋することもある．また，通常の抗菌薬治療では不十分で外科的処置が必要なこともある．

2 糖尿病患者の感染症の実際

❶一般的な感染症の頻度が高い

呼吸器感染症，尿路感染症，軟部組織感染症が増加することが知られている．**肺炎の罹患率は高く，重症化や再発の割合が高い**．特に肺炎球菌性肺炎により敗血症・糖尿病性ケトアシドーシスを起こすリスクは高い．また，インフルエンザは罹患率だけでなく，重症化し，入院が必要となるケースも多い．糖尿病患者では特に**肺炎球菌ワクチンやインフルエンザワクチンの接種**が必要不可欠である．また，結核のリスクも4〜11倍と高く，呼吸器症状がある患者では必ず鑑別にあげる．

一方，尿路感染症はアルブミン尿や神経因性膀胱により無症候性細菌尿の割合が高く，罹患率を増やしていると考えられる．
　いずれの疾患も基本的な原因菌は**非糖尿病患者の市中感染の原因菌と同一**であり，重症でない限り，治療を変える必要はない．

❷見かけよりも実は重症な疾患が隠れている

症例A

　58歳女性．10年前に2型糖尿病と診断され，当院でインスリン治療を受けHbA1c 7.2（NGSP）にコントロールされていた．3日前に38℃の発熱・排尿時痛・右背部痛にて近医を受診し，レボフロキサシン（クラビット®）500mgを処方された．しかし，症状はさらに悪化し，立ちあがることが困難となり当院に救急搬送となった．
　来院時の体温は38.6℃，血圧80/46mmHg，脈拍112回/分，呼吸数24回/分，右肋骨脊柱角叩打痛陽性．

⇨本症例のアプローチ

　腎盂腎炎による敗血症性ショックが疑われる症例である．すぐに十分量の補液・メロペネム1g 8時間ごとの投与を開始した．バイオアベイラビリティーの高いニューキノロン系抗菌薬を使用されているにも関わらず症状が増悪した．すぐに，血液培養2セット・一般尿検査（沈渣を含む）・尿培養を施行した．増悪の原因として，**結石などドレナージすべき病変の存在，気腫性腎盂腎炎を想起**し，単純・造影CTを撮影した．CTにて気腫性腎盂腎炎と診断した（図1）．泌尿器科にコンサルテーションし，経皮的にドレナージ術を施行した．翌日，血

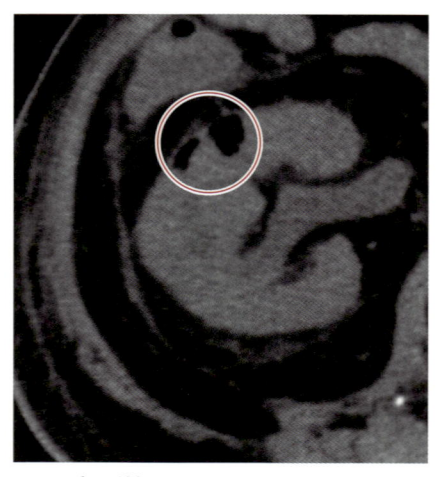

図1　気腫性腎盂腎炎

液培養・尿培養より感受性良好な大腸菌が検出され，ビクシリン2g 6時間ごとの投与（腎機能 eGFR＞50 mL/分）に変更し，軽快退院となった．

上記の症例のように一見，通常の腎盂腎炎と同じようにみえても実は重症なケースがある．ここでは糖尿病と強い関連をもつといわれる気腫性膀胱炎・気腫性腎盂腎炎・気腫性胆嚢炎についてまとめる．

1）気腫性膀胱炎・気腫性腎盂腎炎

気腫性膀胱炎や気腫性腎盂腎炎は膀胱や腎臓周囲にガスを産生する疾患である．ガス産生となると嫌気性菌を想起するが，*Escherichia.coli, Klebsiella pneumoniae,* エンテロバクター属などの**腸内細菌が関与**している．気腫性膀胱炎（図2）は約90％が抗菌薬治療で軽快するが，**約10％が抗菌薬と外科的手術の併用療法が必要となる**．死亡率は7％程度と通常の膀胱炎と比べて明らかに高い．一方，気腫性腎盂腎炎は臨床症状が通常の腎盂腎炎と同様であるが，CTによる積極的な画像検査を行わないと見過ごされることがある．抗菌薬のみで治療した場合，死亡率が約40％とかなり高い．抗菌薬治療で奏効しない例では経皮的なドレナージ，さらにショック状態が続く場合には腎摘出が必要となることもある．

2）気腫性胆嚢炎

気腫性胆嚢炎は通常の胆嚢炎と同様，上腹部痛，嘔気，黄疸にて来院されるが，壊疽性胆嚢炎，腹膜炎，敗血症性ショックを引き起こすことがあり，全体の致死率は15～25％に上る．通常の腹部X線や超音波検査で診断をつけることができるので**積極的な画像検査が必要**である（図3）．原因菌としては*E. coli, Bacteroides fragilis, Clostridium perfringens*などが主なものである．**緊急で胆摘手術を行い，腸内細菌および嫌気性菌をスペクトラムにもつ抗菌薬を投与**することが望ましい．

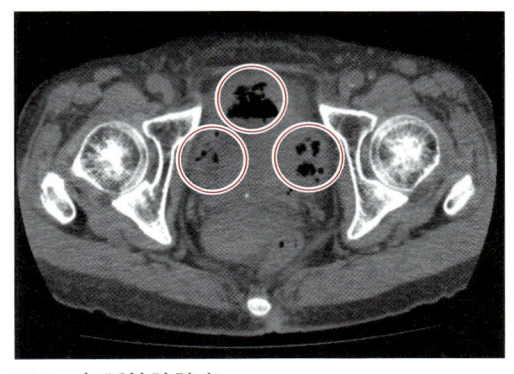

図2　気腫性膀胱炎

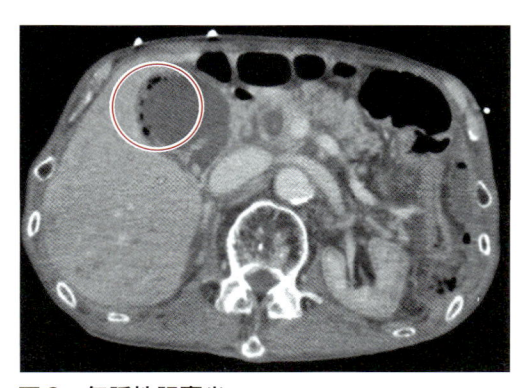

図3　気腫性胆嚢炎

❸臨床症状として捉えにくい

症例B

64歳男性．5年前に近医で2型糖尿病を指摘され，当院紹介となった．2年前よりインスリン導入となり，HbA1c 6.4（NGSP）にコントロールされていた．3週間ほど前より腰痛が悪化し整形外科を受診し，腰椎ヘルニアと診断され，NSAIDsを処方された．しかし，普段空腹時120mg/dL程度の血糖が250mg/dL近くまで上昇してきた．血糖コントロールも兼ねて当科入院となった．来院時：体温37.2℃，血圧150/88mmHg，脈拍74回/分，呼吸数18回/分，L3/L4に叩打痛あり．

⇨ **本症例のアプローチ**

3週間前より**腰痛の悪化，血糖が高値**となっており，化膿性脊椎炎などの感染症合併を想起した．血液培養2セット，造影CTにて病巣チェックを行った．造影CTにて腸腰筋膿瘍（図4）および化膿性脊椎炎と診断した．感染性心内膜炎のルールアウトのため，血液培養を1セット追加し，経胸壁心エコー（後に経食道心エコー）を行ったが，いずれも陰性であった．腸腰筋膿瘍に対してドレナージを行ったところ，グラム陽性球菌が検出され，黄色ブドウ球菌（MSSA）と判明した．血液培養は陰性であり，同定後，セファメジン2g　8時間ごとの投与を6週間行い，軽快退院となった．

重要

膿瘍は敗血症の状態でなければ，抗菌薬を直ちに投与する必要はない．バイタルが安定している場合には培養を採取するまでは抗菌薬投与を見送る．

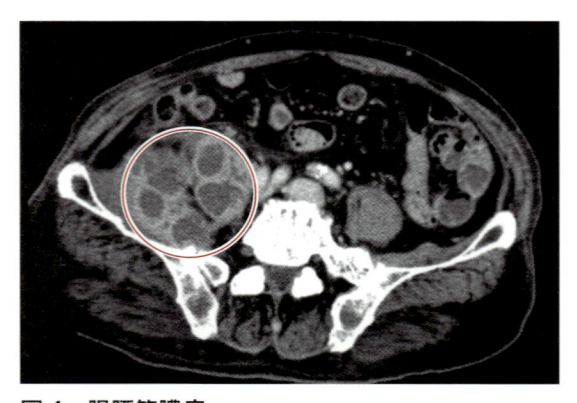

図4　腸腰筋膿瘍

糖尿病患者で症状が捉えにくい疾患の代表として腸腰筋膿瘍，糖尿病足病変についてまとめておく．

1）腸腰筋膿瘍

糖尿病患者の原因不明の発熱として腸腰筋膿瘍や硬膜外膿瘍は頻度が高い．血流感染によるものと隣接臓器からの波及によるものに分けられる．前者は黄色ブドウ球菌による感染が多く，後者は腹腔内感染の波及によるものが多い．抗菌薬は状態が安定している場合にはドレナージ，検体採取を行い，**菌種感受性が確定してから開始**する．抗菌薬の投与期間は6〜8週間と長期である．

2）糖尿病足感染症

糖尿病足感染症は爪周囲炎，蜂窩織炎，膿瘍，壊死性筋膜炎，足潰瘍など幅広い．糖尿病患者では糖尿病神経障害や末梢循環障害により気がつかないうちに潰瘍を作りやすいうえ，患者の訴えが少ない，発熱がない，白血球上昇が軽度でも重症なことがある．

糖尿病足感染症や足潰瘍の重要な原因菌は*Staphylococcus aureus*やストレプトコッカス属などのグラム陽性球菌が代表的である．慢性の感染・重症感染では腸内細菌・緑膿菌などのグラム陰性桿菌，嫌気性菌などが関与する．

治療を始める前に，できる限り，膿や深部の壊死組織，穿刺吸引を行い，培養を提出する．**スワブでの検体は原因菌を反映しないことがわかっており，行わない．**

まず，治療としては安静と血流障害のコントロールが重要である．抗菌薬の選択についてはその患者の重症度，治療歴により異なるので，起因菌を想定し，選択する必要がある．

その他，フルニエ壊疽や壊死性筋膜炎では急激なスピードで病気が進んでいくので，疑った場合にはすぐに整形外科医にコンサルテーションし，壊死組織の積極的なデブリードマンおよび培養採取を行う必要がある．

❹その他の珍しい感染症

糖尿病患者で起こる非常に稀であるが，重篤な疾患として，**鼻脳ムコール症と悪性外耳道炎**を覚えておこう．

鼻脳ムコール症は口腔内や鼻粘膜に存在していた菌が副鼻腔・頭蓋内へと急速に増殖し，発症する致死的な**真菌感染症**である．一方，悪性外耳道炎は耳漏や耳痛，難聴などから始まり，頭蓋底の骨髄炎・頭蓋内浸潤を引き起こし，麻痺症状が出現することがある致死的な疾患で，原因菌の90％以上が***Pseudomonas aeruginosa***である．

謝　辞

慶應義塾大学医学部腎臓内分泌代謝内科　目黒　周先生，済生会横浜市東部病院　糖尿病内分泌科　比嘉　眞理子先生，同総合内科　井本　一也先生に御助言をいただいた．

文献・参考図書

1) Gupta, S., et al.：Infections in Diabetes Mellitus and Hyperglycemia. Infect Dis Clin N Am, 21：617-638, 2007
   ↑糖尿病患者が低免疫である原因についての総説および代表的な感染症のまとめが非常によくまとまっている．

2) Lipsky, B. A., et al.：Diagnosis and treatment of diabetic foot infections. Clin Infect Dis, 39(7)：885-910, 2004
   ↑糖尿病の足病変の診断・治療につき，詳しいことを知りたい方は読んでほしい．

3) Chen, Y. A., et al.：Differential diagnosis and treatments of necrotizing otitis exerna：A report of 19 cases. Auris Nasus Larynx, 38(6)：666-670, 2011
   ↑悪性外耳道炎についての最新の文献．文献1と合わせて参照されたい．

第3章 Advanced：ERでの特殊な患者層の感染症診療

8 ステロイド・免疫抑制薬投与患者の感染症

奥　健志

Point

- ステロイドや免疫抑制薬投与中の患者における感染症では結核，ウイルス，原虫などの細胞内寄生体や真菌の感染症を念頭におく
- 臨床症状や検査データが非典型的なことも多く，病歴と検査結果を総合的に判断してエンピリックもしくはpreemptive（先制的）な治療が行われることも多い

■はじめに

　ステロイドやシクロホスファミド，ミコフェノール酸モフェチルなどの免疫抑制薬，TNFα阻害薬などの生物学的製剤は近年，アレルギー性疾患や自己免疫疾患，臓器移植後の拒絶反応予防などに広く用いられており，一般内科医でもこれらの投与症例を診療する機会は増えている．

　これら薬剤，とりわけステロイドは免疫系に対するさまざまな効果を有し，獲得・自然免疫に影響を与えるが，主として**細胞性免疫**を障害するため，これらを投与されている患者では，免疫抑制効果のある薬剤を投与されていない患者で認められる普遍的な感染症に加えて細胞性免疫障害時に特有の感染症について念頭におかなくてはならない．

症例

　56歳女性．関節リウマチ．メトトレキサート（メソトレキセート®）10mg/週に加え，3カ月前からTNFα阻害薬であるインフリキシマブの投与を開始され，その後寛解状態となっていた．

　本日，数日前からの軽度の乾性咳嗽を自覚し来院，研修医が診察した．CTを撮像し（図）間質性肺炎と診断したが，自覚症状が軽微なため，翌日の主治医外来を指示し感冒薬を処方し帰宅させた．同日夕，CT画像をみた上級医が患者に連絡し救急外来受診を指示した．来院した患者に病歴聴取したところ，数日来の労作時呼吸困難に加えて，昼頃から安静時の呼吸困難感も出現したとのことだった．動脈血ガス

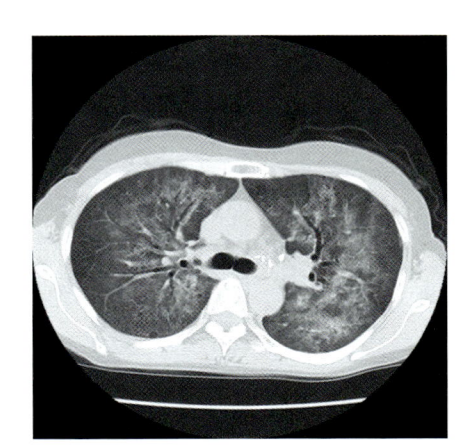

図　胸部CT像

分析の結果，PaO_2 50Torrの著明な低酸素血症を認め入院となった．
　ニューモシスチス肺炎（pneumocystis pneumonia：PCP）を疑いST合剤1回4錠，1日3回とステロイド大量投与を開始した．後日，気管支肺胞洗浄（bronchoalveolar lavage：BAL）液培養の結果，*Pneumocystis jirovecii*の菌体陽性を認めた．

1 一般患者層との違い

　炎症反応や発熱反応が抑制されるなど臨床症状や身体所見がマスクされている可能性があり，丁寧な病歴聴取やバイタルサインの注意深い観察が重要である．自覚症状は軽微でも，病態が進展している場合もある．
　典型的な病態像をとらず，原病増悪との鑑別が困難な場合もあり，検査での確証的な所見にこだわらずに感染症治療を行う場合も多い．

2 注意すべき感染症

　細胞性免疫障害で主に問題となるのは細胞内寄生微生物による感染症である．すなわち，ウイルス，真菌，原虫の関与を強く意識する．特徴的な感染症について，診療の際の注意点を述べる．

❶ *Pneumocystis jirovecii*
1) 診 断
　HIV患者ではCD4値が200/μL以上であればPCPのリスクは減るが**non-HIVのPCP発症とCD4値との関係は明らかでない**．また，HIV-PCPと異なり，急激な経過をたどることが多い一方，病初期には自覚症状が軽微なことがあるため，注意を要する．CT所見は典型的には胸膜直下がスペアされるびまん性対称性の間質影だが，非対称，結節状，空洞を呈するなど非典型例もあり，画像所見だけで本疾患を否定できない．血清KL-6やβDG高値を呈することが多いが，**陰性でもPCPを否定できない**（non-HIV-PCPにおいて，βD-glucan WAKOを用い31.1pg/mLをカットオフ値とした場合に感度92％，特異度86％，陽性的中率61％，陰性的中率98％[1]）．気道検体で菌体を検出するのが診断のゴールデン・スタンダードだが，感度はHIV-PCPに比べると（誘発喀痰の場合50〜90％，BALで90％以上）低いとされ[2]，菌体証明にこだわらず，各種検査結果や病歴を総合的に判断してエンピリックもしくは**preemptiveな治療が行われることも多い**．
　ステロイド投与患者におけるPCP発症は**ステロイド減量中に起こることが多く**，発症例の25％はプレドニゾロン16mg/日以下だった，との報告がある．さらに25％は投与開始8週以内に発症したとのことで，**少量のステロイドや投与開始期にも発症しうる**点が重要である[3]．
2) 治 療
　治療はST合剤を用いHIV-PCPのレジメンに準じる．ステロイドの有用性はエビデンスが乏しいが，**低酸素血症の進行例では併用されることが多い**．

3) 抗菌薬の予防投与

　予防投与の開始・中止について現在のところ明確な基準はないが，本邦の膠原病患者10,290例中32例のPCP発症例を検討し，リスク因子を抽出し，暫定的な**1次予防基準**が2006年に厚生労働省研究班から提唱されている（表）．同研究班は，さらに，本基準より抽出された高リスク例にST合剤1g/日もしくは2g/日・隔日投与を行った66例ではPCP発症を認めなかったものの，投与を行わなかった102例中19例がPCPを発症したと報告している[4]．

❷ *Mycobacterium tuberculosis*

1) 結核のリスクファクター

　結核感染症の発症・進展防御には細胞性免疫が大きく関与し，ステロイドの全身投与やTNFα阻害薬投与（投与開始後6週前後での発症が最多）は発症のリスクファクターである．

　プレドニゾロン15mg/日以上を2～3週間投与するとツベルクリン反応が著明に減少するとの報告があり，**プレドニゾロン15mgが結核発症リスクを高める最小限の投与量**とされる[5]．また，インフリキシマブは関節リウマチ患者の結核発病のリスクを4倍上昇させるとの報告がある[6]．これら患者の結核感染症の特徴として下肺野の肺結核や結核性髄膜炎などの肺外結核をきたしやすい．そのため，診断の遅れにつながりやすく，難治性であることが多い．

　よって，これら薬剤を開始する前に潜在結核を診断し加療することが重要だが，実際にはすでに治療が先行されていたり，原病の病勢のため早期に免疫抑制療法を行わざるをえないことも多い．

2) 診断と治療

　すでに免疫抑制療法が施行されている場合，ツベルクリン反応は前述のように偽陰性が多い，また，近年は*M.tuberculosis*に特異度の高いインターフェロンγ放出試験が用いられるが，これらも偽陰性をきたす．画像も非典型的なことが多く，潜在結核の確定診断は難しくなる．しかし，本邦の，特に高齢者の結核罹患率の高さを考えると，治療の閾値は低くあるべきであろう．これらのことから，特に**高齢者など高リスク例には感染を完全に否定できない限り潜在結核として治療を行いながら**免疫抑制療法を行うことが多い．本邦でのTNFα阻害薬投与例では，潜在結核の治療を積極的に行うようになった後，*M.tuberculosis*感染症の有意な増加は認められていない[7]．

　潜在結核の治療は，以下のように行う．

表　PCP一次予防基準（案）

1. PSL換算1.0mg/kg/日以上内服中
2. PSL換算0.5mg/kg/日以上で免疫抑制薬併用中
3. 末梢血リンパ球数400/μL以下
4. 血清IgG 700mg/dL以下

※1あるいは2，かつ3または4を認める場合はPCPの高リスク．

文献4を参考に作成．
PSL：プレドニゾロン

> イソニアジド5mg/kg（最大300mg），1日1回内服，9カ月間

　特にTNFα阻害薬を用いる場合には，その1カ月前から内服が必要とされる．
　イソニアジド投与ができない場合のレジメンとしてリファンピシンの単独投与などがあげられるが，リファンピシンはステロイドの効果を減弱させるため，ステロイド加療中の患者への投与時には十分注意が必要である．

3 ワクチン投与に関しての留意点

　成人の侵襲性肺炎球菌感染症に対しては23価ワクチンを用いることが可能である．**プレドニゾロン10～35mg/日投与をされていた喘息患者でもステロイド非投与群と同様の抗体価の上昇**を確認した，との報告がある[8]．また，米国のワクチン接種に関する諮問委員会であるACIP（advisory committee on immunization practices）は，**ステロイドの長期使用患者に対しての接種を推奨**している．TNFα阻害薬の投与はワクチンの抗体価に影響しないとされている[9]．インフルエンザワクチンでも，プレドニゾロン10～35mg/日を長期投与されていた呼吸器基礎疾患を有する患者への投与でステロイド非投与群と同様の抗体価上昇を確認したとの報告がある[10]．

文献・参考図書

1) Tasaka. S., et al.：Serum indicators for the diagnosis of pneumocystis pneumonia. Chest, 131（4）：1173-1180, 2007
2) Jacobs, J. A., et al.：Bronchoalveolar lavage fluid cytology in patients with Pneumocystis carinii pneumonia. Acta cytologica, 45（3）：317-326, 2001
3) Yale, S. H. & Limper, A. H.：Pneumocystis carinii pneumonia in patients without acquired immunodeficiency syndrome：associated illness and prior corticosteroid therapy. Mayo Clinic proceedings Mayo Clinic, 71（1）：5-13, 1996
4) リウマチ・アレルギー情報センター・厚生労働省科学研究情報：免疫疾患の既存治療法の評価とその合併症に関する研究（http://www.allergy.go.jp/Research/Shouroku_03/18_tanaka_01.html）
5) Jick, S. S., et al.：Glucocorticoid use, other associated factors, and the risk of tuberculosis. Arthritis and rheumatism, 55（1）：19-26, 2006
6) Keane, J., et al.：Tuberculosis associated with infliximab, a tumor necrosis factor alpha-neutralizing agent. The New England journal of medicine, 345（15）：1098-1104, 2001
7) Takeuchi, T. & Kameda, H.：The Japanese experience with biologic therapies for rheumatoid arthritis. Nature reviews Rheumatology, 6（11）：644-652, 2010
8) Lahood, N., et al.：Antibody levels and response to pneumococcal vaccine in steroid-dependent asthma. Annals of allergy, 70（4）：289-294, 1993
9) Kapetanovic, M. C., et al.：Influence of methotrexate, TNF blockers and prednisolone on antibody responses to pneumococcal polysaccharide vaccine in patients with rheumatoid arthritis. Rheumatology (Oxford), 45（1）：106-111, 2006
10) Kapetanovic, M. C., et al.：Influenza vaccination as model for testing immune modulation induced by anti-TNF and methotrexate therapy in rheumatoid arthritis patients. Rheumatology (Oxford), 46（4）：608-611, 2007

第3章 Advanced：ERでの特殊な患者層の感染症診療

9 脾臓摘出後の感染症

加藤哲朗

Point

- 脾臓摘出後の感染症は数時間単位で急激な臨床経過をたどることもある，内科エマージェンシーの状態である
- 脾臓摘出後感染症において問題となる病原体には特徴があり，治療の際にはそれらを意識して抗菌薬を選択し，すみやかに投与する
- 脾臓摘出後の患者には，発熱時の対応に関する患者教育・指導を行うほか，ワクチン接種も重要である

■ はじめに

　脾臓摘出後の感染症，特に敗血症はきわめて重篤で急激な経過をたどり，いわゆる内科エマージェンシーの1つである．各種ワクチンや支持療法などの発達によって予後は改善されているとされるが，依然として死亡率は50〜70％にも達する重要な病態である．脾臓摘出後の感染症は一般的な感染症に比して病態や原因微生物に特徴があり，それらを把握したうえでのマネジメントが重要である．本項では脾臓摘出後の感染症について概説する．

症例

　64歳男性．9カ月前に進行胃癌にて手術（胃全摘＋リンパ節隔清＋脾臓摘出術＋胆嚢摘出）を受けていた．昨晩から何となくかぜっぽく，また喉や身体の節々の痛みがあり，下痢気味でもあった．翌日，日中に近医を受診し，ウイルス性の胃腸炎あるいは上気道炎かもしれないとのことで投薬を受けた．しかしその日の夜になって急に39.5℃の発熱・悪寒が出現．家人がみて意識も朦朧としているとのことで救急車を要請し救命救急センター受診となった．
　来院時意識は傾眠で体温39.8℃，血圧70/40mmHg，脈拍150回/分，呼吸数28回/分，SpO_2 92％（O_2 2L/分投与下）．両手指および下腿に紫斑が認められた．来院時の血液検査ではWBC 35,000/μL，Plt 25,000/μL．頭部CT検査では明らかな異常を認めなかった．血液培養2セット採取を含めたfever work up（血液培養2セット，尿培養，尿検査，胸部X線検査）の後，抗菌薬投与と昇圧薬・酸素投与などの支持療法を開始．しかし，意識レベルの改善も得られず，翌日に死亡．後日，血液培養2セット中2セットで肺炎球菌が検出された…．

1 脾臓の役割と脾臓摘出後の状態

そもそも脾臓は古い赤血球や血中の細菌の処理を行う臓器であるだけでなく，人体における最大のリンパ組織でもあり，免疫グロブリンを産生するBリンパ球の50％近くを含んでいるとされる．それゆえ脾臓は抗体産生にも大きく関わっており，特に，莢膜を有する細菌（encapsulated organisms，MEMO①を参照）に対する免疫において重要な機能を担っている．

脾臓摘出後の状態，あるいは何らかの理由で脾臓の機能が低下している状態（表1）では，本来脾臓で除去されるこの莢膜を有する細菌による敗血症・感染症のリスクが上昇することになる．この状態を脾臓摘出後敗血症（postsplenectomy sepsis：PSS）や脾臓摘出後重症感染症（overwhelming postsplenectomy infection：OPSI）と呼ぶ．これは特に小児においてより顕著である．

MEMO ① 莢膜を有する細菌とは？

莢膜は細菌の外側にあり，ポリペプチドや多糖体から構成されている．莢膜を有する細菌はそれをもたない細菌に比して白血球の貪食から逃れやすくなり，その結果病原性が高くなる．これらの菌は免疫グロブリンによるオプソニン化によって貪食されやすくなる．臨床的に重要なものとして，肺炎球菌，インフルエンザ菌b型（b型が侵襲性の病態をきたしやすいため），髄膜炎菌があげられる．

2 脾臓摘出後感染症の臨床像

脾臓摘出後の感染症のうち，PSSの頻度は小児では1/175患者・年，成人では1/400〜500患者・年程度とされている．PSS発症の時期は脾臓摘出後数年が最もリスクが高いが，20年程度経過してから発症することもある．また，脾臓摘出の原因となった基礎疾患によってもリスクは異なってくる．まずは見逃さないためには，基本的なことではあるが手術歴や外傷歴の確

表1 脾機能低下がみられる病態

血液疾患	ヘモグロビン異常症，血友病，鎌状赤血球症 など
腫瘍性疾患	慢性骨髄性白血病，非ホジキンリンパ腫 など
自己免疫性疾患	SLE，血管炎 など
肝臓・腸管疾患	慢性肝炎，原発性胆汁性肝硬変，門脈圧亢進症，潰瘍性大腸炎，crohn病
全身性沈着疾患	アミロイドーシス，サルコイドーシス
その他	先天的無脾症・脾臓低形成，高齢（70歳以上），アルコール中毒，骨髄移植後，脾臓への放射線照射，GVHD，長期の中心静脈栄養 など

SLE（systemic lupus erythematosus）：全身性エリテマトーデス
GVHD（graft versus host disease）：移植片対宿主病

認を忘れない．

　症状としては，肺炎をきたした場合には上下気道症状となるが，急激に敗血症が進行した場合には前駆症状がはっきりしないまま，血圧低下やショック，DICや紫斑が生じることもある（電撃性紫斑病）．髄膜炎をきたすこともあり，特に小児では頻度が高いとされる．

　検査所見として特異的なものはない．末梢血でHowell–Jolly小体やpocked RBCがみられると脾機能低下が想定されうるが，全例で認められるわけではない．菌血症の際には末梢血のグラム染色でも菌が確認されうる．

　脾臓摘出後に感染症を起こしやすい病原微生物としては表2にあげるものがあるが，特に臨床上頻度の高いものとして，莢膜を有する細菌である肺炎球菌，インフルエンザ菌b型，髄膜炎菌が重要である．なかでも肺炎球菌が最も多く，50〜90％の頻度を占める．

> **One More Experience**
> **脾臓摘出後と液性免疫障害**
> 　脾臓摘出後の感染症は液性免疫障害における感染症ともいえる．表2にあげるような病原体のうち肺炎球菌や髄膜炎菌は健常成人にも重篤な感染症を引き起こしうるが，インフルエンザ菌b型による侵襲性感染症が健常成人に起こることは稀である．このような病態をみたときには，基礎疾患として後天的な液性免疫障害（多発性骨髄腫，慢性リンパ性白血病など）の可能性も考慮すべきである．

3　脾臓摘出後感染症のマネジメント

　上記症例のように，脾臓摘出後の感染症は急激かつ重篤な経過をとる．鑑別診断としてはトキシックショック症候群やリケッチア感染症といった，いわゆる「昨日元気で今日ショック症候群（青木 眞先生による）」があげられる．脾臓摘出後の感染症が疑われる臨床状況に遭遇した際には検査結果の確定や評価を待つことなく，すみやかな治療が必要である．またワクチンによる予防なども重要である．

❶治　療

　脾臓摘出後感染症は重篤かつ急激な経過をたどるので，このような状況をみたら抗菌薬の投

表2　脾臓摘出後に感染症を起こしやすい病原微生物

肺炎球菌
インフルエンザ菌b型
髄膜炎菌
Capnocytophaga canimorsus, Capnocytophaga cynodegmi
Plasmodium falciparum
Anaplasma phagocytophilum
Ehrlichia ewingii

与と支持療法が不可欠である．

表2のような病原体の頻度が高いため，エンピリック・セラピーとして選択すべき抗菌薬としては特に頻度の高い肺炎球菌（ペニシリン耐性肺炎球菌も含め），インフルエンザ菌のカバーを意識してのセフトリアキソンが妥当と思われる．β-ラクタムアレルギーがある場合にはレスピラトリー・キノロン（レボフロキサシン，モキシフロキサシンなど）を投与する．髄膜炎が否定できない場合にはバンコマイシン＋セフトリアキソンを髄膜炎に対する投与量で治療を開始する．

原因菌が判明したら，薬剤感受性にあわせてde-escalationを行う．

❷ワクチン接種

最も頻度が高い肺炎球菌感染症に対してワクチン接種が勧められている．肺炎球菌に対するワクチンとして23価多糖体ワクチンと7価結合型ワクチンがあるが，現時点で脾臓摘出後に認められているのは前者のみである．待機手術であれば2週間前に接種する．緊急であれば退院時か2週間後に接種する．

またその次に頻度が高いとされるインフルエンザ菌b型に対するワクチンもあるが，現時点で適応は小児のみである．髄膜炎菌ワクチンも理論上接種すべきであるが，日本にはないために適応に関しては未知数である．

❸予防抗菌薬・スタンバイ治療

小児では抗菌薬の予防的投与を行うこともあるが，詳細に関しては割愛する．成人では予防投与は通常推奨されていない．

急激な経過のため，医療機関を受診するまでに時間がかかる場合などでは抗菌薬を本人にもたせておいて自己内服する方法もある．選択すべき抗菌薬はエンピリック・セラピーと同様に，最も頻度の高い肺炎球菌に有効でかつそれ以外の考えうる病原体に有効なアモキシシリン・クラブラン酸が多用される．またペニシリンアレルギーの患者にはレスピラトリー・キノロン（レボフロキサシン，モキシフロキサシンなど）が推奨される．

❹その他

患者に対する教育（敗血症のリスクが増加すること，PSS・OPSIの臨床像として急激な経過をとること，に関しての説明など）も重要である．

文献・参考図書

1）「レジデントのための感染症診療マニュアル 第2版」（青木 眞 著），医学書院，2007
　↑いわずと知れた感染症診療の定番書籍．読めば読むほど，またさまざまな症例を経験するほど「なるほど！」と思わされる．

2）UpToDate：http://www.uptodate.com/
　↑こちらも定番．英語だが，わかりやすくまた細かいところまで解説されている．

3）Mandell, Douglas, and Bennett's Principles and Practice of Infectious Diseases 7th edition（Mandell, G. L., et al.），Churchill Livingstone, 2009
　↑感染症学の成書．各種悩みごと・調べることがあるときはまずこれをみる．

第3章 Advanced：ERでの特殊な患者層の感染症診療

肝硬変患者の感染症

柏木秀行

Point

- 肝硬変患者で生じる特有の感染症として，特発性細菌性腹膜炎（SBP）や稀な微生物による皮膚軟部組織感染症がある
- 特発性細菌性腹膜炎の診断には，腹水中の多核好中球数が重要である
- 肝硬変患者では感染症以外の問題を抱えており，感染症以外にも注意を要する

■ はじめに

　　肝硬変患者が救急外来を受診する際には，「何となくだるい」といった漠然とした主訴で，重篤な疾患であったということをしばしば経験する．しかもそれらが感染症以外にも及ぶため，慎重な対応が必要である．本項では肝硬変患者に特有の感染症を中心に解説する．

症例

　　62歳男性が3日間持続する38℃台の発熱，腹部不快感を主訴に救急外来を受診した．既往歴にアルコール性肝硬変があり，消化器内科に通院中である．断酒を強く勧められているが，焼酎毎日4〜5合を続けている．喫煙は20本/日を40年．内服薬としてフロセミド，スピノロラクトン，ラクツロース．

【身体所見】
バイタルサイン：体温38.2℃，心拍数116回/分，呼吸数24回/分，血圧118/60mmHg
全身状態：ぐったりして，うつろな表情
頭頸部：眼球結膜の黄疸なし，口腔内衛生不良
心臓：心音正常，心雑音なし
胸部：ラ音なし，クモ状血管腫あり
腹部：膨隆・軟，腹部全体に軽度の圧痛を認める
四肢：浮腫なし，手掌紅斑あり

【検査所見】※異常値は赤で示した．
＜血算＞ WBC 2,480/μL，RBC 423万/μL，Hb 14.0g/dL，Ht 41.1％，MCV 102.1μ^3，Plt 14.0万/μL ＜生化学＞ AST（GOT）32U/L，ALT（GPT）21U/L，LDH 206U/L，ALP 183U/L，

γGTP 26U/L，CPK 201U/L，T-Bil 1.0mg/dL，Alb 3.5g/dL，BUN 32mg/dL，Cre 1.3mg/dL，CRP 4.36mg/dL．その他血糖・電解質に異常なし．＜凝固系＞APTT 46.0S，PT-INR 1.22 ＜腹部エコー＞多量の腹水を認める．＜腹水＞多核白血球数600個/μL（好中球60％），Alb 0.8g/dL

1 肝硬変患者の免疫と感染症

　まず，肝硬変患者の免疫について考えてみる．免疫は皮膚などの物理的バリア，好中球，細胞性免疫，液性免疫などに大きく分けられる．肝不全患者では補体活性の低下（C3は肝臓で産生される）による液性免疫障害が生じる．加えて網内系の機能低下により，病原体を除去する機能が低下している．また，好中球の遊走機能の低下と好中球数の減少も認める．このように複数の免疫機能が障害されていることは，肝不全患者の診療においては念頭におく必要がある．
　肝硬変による免疫機能低下は，さまざまな感染症を引き起こす．肝硬変患者の感染症について表1にまとめた．肝硬変とはいえ，肺炎球菌による肺炎などの一般的に頻度の高い感染症は，やはりコモンである．そのなかで**特発性細菌性腹膜炎（spontaneous bacterial peritonitis：SBP）**と*Vibrio vulnificus***といった稀な原因菌による皮膚軟部組織感染**は，肝硬変患者の感染症で特徴的といえる．

2 診断と治療

　この症例では，バイタルサインからはSIRSの基準を満たしており，感染が原因とすればこの時点で敗血症が疑われる．関連した症状としては腹痛と腹水の増加があり，SBPを強く疑う状況である．**SBPの診断は「腹水中の多核白血球数が250個/μL以上」という基準を基になされる**ため[1]，SBPを疑った場合には腹腔穿刺を施行する．今症例では腹水中の多核白血球が600個/μLと高値で，この時点でSBPを強く疑わなければならない．腹水の検査で確認するのは多核白血球数に加え，グラム染色とアルブミン値である．腹水のグラム染色の感度は低く，60〜80％のSBP患者では細菌が確認できない[2]．そのため**グラム染色で細菌がいないことで，SBPを否定することはできない**．腹水アルブミン値は腹水増加の原因として，門脈圧亢進症の関与を評価する．血清と腹水のアルブミン濃度の差（serum-ascites albumin gradient：SAAG）が，1.1g/dLより大きい場合に，門脈圧亢進症が関与すると判断できる．当然，腹水培養は提出するのだが，こちらの感度も低く約50〜77％と報告されている[2]．**腹水を血液培養ボトルに入れて，培養することで陽性率が80％以上まで上昇する**ため，腹水培養は血液培養ボトルで行う．いずれにしても，グラム染色・細菌培養といった微生物学的診断が困難な疾患であるため，臨床的に疑うことと適切なエンピリック・セラピーの開始が重要である．SBPの原因微生物を表2にまとめた．これらの原因微生物をカバーするよう，エンピリック・セラピーを開始する．
　表3にSBPの治療についてまとめた．経験的抗菌薬治療を行い，起因菌が同定できた場合にはde-escalationを検討する．治療経過が良好であれば内服抗菌薬への変更も可能である．治

表1　肝硬変患者の感染症

感染症	頻度の高い原因菌	稀な原因菌
特発性細菌性腹膜炎（SBP）	Escherichia coli Klebsiella pneumoniae Streptococcus pneumoniae Enterococcus faecalis	Listeria monocytogenes Posteurella multocida Streptococcus bovis
市中肺炎	S.pneumoniae Hemophilus influenzae K.pneumoniae	E.coli Mycobacterium tuberculosis
感染性心内膜炎	E.faecalis S.bovis S.pneumoniae	Streptococcus viridans Trichosporon beigelii Staphylococcus aureus グラム陰性桿菌
髄膜炎	K.pneumoniae S.pneumoniae E.coli	Neisseria meningitidis クリプトコッカス α型溶血連鎖球菌 Campylobacter fetus
原発不明の菌血症	E.coli K.pneumoniae	キャンピロバクター ビブリオ P.multocida
皮膚軟部組織感染	Vibrio vulnificus	E.coli アエロモナス S.aureus Pasteurella ureae
化膿性関節炎	E.coli	Aeromonas hydrophila Yersinia enterocolitica
特発性膿胸	E.coli	α型溶血連鎖球菌 K.pneumoniae

文献3を参考に作成．

表2　SBPの原因微生物

微生物	頻度（%）
E. coli	37
K. pneumoniae	17
S. pneumoniae	12
S. viridans	9
その他のグラム陽性菌（黄色ブドウ球菌以外）	14
その他のグラム陰性菌	10

文献4を参考に作成．

表3　SBPの治療

抗菌薬治療	第3世代セファロスポリン 　セフォタキシム　2gを8時間ごと 　セフトリアキソン　1～2gを24時間ごと
	広域ペニシリン 　アンピシリン・スルバクタム　腎機能に合わせて投与 　ピペラシリン・タゾバクタム　腎機能に合わせて投与
	カルバペネム〔基質拡張型β-ラクタマーゼ（ESBL）の関与が疑われる場合〕
アルブミン静注	診断時に1.5g/kg，治療3日目に1g/kgを投与することで腎障害と死亡率が減少する

文献6を参考に作成.

表4　アルコール性肝硬変患者の緊急疾患（感染症以外）

- 肝細胞癌破裂による腹腔内出血
- 食道静脈瘤破裂による出血性ショック
- 肝性脳症
- アルコール離脱
- ビタミンB1欠乏
- 急性膵炎

療期間についての明確な基準はないが，血液培養陽性が確認された場合は2週間の治療を要する．経過良好である場合には5日間の治療でもよいとする報告もあり，腹水穿刺での好中球数低下を指標としている．起因菌が同定できなかった場合には，エンピリック・セラピーでの効果が確認されているならその治療を継続する[2]．

MEMO❶ アルブミン製剤の使用

抗菌薬治療に加え，アルブミン製剤を使用することにより，腎障害の発生率と死亡率が低下することが知られている[5]．ただし，根拠となっている研究では，アルブミン1～1.5g/kgという多量のアルブミン製剤投与を行った結果として報告されている[5]．そのため血液製剤の適正使用，保険診療の視点からは，適応については慎重に検討する必要がある．

腹水や肝硬変がある患者において，1年以内のSBP発症率は29％という報告がある[6]．一度SBPを発症した場合，1年以内の再発率も上昇するため，予防的抗菌薬投与を考慮する．具体的にはST合剤やニューキノロンの内服である．

One More Experience

感染症以外の疾患にも注意

肝硬変患者は感染症が多いことはこれまで述べてきた通りである．しかし，感染症のみに意識を奪われると痛い目にあうことがある．特に意識障害を合併し，本人の症状がわかりにくい場合には注意が必要だ．なぜなら肝硬変に関連した問題は，感染症以外にも及び，アルコールの問題があればさらに多岐にわたるためである．アルコール性肝硬変患者における感染症以外の緊急疾患について，表4にまとめた．肝硬変患者の状態悪化は原因を決めつけることなく，鑑別を広げたうえで対応することが望ましい．

文献・参考図書

1) Runyon, B. A.; AASLD Practice Guidelines Committee: Management of adult patients with ascites due to cirrhosis: an update. Hepatology, 49（6）: 2087-2107, 2009
    ↑肝硬変患者の腹水マネジメントについてよくまとまった文献．

2) Mandell, Douglas, and Bennett's Principles and Practice of Infectious Diseases 7th edition（Mandell, G. L., et al.）, Churchill Livingstone, 2009
    ↑SBPだけでなく，腹膜炎全般について網羅されている．

3) Johnson, D. H. & Cunha, B.A.: Infections in cirrhosis. Infect Dis Clin North Am, 15（2）: 363-371, vii, 2001
    ↑肝硬変患者の免疫状態についての記述が詳しい文献．

4) Koulaouzidis, A., et al.: Spontaneous bacterial peritonitis. World J Gastroenterol, 15（9）: 1042-1049, 2009
    ↑SBPについてよくまとまった文献．

5) Sort, P., et al.: Effect of intravenous albumin on renal impairment and mortality in patients with cirrhosis and spontaneous bacterial peritonitis. N Engl J Med, 341（6）: 403-409, 1999
    ↑SBP治療におけるアルブミン投与に関する研究論文．

6) The Sanford Guide to Antimicrobial therapy（David, N., et al.）, Antimicrobial Therapy, 2011
    ↑いわずと知れた「熱病」．最近薄くなったが，内容はさらに充実している．

第3章 Advanced：ERでの特殊な患者層の感染症診療

11 性的暴行後の感染症

久保健児

Point

- 「性的暴行後」は，時間（緊急性あり）・精神（セカンドレイプに配慮）・証拠（警察との連携）・妊娠（緊急避妊を忘れず）・感染（一般的なSTIに対する予防考慮）・外傷/薬物（必要時）の6項目に配慮した対応が必要である
- 施設の状況に応じて婦人科医，救急医や看護師などが連携して初期対応にあたる．セカンドレイプを避けること．研修医が単独で対応すべきではない
- 性感染症は，ウイルス（HBV，HIV），非定型（性器クラミジア感染症），細菌（淋菌，細菌性膣症，梅毒），原虫（膣トリコモナス症）がコモンなものであり，米国疾病予防管理センター（CDC）の対応法を参考にする

■ はじめに

性的暴行被害者の受診は，「**緊急性あり**」とトリアージすべき事態である．本項では，性暴力後の対応の全体像は，表1に示したうえで，性感染症（Sexually transmitted infection：STI）に関する部分を中心に記載する．

症例

10代の女子大生．「レイプされた」と時間外に受診した．セカンドレイプを避けるため救急当直医は診察せず，すぐ産婦人科の女医をコールした．昨夜合コンで知り合った男性に性交渉を強要されたとのこと．詳細は泣いてしまって話せない．診察室が安心できる場所であること，診察と緊急避妊が必要であること，警察への連絡について説明し同意を得た．頸管粘液の鏡検（精子の有無の確認），頸管粘液冷凍保存，感染症検査〔クラミジア，淋菌，B型肝炎ウイルス（hepatitis B virus：HBV），HIV，梅毒〕を行った．レボノルゲストレル（レルレボ®錠）を処方し，1週間後検査結果説明のために来院するよう説明した．

1 一般患者層との違い

性暴力後の被害者の対応は，**時間・精神・証拠・妊娠・感染・外傷/薬物**の6項目に配慮する必要がある．詳細を表1に示し[1, 2]，下記に補足する．

表1 性暴力後の対応：6つの項目とフォロー，救急医と産婦人科医の対応可否

	キーワード	医療ケア	救急医または初期対応医	婦人科医または経験のある専門医
時間	トリアージ	性暴力・性的虐待（Sexual assault）による来院と判明したら，「緊急性あり」と判断し（むやみに待たせない），専門的対応のできる医師（婦人科医など）へ連絡する	○	○
		蘇生処置・治療の必要性のトリアージを行う（合併症として外傷，アルコール・薬物中毒などがある）	○	○
		加害者（と思われる者）が来院している場合，離れた場所に案内し，患者保護を行う	○	○
	72時間	緊急避妊薬を内服する場合，72時間以内に開始すべきで，最大120時間以内までに開始すべきである [4]	△	○
		HIVの曝露後予防を開始する場合，理想的には4時間以内で，最大72時間以内までに開始すべきである [3]	△（抗HIV薬を確保していない病院では困難）	○
精神	プライバシー	患者が女性であれば，希望にもよるが，女性医師・女性看護師が対応する方がよい（男性はその逆）	○	○
		診察時には，1対1より看護師の同席があった方がよい（後で被害者意識によるクレームがつかないように）	○	○
		一般的に過去の性交渉歴を聴取する場合，保護者が同席しない方が行いやすい	○	○
	カウンセリング	早期から精神的ケアが必要であり，継続的に必要である（数日で不安・怒り・罪悪感・恥の意識などのrape trauma syndromeがみられる．1カ月以降外傷後ストレス症候群を発症する可能性がある）	△（専門家へのコンサルテーションも必要）	○
証拠	警察通報	診察前に，本人の同意を得て，警察に通報する（守秘義務を守り，患者の意思を尊重すること）	○	○
		同意がとれず警察に通報できない場合，後で必要になる可能性があるため証拠品の保管に努める	○	○
	診療録	患者の意思決定について十分に記録する（警察への通報の同意，診察の同意など）	○	○
		被害者の話す言葉で記録する	○	○
		詳細な身体診察などの診療録は，後で法的証拠として必要になる可能性がある	○	○
		性的虐待を受けた身体部位（膣，肛門，口腔）は明確にする．時間，状況，性的虐待の前後の性交渉について，コンドーム使用の有無，射精の有無，避妊薬使用の有無などを記載する	○	○
	所持物・衣服（法的保存）	所持物・衣服などは破損の有無によらず，捨てずにビニール袋に保管する（蘇生処置を急ぐあまりにおろそかにしない）	○	○
	検体採取（法的保存）	事前に捜査員と相談し，「性的虐待キット」などの形で法的に耐えられるように採取・保存する 1）膣内容物：捜査員持参「滅菌済み綿棒」などを使用 2）陰毛付着物：捜査員持参「紙シート，プラスチック製櫛，収納袋」を使用 3）直腸内容物：捜査員持参「滅菌済み綿棒」などを使用 4）身体付着物（唾液，精液など）：捜査員持参「ピンセット，ガーゼ，ケースなど」を使用	△	○
		服装の破損・加害者の体液/体毛の付着などをチェックする	△	○
妊娠	妊娠検査	ベースラインとして検査を行う	○	○
	緊急避妊法	施設により事情が異なると思われるが，婦人科医など適正使用できる医師が処方する	△	○
感染	検体採取（医療目的）	淋菌・クラミジアなど（表2）	○（膣・頸管分泌物を除く）	○
		膣・頸管分泌物が必要な場合は婦人科医の診察を推奨する	×	○
		単純ヘルペスのチェックは不要である [1]		
		患者の希望する検査はしておく方がよい	○	○
	曝露後予防	予防内服（表3）		
外傷・薬物	JATEC+α	頭部/顔面外傷・胸部外傷（肋骨骨折・乳房外傷など）・腹部外傷（脾臓損傷など）・骨盤骨折・四肢骨折/紫斑の有無などをチェックする（背部・殿部など脱衣しないと見逃しやすい部分に注意する）（脱衣は重要だが，①プライバシー配慮，②証拠保存，を忘れずに）	○	△
		刺傷，ヒト咬傷など受傷形態に注意する	○	△
	婦人科的診察	外生殖器・肛門の外傷など，婦人科医の診察を推奨する	△	○
	薬物検査	アルコール血中濃度・尿トライエージ®など必要に応じて行う	○	△
フォロー	すべて	精神，外傷・薬物，妊娠（緊急避妊法の実施，消退出血の有無），感染（HIVを含む感染症のモニター，曝露後予防内服の副作用モニター），それぞれに関しフォローが必要である	○（精神ケアなど，各専門家へのコンサルテーションも必要）	

私見だが「対応可能：○，対応困難：△」とした．△は，専門家が少ないことを考慮して×とはしなかったが，専門家へコンサルテーションする方が望ましい．

❶ 時　間

　　法的な証拠保存として検体採取が必要な場合は迅速に行う必要があり，医学的には，HIVの曝露後予防[3]，緊急避妊薬[4] は **72時間以内にできるだけ早く**投与する必要がある．もちろん精神的な対応を含め「待たせてよい」疾患ではない．よって，性暴力後は「緊急性あり」にトリアージする．

❷ 精　神

　　医療従事者による対応が**セカンドレイプ**（性的二次被害：犯人・加害者からではなく，被害後に被害者周囲の言動によりさらに傷つけられること[5]）の原因にならないよう，言動に注意を払う．性感染症の「可能性」に関する説明でも，医療従事者の言い回しひとつで深い心の傷を作ることがある．

❸ 証　拠

　　警察に性犯罪と認定されたら，診察費用が**公的負担**対象になる．犯人同定のための物的証拠採取は警察の指示に従うが，事前の連携が必要である．

❹ 妊　娠

　　従来のYuzpe（ヤッペ）法に代わって，本邦では2011年に**レボノルゲストレル（ノルレボ®錠）**が緊急避妊法（emergency contraception）として承認された[4]．適応があれば72時間以内にノルレボ®錠 **0.75mg 2錠，単回投与**とする．その後80％以上で予定月経日の前または2日後以内に月経があった．**予定日より7日以上遅れたり，軽い場合には，**妊娠検査を勧める．副作用として，不正性器出血（14％），悪心（9％）などを認めた．抗HIV薬やリファンピシンなど肝酵素誘導作用のある薬剤との相互作用による効果減弱に注意する．

2　性暴力後のSTIでコモンなものは？

　　性暴力を受けた女性のなかでコモンなSTIは，腟トリコモナス症，細菌性腟症，淋菌感染症，性器クラミジア感染症である[6]．
　　また，HBVやHIVといった体液媒介性ウイルス疾患も伝播しうる．
　　これらは日常的にも比較的コモンな疾患であるため，性暴力後の検査で陽性になったからといって，必ずしも性暴力後に感染したことを意味しない．しかし，淋菌やクラミジアは上行性感染に発展するなど各疾患の予後を考えると，曝露後に検査・予防・治療することが重要である．

3　STIに対する初期評価として行うべき検査

　　法的な検体採取とは別に，2010年のCDCガイドラインを参考に表2の検査を行う[1,6]．特にクラミジア・淋菌は尿の核酸増幅検査（nucleic acid amplification test：NAAT，NATとも略す）で検査できるため，腟・子宮頸管分泌物を採取しない場合は，非産婦人科医でも対応可能

表2　性暴力後の感染に関する検査

検体	対象感染症	オーダー
尿または子宮頸管分泌物	Chlamydia trachomatis, Neisseria gonorrhoeae	①淋菌およびクラミジア・トラコマティス同時核酸増幅同定検査（NAAT）（TMA法，SDA法） ②淋菌疑いと細菌検査室へ連絡し，グラム染色・培養（TM培地）・感受性検査
腟スワブ	Trichomonas vaginalis, 細菌性腟症，性器カンジダ症	培養・鏡検
血清	HBV，HIV，梅毒	HBs抗原・HBs抗体・HIV抗体・RPR・TP抗体

表3　性暴力後のSTI予防

	対象	処方
HBV	ワクチン歴がない場合（過去に「HBs抗体：10IU/mL≦」になったことがない場合）	HBVワクチン接種0.5mL筋注，1コース3回（初回，1～2カ月後，4～6カ月後）
淋菌（N. gonorrhoeae）	全員	セフトリアキソン1g静注，1回，単回投与
クラミジア（C. trachomatis）	全員	アジスロマイシン1g経口，1回，単回投与
トリコモナス（T. vaginalis）	全員[6] または選択的[1]	メトロニダゾール2g経口，1回，単回投与
HIV	選択的（感染リスクが高い場合）	曝露後予防レジメン（理想的には4時間以内で，最大72時間以内までに開始．エムトリシタビン・テノホビル（ツルバダ®）1錠1回，4週間など．感染症科医へ相談すること）

である．これら以外に，全血球計算（CBC），生化学，妊娠検査などは適宜考慮する．

なお，性暴力後にルーチンにSTIをスクリーニングすべきかどうかについてはコントラバーシャルであり，UpToDate®ではルーチンには推奨していない[3]．

4 性暴力後のSTI予防

2010年のCDCガイドラインを参考に表3に示す[1,6]．性暴力後受診者は，再診率が低いことが報告されているため，処方する場合には**受診時の1回で終了する抗菌薬レジメン**が有用である．1回投与であっても，**消化管症状などの副作用**について説明したうえでレジメンの実施を決定する．

なお，ここに示した性暴力後のSTI予防のレジメンの有効性に関しては十分なエビデンスはなくコントラバーシャルなものであり，UpToDate®ではルーチンには推奨していない[3]．

5 HIV 曝露後予防の考え方

　加害者のHIV感染の有無は不明なことが多いため，**加害者の**HIV感染リスク〔男性間性交渉者（men who have sex with men：MSM），薬物静注者〕，地域の疫学データ，**被害者の**曝露内容（腟内射精・粘膜損傷・性暴力の頻度など）などを勘案して，曝露後予防の必要性を本人と相談する必要がある[6]．

　参考として，各行為別のHIVの伝播リスクを図に示すが，合意に基づかない性交渉ではもう少し感染率は高くなると推定される[7]．

6 性暴力後のSTIに関するフォローアップ

　2010年のCDCガイドラインを参考に示す[6]．
①STI予防レジメン非実施者は，1〜2週間以内のSTI検査の再検（初期評価の偽陰性を考慮して），およびその後有症状時のSTI検査
②STI予防レジメン実施者は，アドヒアランス・副作用モニター，有症状時のSTI検査
③HBVワクチン対象者は，残り2回の接種（1〜2カ月後，4〜6カ月後）
④HIV・梅毒の陰性者は，加害者が感染かどうか不明の場合，血清検査，残り3回の検査（6週間後，3カ月後，6カ月後）

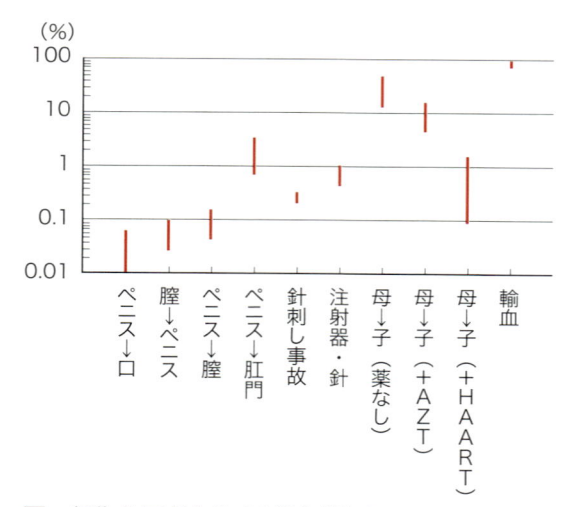

図　行為1回あたりのHIV感染率
AZT（azidothymidine）：アジドチミジン
HAART（highly active anti-retroviral therapy）：多剤併用療法

謝　辞

本項の執筆に際し，洛和会音羽病院産婦人科・総合女性医学健康センター　池田裕美枝先生にアドバイスをいただきました．

文献・参考図書

1) 岩田健太郎：一般外来・救急外来におけるレイプ対応．「感染症外来の帰還」（岩田健太郎，豊浦麻記子 著），pp.263-270, 医学書院，2010
2) 前田重信：性暴力（レイプ）被害者の診療（緊急避妊を含む）．medicina, 46：552-557, 2009
3) Bates, C.K.：Evaluation and management of adult sexual assault victims. UpToDate, 2012
4) 日本産婦人科学会：緊急避妊法の適正使用に関する指針（http://www.jsog.or.jp/news/pdf/guiding-principle.pdf）．2011
5) 女性のためのアジア平和国民基金：レイプの二次被害を防ぐために　被害者の回復を助ける7つのポイント（http://www.awf.or.jp/pdf/0168.pdf）
6) CDC. Sexually Transmitted Diseases Treatment Guidelines, 2010：http://www.cdc.gov/std/treatment/2010/default.htm
7) 中四国エイズセンター：医療者のためのガイドブック HIV検査についてVer.5（http://www.aids-chushi.or.jp/care/ronbun/05/0703.html）

第3章 Advanced：ERでの特殊な患者層の感染症診療

12 帰国者の発熱

右近智雄

Point

- 先進国から途上国への渡航者のうち，2〜3％に帰国後の発熱がみられる
- 眼，中枢神経，呼吸器，消化器，皮膚など，発熱に随伴した症状・所見は診断の糸口となる

■ はじめに

海外渡航後の発熱患者の診療では，幅広い知識が問われる．熱帯地域特有の疾患がある一方で，国内の日常診療でよくみかける疾患も含まれる．熱帯熱マラリア，腸チフス，レプトスピラ症，リケッチア感染症など，適切な初期対応が予後を大きく左右する疾患も少なくない．**重症化しやすい疾患を見落とさず**，ウイルス性出血熱など稀な疾患にも注意を払うことが求められる．

症例

25歳女性．XX年10月中旬〜11月までケニアに滞在，NGO活動に従事した．12月からはウガンダからコンゴに滞在して活動した．マラリアの予防内服はしなかった．12月14日に帰国後，倦怠感が続いていた．12月20日午後から38℃台の発熱があり，近医受診．末梢血検査で熱帯熱マラリア原虫が認められ（図），加療目的で同日N病院へ紹介入院となった．

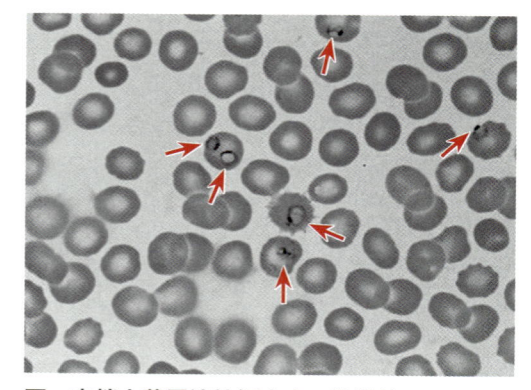

図　末梢血薄層塗抹標本中の熱帯熱マラリア原虫（*Plasmodium falciparum*）（p.15巻頭カラーアトラス参照）

経過

入院時体温37.9℃．末梢血中に0.5％のparasitemia（寄生虫血症）がみられた．Plt10万/μL，Hb 14.4g/dL，T-Bil 1.4mg/dLであった．末梢血標本から熱帯熱マラリアと診断し，メフロキンにて治療開始した．入院第4病日にはplt 4万/μLまで減少，T-Bil 4.0mg/dLまで上昇したが，その後正常化した．入院第5病日には，末梢血中からマラリア原虫は消失し，退院した．

1 マラリアの診断

マラリアの初発症状はインフルエンザに類似し，鑑別すべき疾患は多い．主な症状は発熱，悪寒であり，これに頭痛，倦怠感，筋肉痛，関節痛を伴う．腹痛，下痢，乾性咳嗽を伴うこともある．血小板減少は広くみられる検査所見であり，乳酸脱水素酵素（LDH）増加，血清アルブミンの減少，コレステロールの減少などもみられる．

診断のゴールド・スタンダードは，末梢血塗抹ギムザ染色標本の顕微鏡検査である．アーチファクトとマラリア原虫が紛らわしいことがあり，検者の熟練度は特に重要である．マラリアの型を判別し，治療効果の確認のために，赤血球1,000個あたりのマラリア原虫の数を数えておく．赤血球1個に複数のマラリア原虫が感染している場合は，1個と数える．熱帯熱マラリアとそれ以外のマラリアが混合感染する場合もあるので，1つの型を見つけても，混合感染がないか顕微鏡下に注意深く観察する．

マラリア迅速抗原検出キットが商品化されているが，検査精度の問題が残っており，国内では補助的診断法に留まっている．

予防内服をしていてもマラリアを発症することはある．ST合剤，アジスロマイシン，ドキシサイクリン，クリンダマイシンのようにマラリアに対してある程度の効果を示す抗菌薬の投与により，経過が修飾されうる．

マラリア流行地域からの帰国者の発熱では，必ずマラリアの可能性を念頭におき，血液塗抹ギムザ染色標本を丹念に観察する．医師自ら観察することが重要である．蚊に刺された記憶がなくても，マラリアの可能性は除外できない．診断のつかない発熱が続く場合は，血液塗抹染色標本を再度作成し，観察することが必要である．

2 熱帯熱マラリアの診療

初診時に重症マラリアでなくても，**短時間で重症化することを念頭におく**．末梢血原虫数は少なくても感染赤血球が脳の微小血管を閉塞し，脳マラリアを発症していることがある．

3 熱帯熱マラリア以外のマラリア

死亡例となることは少なく，"benign（良性の）"と記述されることがあるが，治療は必ずし

も容易ではない．*Plasmodium vivax*（三日熱マラリア原虫）による感染では，肺損傷や脾破裂といった深刻な合併症が起こりうる．*P.vivax*，*Plasmodium ovale*（卵型マラリア原虫）の治療後は，プリマキンによる再発予防の治療を行うが，プリマキン抵抗性の*P.vivax*が出現している[1]．

4 帰国者の発熱：病歴のとり方と鑑別診断

❶ 疫　学

熱帯地域への旅行後に発熱し，入院に至った患者232人を対象とした研究では，**マラリアが27％と最も多く，次いで24％が呼吸器感染症**（上気道炎，気管支炎，肺炎，扁桃腺炎），14％が下痢症（赤痢などを含む），8％がデング熱であった．A型肝炎の3％，腸チフス（enteric fever）の3％，尿路感染症/腎盂腎炎の2％，リケッチア感染症の2％，アメーバ症/肝膿瘍の1％がこれに続いた．0.4％と少数ながら結核もみられ，9％は確定診断に至らなかった[2]．

❷ 基本的事項の確認

渡航地，渡航の期間，交通手段，途中経由地，帰国日，発症日，予防接種歴，予防内服の有無を確認する．渡航先の国名だけでなく，どの地域へ行ったかも重要な情報となる．

❸ 潜伏期間

疾患ごとの潜伏期間を念頭におきながら診療すると，鑑別すべき疾患を絞り込みやすい．
表に帰国者にみられる発熱性疾患とその潜伏期間を示した．デング熱の潜伏期間が2週間を超えることはない．マラリアやアメーバ性肝膿瘍は潜伏期間が2カ月を超えることがある[3]．

❹ 感染源への曝露

蚊などの昆虫に刺されたかどうかなど，本人の記憶が不確かなこともあるので，防虫薬の使用，宿泊施設内での蚊帳の使用なども確認する．
性的接触はB型肝炎やHIV，梅毒などに感染する機会となり，コンドームを使用していてもその可能性は残る．河川や湖沼での活動はレプトスピラや住血吸虫などの感染機会となるので，長靴の使用なども含めて，**詳細に病歴を聴取する**．
動物との接触歴も必ず確認する．2006年に輸入感染症としての狂犬病が報告された．受傷後の発病防止のため，曝露後のワクチン接種が可能である．発病した場合の致死率はほぼ100％である．

❺ 予防接種歴

A型肝炎ワクチンや黄熱病ワクチンの感染予防効果は高く，適切に接種されていれば，これらの疾患の可能性は低い．現行の腸チフスワクチンの予防効果は60〜72％のため，**予防接種歴があっても腸チフスは否定できず**，パラチフスに対しての予防効果はない．

表 発熱の原因と通常の潜伏期間

潜伏期間：2週間未満

局所臓器症状を伴いにくいもの	・マラリア ・デング熱[1]，チクングンヤ ・リケッチア感染症：つつが虫病[2]，日本紅斑熱[3]，発疹チフス群リケッチア ・レプトスピラ症[4] ・腸チフス[5]，パラチフス[6] ・ブルセラ症 ・野兎病 ・回帰熱：ダニ媒介性，シラミ媒介性
出血を伴う発熱	・髄膜炎菌菌血症 ・レプトスピラ症 ・デング出血熱 ・ラッサ熱 ・黄熱病 ・腎症候性出血熱 ・クリミア・コンゴ出血症 ・他のアフリカの出血熱：エボラ，マールブルグ，リフトバレー熱 ・南米の出血熱（Junin, Machupo, Sabia, Guanarito ウイルス）
中枢神経所見を伴う発熱	・髄膜炎性髄膜炎，多数の細菌性・ウイルス性・真菌性髄膜炎 ・アフリカトリパノソーマ（アフリカ睡眠病） ・日本脳炎 ・ダニ媒介性脳炎 ・ポリオ ・ウエストナイル熱 ・狂犬病* ・広東住血線虫
呼吸器所見を伴う発熱	・インフルエンザや他の呼吸器ウイルス，肺炎球菌性肺炎，マイコプラズマ ・クラミジア，コロナウイルス ・レジオネラ ・急性ヒストプラズマ症 ・急性コクシジオイデス症 ・ハンタウイルス肺症候群 ・メリオイドーシス（類鼻疽症）

潜伏期間：2週間～2カ月まで

マラリア，腸チフス，ブルセラ症，アフリカトリパノソーマ，メリオイドーシス，真菌感染症の多くは，潜伏期間が2週間以上となりうる．

・アメーバ性肝膿瘍　・トキソプラズマ症（急性のもの）　・A型肝炎　・B型肝炎　・住血吸虫症（急性のもの）
・コクシエラ感染症（Q熱）　・オロヤ熱（*Bartonella bacilliformis*）　・狂犬病[7]　・急性HIV感染症[8]

潜伏期間：2カ月を超えるもの

マラリア，アメーバ性肝膿瘍，メリオイドーシス，狂犬病[7]の潜伏期間は2カ月を超えうる．

・B型肝炎　・内臓リーシュマニア症　・結核　・リンパ性フィラリア症　・肝蛭症

文献3を参考に作成．
1) 第3～5病日には麻疹様発疹が体幹，顔面に出現し，四肢に広がる．
2，3) 刺し口，発疹など特徴的な皮膚所見を呈する．
2) アジアを中心として幅広く分布している．
3) 日本のみでなく韓国にも分布している．
4) 髄膜炎症状を呈することがある．
5) 約7割に下痢・比較的徐脈がみられる．
5，6) 腹痛がみられるのは30～40％に過ぎない．10～38％に便秘がみられる．バラ疹がみられることがある．
7) 狂犬病の潜伏期間は咬まれた部位などによってさまざまであるが，一般的には1～2カ月である．
8) 潜伏期間は2～4週間．

MEMO ❶ *Plasmodium knowlesi*

ヒトのマラリアには熱帯熱マラリア（*Plasmodium falciparum*），三日熱マラリア（*P. vivax*），四日熱マラリア（*P. malariae*.）卵形マラリア（*P. ovale*）の4種が知られていたが，遺伝子的な相違により2004年にマレーシアから*P.knowlesi*が新しい種として報告され，東南アジア各地に分布していることが明らかになった．

文献・参考図書

1) 「寄生虫症薬物治療の手引き 改訂（2010年）第7.0版」（「輸入熱帯病・寄生虫症に対する稀少疾病治療薬を用いた最適な治療法による医療対応の確立に関する研究」班），日本寄生虫学会，2010
    ↑日本寄生虫学会のサイトからダウンロード可能．輸入感染症の診療に際しての必読文献．

2) O'Brien. D., et al. : Fever in returned travelers: review of hospital admissions for 3-year period. Clin Infect Dis, 33：603-609, 2001
    ↑オーストラリアの三次医療機関に入院した輸入感染症がまとめられている．

3) Travel Medicine 2nd edition (Keystone, S., et al, eds.), pp. 515-516, Mosby, 2008
    ↑よくまとめられた図表が多く読みやすい．2008年刊行のため，予防接種などは常に最新の情報にあたる必要がある．

第4章

急性期・クリティカルケアでの感染症診療

第4章 急性期・クリティカルケアでの感染症診療

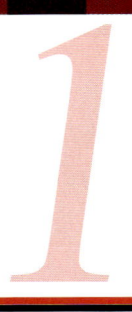

1 敗血症の補助的治療

貝沼関志

Point

- 敗血症とは感染により発症した全身性炎症反応症候群（SIRS）である．無菌的部位の病原微生物の検出は必須ではない
- 敗血症性ショックでは，血圧低下にこだわらず，代謝性アシドーシスの進行，血中乳酸値の上昇を認めれば早期目標指向療法（EGDT）に準じて蘇生する
- 敗血症性ショックでは適格な診断に基づき外科的処置を含めた早期の感染巣のコントロールと適切な抗菌薬投与が最も重要である
- 急性肺傷害（ALI）/急性呼吸促迫症候群（ARDS）に対しては肺保護戦略を実施する
- ステロイド投与，播種性血管内凝固症候群（DIC）治療，血液浄化法などのさまざまな戦略を，症例に応じて，closed ICU内でのチーム医療として統一した方針のもとで完遂する
- 経腸栄養の積極的実施は敗血症と戦う患者の免疫能を保持・回復させるために最も重要な戦略の1つである

■ はじめに

　ERでショックを見逃さないコツは，ショックを疑うことである．患者に対する病歴聴取から始まり，視診・聴診・触診・打診と同時並行的にABC（airway/breathing/circulation）を素早く評価する．本項では敗血症性ショックを起こす典型として，下部消化管穿孔，細菌性腹膜炎の症例を呈示する．迅速な診断と緊急手術による感染巣の除去・ドレナージが基本である．また，集中治療における敗血症性ショックの最新の治療手段をエビデンスに基づいて述べる．

症例

ER受診までの経過

　67歳女性，身長155cm，体重65kg．1カ月前より腰痛と下肢のしびれを訴え，整形外科医院を受診，脊椎管狭窄症と診断され，ロキソプロフェン180mg/日を14日間処方された．しかし，疼痛が軽減しないためジクロフェナックNa 75mg/日に変更された．ジクロフェナックNaを5日間服用後の朝より突然に背部痛と右側腹部痛，1日3〜4回の下痢をきたした．その日の午後から嘔気嘔吐，発熱38.4℃を伴うようになり救急要請となった．

経過1

ER受診

22時30分に救急車にて病着．ただちに酸素5 L/分投与．呼吸循環モニタリング開始．JCS II-10，やや不穏，腹部に鈍痛の訴えあり，脈拍124回/分，呼吸数30回/分，四肢温かい，血圧120/60 mmHg，上腹部に強い圧痛と右側腹部全体に筋性防御，Blumberg徴候を認めた．尿流出ほとんどなし．体温39.9℃．右肘静脈より18Gカニューレで末梢ルートを確保．血液ガス分析と採血，および血培2セットを提出した．抗菌薬はカルバペネム系のドリペネム（フィニバックス®）0.5gを投与した．

⇨ 解説

ERでは何をおいても，意識レベル，ABCを観察し，これらの1つでも問題があればO（酸素投与），M（モニター），I（静脈確保）をすみやかに行う．呼吸循環をモニターしつつ腹痛の原因検索にかかる．緊急の急性腹症のキーワードは「破れる」と「詰まる」である（表1）．もちろん，急性心筋梗塞（AMI）などの腹腔外臓器による腹痛も一度は思い浮かべるようにする．本症例はすでにSIRSの3項目を満たしている（表2）．

表1　すぐに対応が迫られる急性腹症：キーワードは「破れる」と「詰まる」

「破れる」に関するもの	・血管が破れる：腹部大動脈瘤（AAA）破裂，急性大動脈解離（AAD） ・腸管が破れる：腸管穿孔（特に下部消化管） ・卵管が破れる：子宮外妊娠 ・その他で破れるもの：肝細胞癌破裂
「詰まる」に関するもの	・血管が詰まる：上腸間膜動脈（SMA）塞栓症，非閉塞性腸間膜動脈虚血（NOMI） 　　　　　　　［腹腔外であるが，急性心筋梗塞（AMI）もココ］ ・腸管がねじれる：絞扼性イレウス（これは単に閉塞でなく，さらにねじれる！） ・胆管が詰まる：急性閉塞性化膿性胆管炎 ・尿管が詰まる：尿路結石症（上記に比べて緊急度は高くないが，来院当初は大の大人がとても痛がっていてとても重症感がある！）

文献1より引用．

表2　SIRSの定義

以下の4項目のうち2項目以上が該当する場合である．

1) 体温＞38℃または＜36℃
2) 心拍数＞90回/分
3) 呼吸数＞20回/分またはPaCO$_2$＜32Torr
4) 末梢血白血球数＞12,000/μLまたは＜4,000/μLあるいは未熟顆粒球（band）＞10％

【身体所見】

- 酸素マスク5 L/分でpH 7.371, PaO$_2$ 224.1Torr, PaCO$_2$ 23.2Torr, HCO$_3^-$ 13.0mEq/L, BE −12.4mEq/L, 乳酸 13mmol/L
- WBC 15,300/μL, Hb 14.2g/dL, Ht 44.1％, Alb 3.5g/dL, CRP 62.34mg/dL, PCT 68.4ng/mL, Plt 15.3万/μL, BUN 25mg/dL, Cre 1.62mg/dL, FDP 12.9μg/mL, ATⅢ 43％, PT（INR）1.47
- 腹部エコーでは上行および横行結腸の壁肥厚が著明. CTで上行結腸周囲に free air, 脂肪織濃度上昇あり（図1）.
→画像より下部消化管の穿孔による汎発性腹膜炎を疑い外科, 麻酔科にコンサルテーションした.

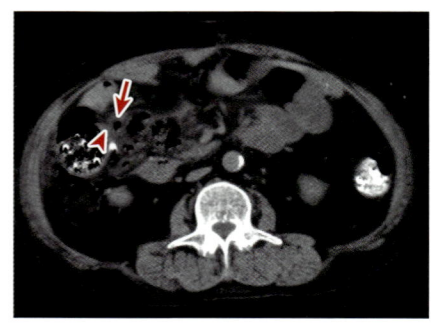

図1　ERでのCT画像
上行結腸周囲に free air（→）, 脂肪織濃度上昇（▶）が認められる.

1 下部消化管穿孔

　下部消化管とはトライツ靱帯より肛門側の空腸, 回腸, 大腸（虫垂を含む）を指し, ここに穿孔をきたしたものが下部消化管穿孔である. 原因は大きく, ①炎症, ②閉塞, ③外傷（医原性を含む）, ④虚血, ⑤原因不明に分けられる. 下部消化管穿孔は粘度が高く拡散しにくい糞便が流出するため, 診断の遅れは重症敗血症から敗血症性ショックに陥り, DIC, 多臓器障害（multiple organ dysfunction syndrome：MODS）をきたしやすい.

MEMO❶ 敗血症の定義

　感染により発症した全身性炎症反応症候群（systemic inflammatory response syndrome：SIRS）をいう. SIRSの定義は表2に示す通りである. 血培で病原微生物や毒素（エンドトキシンなど）が検出されることは必須とせず, 検出されなくても, 感染に対する全身反応としての敗血症が強く疑われれば感染として扱ってよい.

MEMO❷ 重症敗血症の定義

　敗血症のなかで, 臓器障害や臓器灌流低下または低血圧を呈する状態. 臓器灌流低下または灌流異常には, 乳酸アシドーシス, 乏尿, 意識混濁などが含まれる. 臓器障害の判断にはSOFA（sequential organ failure assessment）スコアなどを用いるとされている.

経過2

麻酔・手術経過

患者，家族へのインフォームド・コンセントの間に深夜0時を越え，翌日1時より緊急手術となった．開腹すると，腹腔内は全体にピンク色の膿性腹水を認め，小腸には発赤腫脹が認められた．結腸間膜と小腸との間を癒着剥離すると，排膿あり，上行結腸穿孔が結腸間膜内に穿通していた（図2）．右半結腸切除を施行し，横行結腸断端と回腸末端をストーマで挙上し，トライツ靱帯より20cmの空腸に腸瘻を造設した．大量食塩水による洗浄の後，ダグラス窩，右傍結腸溝，膿瘍腔，皮下にドレーン挿入した．経過および手術所見から，NSAIDs起因性腸炎による大腸穿孔・穿通が疑われた．

術中出血 950mL，RCC 4単位，FFP 10単位投与，術中尿量 30mL，輸液総量 8,600mL．

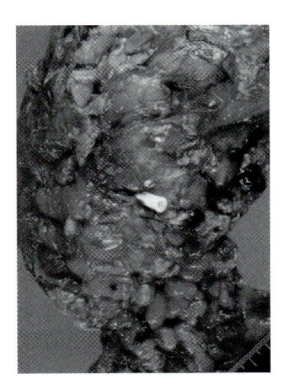

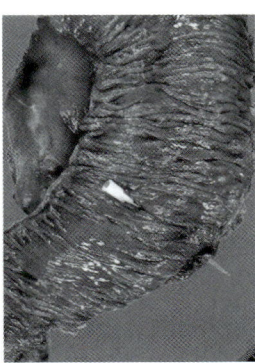

図2 上行結腸に穿孔が認められた（P.15 巻頭カラーアトラス参照）

2 薬剤性腸炎，特にNSAIDs起因性腸炎について

近年，NSAIDsにより下部消化管病変が発生しうることがわかってきており，下部消化管穿孔例も報告されている．NSAIDs起因性腸炎の診断基準として①下部消化管にびまん性の炎症病変ないし局所性の潰瘍病変，②NSAIDsの使用歴，③便ないし生検組織の培養検査が陰性，④NSAIDsの中止や変更のみで内視鏡的に治癒が確認，⑤生検組織で特異的炎症所見がない，があげられている．本症例は①②を満たすことからNSAIDs起因性腸炎潰瘍型を背景とした大腸穿孔・穿通の可能性があると考えられた．

大腸穿孔に対する手術では，患者の状態，原疾患などを考慮し穿孔部位の処理と感染巣のコントロールが基本である．大腸穿孔の部位をトリミングしストーマとして挙上するか，腸管を切除して肛門側は断端として空置し，口側の腸管をストーマとするHartman手術が多く施行される．

経過3

ICU入室

6時に鎮静下気管挿管のままICU入室となった．

【入室時所見】

GCS 1-T-1，血圧 62/48（53）mmHg，脈拍 138回/分，$ScvO_2$ 62％，肺動脈楔入圧 8 mmHg，CVP 6 mmHg，四肢温かい，尿流出 少量，体温 38.6℃，カテコラミンとしてノルアドレナリン 0.12μg/kg/分が投与されていた．人工呼吸設定として，FiO_2 0.6，SIMV，PCV，最高気道内圧 20cmH$_2$O，呼吸回数 12回/分，PEEP 8 cmH$_2$O として，血液ガス分析では，pH 7.218，PaO_2 86.4.1Torr，$PaCO_2$ 49.2Torr，BE -6.2mEq/L，乳酸 16mmol/Lであった．胸部X線撮影では両肺の透過性が低下していた（図3）．以上より急性呼吸促迫症候群（acute respiratory distress syndrome：ARDS）と診断した．心エコーでは，LVDd 49mm，LVds 25mmで左室はhyperdynamic，AR，MR，TR認めず，IVCは13/6mmで比較的大きな呼吸性移動が認められた．

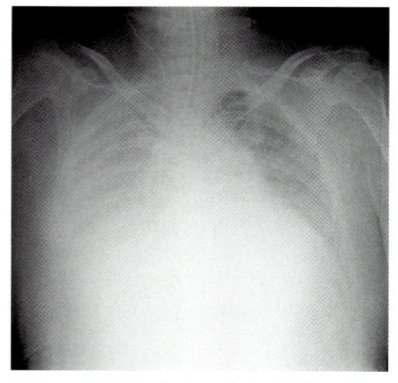

図3　ICU入室時の胸部X線画像
両肺の透過性が著明に低下していた．

3　ARDSについて

1992年米国胸部疾患学会（ATS）と欧州集中治療医学会（ESICM）の合同委員会（AECC）でのARDSの定義を以下に示す．ただし，最近ARDS新定義（The Berlin Definition）が提案されている[2]．

1) 発症が急性である
2) 胸部X線写真上，両肺野に浸潤陰影を認める
3) 酸素化障害がある．動脈血酸素分圧（PaO_2）と吸入酸素濃度（FiO_2）の比（P/F比）が200mmHg以下
4) 測定できるのなら肺動脈楔入圧が18mmHg以下．または，臨床上左房圧の上昇を示す所見がない

※注：1）2）4）を満たし，P/F比が300mmHg以下である場合を急性肺傷害（acute lung injury：ALI）とする．P/F比とは，動脈血酸素分圧（mmHg）を吸入酸素濃度で割ったものである．

4 肺保護戦略について

　肺胞内圧が過大になると健常肺が肺過膨張（overinflation）により傷害され，無気肺に陥っている肺胞が開放と虚脱を繰り返す剪断応力（shear stress）をきたす．このため吸気プラトー圧が30cmH$_2$Oを超えないようにする．PEEPを付加することで虚脱肺胞の拡張が得られ酸素化が改善する可能性がある．最適なPEEP値は，肺胞の虚脱部分と過膨脹部分の双方が最小限となるレベルと考えられるが患者ごとに異なる．

経過4

入室直後の採血結果

WBC 1,800/μL, Hb 8.3g/dL, Ht 32.1％, Alb 1.8g/dL, CRP 42.1mg/dL, PCT 98.3ng/mL, Plt 3.9万/μL

　早期目標指向療法（early goal-directed therapy：EGDT）として，敗血症性ショックへの初期対応が日本版敗血症ガイドラインのなかで提唱される見通しである．白血球数の極端な低下，代謝性アシドーシスの進行，乳酸値のさらなる上昇から，ICU入室時にもショック状態はさらに増悪していると判断できる．ICUにおいてEGDTを継続する必要がある．

MEMO ③ 敗血症性ショックの定義

　重症敗血症のなかで，十分な輸液負荷を行っても低血圧（収縮期血圧＜90mmHgまたは通常よりも＞40mmHgの低下，平均血圧＜60mmHg）が持続するもの．組織灌流障害の指標として，高乳酸血症（＞1mmol，9mg/dL），毛細血管再充満時間（capillary refilling time）＜2秒がある．

One More Experience

敗血症性ショックへの初期蘇生

　敗血性症ショックの初期蘇生では血圧低下にこだわらず，代謝性アシドーシスの進行，血中乳酸値の上昇を認めれば初期蘇生を開始する．初期蘇生はEGDTで施行する．

　初期蘇生の目標：平均血圧＞65mmHg，尿量＞0.5mL/kg/時，ScvO$_2$＞70％，血中乳酸値低下，代謝性アシドーシスの改善．腎機能が低下している場合は，血液浄化法を考慮する．

> **重要**
> 敗血症性ショックに対する戦い
> 　敗血症性ショックでは外科的処置を含めた早期の感染巣のコントロールと適切な抗菌薬投与が最も重要である．本症例では緊急手術により腹膜炎の原因である腸管穿孔部の除去と感染巣ドレナージを施行することにより早期の感染巣除去を図った．

経過5

　大量輸液と高用量のノルアドレナリン投与によっても敗血症性ショックが遷延しているため，晶質液（≧2 L/時）とアルブミン液（≧1 L/時）の投与を継続した．EGDTの目標（平均血圧≧65mmHg，尿量 0.5mL/kg/時，$ScvO_2$≧70％）達成のためバソプレシン2単位/時，ソルメドロール® 65mg/kgのボーラス投与ののち65mg/日の持続投与を開始した．また，急性期DICスコア8点であるためヒトリコンビナント・トロンボモジュリン（rh-TM）8,500単位の30分間投与，1日1回，ATⅢ 125単位/時の持続投与を開始した．また利尿を促すためカルペリチド（ハンプ®）0.05μg/kg/分の投与を開始した．抗菌薬投与は，腎機能障害を勘案し，ドリペネム（フィニバックス®）0.5gの8時間ごと投与とした．

5 EGDTでのアルブミン投与

　surviving sepsis campaign guidelines（SSCG）2008ではアルブミン輸液と晶質液の推奨度は同等である[3]．しかし，晶質液の方が分布容積ははるかに大きく，多量を必要とする．2012年に日本集中治療学会が発表した「日本版敗血症診療ガイドライン（案）」ではSAFE study[4]の結果からアルブミン液の併用を勧めている．

6 カテコラミン投与

　敗血症性ショックは体血管抵抗の減少した血液分布異常性ショックを特徴とする．このためカテコラミンとしてはノルアドレナリンが推奨される．ドパミンは不整脈発生率を高めるためノルアドレナリンに勝る利点は明確ではない．またドブタミンは敗血症性ショックでは心機能を改善しにくいことが知られている．むしろPDEⅢ阻害薬の使用が推奨される．

7 バソプレシン投与

　敗血症性のwarm shock期では，内因性バソプレシンが枯渇してしまい，カテコラミン抵抗性のショックに陥ることがある．その際，バソプレシン単独投与に比ベノルアドレナリンにバ

ソプレシンを併用すると，血管収縮反応が数倍上昇することが報告されている．一方，末梢冷感（末梢温30℃以下）が強くcold shock期に入ってきている場合は，アドレナリンを選択し，場合によってはPDE Ⅲ阻害薬も併用するとよい．バソプレシンはcold shock期では心機能をさらに悪化させ，末梢の壊死や腸管虚血を引き起こすことがあるため注意が必要である．

8 ハンプ® 投与と利尿薬投与について

　敗血症性ショックの初期蘇生で大切なことは臓器不全発症の防止であり，とりわけ本症例においてはNSAIDsによる急性腎不全（acute kidney injury：AKI）も疑われるため早期からの腎保護が救命のために重要である．AKIでの腎保護では，最も虚血を起こしやすい髄質外層の血流と酸素濃度を落とさないことが求められる．ループ利尿薬はヘンレの太いループでのナトリウム再吸収を抑制するため髄質の酸素濃度を上げる．ただし，輸液による十分な腎血流の確保が前提である．一方ハンプ®は輸入細動脈拡張と輸出細動脈収縮により糸球体濾過量を増加させることやレニン・アルドステロン分泌抑制や髄質血流増加作用に特徴がある．糸球体濾過量の増加はサイトカインの体外排出にも効果が期待できる．

　このため本症例ではまずハンプ®の投与を開始し，血管内容量がある程度確保できた時点でフロセミド（ラシックス®）の投与を計画した．

> **MEMO ❹ NSAIDs関連腎症について**
> 　NSAIDsは，シクロオキシゲナーゼを阻害することによりプロスタグランジン産生を抑制し，アンジオテンシンⅡやノルアドレナリンなどの腎血管収縮系が優意になることにより腎動脈が収縮し腎血流を減少させる（腎前性急性腎障害）．

9 ステロイド投与

　重症病態においては副腎皮質機能やステロイドの反応性が低下する状態が報告されている．副腎皮質機能の低下はサイトカインによるACTH分泌障害，コルチゾル産生障害によるものとされている．初期輸液とノルアドレナリンの昇圧効果が思わしくないと判断した時点で，ハイドロコルチゾンで200mg/日を4分割，100mgボーラス後に10mg/時の持続投与（血糖のコントロールを容易にするため）が推奨される．ミネラルコルチコイド作用がなく電解質代謝の異常をほとんどきたさないメチルプレドニゾロンをボーラス後に少量持続投与する方法もある（表3）．ステロイドがバソプレシンのmRNAを増加させる作用があることからバソプレシンの反応性を高めることも報告されている．

表3　メチルプレドニゾロン少量持続投与法

経過日	メチルプレドニゾロン	静脈内投与法
初期のARDS		
ローディング	1 mg/kg	30分間で投与
1〜14日目	1 mg/kg/日	持続投与
15〜21日目	0.5 mg/kg/日	持続投与
22〜25日目	0.25 mg/kg/日	持続投与
26〜28日目	0.125 mg/kg/日	持続投与
難治的ARDS		
ローディング	2 mg/kg	30分間で投与
1〜14日目	2 mg/kg/日	持続投与
15〜21日目	1 mg/kg/日	持続投与
22〜25日目	0.5 mg/kg/日	持続投与
26〜28日目	0.25 mg/kg/日	持続投与
29〜30日目	0.125 mg/kg/日	持続投与

文献5を基に作成された表．文献6より引用．

表4　急性期DIC診断基準からの抜粋

	SIRS	血小板（mm^3）	PT比	FDP（μg/mL）
0	0〜2	≥12万	<1.2 <秒 ≥%	<10
1	≥3	≥8万，<12万 あるいは24時間以内に 30％以上の減少	≥1.2 ≥秒 <%	≥10，<25
2	—	—	—	—
3	—	<8万 あるいは24時間以内に 50％以上の減少	—	≥25

DIC 4点以上．文献7より改変して転載．

10 DICの診断

　敗血症では単球をはじめとする免疫担当細胞や血管内皮細胞から種々のサイトカインが放出され，トロンビンが産生され血管内凝固が起こる．その後，血小板や赤血球が粘着し血管内血栓を形成し，多臓器の血流を阻害し多臓器不全を招来する．またプラスノミノーゲン活性化抑制因子（PAI-1）の増加が線溶を阻止してさらに血栓形成を助長する．これが播種性血管内凝固症候群（disseminated intravascular coagulation：DIC）の病態であり，診断がつき次第治療を開始する．診断には日本救急医学会の「急性期DIC診断基準」（表4）が最も推奨される．

11 DICの治療

　トロンボモジュリンは，生体内でトロンビン-ヒトトロンボモジュリン複合体によってプロテインCを活性化する．活性化プロテインCは，第5因子，第7因子を不活化し，トロンビン生成を抑えるほか，抗線溶作用を有し，HMGB1（high-mobility group box 1）を吸着・分解する．rh-TMはトロンボモジュリンの活性発現に必要な細胞外成分を含有する可溶性たんぱく質として開発された．SSCG2008では，ATⅢを投与しないよう推奨しているが，ATⅢが敗血症患者の予後を改善するとの報告などを踏まえて日本でのエキスパートコンセンサスでは，抗凝固療法のための薬剤のなかで，ヘパリンを併用しないATⅢの単独使用をワンランク高く推奨している．組み換え型活性化プロテインCは，唯一エビデンスのある重症敗血症治療薬として欧米で市販されてきたが，最近のスタディで生存率に有益性が見出せず，製造中止に至っている．

経過6

　8時からICUでの定期カンファレンスが始まった．この時点で血圧 78/50（60）mmHg，脈拍 125回/分，$ScvO_2$ 63％，肺動脈楔入圧 10mmHg，CVP 8mmHg，尿流出 20mL/時．体温38.8℃であったため，カンファレンスではエンドトキシン吸着療法（direct hemoperfusion with polymyxinB immobilized fiber：PMX-DHP）の6時間施行に加えて持続的血液透析濾過（continuous hemodiafiltration：CHDF）を開始することに決定した．左内頸静脈からFDLカテーテルを挿入した．PMX-DHPのためのカラムはCHDF回路に直列に接続した（図4）．カンファレンス後，術前に得た血培の結果が報告され，2セットとも，クレブシエラと*Bacteroides fragilis*が陽性であり，いずれもフィニバックス®に感受性があった．スルホ化人免疫グロブリンG（ベニロン®）5g，3日間の投与も加えることとした．

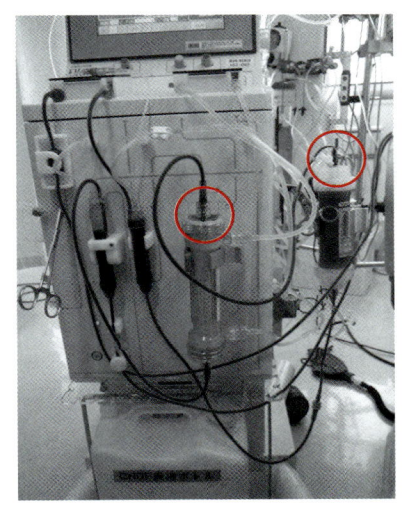

図4 CHDFとPMX-DHP回路の直列接続（P.15 巻頭カラーアトラス参照）

重要

敗血症性ショックではステロイド投与，DIC治療，血液浄化法などさまざまにcontroversialな治療戦略があるが，それらをチーム医療として統一した方針のもとで完遂するclosed ICUの組織形態が治療成績向上のために望ましい．

12 PMX-DHP

　ポリミキシンBはグラム陰性菌由来のエンドトキシンをよく吸着する特徴がある．本邦では1症例で2本のカラム使用が保険適応となっている．適応条件は①エンドトキシン血症もしくはグラム陰性菌感染症が疑われるもの，②SIRSであること，③昇圧薬を必要とする敗血症性ショックであること，以上の項目すべてを満たすことである．施行時間は2時間であるが，6時間以上施行する有用性についても報告されており，当施設でも十分な昇圧効果が得られるまで施行することが多い．2009年にJAMAに発表されたEUPHAS trial[8]では，緊急手術を要する腹腔内感染症による重症敗血症，敗血症性ショックを対象として，PMX-DHPによる循環動態改善効果とともに，呼吸機能，SOFAスコア，28日死亡率などの有意な改善を示した．当初はグラム陰性菌敗血症のみをtargetとしていたが，グラム陽性菌敗血症にも効果を発揮することがあり，現在ではエンドトキシン以外のメディエーターも除去していると考えられている．

13 敗血症における血液浄化法—CRRTとCHDF

　人工腎は血液透析のような間歇的腎代替法（intermittent renal replacement therapy：IRRT）とCHDFのような持続的腎代替法（continuous renal replacement therapy：CRRT）に大別される．IRRTでは短時間に大量の除水を行う必要があり，循環が不安定な症例ではCHDFのようなCRRTによる管理が有利である．用語の使用法であるが，CRRTにおいて透析液流量をおおよそ1.5L/時以上増加させた場合に「high flow」を用い，濾過流量をおおよそ1.5L/時に増加させた場合を「high volume」と呼ぶことが一般的である．

14 γグロブリン投与について

　γグロブリンには種々の細菌や毒素，ウイルスに対する特異抗体が含まれ，抗原と結合するとオプソニン効果や補体の活性化，毒素やウイルスの中和，サイトカイン抑制，抗体依存性の細胞障害作用促進，病原微生物の細胞壁への抗菌薬の感受性増加などの作用があるといわれている．最初の抗菌薬が不適切な場合には，γグロブリン投与だけでは予後は改善しない．投与する場合は，γグロブリンの総投与量は0.2g/kg以上，できれば1 g/kg以上，3日間以上が勧められている．しかし，現在のところ，敗血症におけるγグロブリンの予後改善効果のエビデンスは不十分である．

経過7

翌日，朝の経過

　血圧 112/78（88）mmHg，脈拍 92回/分．PMX-DHP施行中より血圧上昇しノルアドレナリンおよびバソプレシンは減量，中止できた．それに伴って前日より腸瘻からペプタメン®による経腸栄養を開始した．ScvO$_2$ 75％，尿流出 少量，体温37.6℃．血液ガス分析では，pH 7.39，FiO$_2$ 0.5でPaO$_2$ 95.1.1Torr，PaCO$_2$ 42.0Torr，BE -0.5mEq，乳酸 0.7mmol/Lであった．

15 経腸栄養の効果

　敗血症性ショックなどの侵襲期には体タンパクの崩壊，異化の亢進とともに，腸管インテグリティの破綻が次の3段階で進行する．すなわち，粘膜バリア層の破壊，次に蠕動低下と粘膜層の萎縮，その後に腸管関連リンパ組織（gut-associated lymphatic tissue：GALT）の減少である．侵襲時に腸を利用しないと上記の3段階が確実に進行する．また経腸栄養は腸管粘膜の維持やバクテリアルトランスロケーションの予防に有効とされている．目標カロリーはおおよそ25Kcal/kg/日である．敗血症に伴う異化亢進に対して，1.2〜1.5kcal/kg/日のアミノ酸投与が必要である．本症例のように，CHDFを実施する場合は約10〜15g/日のアミノ酸が回路から漏出することになるのでアミノ酸補給量を2.0〜2.5g/kg/日まで増加させる．本症例では，アミノ酸含有量の多いペプタメン®を選択している．経腸栄養は，基本的にICU入室後24時間以内に開始するが，平均血圧が60mmHg以下の低血圧あるいは循環作動薬を増量しなければならない状況での経腸栄養は稀に虚血性腸炎の誘因となりうる．そのため本症例ではPMX-DHPによる血圧上昇，カテコラミン，バソプレシンの減量に伴い開始した．

重要
　本症例が感染の増悪に見舞われることなく退院までこぎつけたのは生体の免疫能が保持・回復したことにあり，ここにおいて積極的な経腸栄養の効果が大きかったことは論を待たない．

経過8

翌々日以後のICUでの経過
　術後4日目より尿量増加し，CHDFを離脱できた．ハンプ®に加えラシックス®の持続投与を開始し，胸部浸潤影も減少し，術後6日目に人工呼吸器をウィーニング，気管挿管を抜管した．術後7日目にICU退室した．

経過9

一般病棟での経過
　以後リハビリテーションの成果あり術後20日目に独歩退院した．術後22カ月で回腸横行結腸吻合術を施行し人工肛門を閉鎖した．以後現在まで潰瘍などを再発することなく経過している．

文献・参考図書

1） 谷口洋貴：急性腹症の病歴と身体所見．救急医学，34：131-139，2010
   ↑急性腹症の診断についてきわめてわかりやすく要点を押さえて解説している．

2） The ARDS Definition Task Force：Acute Respiratory Distress Syndrome.The Berlin Definition（http://jama.jamanetwork.com/article.aspx?articleID=1160659）
   ↑ARDSの新定義の提案．

3） Dellinger, R. P., et al.：Surviving Sepsis Campaign：international guidelines for management of severe sepsis and septic shock：2008. Crit Care Med, 36：296-327, 2008
   ↑敗血症と敗血症性ショックに対する診断・治療の国際的ガイドラインとして最も標準的な文献．必読．

4） SAFE Study Investigators：Saline or albumin for fluid resuscitation in patients with traumatic brain injury. N Engl J Med, 357(9):874-884, 2007

5） Meduri, G. U., et al.：Activation and regulation of systemic inflammation in ARDS：rationale for prolonged glucocorticoid therapy. Chest, 136(6):1631-1643, 2009

6）「救急・ERノート2 ショック―実践的な診断と治療」（松田直之 編），P.215，羊土社，2011
   ↑ショック，特に敗血症性ショックにおいて，今日的，学術的，実践的にまとめている．

7） 丸藤 哲 ほか：急性期DIC診断基準．多施設共同前向き試験結果報告．日救医会誌，18：237-272，2007

8） Cruz, D. N., et al.：Early use of polymyxin B hemoperfusion in abdominal septic shock：The EUPHAS randomized controlled trial. JAMA, 30：2445-2497, 2009
   ↑腹腔内感染による敗血症性ショックに対して行われたPMX-DHPの有効性に関するRCT．

9） 前田耕太郎 ほか：大腸穿孔．救急医学，30：1537-1541，2006
   ↑大腸穿孔の外科治療について要点を得てまとめている．

10） 日本呼吸療法医学会・多施設共同研究委員会：ARDSに対するClinical Practice Guideline 第2版（http://square.umin.ac.jp/jrcm/contents/guide/page02.html）
   ↑ARDSに対するガイドラインとして日本呼吸療法医学会が出したもの．必読．

11）「ALI/ARDS診療のためのガイドライン 第2版」（日本呼吸器学会ARDSガイドライン作成委員会 編），学研メディカル秀潤社，2010
   ↑ALI/ARDSに対するガイドラインとして日本呼吸器学会が出したもの．必読．

12） 日本血栓止血学会学術標準化委員会DIC部会：科学的根拠に基づいた感染症に伴うDIC治療のエキスパートコンセンサス．日本血栓止血学会誌，20：77-113，2009
   ↑本邦におけるDIC治療のエキスパートコンセンサスとして最新のもの．

13） 日本呼吸療法医学会 栄養管理ガイドライン作成委員会：急性呼吸不全による人工呼吸患者の栄養管理ガイドライン2011年版（http://square.umin.ac.jp/jrcm/pdf/eiyouguidline2011.pdf）
   ↑本邦における人工呼吸患者の栄養管理ガイドラインとして最新のもの．必読．

第5章

ERで注意すべき微生物

第5章 ERで注意すべき微生物

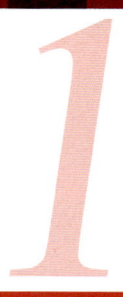

1 インフルエンザ

加藤英明

Point

- 温帯地域では毎年地域的・季節的な流行を起こす
- 数十年ごとにウイルス抗原の大きな変化が起こり世界的流行（パンデミック）を起こす
- 診断は臨床症状で行い，迅速検査は補助的に使う
- 第一選択薬はノイラミニダーゼ阻害薬
- ワクチン接種と飛沫感染予防策による感染予防が重要

■はじめに

インフルエンザは冬期に流行する季節性感染症である．感染力が高く多くの患者が発症するため，適切な治療を知ると同時に，ワクチンを通じた集団免疫や咳エチケットなどの感染防止教育など，医師の社会的な役割も求められる領域である．

症例

生来健康な31歳女性．昨日の夜から急に震えるような寒気と頭痛，咳が出現し受診した．節々の痛みがあり，全身倦怠感が強い．5歳になる娘が3日前に高熱を出し小児科クリニックでインフルエンザと診断された．ニュースではインフルエンザの流行が報道されている．

1 基本情報と歴史的背景

エンベロープを有する1本鎖RNAウイルス[1]で，A型とB型が臨床的に重要である（表1）．アミノ酸配列の点変異変化が起こりやすくシーズンごとにウイルス属性が小規模に変化するが，数十年ごとに**antigenic shift（不連続抗原変異）**と呼ばれるヘマグルチニン抗原（H抗原），ノイラミニダーゼ抗原（N抗原）の変化や全く新しい株の出現によって世界的流行（**パンデミック**）が起こる（表2）．2008年までA香港型（A/H3N2）が世界的な局地流行（endemic）株だったが，2009年に全く由来の異なるウイルス（A/H1N1pdm）が出現し南北アメリカ大陸から世界的に流行した（**新型インフルエンザ**）．日本でも同シーズンの外来患者数は2,061万人に上った．重症者では14歳以下（33%）と65歳以上（24%）が多く，死亡例では慢性呼吸器疾患合併が多かった．患者数は翌シーズンから減少し（図），経時的に抗体が獲得されたためと思

表1 インフルエンザウイルスの型

A型	最も症状が強い．ヒト・家禽類・豚に感染．世界的流行（パンデミック）．H抗原とN抗原によりH1～16, N1～9の亜型（A/HxNxと記載）．
B型	症状は比較的穏やかでヒトにしか感染しない．
C型	小児期のかぜとして罹患し臨床的な重要性は低い．

表2 インフルエンザの世界的な流行

19世紀	4回の流行
1918～1919年	スペインかぜ（A/H1N1）．世界で2,000万人の死者
1957～1958年	アジアかぜ（A/H2N2）
1968～1969年	香港かぜ（A/H3N2）
1977～1978年	Aソ連型（A/H1N1）．局地的な流行に留まった
2009～2010年	新型インフルエンザ（A/H1N1）

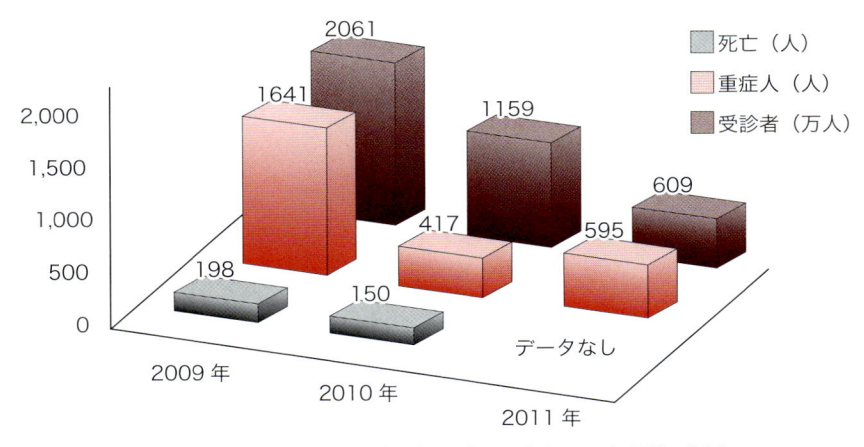

図 各年度のインフルエンザ受診者（万人）・重症/死亡者数（人）

われる．「新型インフルエンザ」はその後，季節流行型の一部となり2011年4月に「新型」という名称が外された[2]．

2 臨床症状と治療

❶症状と診断のポイント

　典型的な症状は，**急な発症・発熱**（悪寒戦慄）・**上気道症状**（咳・咽頭痛）・**全身症状**（筋肉痛・頭痛・全身倦怠感）であり，これらをインフルエンザ様症状（influenza-like illness）という．**社会的流行期にインフルエンザ様症状を満たせば臨床的に診断される**（50％の症例で典

型的な症状が揃う）．**迅速検査キットは感度40～70％，特異度90～95％のため補助的**である[3]．ウイルス培養やRT-PCR・LAMP法などはまだ定着していない．ウイルスの排出期間は罹患後5～10日間（特に発症から48時間が多い）もしくは解熱後2日間のため，この期間は登校・出勤はさせない．濃厚接触者には予防内服を検討する（保険適応外）．潜伏期間は平均2日である．

重要
- 社会的流行期＋インフルエンザ様症状（influenza-like illness）で臨床診断される．
- 迅速検査陰性を根拠に除外してはいけない．

3 治療のポイント

❶ ノイラミニダーゼ阻害薬

現在標準的な治療薬．ウイルスが感染細胞から放出されるのを阻害する．**発症48時間以内の投与が原則**．以降は効果が低下するがウイルス排出を抑制するなどの意味では投与してもよい．ノイラミニダーゼ活性阻害濃度（IC50）の上昇した耐性株（H275Y変異株）の増加が指摘されているが細菌の耐性とは全く概念が異なり，治療を行うにあたって耐性株の存在を考える必要はない．

1）内服薬
- オセルタミビル（タミフル®）：1回75mg（1錠），12時間ごと，5日間

1歳以上が適応（予防投与は13歳以上が適応で1日1回75mgを10日間）．投与後の異常行動との関連が指摘されたため10歳以上の未成年では親の同意と経過観察が必要である．

2）吸入薬
- ラニナミビル（イナビル®）：1回40mg（小児では20mg），1回のみ
- ザナミビル（リレンザ®）：1回10mg，12時間ごと，5日間

正確に吸入できるか注意を要する．ザナミビルは5歳以上が適応（予防投与は1日1回10mgを10日間）．未成年では同意と経過観察が必要．

3）注射薬
- ペラミビル（ラピアクタ®）：1回300mg，1回のみ

まだ使用実績に乏しく，内服困難例や肺炎合併など重症例で限定的に用いる．重症例には2連日投与する．

One More Experience
治療薬の選び方

第一選択はタミフル®．リレンザ®は吸入ができるなら選択．服薬アドヒアランスが悪ければ1回投与で終了するイナビル®がよい．内服不能例や重症例ではラピアクタ®を用いる．

Pros & Cons 賛成論 反対論

❖抗ウイルス薬投与に対する諸外国と日本の違い

抗ウイルス療法について米国など諸外国と日本では考え方に違いがある[4]．諸外国では重症例以外には抗ウイルス療法は行われないが，日本では元来健康な患者にも全例投与されている．一方で，日本は抗インフルエンザ薬の大量消費国ながら薬剤耐性ウイルスの発生頻度は1.6％と低く（2009年シーズン），また，2009年パンデミックの際に死者が人口10万人あたり米国3.96，日本0.16であったことは広く抗ウイルス療法を行うことを支持している．

MEMO ❶ 新しい治療薬

RNAポリメラーゼ阻害薬（ファビピラビル）が上市される予定で，発症48時間を経過した症例にも適応が広がる．また各ガイドラインも毎シーズン改定される．最新情報には留意されたい．過去にA型インフルエンザに使われていたアマンタジンは既存の全株に無効である．

❷合併症

- 二次性の細菌性肺炎はよくみられる．肺炎球菌・インフルエンザ桿菌に加えて黄色ブドウ球菌が起因菌として多い．
- **インフルエンザ脳症**（年間約50例の報告）と，**Reye症候群**は血管内皮障害および細胞内代謝異常に起因し，脳浮腫による嘔吐・混迷・意識障害が出現し致死的である．Reye症候群は解熱薬による医原性合併症であり，NSAIDsの投与は避ける．厚生労働省は特にアスピリンとジクロフェナク（ボルタレン®）を原則禁忌としている[5]．

4 予　防

❶ワクチン

集団免疫と重症化の予防を目的とする．A/H3N2，A/H1N1，Bの3抗原型が入ったスプリットワクチン（不活化ワクチン）が使われている．予防効果は若年健常者で90％，65歳以上では40％弱のため必ずしも罹患は防げないが，入院・死亡など重症化を50％以下に防ぐことができる．また流行を防ぐための集団免疫（herd immunity）も重要な目的である．毎年ウイルス抗原が変化するため**ワクチン接種は毎年必ず受けることが重要である**．

重要

ワクチン接種のタイミング
- 6カ月～13歳未満：4週間あけて2回接種．
- 13歳以上：年に1回．基本的に全員接種．

- ワクチン供給が不十分なら小児・高齢者・妊娠中・妊娠する予定の者，基礎疾患のある患者，すべての医療者と介護施設入所者を優先する．
- 接種禁忌：<u>重篤なアレルギーの場合のみ</u>（卵アレルギーでは使えない）．

❷飛沫・接触感染予防策

インフルエンザウイルスは咳やくしゃみの飛沫に乗って1m以内に散布され（**飛沫感染**），また汚染された環境表面で最長48時間程度感染力をもち**接触感染**する．マスク着用・石鹸と流水による手洗いが重要（石鹸にはエンベロープ破壊作用がある）で，咳を手で受け止めないなど「**咳エチケット**」が一般市民にも浸透してきた．医療者もマスク着用，診察室のドアノブやデスクなどの汚染に留意する．

> **MEMO ❷ 予測される脅威**
>
> 常にインフルエンザが流行している東南アジアやエジプトなどでは，ヒトに感染しづらい鳥インフルエンザ（A/H5N1）が家禽類や豚の体内でヒト型のウイルスと融合し，効率よくヒトに感染する高病原性株が出現している．これまで約600例の発症があり，特にインドネシアで181症例（149人死亡）が報告されている．

文献・参考図書

1) Treanor, J. J. : Influenza Viruses, Including Avian Influenza and Swine Influenza. In : Principles and Practice of Infectious Disease. 7th edition (Mandell, G.L., et al. ed.), pp. 2265-2288, Churchill Livingstone Inc. and Elsevier Inc., 2009

2) 厚生労働省：インフルエンザ対策（http://www.mhlw.go.jp/seisakunitsuite/bunya/kenkou_iryou/kenkou/kekkaku-kansenshou/infulenza/）
   ↑国内のインフルエンザについて最新情報が得られる．各地の発生状況や耐性ウイルス情報など多くの疫学情報が得られる．一般向けの説明文書なども掲載されている．

3) Centers for Disease Control and Prevention : Epidemiology and Prevention of Vaccine-Preventable Diseases, The Pink Book : Course Textbook 12th edition（http://www.cdc.gov/vaccines/pubs/pinkbook/index.html），p.151-172, 2011
   ↑米国疾病予防管理センター（Centers for Disease Control and Prevention：CDC）が出しているワクチン接種の小冊子．ワクチンだけでなく臨床像もコンパクトにまとまっている．無料ダウンロード可能．

4) CDC Seasonal Influenza（Flu）: http://www.cdc.gov/flu/
   ↑CDCが最新のインフルエンザ情報を発信しており，トレンドを把握するにはよい．日本の国内事情と異なる部分は多い．

5) 厚生労働省報告発表資料2001年5月：http://www.mhlw.go.jp/houdou/0105/

第5章 ERで注意すべき微生物

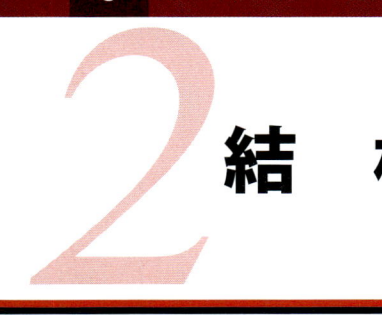

2 結 核

松本智成

Point

- 救急現場では，外傷などで胸部異常陰影を伴う患者を扱う頻度が高く，日本の現場では胸部外傷に結核合併も念頭において診療しなければならない
- 日本においてHIV感染者は増加傾向である．結核患者の診療時にはHIV感染症を，HIV感染患者の際には結核を念頭におくことが重要である．また，HIVに対する針刺し事故ならびに感染対策も必要である
- 世界的観点でみると超多剤耐性結核（XDR-TB）患者数が拡大している．日本では，数的にはまだまだたいした患者数ではないが救急診療にて遭遇する可能性がある

■ はじめに

　　結核は，日本では減少しているが世界的な観点からは増加している．その増加の原因はHIVと多剤耐性結核の出現である．多剤耐性結核は，HIV合併例のような免疫機能が低下した特殊な場合以外では感染しないと盲目的に信じられていた．だが，日本において多剤耐性結核が感染拡大していること，ならびに一般の医療機関においてもその集団発生事例が報告されはじめてきた．結核は一般診療にて遭遇する機会の多い感染症であり特に救急分野では，結核に対応した感染対策は必須である．

症例 A

XDR-TB + HIV 合併例

　　患者は，50代男性．都市中心部の地下街で倒れていたということで救急指定医療機関に救急搬送された．胸部X線検査の結果，両肺野に浸潤影があった．喀痰抗酸菌塗抹3＋（ガフキー9号相当）の結果にて，画像診断の結果も踏まえ結核の可能性が高いと診断され，当センターに転院してきた．転院後，有効な抗結核薬がほとんどない超多剤耐性結核（extensively drug-resistant tuberculosis：XDR-TB）であることが判明した．急激な呼吸状態の悪化が認められ気管挿管ならびに人工呼吸管理が行われた．人工呼吸管理中も呼吸状態がさらに悪化し入院後1週間で永眠された．急激な結核症状の悪化よりHIVスクリーニングを行ったところ陽性．ウエスタンブロット（western blot：WB）にてHIV感染が死亡後に確定となった．入院時のCD4数は9個/μLであった．

症例B

気管支結核症例

　30代男性．元来健康であったが，咳嗽，労作時呼吸困難感出現．聴診上，吸気時のrhonchi（類鼾音）であったが長引く咳嗽のために気管支喘息との診断のもと，吸入ステロイド薬が投与されていた．症状改善せず咳嗽回数多く胸部X線検査では異常は認められなかったが，CT検査にて左主気管支の高度狭窄が認められたものの，肺野には異常は認められなかった．

　左主気管支狭窄部に対するバルーン拡張ならびにイソニアジド，リファンピシン，エタンブトール，ピラジナミドの4剤標準化学療法が開始されたが，左主気管支が完全閉塞し左全肺摘出術が行われた．

　気管支結核は，胸部X線にて肺野に異常がないことが多く，しかも結核菌を高排菌するので感染対策が特に重要である．治療抵抗性の咳嗽を伴うことが多く，気管支喘息もしくは咳喘息の診断のもと漫然と吸入ステロイド治療が行われることが多い．難治性咳嗽例は，CT検査ならびに喀痰抗酸菌塗抹，培養検査を積極的に行うことが重要である．

症例C

繰り返す誤嚥性肺炎にて結核を見落とされていた例

　80代男性．脳梗塞にて在宅介護が行われていたが，誤嚥性肺炎にて入退院を繰り返していた．肺炎のたびにカルバペネム系を中心に種々の抗菌薬が使われていた．再び肺炎が出現したが，カルバペネム系が以前に比べて効果がなかった．入院時の喀痰検査にて，緑膿菌が検出，シプロキサン点滴がなされいったんは改善したが再び発熱．陰影はあまり改善しておらず，胸水貯留が出現した．再度シプロキサン投与を行ったが効果はなかった．胸膜生検にて乾酪性肉芽腫が存在することが判明したので喀痰検査を行った．喀痰塗抹検査にて3＋，結核菌PCRにて陽性．当センターに転院．年齢が80代であるのでピラジナミドを控えてイソニアジド，リファンピシン，エタンブトールにて加療を開始し症状は改善した．結核菌は，キノロン系抗菌剤に感受性がある場合が多いので，肺炎に対してレボフロキサシン（クラビット®），モキシフロキサシン（アベロックス®），シプロフロキサシン（シプロキサン®）を安易に選択すると症状が一時改善するので結核を見落とす場合がある．

1 診断のポイント

❶ 塗抹，培養検査

　難治性の咳嗽，胸部異常陰影がある場合はCT検査ならびに抗酸菌塗抹，培養検査も行う．

　塗抹検査は，Zeel-Neelsen法（Z-N法）と蛍光法がある．マイコバクテリウム属やノカルジアの一部の菌は，グラム染色などの通常の染色では多量の脂肪酸の存在のために難染性を示すが，強力に染色された後は，酸やアルコール処理による脱色が起こりにくくなる（酸による脱

色への抵抗性）．Z-N法はこの性質を利用した染色法であり，石炭酸フクシンにより染色後，塩酸アルコールによって処理する．陽性では赤色，陰性では青色に染まる．材料中に菌が少ない場合では見落とす場合がある．これに対し蛍光法は，暗い視野のなかに結核菌がオレンジ色に光ってみえるので見落としは少ない．またZ-N法では1,000倍拡大で観察するのに対し，蛍光法での観察は200倍拡大で行うので観察に要する時間も短縮できる．このような理由から日本結核病学会では塗抹材料の染色法として蛍光法を勧めている．

　日本では塗抹検査の結果をガフキー号数で表していた．しかし標本中の菌数は材料の採取部位や塗抹の厚薄により変動するので，細かく分けても意味がない．また多くの場合数個ないし数十個の菌が固まってみられる．日本結核病学会新結核菌検査指針ではガフキー号数での表示に代えて検出菌数を1＋，2＋，3＋で表すことを提唱した（表1）．この表示は諸外国でも行われている．「結核定期外健康診断ガイドライン」（平成4年12月8日健医感発第68号厚生省課長通知別添）のなかで感染危険度指数の算定にガフキー号数の使用が記載されているが，1＋はガフキー2号，2＋は5号，3＋は9号と読み替えて算定に用いることで問題は起こらない．これまでガフキー1号と表示していた例は±（要再検）と記述し，同一の材料から塗抹標本を作り直すか，可能なら別の材料で再検査することを日本結核病学会は推奨している．

　喀血時は，血液の吸込みのため，画像検査で結核の可能性を判断することが難しく，塗抹，培養検査が重要になってくる．また，喀血時の結核専門施設への転院は，救急車内での再喀血など生命の危険を伴うことが多く推奨はできない．結核感染の危険性は，対策を講じている診断後より無防備な診断前の方がはるかに高い．常日頃から感染対策をきちんと行い，結核患者と判明しても慌てないことが肝要である．

❷ その他の検査

　塗抹，培養検査以外にも種々の結核菌核酸増幅法が使用可能になってきた．現在Taqman-PCR法，LAMP法，TRC法，ラインプローブアッセイなどが利用でき，また近々Xpert TB法も使用可能になると思われる．

表1　鏡検における検出菌数記載法

記載法	蛍光法（200倍）	Zeel-Neelsen法（1,000倍）	備考※
−	0/30視野	0/300視野	G0
±	1～2/30視野	1～2/300視野	G1
1＋	2～20/10視野	1～9/100視野	G2
2＋	≧20/10視野	≧10/100視野	G5
3＋	≧100/1視野	≧10/1視野	G9

※相当するガフキー号数

MEMO ❶ LAMP（loop-mediated isothermal amplification）法

　日本の栄研化学が独自に開発した，安価，迅速，簡易，正確な遺伝子増幅法である．標的遺伝子の6つの領域に対して4種類のプライマーを設定し，鎖置換反応を利用して一定温度で反応させることを特徴とする．サンプルとなる遺伝子，プライマー，鎖置換型DNA合成酵素，基質などを混合し，一定温度（65℃付近）で保温することによって反応が進み，検出までの工程を1ステップで行うことができる．

MEMO ❷ TRC（transcription reverse transcription concerted）法

　この方法も，PCR法と異なり，LAMP法のように一定温度下で反応し短期間で結核菌が検出できる方法である．この方法に目的遺伝子と結合することで蛍光強度が増強するINAF（intercalation-activating fluorescence）プローブを組み合わせたことにより，臨床現場においても応用可能になった．このTRC法を利用した結核菌検出試薬は市販の体外診断用医薬品TRCRapid M. TB（東ソー）として利用可能である．

　これらの検査は，数時間で測定でき，しかも診療所でも簡単に喀痰抽出測定が行えるので救急現場において有用である．また，Xpert TB法，ラインプローブアッセイは，同時にリファンピシン耐性遺伝子変異も検出できるので多剤耐性結核のスクリーニングにも使用することができる．
　結核菌感染診断法としては，QFT（QuantiFERON）がある（Memo③参照）．

　QFTの測定方法は，末梢静脈から採血し，その全血を試験管内にて3種類の結核菌特異抗原（ESAT-6，CFP-10，TB7.7）で刺激する．その後，血漿成分にリンパ球から遊離されたIFN-γをELISA法で測定する．QFT-3Gの感度は92.6％（95％信頼区間86.4％〜96.3％）である．QFT-3GとQFT-2Gの特異度はともに98.8％（95％信頼区間95.1％〜99.8％）である．

MEMO ❸ QFT 3G（QuantiFERON 3G）

　結核感染診断には，ツベルクリン反応検査（ツ反）が行われていたが，BCG接種や非結核性抗酸菌症の影響を受けやすいという問題があった．従って日本を含めたBCG接種国においては，これらの影響を受けない検査の開発普及が求められていた．QFT-3G（QuantiFERON-TB 3 Generation）は，QFT-2G（Quanti FERON-TB2G）の後継診断試薬でありBCGにはない結核菌特異抗原を免疫学的に検出する方法である．結核菌群（*Mycobacterium tuberculosis*，*M. bovis*および*M. africanum*）と一部の非結核性抗酸菌（*M. kansasii*，*M. marinum*，*M. szulgai*，*M. flavescens*および*M. gastri*）にのみ存在し，すべてのBCG亜株と*M. avium*，*M. intracellulare*を含む大部分の日常診療にて遭遇する非結核性抗酸菌には存在しない

抗原ESAT-6（early secretory antigen target 6），CFP-10（culture filtrate protein 10）およびTB7.7を用いてヘパリン採血した全血を刺激し産生されるインターフェロンγの量に基づき結核感染を診断する．BCG接種および大多数の非結核性抗酸菌感染の影響を受けないため，ツ反より特異度が高い．この技術は，医療機関への再診の必要もなく，ツ反と比較して，BCGや非結核性抗酸菌による影響を受けない．PPD（purified protein derivative）頻回投与によるツ反の増強であるブースター現象を起こさない．ツ反は結果の判定に訓練が必要であり判定が主観的であるのに対して測定検査技術のばらつきが小さく結果が客観的である，という利点がある．従来ツ反には上記のような問題があり，イソニアジドによる予防内服の実施率において施設間で差ができる原因にもなっている．つまりQFT-3Gを導入することにより無駄な予防内服数が減ることが期待できる．この点において，QFT-3Gでは，高い検査精度による信頼性のある治療開始ならびに治療対象の選別が可能になってくる．

海外でも使用されているが，学術論文中に記載されるQuantiFERON® TB-Goldは日本で使用されてきた第二世代キット（QFT-2G）に相当し，QuantiFERON® TB-Gold In-Tube（QFT-GIT）が現在日本で使用可能な第三世代キット（QFT-3G）である．したがって，外国の学術論文などを読む際には，日本のクォンティフェロン®TBゴールドと海外のQuantiFERON-TB Goldの意味するものが違うことに注意する必要がある．

One More Experience

QFTを発病診断に使う場合の落とし穴：QFT陰性だからといって結核は否定できない

QFTは感染診断の代表的検査であり，応用として胸部異常陰影がある場合に結核か否かをQFTで判断する発病診断に使う場合もある．しかしながら，当センターにて喀痰から結核菌が検出された患者104名のうち，QFT-2G陽性は89名（85.5％），判定保留12名（11.5％），陰性3名（2.8％）であった．特に関節リウマチを合併した結核菌排菌患者14名では，QFT-2G陽性は7名（50％），判定保留3名（21.4％），陰性2名（14.2％），判定不能2名（14.2％）でありQFT陰性だからといって結核を否定はできない．

❸ ツ反とQFTの判別法

QFT値が0.35 IU/mL（以下，測定値の単位略）以上の場合を「陽性」とする．陽性コントロールが0.5以上で，QFT値が0.1未満であれば「陰性」，QFT値0.1以上0.35未満の場合は「判定保留」となる．「判定保留」は，"塗抹陽性結核患者と濃厚接触し，結核感染の可能性が高い場合に陽性相当として潜在性結核感染症治療対象とする"など，総合的診断のための余裕域として設定されたものである．「判定不可」とは，QFT値が0.35を超えず，かつ同時に測定される陽性コントロール測定値が0.5未満である場合を指す．細胞性免疫応答自体の低下が疑

表2 QFT-3Gの判定基準

陽性コントロール	QFT値	判定	判断
不問	0.35 以上	陽性	結核感染を疑う
0.5 以上	0.1 以上 0.35 未満	判定保留	感染リスクの度合いを考慮し，総合的に判断する
	0.1 未満	陰性	結核感染していない（偽陰性に注意）
0.5 未満	0.35 未満	判定不可	免疫不全などが考えられるので，判定できない

※単位はいずれもIU/mL

われ，結核菌特異抗原に対する反応結果に信頼性がないので，判定を行わない（表2）．

2 治療のポイント

　80歳以下で腎機能，肝機能異常がなければイソニアジド，リファンピシン，エタンブトール，ピラジナミドを含む4剤標準化学療法を行う．80歳より上では，ピラジナミド抜きのイソニアジド，リファンピシン，エタンブトールのメニューで行う．エタンブトールとストレプトマイシンとどちらがよいのかという質問をよく受ける．エタンブトールよりもストレプトマイシンの方がよく効くと主張される先生もおられる．しかしながら，耐性の頻度を考えるとストレプトマイシンの方が耐性獲得した菌が多く，その点ではエタンブトールに軍配があがる．

　さらに重要な点は，治療開始前後に喀痰塗抹，培養検査を連続3日間行う．菌の塗抹検査は感染性の評価に用いられ，3回連続培養検査により菌の検出率が上がる．3回のうち少なくとも1回は小川固形培地で培養し，そのほかは液体培地で培養する．また培養で菌が得られた場合は迅速に薬剤感受性検査を行う．

3 医療関係者の結核感染予防

　咳嗽を有する患者は，たとえ胸部に異常陰影がなくても咽頭結核，気管支結核の可能性があることを念頭におく．救急処置室では，空気の流れを理解して風上で処置をするように心がけるとよい．また，通常の肺結核でさえ咳嗽をしていなければ換気回数が保たれている処置室内での感染性は低い．ただし，気管挿管，気管支鏡検査は空気（飛沫核）感染の危険性を上げる．したがって，結核を完全に否定できない患者において，気管挿管，気管支鏡検査を行うときは，職員は適切な換気のもとでN95マスクを着用することが望ましい．

❶病院職員におけるQFT陽性率

　筆者らは，比較的年齢層の高い当センター51名の中途新規採用者（男性20人，女性31人，平均年齢34.1歳，医師，看護師，薬剤師，栄養士，検査技師，放射線技師，事務員，受付，栄

養士）を対象に，QFT-3Gにて結核感染の有無を求めた結果，医師以外の職員の陽性率が高く，病院職員全体での感染対策の重要性も明らかにしている．

また，当センターにて結核病棟勤務歴のない看護師139名，結核病棟勤務歴のある20歳代看護師60名に対してQFT-2G検査を行った．

なお，結核病棟勤務時はN95マスク着用を義務づけ，病棟換気は12回/時（一部7～9回/時）の条件下にて勤務を行った．

その結果，結核病棟勤務歴のない看護師139名に対するQFT-2G検査陽性率は，20歳代看護師が約7％，30歳代看護師が約10％，40歳代看護師が約30％と年齢依存的に高くなった．一方で，20歳代看護師のQFT-2G検査では，結核病棟勤務歴のない看護師がQFT-2G 6.4％陽性であったのに対して，結核病棟勤務歴を有する看護師は，結核病棟勤務歴の長さに関わらず（最長4年）全員が陰性であった．O'GrayとRileyは，結核病棟の空気をモルモットに吸わせた実験から，340m^{3}に1個，結核の感染性粒子が存在しており，これだけの量の空気を吸い込むには，病棟勤務して1年～1年半の時間が必要であると報告している[1]が，これは当センターでの調査とも一致している．これらのことから結核病棟勤務だからといってむやみに結核感染を怖がらなくてもよく，適切な換気とN95マスク着用を行っていれば高頻度に結核患者と接していてもQFT陽性化はなかなか起きないことがわかる．

❷病院の換気回数

では，病院の換気はどのようになっているのであろうか？

日本病院設備協会規格によると，最小換気は診察室で1時間あたり8回，一般病室で6回，ICUで10回，手術室で20回，感染病診察室で10回となっている．それに対して，一般居住用鉄筋コンクリート洋室で0.3～1回，木造和室で2.5～6.5回である．

以上をまとめると，上述のように病院ではある程度の換気がなされていて，結核病棟勤務看護師と一般病棟看護師にQFT陽性率に差が認められることより結核の可能性があるときにはN95マスクの着用が重要である．特に救急現場では，気管挿管処置，気管支鏡検査の際には必ずN95マスクを着用すべきである．

MEMO ❹ N95マスクの着用

N95規格とは，米国国立労働安全衛生研究所（National Institute of Occupational Safety and Health：NIOSH）が定めた基準の1つで，「N」は耐油性がないことを表し（Not resistant to oil），「95」は試験粒子を95％以上捕集できることを表している．N95とはフィルター自体の性能を示すもので，装着後のマスクと顔との密着性を保証はしていない．したがって使用にあたっては，正しい装着を実施する必要があり，サイズの確認のため，年に数回のフィットテストが必要である．あと，息の漏れがないかのチェックは，マスク着用のたびに行う（図）．

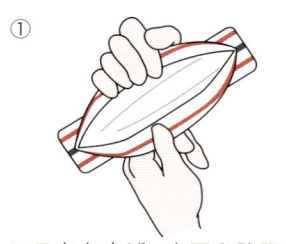

① マスクを広げ，上下を確認する．鼻当て部に緩くカーブをつける．

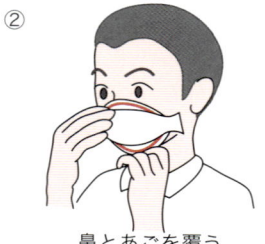

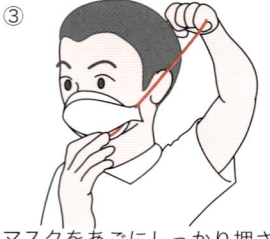

② 鼻とあごを覆う

③ マスクをあごにしっかり押さえながら，上ゴムバンドを頭頂部近くにかける．

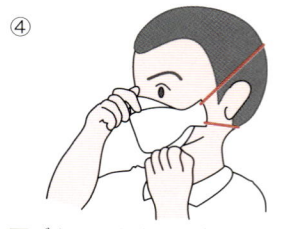

④ 下ゴムバンドを頭頂部からまわし込んで，首のうしろにかける．マスクを広げて，鼻とあごを確実に覆う．

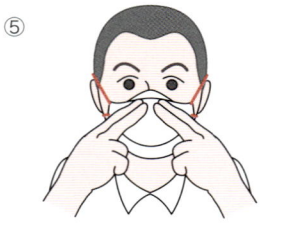

⑤ 両手の指で鼻あてを軽く押さえ，鼻の形に合わせる．

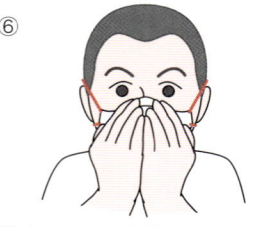

⑥ 両手でマスク全体を覆い，空気漏れをチェックする．密着のよい位置にマスクを合わせる．

図　N95マスクの着用方法（3つ折マスク）

One More Experience

入院時スクリーニングの落とし穴

　入院時のスクリーニングで結核を否定しても，入院中の発症もありうる．その場合，入院時に結核を否定したので入院中に症状が増悪したときに結核が鑑別診断から抜ける場合がある．入院中の増悪の際，結核発病の可能性も視野に入れて鑑別診断する必要がある．

BCGは感染予防策ではない

1. BCGを受けても，結核菌の感染は予防できない．
2. BCGの結核発病予防効果の持続は概ね10〜15年であり，乳幼児の重症結核については有意の効果があるが，乳幼児の肺結核発病の予防効果は，概ね半分である．
3. 再接種の有効性・無効性は，ともに証明されていない．ただし，ランダム化比較試験ではないが，日本から今村らが大阪帝国大学（現・大阪大学）の看護師のデータから少なくとも2年間は有効性があると報告している[2]．
4. 世界保健機関（WHO）では，BCGの再接種は効果が証明されていないとして，再接種を勧めていない．上記のように無効であるとも証明されていない．
5. BCG菌株は，継代するうちにしばしば突然変異が起こる．現在，日本で使用されている株は，大量培養後の凍結乾燥株であり継代していない．

6. BCGを受けた者のツ反は，発病予防免疫とは相関がよいとはいえないので，ツ反陰性であるから免疫がないとはいえず，また，陽性であるから発病予防効果があるともいえない．
7. BCGはツ反の検査結果に影響を与え，結核感染の診断はほとんど不可能になり，化学予防を適切に提供することが著しく困難になる．
8. 米国では，多剤耐性結核の蔓延があるなど，特殊な場合に限って，本人との十分な検討の後にBCGが実施される．
9. 成人が行うBCGは任意接種であり，副反応が発生した場合の補償は，定期予防接種とは違った方式になる．
10. HIV患者ではBCGによる播種性 *M.bovis* 症の報告があり，BCGは禁忌である．また，BCGの既接種者が成人後にAIDSを発症し，播種性 *M.bovis* 症になった報告もある．

Pros & Cons 賛成論 反対論

❖ 結核患者の入院について

入院患者で結核と判明すると大騒ぎですぐさま転院の話が出てくる場合が多い．しかしながら結核の感染性はいわれているほど高くなく適切な感染管理をすれば防ぐことができる．むしろ結核が判明する前の無防備な曝露が問題である．したがって結核とわかって適切な感染対策を行えば，結核はそう簡単に感染するものではない．

文献・参考図書

1) Riley, R. L. : The hazard is relative. Am Rev Respir Dis, 96 : 623-625, 1967
2) 今村荒男，ほか：BCGワクチンによる予防接種．日本臨床結核，3巻：369-375，1942
3) 松本智成：結核の現状と最新の治療．日本耳鼻科学会会報，115：141-150，2012
4) 松本智成：IV．病原体別にみた院内感染と対策　5．結核菌．日本内科学会雑誌，97(11)：63-71，2008
5) 松本智成：分子遺伝学的診断．「最新医学別冊 新しい診断と治療のABC41（呼吸器6）結核・非結核性抗酸菌症」（露口泉夫 編），pp. 82-94，最新医学社，2006
6) 松本智成：結核．「呼吸器感染症の最新診断法の評価」，月刊呼吸器科，7(1)：23-26，2010

第5章 ERで注意すべき微生物

3 新興感染症
ウエストナイルウイルス，鳥インフルエンザ，SARS，市中感染型MRSA

三木智子，岡　秀昭

Point

- 渡航歴のある患者では，専門機関ホームページ（表1，図）で地域感染症・新興感染症の流行状況を調べる
- 新興感染症に遭遇する確率はきわめて低いため，common diseaseのエンピリック・セラピーから開始する
- エビデンスに基づいた感染予防対策を行い，ワクチン対策の有無を知る

■はじめに

　世界保健機構（WHO）による新興感染症の定義とは，"かつて知られていなかった，この20年間に新しく認識された感染症で，局地的あるいは国際的に公衆衛生上問題となる感染症"である[1]．ERなどの救急現場では，疾患を疑う知識と調べるツールをもち，鑑別診断の最後に加えておくことで，後医よりも名医になれるチャンスがある．

表1　新興感染症を調べる際の参考ウェブサイト

CDC traveler's Health	http://wwwnc.cdc.gov/travel/	米国疾病予防管理センター（CDC）による旅行者向けのサイト．疾患ごとの情報量が豊富
WHO	http://www.who.int/csr/don/en/index.html	アウトブレイク情報が時系列で入手可能
fit for travel	http://www.fitfortravel.nhs.uk/home.aspx	イギリスの国民保険サービス（national health service：NHS）が提供する旅行者向けの情報ページ
ECDC	http://www.ecdc.europa.eu/en/Pages/home.aspx	欧州疾病管理センター（ECDC）のサイト．ヨーロッパの疫学情報に優れている
Health Map	http://www.healthmap.org/en/	おススメ→図参照
厚生労働省検疫所 FORTHホームページ	http://www.forth.go.jp	海外渡航者向けの予防接種実施機関検索が可能．
国立感染症研究所 感染症情報センター	http://www.nih.go.jp/niid/ja/from-idsc.html	最新の国内疾患流行状況が時系列でチェック可能．

2012年6月時点の情報である．

1 米国旅行後，発熱と弛緩性麻痺をきたした症例

症例A

　生来健康な65歳女性．搬送2日前に2週間のアメリカ旅行（8月）から帰国した．搬送前日から38℃台の発熱・激しい頭痛を訴えていた．受診日朝から右上肢の感覚異常と弛緩性麻痺が出現したため救急搬送された．病着時現症：GCS8点，体温38.9℃のほかはバイタル正常．身体所見上，右上肢の片麻痺，体幹の点状紅斑を認めた．頭部CTでは占拠性病変なし．髄膜脳炎を疑い腰椎穿刺をしたところ，リンパ球優位の髄液細胞数上昇（500/μL）とタンパク濃度上昇（980 mg/dL）を認めた．髄液中の糖濃度低下はなかった．急性髄膜脳炎の診断にてICU入室となった．

❶ 診断のポイント

　第一に致死的で一般的な細菌性髄膜炎・ヘルペス脳炎に対するエンピリック・セラピーをすみやかに開始することが重要である．かつ，直前にアメリカ渡航歴があることから髄膜脳炎を起こす輸入感染症を鑑別に加える必要がある．旅行内容の聴取は地域特異的な流行疾患や媒介動物を推測するのに有用である．渡米歴と髄膜脳炎をヒントに，細菌では髄膜炎菌性髄膜炎，ウイルスではアルボウイルス脳炎，日本脳炎，セントルイス脳炎，ラクロス脳炎などを念頭におく．髄膜炎菌性髄膜炎はアフリカ髄膜炎菌ベルト（アフリカ大陸西岸のセネガルから東部のエチオピアに至るサハラ以南の21か国[2]）以外の地域でも発症例があり，2010年にはアメリカ・オクラホマ州での集団発生が報告されている．渡航前の髄膜炎菌ワクチン接種歴を確認する必要がある．一方，ウイルス性脳炎を臨床像から鑑別することはほぼ不可能である．前述のようなウイルス性脳炎に対する一般病院で施行可能なスクリーニングは，日本脳炎の赤血球凝

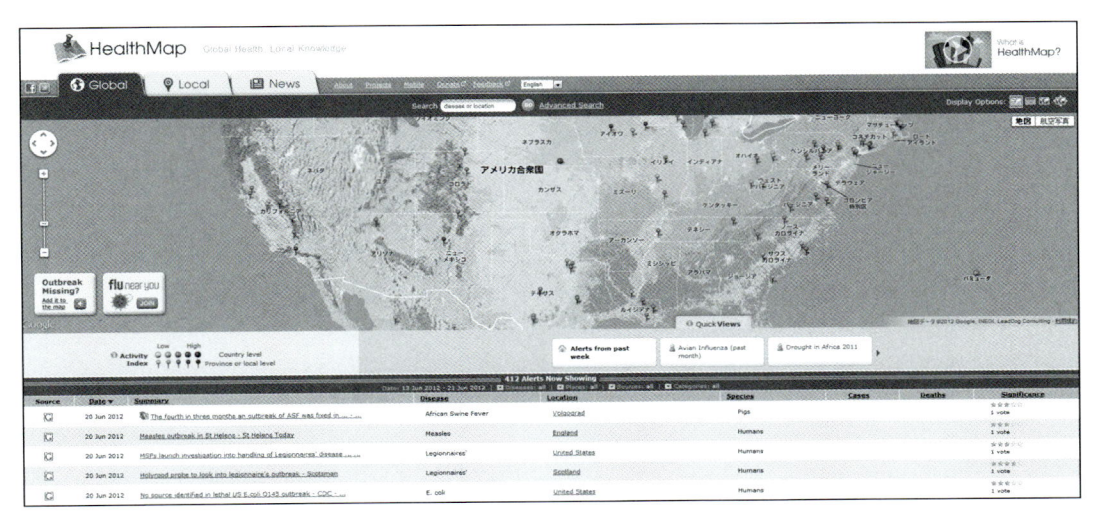

図　Health Map
新興感染症も含めたアウトブレイク情報を世界地図で視覚的にみることができる．情報源はWHO・CDC・ECDCなどの公式サイトからGoogleニュースなどの一般メディアまで多岐にわたる．各国名は日本語表記もある．

集抑制反応である．原因不明の脳炎として，血清・髄液の保存も重要である．ウイルス性脳炎であれば，血清や髄液からPCRによるウイルス遺伝子を検出する病原体検査や，ペア血清での血清学的検査が必要である．詳細な情報は国立感染症研究所（http://www.nih.go.jp/niid/ja/from-idsc.html）や長崎大学熱帯医学研究所（http://www.tm.nagasaki-u.ac.jp/nekken/）に依頼することができる．症例は旅行当時のアメリカでの流行状況からアルボウイルス脳炎を疑い，急性期の血清を提出したところ，アルボウイルス（昆虫媒介性ウイルスの総称）のなかでもウエストナイルウイルスの特異的IgM抗体陽性，中和抗体価の上昇を認めた．

＜診断＞ウエストナイルウイルス脳炎

❷ 治療のポイント

　ウエストナイル脳炎に特異的な治療法はなく，ウイルス脳炎に対する全身管理と対症療法が中心となる．1週間以内の発熱前駆症状の後に，髄膜炎・脳炎症状を呈する．比較的特徴とされている前駆症状は，眼痛・顔面うっ血・発赤である．神経学的症状では，急性弛緩性麻痺や非対称性麻痺の報告が多い．主に蚊刺によってヒトへ感染するため，蚊刺を避けることが一番の予防策である．肌の露出や夕方から夜間にかけての屋外活動を控え，ディート（DEET）などの虫除け剤の外用が推奨されている．ウエストナイルウイルスのヒトに対する有効なワクチンは承認されていない．

重要

　未経験の新興感染症を治療する際は，文献3のようなマニュアルを参考に感染予防策をとることが重要である．ウエストナイル脳炎では特殊な経路（アメリカでは経胎盤感染，臓器移植，輸血による感染報告があった）でしかヒト－ヒト感染が起こらない．また，患者の隔離は不要で，標準接触予防策でよい．日本では現行の感染症法で四類に指定されており，診断した医師はただちに最寄りの保健所を通して都道府県知事への届出が義務づけられている．

One More Experience

鳥インフルエンザとSARS

　新興感染症ではH5N1高病原性鳥インフルエンザ（1997年），重症急性呼吸器症候群（severe acute respiratory syndrome：SARS，2003年）が記憶に新しい．

　鳥インフルエンザ（以下H5N1ウイルス）はニワトリからヒトへ感染したとされる人獣共通新興感染症で，中国・ベトナムをはじめとした15カ国でヒトへの感染が認められている．日本国内では，家禽などでのH5N1ウイルス感染が報告されているものの，ヒト感染例の報告はない．今日では専門家の間でも持続的なヒト－ヒト感染は否定的である．H5N1ウイルスを疑うべき患者は，国立感染症研究所情報センターによると，以下3条件をすべて満たす患者である．①流行地域へ渡航または在住し，帰国後10日以内，②流行地域で鳥または感染患者との接触，③呼吸器症状と発

熱を有する（2007年に発表）．H5N1ウイルス感染を疑った場合は，疑似患者として保健所に届ける．治療はノイラミニダーゼ阻害薬（オセルタミビル）早期投与が重要である．早期治療により死亡率が大幅に低下することがエジプトやパキスタンで経験されている．日本ではH5N1ワクチンはすでに製造備蓄されているが，接種対象は医療従事者など限られており，季節性インフルエンザワクチンと同様の扱いではない．

SARSはコロナウイルスによる新興感染症で，2003年2月に香港のアウトブレイクを契機に世界中へ拡大した．同年6月にWHOが封じ込め宣言を出して以降，数例の実験室感染があるのみで，近年は報告例がない．SARSの特徴は，鳥インフルエンザと異なり容易にヒト-ヒト感染が発生し，院内感染が多発したことである．重症肺炎という一般的な疾患であったために，新興感染症である認識が共有できなかった点も反省点である．今後，SARS以外の新興呼吸器ウイルス感染症が発生する可能性もある．SARSでの教訓を生かして，同時多発的に同様な症状の呼吸器疾患が発生した際には，積極的に最寄りの保健所へ連絡し，院内では空気感染予防策を考慮する必要がある．

2 インフルエンザ罹患後，新たに呼吸器症状をきたした症例

症例B

生来健康な20歳男性．搬送3日前から出現した発熱・膿性痰・呼吸困難にて救急搬送された．病歴では2週間前にインフルエンザに罹患し，オセルタミビル服用にていったん解熱改善していた．胸部X線写真上，右中肺野に多発性の空洞を伴う浸潤影を認めた．重症市中肺炎の診断にてICU入室となった．良質な喀痰検体のグラム染色で，ブドウ房状のグラム陽性球菌のみを一面に認めた．黄色ブドウ球菌性壊死性肺炎の診断にて，バンコマイシンの追加投与を開始した．後日，喀痰からはメチシリン耐性黄色ブドウ球菌（MRSA）が検出され，表2の感受性であった．細菌検査室から「この感受性から判断すると，市中感染型MRSA（community-associated MRSA：CA-MRSA）の可能性が高いです」との報告を受けた．

❶診断のポイント

インフルエンザ罹患後の二次性肺炎は，インフルエンザ関連死の約25％を占める重篤な合併症である[4]．起因菌としては，一般市中肺炎と同様に肺炎球菌が最多であるが，黄色ブドウ球菌の頻度が高くなる点が特徴とされている[5,6]．今症例の診断ポイントは，グラム染色にて肺炎の起因菌としてグラム陽性球菌を疑った時点で，インフルエンザの既往から黄色ブドウ球菌性肺炎，特に重症度の高いCA-MRSAを疑うことである．免疫力正常の若年者が急性経過で重症壊死性肺炎になっている経過は，CA-MRSAが産生する白血球溶解毒素による重症化を裏づけている．

＜診断＞CA-MRSAによる壊死性肺炎

❷ 治療のポイント

重症肺炎に準じた広域抗菌薬と抗MRSA薬のエンピリック・セラピーから開始する．また，CA-MRSAによる二次性肺炎が過去に若年健常者に高い死亡率をもたらした[7〜9]点，CA-MRSAによる壊死性肺炎では60％近い死亡率の報告がある[10]点を念頭において全身管理をする必要がある．表2の感受性をみると，バンコマイシンやテイコプラニン，リネゾリドといった従来の第一選択薬の抗MRSA薬以外の多剤に感性であり，CA-MRSAを疑う手がかりとなる．しかし，多剤に感受性があったとしても「米国感染症学会ガイドライン」ではバンコマイシンやリネゾリドの使用を推奨している[11]．ST合剤やクリンダマイシン，リファンピシン，レボフロキサシンは，in vitroでは感性であっても成人CA-MRSA肺炎に対する単剤治療実績が乏しいため，使用は推奨されていない．治療期間は，菌血症や菌血症に準ずる合併症（膿胸など）がなければ10〜15日間でよいとされている[5]．MRSAと同様に標準接触予防策をとる．

> **One More Experience**
> **CA-MRSA感染の高リスクグループ**
> 米国におけるCA-MRSA感染の高リスクグループとして，アメフトなどボディーコンタクトを伴う運動選手，男性同性愛者，感染者の同居家族，麻薬常習者，入れ墨のある人，軍隊の新兵，刑務所服役者，保育園児などが知られており，小児や若年成人に好発する傾向がある．

表2 *Staphylococcus aureus*（MRSA）の薬剤感受性

薬剤名	MIC	判定	薬剤名	MIC	判定
ペニシリンG	>＝0.5	R	バンコマイシン	＜＝0.5	S
セファゾリン	＜＝4	R	テイコプラニン	＜＝0.5	S
セフメタゾール	8	R	ホスホマイシン	＜＝8	S
イミペネム	＜＝1	R	レボフロキサシン	＜＝0.12	S
メロペネム	2	R	ST合剤		S
ゲンタマイシン	＜＝0.5	S	アンピシリン・スルバクタム	8	S
アルベカシン	＜＝1	S
エリスロマイシン	＜＝0.25	S	リネゾリド	2	S
クリンダマイシン	＜＝0.25	S	リファンピシン		S
ミノサイクリン	＜＝0.5	S			

※R：耐性，S：感性

MEMO ❶ CA-MRSAの特徴

　CA-MRSAは1981年に米国で最初に報告された新興感染症である．健常者に皮膚軟部組織感染症や，ときとして致命的な壊死性肺炎を引き起こし，米国では通常の外来感染症においてCA-MRSAを鑑別に加えなくてはならない事態に陥っている．CA-MRSAは従来の院内感染型MRSA（hospital-associated MRSA：HA-MRSA）とは疫学的にも細菌学的に異なる特徴を有することが明らかとなっている．両者ともβ-ラクタム系抗菌薬に耐性である点は共通だが，CA-MRSAは抗MRSA薬のほかにクリンダマイシン・ST合剤・テトラサイクリン系・キノロン系などに感受性良好である点がHA-MRSAと異なる．CA-MRSAの確定には，メチシリン耐性をコードする遺伝子型を同定する特殊検査が必要である．米国で蔓延しているCA-MRSAの大半はSCCmec type Ⅳa（遺伝子型）を有するUSA300という病原性の高い株である．一方，日本で分離されるCA-MRSAは仮に同じSCCmec type ⅣaであってもUSA300株はほとんど分離されていない[12]．実際に日本では米国ほどCA-MRSAが蔓延していないとされているが，日本でのMRSA株に占めるCA-MRSAの割合については各施設の報告による．2012年東京医科大学からの報告ではMRSA2099株中28株（約1.3％）がCA-MRSAであった[12]．一般診療では，前述のCA-MRSAの高リスクグループを認識したうえで，疾患重症度と地域の感受性パターンから抗MRSAのエンピリック・セラピーを開始することが重要である．

文献・参考図書

1) Centers for Disease Control and Prevention：Addressing emerging infectious disease threats：A prevention strategy for the united states. Executive summary. MMWR Recomm Rep, 43(RR-5)：1-18, 1994
　↑新興感染症の定義．

2) World Health Organization, Geneva：Enhanced surveillance of epidemic meningococcal meningitis in Africa: a three-year experience. Weekly Epidemiological Record, 80(37)：313-320, 2005

3) Heymann, D. L.：Control of Communicable Diseases Manual. 19th edition. American Public Health Association, 2008
　↑感染予防策や接触者対策に関する推奨図書．

4) Simonsen, L.：The global impact of influenza on morbidity and mortality. Vaccine, 17(Suppl 1)：S3-10, 1999

5) Que, Y. A. & Moreillon, P.：Staphylococcus aureus(including staphylococcal toxic shock). principles and practice of infectious diseases, 7th ed. (Manclell, G. L. & Bennett, je dolin R. ed.), pp.2543-2578, Churchill Livingstone, 2009
　↑感染症診療のバイブル．

6) 鈴木勇三 ほか：インフルエンザに混合感染した細菌性肺炎の検討．日本呼吸器学会雑誌，45(9)：667-672, 2007

7) Kallen, A. J., et al.：Staphylococcus aureus community-acquired pneumonia during the 2006 to 2007 influenza season. Ann Emerg Med, 53(3)：358-365, 2009

8) Hageman, J. C., et al.：Severe community-acquired pneumonia due to Staphylococcus aureus, 2003-2004 influenza season. Emerg Infect Dis, 12(6)：894-899, 2006

9) Centers for Disease Control and Prevention : Severe methicillin-resistant Staphylococcus aureus community-acquired pneumonia associated with influenza--Louisiana and Georgia, December 2006-January 2007. MMWR Morb Mortal Wkly Rep, 56(14) : 325-329, 2007

10) Gillet, Y., et al. : Factors predicting mortality in necrotizing community-acquired pneumonia caused by Staphylococcus aureus containing Panton-Valentine leukocidin. Clin Infect Dis, 45(3) : 315-321, 2007

11) Liu, C., et al. : Clinical Practice Guidelines by the Infectious Diseases Society of America for the Treatment of Methicillin-Resistant Staphylococcus aureus Infections in Adults and Children. Clin Infect Dis, 52(3) : e18-55, 2011
↑ MRSA診療に関する米国感染症学会ガイドライン.

12) Yamaguchi, T., et al. : Epidemiological and microbiological analysis of community-associated methicillin-resistant Staphylococcus aureus strains isolated from a Japanese hospital. Jpn J Infect Dis, 65(2) : 175-178, 2012

第6章

ERでの抗菌薬

第6章 ERでの抗菌薬

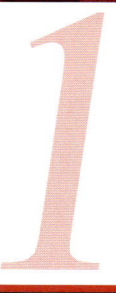

1 一般市中感染症で使われる内服抗菌薬

森 英毅

Point

・内服抗菌薬の場合も感染症診療の原則を遵守する
・バイオアベイラビリティー（生物学的利用度）の高い内服抗菌薬の使用方法に習熟する
・患者の心理社会的背景も考慮した選択を行う

■はじめに

　ER，一般外来，病院内などセッティングは異なっても感染症診療における基本原則は変わらない．すなわち**感染臓器はどこか（解剖学的診断），原因微生物は何か（微生物学的診断），患者の状態（重症？ 軽症？）はどうか**，この3つの軸を明らかにしたうえで最適な抗菌薬を選択する[1]．内服抗菌薬についてもこの点は同様である．抗菌薬選択については以下のポイントで整理するとよい．

1. **起炎菌への有効性**
2. **スペクトラム（できるだけ狭いものを使用する）**
3. **臓器移行性**
4. **副作用**
5. **コスト**

　の5つのポイントである．
　外来セッティングで主に使用されうる内服抗菌薬選択については上記5つのポイントに加え，

6. **バイオアベイラビリティー（生物学的利用度）**
7. **患者の心理社会的背景**

　の2点を追加して検討することも重要である．症例を通じてみていこう．

症例

膀胱炎の既往のある40歳女性．来院前日からの頻尿，排尿時痛を主訴にERに来院した．

⇨考え方

　よくある主訴であるが，原則に忠実な診療とは何であろうか．この時点ですぐに「単純性膀胱炎であろう．よって○○という抗菌薬を処方」といった考え方，診療をしないというこ

とである．そもそも本当に感染症でよいのか？ 膀胱刺激症状の鑑別がスタートである．そのうえで感染症が疑わしければ**感染臓器，原因微生物，患者の状態（基礎疾患や状態）**はどうかという点を明らかにし，最適な抗菌薬を選択する．

1 感染臓器，患者の状態を検討する

感染臓器は膀胱の感染で本当にいいのか？ 腟炎ではない？ 尿道炎ではないのか？（腟刺激症状や帯下の性状・量の変化などはこちらから聞かない限りはいってくれないものである）．腎盂に感染が及んではいないか？（腰痛，悪寒，嘔気，嘔吐の有無，肋骨脊柱角叩打痛は？），解剖学的問題はないか？（過去の手術歴，結石，腫瘍，子宮－妊娠の有無は？），過去にも既往がある患者であるが，そもそも原因はなんだろうか？（リスクファクター：性交渉との関連性，殺精子剤，これまでの既往）[2]．

バイタルサインの異常があり，急ぐ状況でなければ丁寧かつ配慮のある病歴聴取と身体診察での確認が必要である．

本症例では熱を含めたバイタルサインの異常はなく，免疫能も正常．妊娠もなく，病歴，診察，尿の定性検査上も単純性膀胱炎として矛盾はなさそうであった．入院の必要性は低く，帰宅は可能．内服抗菌薬による外来での治療が可能であると判断した．

2 原因微生物を検討する

最もよくある原因微生物は*Escherichia coli*，*Klebsiella pneumoniae*，*Proteus mirabilis*などの好気性グラム陰性桿菌である（図）．若年女性に多い*Staphylococcus saprophyticus*や高齢者に多い腸球菌エンテロコッカス属などのグラム陽性菌であれば抗菌薬の選択が異なるし，稀ではあるが，真の黄色ブドウ球菌による尿路感染が疑われれば，まずは血流感染を疑うべきであろう．グラム染色による確認を必ず行いたい．意見が分かれるところかもしれないが，筆者は自己の地域のアンチバイオグラム構築のため尿培養まで提出することにしている．培養結果は必ず確認し，自己の塗抹所見と答え合わせをしていくことでグラム染色力も向上することだろう．本症例では予想通りグラム陰性桿菌（中型）が確認された．

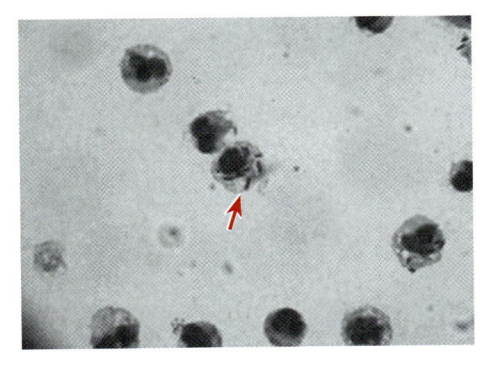

図　尿グラム染色
グラム陰性桿菌（中型）の貪食像が認められる（→）．
写真は徳島赤十字病院・矢野勇大先生のご好意による．

3 内服抗菌薬を検討する

静脈内に直接投与される注射薬とは異なり，内服薬の場合はバイオアベイラビリティーが重要である．市販されている内服抗菌薬はかなりの数に上るが，バイオアベイラビリティーの高い抗菌薬を必要最小限知っておくだけで一般外来診療ではこと足りる．

> ◆バイオアベイラビリティーの高い抗菌薬
> アモキシシリン，アモキシシリン・クラブラン酸，セファレキシン，キノロン，テトラサイクリン（ドキシサイクリン，ミノサイクリン），ＳＴ合剤，メトロニダゾール，クリンダマイシン，リネゾリド

まずはこれらの内服抗菌薬を正しく使用できるようになりたい．5つの代表的抗菌薬の特徴，使用されうるケースについて表1にまとめた．

表1　5つの代表的抗菌薬のまとめ

抗菌薬名	特徴，スペクトラム	使用されうるケース
アモキシシリン	連鎖球菌や腸球菌といったブドウ球菌以外のグラム陽性菌，感受性のあるグラム陰性菌（大腸菌，インフルエンザ桿菌）に有効である	急性副鼻腔炎，急性中耳炎，溶連菌の関与が疑われる急性咽頭炎，グラム陽性菌の関与が疑われる膀胱炎など
アモキシシリン・クラブラン酸	アモキシシリンのスペクトラムに加え，グラム陽性菌ではMRSAを除くブドウ球菌，グラム陰性菌ではBLNARを除くペニシリナーゼ産生インフルエンザ桿菌，クレブシエラやモラキセラといったグラム陰性菌のカバー，口腔内嫌気性菌，バクテロイデスなどの嫌気性菌のカバーが加わることが特徴である	ペニシリナーゼ産生インフルエンザ桿菌の関与が考えられる急性中耳炎，急性副鼻腔炎，外来治療可能な市中肺炎，誤嚥性肺炎，皮膚軟部組織感染症，動物咬傷など
セファレキシン	大腸菌，クレブシエラなどのグラム陰性菌もカバーしうるが，グラム陽性菌，特にMRSAを除くブドウ球菌のカバーが臨床上は重要	皮膚軟部組織感染症（創部感染症など），急性咽頭炎，尿路感染症など
アジスロマイシン	グラム陽性菌に使用する意義は少ない．嫌気菌もカバーしない．細菌性腸炎の起炎菌であるカンピロバクター，異型肺炎の起炎菌である細胞内寄生菌（マイコプラズマ，クラミジア，レジオネラ），抗酸菌へのスペクトラムが重要であるペニシリンアレルギー患者の代替薬としての役割もある	異型肺炎，COPD急性増悪，細菌性腸炎（特にカンピロバクター腸炎），クラミジアなどによる非淋菌性尿道炎，MAC感染症など
レボフロキサシン	好気性グラム陰性桿菌に加え，肺炎球菌やブドウ球菌などのグラム陽性球菌，細胞内寄生菌と広域な抗菌薬である．500〜750mgの1日1回の投与でよい	市中肺炎，異型肺炎（特にレジオネラ肺炎），前立腺炎，骨感染症，旅行者下痢症などで使用する．ただしスペクトラムが広いため，できる限り使用を避ける意識が重要である

BLNAR（beta-lactamase-negative, ampicillin-resistant *haemophilus influenzae*）：β-ラクタマーゼ非産生アンピシリン耐性インフルエンザ菌．
COPD（chronic obstructive pulmonary disease）：慢性閉塞性肺疾患
MAC（*Mycobacterium avium complex*）：マイコバクテリウム・アビウム・コンプレックス

さて，症例に戻ろう．この時点で使用しうる抗菌薬はすでにいくつかに絞ることができているだろうが，ローカルファクターなどを考慮したうえでさらに表2のような整理を行うとよい．近年のガイドラインでは単純性膀胱炎への広域セファロスポリンやキノロンの使用に際してcollateral damage（巻き添え被害）という用語を用いて耐性菌出現などの環境への影響に警鐘を鳴らしている[3]．これらの抗菌薬は「できる限り使わない方法を考える」のが肝要である．

本症例では患者と相談のうえ，安価，かつ短期間の治療で終了しうるトリメトプリム・スルファメトキサゾール〔ST合剤（バクタ®）〕2錠を1日2回，計3日間処方することとして帰宅させた．

4 患者の心理社会的背景を考慮する

本症例の女性は帰宅後の内服管理もきちんとできそうであったが，認知症のある高齢者ではどうであろうか？　家族サポートの確認がより重要かもしれない．不規則なお仕事をされている方ならばどうであろうか？　1日3回よりも1日1回の方が飲みやすいかもしれない．他剤の内服があれば相互作用はどうだろうか？　そもそも診断や選択した抗菌薬について納得して帰宅したのだろうか？　せっかく選択した抗菌薬も帰宅後にきちんと内服してもらわないことには効果が出ないし，飲むのを途中でやめてしまうと耐性菌を生みだしてしまうかもしれない．抗菌薬

表2　本症例における抗菌薬の比較検討表

	セファレキシン（Lケフレックス®）	レボフロキサシン（クラビット®500mg）	トリメトプリム・スルファメトキサゾール（バクタ®）
起炎菌への有効性はあるか（ローカルファクターを考慮）	○	○	○ 耐性化が進んでいる地域もあるが，*in vivo*での治癒率は高いとする報告もある[2]
スペクトラム	グラム陽性菌（連鎖球菌，ブドウ球菌） グラム陰性菌（大腸菌，クレブシエラ，プロテウス）	グラム陽性菌（肺炎球菌，ブドウ球菌） グラム陰性菌（大腸菌，クレブシエラ，プロテウス，インフルエンザ桿菌，モラキセラ，緑膿菌） 細胞内寄生菌（マイコプラズマ，クラミジア，レジオネラ，結核）	グラム陽性菌（肺炎球菌，ブドウ球菌，リステリア，ノカルジア） グラム陰性菌（大腸菌，クレブシエラ，プロテウス，インフルエンザ桿菌，モラキセラ，セラチア，マルトフィリア）
主な副作用	消化器症状，偽膜性腸炎など	消化器症状，めまい，QT延長，光線過敏症，腱断裂，痙攣（NSAIDs，テオフィリンとの併用）など	消化器症状，皮疹，頭痛，肝機能障害，骨髄抑制，高カリウム血症など
コスト（一般的治療期間に準じ算出）[4]	1回1g 1日2回 7日間 2,371.6円	1回1錠 1日1回 3日間 1,547.1円	1回2錠 1日2回 3日間 1,002円

開始後すぐに症状が消失すると考えられる膀胱炎の場合，1週間の抗菌薬内服を継続させるという選択は比較的強い動機づけが必要である．入院下に行う抗菌薬治療とは異なり，外来セッティングで処方する内服抗菌薬については患者の心理社会的背景について考慮することも非常に重要であろう．

■おわりに

下部尿路感染症の症例を基に内服抗菌薬選択についての考え方をまとめた．その他臓器の感染症でも原則は全く変わらない．基本原則に忠実な診療を行うことが適切な内服抗菌薬を選択するうえでも最も重要である．

One More Experience

抗菌薬選択で留意すべきこと

しばしば誤解されているのは，培養が帰ってくる前のエンピリック・セラピー（初期治療）＝予想される菌をすべてカバーしなければいけないという考え方である．この判断は宿主の要因や状態に依存する．極端な例ではあるが，今回の症例で市中ESBL（extended-spectrum β-lactamase：基質拡張型β-ラクタマーゼ）まで検討しカバーするだろうか．もちろん否であろう．免疫状態に問題がある場合やショックを呈する場合など，後に引けない状態では確かにこの考え方は正しい可能性もあるが，抗菌薬はあくまで相対的観点から選択されるものである．初期治療で外しても大きな問題はない症例，外来で経過をみることができると判断される場合などは有効性が高く担保されなくとも，慎重な経過観察を基に他の軸を優先させることもあるだろう．

近年，感染症領域でも種々のガイドラインが発表されているが，無批判にガイドラインに準じた抗菌薬を使用するのはお勧めしない．自己の診療環境とは解離していないかを検討し，あくまで目の前の患者に対する最良・狭域の抗菌薬選択を行うという態度が必要である．原則的思考を地道に行うことが最も重要であり，臨床感染症診療の面白さであると考えている．

文献・参考図書

1) 「レジデントのための感染症マニュアル 第2版」（青木 眞 著），医学書院，2007
   ↑いわずと知れた感染症診療における日本のバイブル．

2) Thomas, M. & Hooton, M. D.：Uncomplicated Urinary Tract Infection. N Engl J Med, 366（11）：1028-1037, 2012
   ↑単純性尿路感染症の総説．非常にまとまっている．

3) Gupta, K., et al.：International clinical practice guidelines for the treatment of acute uncomplicated cystitis and pyelonephritis in women：A 2010 update by the infectious diseases society of america and the european society for microbiology and infectious diseases. Clin Infect Dis, 52（5）：e103-120, 2011
   ↑単純性尿路感染症に関する2010年の米国感染症学会（IDSA）ガイドライン．広域抗菌薬使用によるcollateral damageについて言及してある．

4) 「レセプト事務のための薬効・薬価リスト 平成23年版」（医薬情報研究所 編），じほう，2011
   ↑自分の処方する薬剤の薬価には気を配る必要がある．たまに目を通してみるとよいかもしれない．

第6章 ERでの抗菌薬

2 一般市中感染症で使われる静注抗菌薬

尾田琢也

Point

- アンピシリン・スルバクタムは，グラム陽性球菌に加え，緑膿菌以外のグラム陰性桿菌，横隔膜上下の嫌気性菌をカバーすることから，**市中感染症を起こしうる起因菌を幅広くカバー**する．特に，**腹腔内感染症，膿瘍，嚥下性肺炎などの"混合感染"** に使用される
- セファゾリンは，主としてグラム陽性球菌（腸球菌を除く）をカバーし，**"MSSAの第一選択薬"** となっている．特に，**皮膚軟部組織感染症**に使用される
- セフトリアキソンは，グラム陽性球菌（腸球菌を除く），緑膿菌以外のグラム陰性桿菌を広くカバーする．特に，**市中肺炎（非定型肺炎以外）や細菌性髄膜炎**に使用される
- アジスロマイシンは，**非定型肺炎**に使用される
- シプロフロキサシンは，緑膿菌を含むグラム陰性桿菌をカバーし，**緑膿菌感染が想定される状況**で使用される．また，**非定型肺炎**にも使用される

■ はじめに

本項では一般市中感染症で使われる静注抗菌薬について解説する．

1 アンピシリン・スルバクタム

症例A

80歳女性．前日からの悪寒戦慄を伴う発熱と心窩部痛に加え，意識障害が出現したため救急搬送された．体温39.5℃，呼吸数24回/分，脈拍120回/分，血圧90/60mmHg，眼結膜および皮膚に黄染，心窩部圧痛あり．WBC 14,000/μL，AST 50IU/L，ALT 80IU/L，ALP 120IU/L，T-Bil 6.0mg/dL．腹部CT検査にて総胆管結石および総胆管拡張あり．急性閉塞性化膿性胆管炎の診断で，アンピシリン・スルバクタム3gの投与後，緊急内視鏡的逆行性胆道膵管造影（endoscopic retrograde cholangiopancreatography：ERCP）を施行，内視鏡的逆行性胆管ドレナージ（endoscopic retrograde biliary drainage：ERBD）チューブが留置された．

❶ 抗菌薬の特徴

アミノペニシリンとβ-ラクタマーゼ阻害薬の合剤である．アンピシリン本来のスペクトラムに加えて，β-ラクタマーゼ阻害薬によるスペクトラムが追加される．ERのセッティングでは，アンピシリンのスペクトラムである，肺炎球菌を含む連鎖球菌，腸球菌に加え，β-ラクタマーゼ阻害薬のスペクトラムである，メチシリン感受性黄色ブドウ球菌（MSSA），ペニシリナーゼ産生インフルエンザ菌〔β-ラクタマーゼ非産生アンピシリン耐性インフルエンザ菌（BLNAR）を除く〕，モラキセラ菌，ペニシリナーゼを産生する大腸菌や横隔膜上下の嫌気性菌（*Bacteroides fragilis*, *Prevotella melaninogenica*, フソバクテリウム属）などが重要である．

◆ 適応疾患

適応疾患には，嚥下性肺炎，胆道感染症，肝膿瘍，憩室炎，腹膜炎，糖尿病性足感染症がある．**腸球菌および横隔膜上下の嫌気性菌もカバーできることが特徴**であるが，緑膿菌に対する活性がないことから，**市中感染に限定**される．

正常腎機能での投与量は，アンピシリン2g＋スルバクタム1gを6時間ごとに投与する．腎機能（クレアチニンクリアランス：CrCl）に合わせた投与間隔の調整が必要で，CrCl＞50の場合，6時間ごと，CrCl10～50の場合，8～12時間ごと，CrCl＜10の場合，24時間ごとに投与する．

◆ 副作用

副作用として，皮疹からアナフィラキシーまでさまざまな程度の過敏反応がある．

❷ 使用の際に考えること

腹腔内感染症や膿瘍に対して使用することが多いため，投与前後を通じて，**ドレナージや外科的手術が必要でないかを常に考える**必要がある．具体例として，胆嚢炎に対する経皮経肝胆嚢ドレナージ（percutaneous transhepatic gallbladder drainage：PTGBD）や，胆管炎に対するERBDチューブ留置，肝膿瘍に対するドレナージ，糖尿病性足感染症に対する外科的デブリードマンや切断±血行再建，嚥下性肺炎に合併した肺化膿症に対するドレナージ＋誤嚥のコントロール，などが考えられる．

2 セファゾリン

症例B

70歳男性．冠動脈バイパスグラフト手術歴がある．3日前に左下腿に擦過傷を受傷，その後より同部位に発赤，腫脹，熱感が出現したため，救急外来を受診した．体温37.8℃，呼吸数20回/分，脈拍96回/分，血圧142/62mmHg，左下腿は発赤が著明で圧痛あり．蜂窩織炎の診断で，セファゾリンが投与された．

第6章 ERでの抗菌薬

2 一般市中感染症で使われる静注抗菌薬

尾田琢也

Point

- アンピシリン・スルバクタムは，グラム陽性球菌に加え，緑膿菌以外のグラム陰性桿菌，横隔膜上下の嫌気性菌をカバーすることから，**市中感染症を起こしうる起因菌を幅広くカバー**する．特に，**腹腔内感染症，膿瘍，嚥下性肺炎**などの"**混合感染**"に使用される
- セファゾリンは，主としてグラム陽性球菌（腸球菌を除く）をカバーし，"**MSSAの第一選択薬**"となっている．特に，**皮膚軟部組織感染症**に使用される
- セフトリアキソンは，グラム陽性球菌（腸球菌を除く），緑膿菌以外のグラム陰性桿菌を広くカバーする．特に，**市中肺炎（非定型肺炎以外）や細菌性髄膜炎**に使用される
- アジスロマイシンは，**非定型肺炎**に使用される
- シプロフロキサシンは，緑膿菌を含むグラム陰性桿菌をカバーし，**緑膿菌感染**が想定される状況で使用される．また，**非定型肺炎**にも使用される

■ はじめに

本項では一般市中感染症で使われる静注抗菌薬について解説する．

1 アンピシリン・スルバクタム

症例A

80歳女性．前日からの悪寒戦慄を伴う発熱と心窩部痛に加え，意識障害が出現したため救急搬送された．体温39.5℃，呼吸数24回/分，脈拍120回/分，血圧90/60mmHg，眼結膜および皮膚に黄染，心窩部圧痛あり．WBC 14,000/μL，AST 50IU/L，ALT 80IU/L，ALP 120IU/L，T-Bil 6.0mg/dL．腹部CT検査にて総胆管結石および総胆管拡張あり．急性閉塞性化膿性胆管炎の診断で，アンピシリン・スルバクタム3gの投与後，緊急内視鏡的逆行性胆道膵管造影（endoscopic retrograde cholangiopancreatography：ERCP）を施行，内視鏡的逆行性胆管ドレナージ（endoscopic retrograde biliary drainage：ERBD）チューブが留置された．

❶ 抗菌薬の特徴

アミノペニシリンとβ-ラクタマーゼ阻害薬の合剤である．アンピシリン本来のスペクトラムに加えて，β-ラクタマーゼ阻害薬によるスペクトラムが追加される．ERのセッティングでは，アンピシリンのスペクトラムである，肺炎球菌を含む連鎖球菌，腸球菌に加え，β-ラクタマーゼ阻害薬のスペクトラムである，メチシリン感受性黄色ブドウ球菌（MSSA），ペニシリナーゼ産生インフルエンザ菌〔β-ラクタマーゼ非産生アンピシリン耐性インフルエンザ菌（BLNAR）を除く〕，モラキセラ菌，ペニシリナーゼを産生する大腸菌や横隔膜上下の嫌気性菌（*Bacteroides fragilis*, *Prevotella melaninogenica*, フソバクテリウム属）などが重要である．

◆適応疾患

適応疾患には，嚥下性肺炎，胆道感染症，肝膿瘍，憩室炎，腹膜炎，糖尿病性足感染症がある．**腸球菌および横隔膜上下の嫌気性菌もカバーできることが特徴**であるが，緑膿菌に対する活性がないことから，**市中感染に限定**される．

正常腎機能での投与量は，アンピシリン2g＋スルバクタム1gを6時間ごとに投与する．腎機能（クレアチニンクリアランス：CrCl）に合わせた投与間隔の調整が必要で，CrCl＞50の場合，6時間ごと，CrCl10〜50の場合，8〜12時間ごと，CrCl＜10の場合，24時間ごとに投与する．

◆副作用

副作用として，皮疹からアナフィラキシーまでさまざまな程度の過敏反応がある．

❷ 使用の際に考えること

腹腔内感染症や膿瘍に対して使用することが多いため，投与前後を通じて，**ドレナージや外科的手術が必要でないかを常に考える**必要がある．具体例として，胆嚢炎に対する経皮経肝胆嚢ドレナージ（percutaneous transhepatic gallbladder drainage：PTGBD）や，胆管炎に対するERBDチューブ留置，肝膿瘍に対するドレナージ，糖尿病性足感染症に対する外科的デブリードマンや切断±血行再建，嚥下性肺炎に合併した肺化膿症に対するドレナージ＋誤嚥のコントロール，などが考えられる．

2 セファゾリン

症例B

70歳男性．冠動脈バイパスグラフト手術歴がある．3日前に左下腿に擦過傷を受傷，その後より同部位に発赤，腫脹，熱感が出現したため，救急外来を受診した．体温37.8℃，呼吸数20回/分，脈拍96回/分，血圧142/62mmHg，左下腿は発赤が著明で圧痛あり．蜂窩織炎の診断で，セファゾリンが投与された．

❶ 抗菌薬の特徴

第1世代セファロスポリン系に属する．MSSAと連鎖球菌，一部の*Escherichia coli*，*Klebsiella pneumoniae*，*Proteus mirabilis*に有効である．また，**髄液への移行は悪いため，髄膜炎の治療には適さない**．したがって，セファゾリンは**"中枢神経感染症以外で，MSSAに対する第一選択薬"**となっている．

◆適応疾患

適応疾患には，起因菌として黄色ブドウ球菌や連鎖球菌が想定される感染症で，皮膚軟部組織感染症（例：蜂窩織炎，化膿性関節炎，骨髄炎，腸腰筋膿瘍），手術部位感染症，感染性心内膜炎を含む血流感染症が代表例である．

正常腎機能での投与量は，セファゾリン1～2gを8時間ごとに投与する．腎機能（クレアチニンクリアランス：CrCl）に合わせた投与間隔の調整が必要で，CrCl＞50の場合，8時間ごと，CrCl10～50の場合，12時間ごと，CrCl＜10の場合，24～48時間ごとに投与する．

◆副作用

過敏反応は，ペニシリンよりも少ない．その他の副作用として，血液障害（好酸球増多など），腎障害，下痢がある．

❷ 使用の際に考えること

投与前にメチシリン耐性黄色ブドウ球菌（MRSA）が起因菌となる可能性があるかどうかを吟味する必要がある．MRSAが想定される場合は，バンコマイシンを投与する．

3 セフトリアキソン

症例C

60歳男性．5日間持続する発熱，悪寒戦慄，咳・痰を訴えて救急外来を受診した．体温38.6℃，呼吸数30回/分，脈拍118回/分，血圧120/70mmHg，SpO_2 88％（room air）．右上肺野で呼吸音減弱，湿性ラ音を聴取した．胸部X線検査にて右上肺野に気管透亮像を伴う浸潤影あり．質のよい喀痰が得られず，市中肺炎の診断で，セフトリアキソン1g＋アジスロマイシン0.5gが投与された．

症例D

70歳男性．3日前より微熱があり，来院前日から38.6℃の発熱，悪寒，頭痛，嘔吐，意識混濁が出現し，救急外来を受診した．体温39.2℃，呼吸数18回/分，脈拍120回/分，血圧110/70mmHg．傾眠で見当識障害あり．項部硬直あり．腰椎穿刺施行され，初圧35cmH₂O，細胞数2,000/μL（好中球95％，リンパ球4％），タンパク150mg/dL，糖30mg/dL，グラム染色

でグラム陽性双球菌あり．肺炎球菌による髄膜炎の診断で，デキサメタゾン0.15mg/kg＋セフトリアキソン2gが投与された．

❶抗菌薬の特徴

　　第3世代セファロスポリン系に属する．胆道系から排泄されるため，**腎機能障害時も投与量を変更する必要がない**．また，タンパク結合率が高く，半減期も長いため，通常，1日1回投与でよい．**髄液移行が良好であるため，ペニシリン耐性肺炎球菌による髄膜炎に使用**される．重要なスペクトラムとして，好気性グラム陰性桿菌，ペニシリン耐性でセフトリアキソンに感受性（MIC＜0.5μg/mL）のある肺炎球菌，BLNAR型インフルエンザ菌，淋菌，MSSA（が疑われる状況），連鎖球菌がある．

◆適応疾患

　　適応疾患には，ペニシリン耐性肺炎球菌やインフルエンザ菌による感染症（特に髄膜炎などの中枢神経感染症），サルモネラ感染症，市中肺炎，尿路感染症，菌血症，骨・関節炎がある．また，莢膜を有する*Staphylococcus pneumoniae*，*Haemophilus influenzae*，*Neisseria meningitidis*が問題となる**脾摘後敗血症の初期治療**にも使用される．

　　腎機能障害時も投与量を変更する必要がなく，通常セフトリアキソン1〜2gを24時間ごとに投与する．髄膜炎の場合は，セフトリアキソン2gを12時間ごとに投与する．

◆副作用

　　セフトリアキソンに特徴的な副作用として，**胆泥（20〜46％にみられる）**がある．胆汁中のセフトリアキソン濃度上昇に伴い，セフトリアキソン・カルシウム塩の結晶が析出するために生じる．この副作用は可逆性であり，通常，抗菌薬中止10〜60日後に消失する．

4 アジスロマイシン

症例E

　　44歳男性．1週間持続する発熱があり，全身倦怠感，咳，下痢，頭痛も出現したため，救急外来を受診した．体温38.8℃，呼吸数30回/分，脈拍112回/分，血圧110/70mmHg，左中肺野で呼吸音減弱，湿性ラ音を聴取した．胸部X線検査にて左中肺野に気管透亮像を伴う浸潤影あり．尿中レジオネラ抗原陽性であり，レジオネラ肺炎の診断で，アジスロマイシン0.5gが投与された．

❶抗菌薬の特徴

　　アジスロマイシンが第一選択とされる起因菌のうち，ERで重要となるものは，**非定型肺炎**の起因菌である*Chlamydophila pneumoniae*，*Mycoplasma pneumoniae*，*Legionella pneumophila*である．エリスロマイシンやクラリスロマイシンと比較して，グラム陰性桿菌，特に*H. influenzae*，*Moraxella catarrhalis*にスペクトラムを拡大した点が特徴的である．ペニ

シリン感受性肺炎球菌にも有効である．

◆**適応疾患**

アジスロマイシンの注射薬は，本邦では肺炎に対して適応が認められた．軽度から中等度の市中肺炎患者（成人）で，初期に点滴静注による抗菌薬投与が必要な場合に使用される．**腎機能に合わせた投与間隔の調整は不要**であり，通常アジスロマイシン500mgを24時間ごとに2時間かけて点滴静注する．最短で2日間の点滴静注後，内服治療を継続し，合計7〜10日間の治療を行う．*S. pneumoniae* のマクロライド耐性化が進んでいるため，**重症市中肺炎，特に基礎疾患が多数ある場合には，アジスロマイシンの単独治療を避けるべき**である．

◆**副作用**

副作用として，下痢，耳鳴，聴力低下，静脈炎がある．アジスロマイシンは，組織内半減期が長いことから，投与終了数日後においても副作用が発現する可能性があるので，注意が必要である．

5 シプロフロキサシン

症例F

76歳男性．慢性閉塞性肺疾患があり，在宅酸素療法を受けている．緑膿菌肺炎にて入院歴あり，1カ月前に退院したばかりである．1週間前からの発熱，咳，痰，呼吸困難の増悪があり，救急搬送された．体温37.6℃，呼吸数30回/分，脈拍112回/分，血圧120/70mmHg，右下肺野で呼吸音減弱，湿性ラ音を聴取した．胸部X線検査にて右下肺野に新たな気管透亮像を伴う浸潤影あり．喀痰グラム染色では，好中球とグラム陰性桿菌が多数確認できた．緑膿菌肺炎疑いで，これまでの喀痰培養の感受性結果を参考にピペラシリン・タゾバクタム＋シプロフロキサシンが投与された．

❶ 抗菌薬の特徴

グラム陰性桿菌，**非定型肺炎**の起因菌が基本的な標的である．**緑膿菌感染症治療に最適**である．しかし，重症の緑膿菌感染症に対して，単独で使用すると容易に耐性化しうる．呼吸器系キノロンと呼ばれるレボフロキサシンなどと異なり，**肺炎球菌には無効**である点に注意が必要である．

◆**適応疾患**

緑膿菌を想定した肺炎に対してβ-ラクタム薬と併用される．また，非定型肺炎の治療にも使用される．

正常腎機能での投与量は，シプロフロキサシン400mgを12時間ごとに投与する．腎機能（クレアチニンクリアランス：CrCl）に合わせた投与量の調整が必要で，CrCl＞50の場合，調整不要，CrCl10〜50の場合，50〜75％に減量，CrCl＜10の場合，50％に減量して投与する．

◆副作用

妊婦や授乳中は禁忌である．頭痛などの中枢神経症状やアキレス腱断裂，小児の軟骨障害などの副作用が報告されている．

文献・参考図書

1) Mandell, Douglas, and Bennett's Principles and Practice of Infectious Diseases, 7th ed. (Mandel, G.L., et al.) Churchill Livingstone, 2009
   ↑いわずと知れた感染症バイブルの1つ．

2) 「レジデントのための感染症診療マニュアル 第2版」（青木 眞 著），医学書院，2007
   ↑いわずと知れた感染症バイブルの1つ．研修医から指導医まで必携の書．

3) The Sanford Guide to Antimicrobial Therapy 2012 42nd Edition (Gilbert, D. N., et al., eds.) . Antimicrobial Therapy, 2012
   ↑日本語版も出版されている．各臓器別の感染症とその主要な起因菌と第一選択薬の抗菌薬がわかりやすく記されている．また，腎機能による抗菌薬用量調整の表も重宝する．

4) Wright, A. J. : The penicillins. Mayo Clin Proc, 74(3) : 290-307, 1999
   ↑Mayo Clinic Proceedingsの抗菌薬特集シリーズの1つ．ペニシリン編．

5) Marshall, W. F. & Blair, J. E. : The cephalosporins. Mayo Clin Proc, 74(2) : 187-195, 1999
   ↑Mayo Clinic Proceedingsの抗菌薬特集シリーズの1つ．セファロスポリン編．

6) Alvarez-Elcoro, S. & Enzler, M.J. : The macrolides: erythromycin, clarithromycin, and azithromycin. Mayo Clin Proc, 74(6) : 613-634, 1999
   ↑Mayo Clinic Proceedingsの抗菌薬特集シリーズの1つ．マクロライド編．

7) Plouffe, J. F., et al. : Azithromycin in the treatment of Legionella pneumonia requiring hospitalization. Clin Infect Dis, 37(11) : 1475-1480, 2003
   ↑レジオネラ肺炎患者に対してアジスロマイシン静注投与後，内服追加治療を行った効果と安全性を検証した多施設前向きコホート研究．

8) Walker, R. C. & Wright, A. J. : The fluoroquinolones. Mayo Clin Proc, 66(12) : 1249-1259, 1991
   ↑Mayo Clinic Proceedingsの抗菌薬特集シリーズの1つ．フルオロキノロン編．

第6章 ERでの抗菌薬

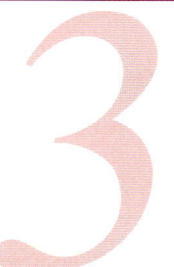

3 重症感染症・医療ケア関連感染症で使われる静注抗菌薬

根井貴仁，三浦義彦

Point

- 抗菌薬の特性を十分に理解したうえで，投与時は十分な量と回数にすることが必要である
- 「重症だからカルバペネム」といった安易な使用は避ける
- 各施設における抗菌薬感受性のローカルファクターも知っておくことが大切である

■ はじめに

　重症感染症，医療ケア関連感染症において使用される抗菌薬は強力，かつ非常に幅広い抗菌スペクトラムを有している薬剤である．しかしこれらの薬剤の特性を熟知したうえでの投与を考えなければ助けることができる患者を助けられないこともある．本項ではこのようなケースに頻用される5つの薬剤（バンコマイシン，アミカシン，ピペラシリン・タゾバクタム，セフェピム，メロペネム）に関して実際の投与症例と解説を行ってゆく．なお，表1に本章で解説した5つの抗菌薬のスペクトラムを簡便にまとめた．

※薬剤の投与量は国内の保険収載量を逸脱している箇所もある．詳しくは薬剤添付文書を参考にされたい．

1 バンコマイシン

症例A

　糖尿病で治療を行っている61歳の女性．コントロール不良であり，右足の蜂窩織炎で外来加療中であったが，本日より疼痛の悪化と高熱が出現．右下腿の色調変化と握雪感を伴うようになり，壊死性筋膜炎と敗血症の疑いにて緊急入院．バンコマイシン（塩酸バンコマイシン）15mg/kg，メロペネム（メロペン®）1g，クリンダマイシン（ダラシン®）900mgの投与を開始した．

症例B

　70歳男性．頸部回転の動きに伴う頸部痛が1週間前より出現．微熱も伴うようになりER受診．頸部MRIで頸椎C3，4の椎体骨髄炎が疑われ，血液培養2セット採取後，バンコマイシン（塩酸バンコマイシン）15mg/kgの投与を開始した．

表1　重症感染症・医療ケア関連感染症で頻用される抗菌薬のスペクトラム

抗菌薬	腎機能正常時における投与量	グラム陽性球菌			グラム陰性桿菌					嫌気性菌	その他	
		黄色ブドウ球菌 (MSSA)	コアグラーゼ陰性ブドウ球菌 耐性ブドウ球菌グループ 黄色ブドウ球菌 (MRSA)	腸球菌グループ *E. faecalis*, *E. faecium* など	大腸菌グループ 大腸菌, プロテウス属, クレブシエラ属など	ESBL産生菌 大腸菌, プロテウス属, クレブシエラ属など	緑膿菌グループ 緑膿菌, エンテロバクター属,	AmpC β-ラクタマーゼ産生菌 シトロバクター属, セラチア属など	セラチア属など エンテロバクター属, シトロバクター属,	バクテロイデス属 ペプトストレプトコッカス属など	レジオネラ属, クラミドフィラ属 *Mycoplasma pneumoniae*,	真菌
バンコマイシン	初期投与量：15～20mg/kgを1日2回	○	◎	◎	×	×	×	×	×	△††	×	×
アミカシン	1回15mg/kgを1日1回	○	×	△§	○*	×†	○*	×	×	×	×	×
ピペラシリン・タゾバクタム	1回4.5gを1日3～4回	○	×	×	◎	△	◎	△	◎**	×	×	
セフェピム	1回1～2gを1日2回	○	×	×	◎	×†	◎	○	△	×	×	
メロペネム	1回0.5gを1日3～4回（重症時：1gを3回）	○	×	×	◎	◎	◎	◎	◎**	×	×	

◎：臨床的によく使用される薬剤
○：第一選択ではないが，効果が期待できる薬剤
△：他の薬剤との併用や特殊な状況で用いることがある薬剤
×：抗菌作用がない，あるいは効果を期待できない薬剤
§：シナジー効果を期待する場合にペニシリン系抗菌薬と併用する場合に限る
＊：敗血症の際はβ-ラクタム系抗菌薬との併用にはよい適応あり
＊＊：嫌気性菌の耐性化が進んでいる．ローカルファクターとともに要検討
†：感受性あり，と判断される株もあるが，効果の有無は不明な場合が多い
††：ペプトストレプトコッカス属に感受性あり

❶バンコマイシンの特徴

　　　　　抗菌スペクトラムはグラム陽性球菌，グラム陽性桿菌であり，殺菌的に働くとされている．ただし，一般的なβ-ラクタム系抗菌薬に効果があるグラム陽性菌では明らかにバンコマイシンの効果は劣る．この場合はβ-ラクタム系抗菌薬を使用すべきである．老婆心ながら**グラム**

陰性桿菌には全く効果がないので注意されたい．グラム陽性の嫌気性菌（ペプトストレプトコッカス属，アクチノマイセス属，*Clostridium difficile*を含むクロストリジウム属）に対しても抗菌活性をもつが，ほかに使うべき抗菌薬があるので第一選択とはならない．

投与方法はPK/PDはAUC/MICが400を超えていれば十分な効果があるとされる．バンコマイシンは腎機能が正常な患者では薬物動態が比較的予想しやすいとされており，治療薬物モニタリング（therapeutic drug monitoring：TDM）を行う必要はないとされているが，アミノグリコシド系抗菌薬との併用例，透析・持続濾過透析症例，高用量のバンコマイシン処方例，腎機能・肝機能障害の症例，重度熱傷，体重が極端に軽いないしは重い症例，トラフ値（血中最低濃度）を15μg/mL以上に維持したい症例ではTDMを行う必要がある．目標血中濃度のトラフ値は5〜10μg/mLでよいとされていたが，昨今，MRSAのバンコマイシンに対するMICが1〜2μg/mLという株が国内で増加の傾向にあり，病院によるローカルファクターを含めて10〜15μgないしは20μg/mL程度のトラフ値が望まれる場合も今後想定せねばならない．重篤な感染症や複雑性感染症の場合は，初回投与量25〜30mg/kg，2回目以降は15〜20mg/kg，これを8〜12時間ごとに行うが，腎機能障害例では投与間隔を空けることも検討しよう．投与速度は500mg/30分を超えないようにして投与する．

一方，リアルタイムでのTDMを行えない施設での投与は，国内の添付文書にあるノモグラムを使用して投与設計するか，米国のコンセンサスレビューに従えば，腎機能正常時（Ccr70〜100mL/分）では15〜20mg/kg×2〜3回という推奨がある．

最も注意すべき副作用はred man症候群である．バンコマイシン静注後10分ほどで発症する体幹上部を中心とした皮膚発赤現象である．急速高濃度投与に関連することが考えられているが例外もある．抗ヒスタミン薬，ステロイドの予防投与が奏効するとされている．また腎毒性は一般的なことと理解されているが，バンコマイシン単独の投与では比較的稀とされている．アミノグリコシドと併用する場合は十分な注意が必要である．さらに薬剤熱が発生しやすい抗菌薬であることも覚えておこう．

❷バンコマイシン使用の際に考えること

バンコマイシンの使用に関して，本当に使用が適切な症例であるかどうか常に考えることが重要である．米国疾病予防管理センター（Centers for Disease Control and Prevention：CDC）からバンコマイシンの投与を適切とする状況として，①（本当に）β-ラクタム系抗菌薬耐性グラム陽性菌による重症感染症の治療，②β-ラクタム系抗菌薬に重症アレルギーがある患者のグラム陽性菌感染症の治療，③偽膜性腸炎の治療においてメトロニダゾールに反応しない場合，④心内膜炎の危険性が高い患者に対する予防投与，⑤MRSA，メチシリン耐性表皮ブドウ球菌による感染率が高い施設での人工物や装置を移植する心臓血管系の手術や人工骨頭置換術などの外科手術に対する予防投与（2回までにすべき），が提唱されている．使用するな，とはいわないまでも使用する前によく考えることを怠らないようにしよう．

バンコマイシンは1956年に臨床使用が開始してから半世紀が過ぎたが，耐性黄色ブドウ球菌の治療には第一線で使用され続けてきた．ところが薬剤移行性などで常にその効果を100％発揮できる薬剤ではない．昨今では耐性グラム陽性菌に対する抗菌薬としてリネゾリド（ザイ

ボックス®），ダプトマイシン（キュビシン®）などの新規抗菌薬が登場してきた．これらの新規薬剤とバンコマイシンの比較を表2にまとめた．またサルファメトキサゾール・トリメトプリム（バクタ®/バクトラミン®）や抗結核薬のリファンピシン（リファジン®）も耐性グラム陽性菌に対して効果を期待できる薬剤である．いずれの薬剤もバンコマイシンの役割が不十分と考えられる際には変更することを考慮すべきである．

2 アミカシン

症例C

74歳女性．直腸癌によるイレウス，腸管穿孔による汎発性腹膜炎の診断で緊急手術を施行．術後ICU管理となった．術後抗菌療法としてメロペネム（メロペン®）1g，アミカシン（アミカシン®）20mg/kg/日の投与を開始した．

❶ アミカシンの特徴

　抗菌スペクトラムは緑膿菌を含む好気性グラム陰性桿菌が重要である．嫌気性菌に対しては全く無効であり，グラム陽性菌にはある程度の活性はあるものの単独，ないしは第一選択で使用されることはまずない．また腸球菌感染症に対してはシナジー効果（複数の抗菌薬を併用した場合に足し算での効果以上の効果を得ること）を期待してペニシリン系抗菌薬と併用する投与方法もあり，本薬の特徴であるといえる．

　投与方法は1日複数回投与を行う場合，7.5mg/kgを12時間ごとに投与し，推奨ピーク時血漿濃度は15〜30μg/mL，トラフ値は5〜10μg/mLとする．また1日1回投与を行う場合は15mg/kgを24時間ごとに投与し，推奨ピーク時血漿濃度は56〜64μg/mL，トラフ値は1μg/mL未満とされている．最近では後者の1日1回投与がよりよいとする考え方が広まってきた．One More Experienceにアミノグリコシド系抗菌薬の抗菌作用について詳述した．

　副作用は何といっても腎機能障害と耳毒性，ときに神経筋障害が出現することもある．ここで大事なことは，腎機能障害は発症が懸念される副作用であったとしても**投与禁忌ではない**ということである．また腎機能障害があるからといって**初回投与量を減らす理由にはならない**ということである．腎機能障害は投与開始直後から出現することは稀で，1〜2週間後に出現することが多いとされている．また出現したとしても可逆性であることも知っておこう（多少時間がかかる）．しかし耳毒性に関しては治療終了後，数日から数カ月経過したのちに徐々に出現し，**不可逆性である**ことが特筆される点である．難聴よりは耳鳴のことが多いとされている．

One More Experience

アミノグリコシド系抗菌薬の1日1回投与法

　アミノグリコシド系抗菌薬は多くの臨床家が使いにくいといった印象をもっている抗菌薬であるが，上手く使用できれば十分な効果を期待できる．最近では1日1回の投与法がPK/PD的には

表2　バンコマイシンと耐性ブドウ球菌に対する新規抗菌薬の比較

抗菌薬		バンコマイシン (VCM)	テイコプラニン (TEIC)	アルベカシン (ABK)	リネゾリド (LZD)	ダプトマイシン (DAP)	キヌプリスチン・ダルホプリスチン* (QP/DP)	サルファメトキサゾール・トリメトプリム** (TMP/SMX)	リファンピシン** (RFP)
商品名		塩酸バンコマイシン	タゴシッド®	ハベカシン®	ザイボックス®	キュビシン®	シナシッド®	バクタ®/バクトラミン®	リファジン®
剤系		静注・内服	静注	静注	静注・内服	静注	静注	静注・内服	内服
抗菌作用		殺菌性	殺菌性	殺菌性	静菌性	殺菌性	殺菌性	殺菌性	殺菌性
PK/PDパラメータ		AUC/MIC (TAM***)	AUC/MIC (TAM***)	C_{peak}/MIC AUC/MIC	AUC/MIC	AUC/MIC	AUC/MIC	データなし	データなし
組織移行性	体腔液（胸腹水）	良好	良好	良好	データなし	データなし	データなし	良好（血中濃度の80%程度）	データなし
	肺組織	1/3～1/5	良好（血中濃度の20～25%）	良好	血漿の約4倍	サーファクタントで不活化	6時間で血漿と同等	トリメトプリムの移行性は血漿の300倍以上	良好
	髄腔内	15%程度	不良	不良	血漿の約1.6倍	ほとんどなし（ヒト以外のデータ）	不明（神経は低移行）	良好（血中濃度の50%程度）	炎症があれば良好（血中濃度の20%程度）
	骨髄	血清とほぼ同等	データなし	データなし	良好	若干移行（マウス）	6時間で血漿と同等	データなし	データなし
	骨組織	血漿の21～30%	血漿の50～64%	不良	血漿の60%程度	データなし	6時間で血漿と同等	良好	良好
	軟部組織	VCM＜TEIC＜LZD	データなし	データなし	血漿と同等（皮膚）	血漿の36%（組織浸出液）	6時間で血漿と同等	良好	良好
	特記事項						胆汁中には血漿の1,000～2,000倍の量が移行		
副作用		腎機能障害・red man症候群・聴神経障害	腎機能障害・肝機能障害・red man症候群・聴神経障害	腎機能障害・聴神経障害	骨髄抑制（特に血小板減少）	骨格筋障害（CK上昇）	注射部位の疼痛，炎症	発熱・顆粒球減少・肝機能障害・血小板減少・電解質異常・腎機能障害・皮膚障害	肝機能障害，無顆粒球症・色素沈着
透析		膜により変動（10.4～58.5%除去）	基本的に抜けない	膜により変動（40～60%除去）	約30%程度が除去される	4時間で投与量の15%が除去される	除去されない	約50%が除去される	基本的に抜けない
薬価		注0.5g/瓶 3,132 散500mg/瓶 3,244.80	注200mg/瓶 6,312	注200mg/管 6,156	注600mg 17,779 錠600mg 12,935	注350mg 13,154	注500mg/瓶 15,234	注5mL/管 607 錠/1錠 83.50 顆粒/1g 85.40	カプセル150mg 33.60

＊：国内ではバンコマイシン耐性腸球菌感染症にのみ保険適応
＊＊：国内ではMRSAに対する保険適応はなし
＊＊＊：Time above MIC

よいことがいわれている．この1日1回の投与方法がなぜよいのかを理解するには，アミノグリコシド系抗菌薬の特性を理解することが重要である．すなわち，①効果は最高血漿濃度（Cmax）に左右される，②post antibiotic effect（PAE）が強力，③adaptive resistance（適応耐性：薬剤に曝露されると細菌が薬剤排泄システムを稼働させてしまう．しかし薬剤がなくなればシステムは停止してしまう）の問題の3点があげられる．つまり，投与後の血漿濃度は高ければ高いほど効果が発揮でき，起因菌のMIC以下になっても起因菌の発育抑制作用が期待でき，投与サイクル中に一度は血漿中から薬剤がほぼ消失されている状態，つまりトラフ値をできるだけ低い値にする必要があるということである．1日1回の投与方法がアミノグリコシド系には理に適っているということはこのような理由からである．

❷アミカシン使用の際に考えること

アミノグリコシド系抗菌薬で一番大事なことは，**初回投与量は腎機能と無関係である**ことである．腎機能が悪化している，血清クレアチニンが増加しているからという理由で初回投与量を絶対に減らしてはならない．腎機能が関連するのは投与後の薬剤排泄だけで，注意するのはその後の維持量をどうするか，ということのみである．またTDMの実施は複数回投与法の場合3～4回目以降の投与時の投与直前（トラフ値）と投与終了30分後（ピーク値），1日1回法であれば投与開始3日目以降の投与直前と投与終了30分後に行うとよいだろう．TDMに基づいた投与設計を立てるために病院の薬剤師に相談するのもよいかと思われる．

3 ピペラシリン・タゾバクタム

症例D

73歳男性．7年前に胆嚢摘出術後胆管狭窄にて胆管空腸吻合術施行．その後2度胆管炎が出現するも，保全的治療にて改善していた．1週間前より発熱・心窩部痛が出現し，次第に増悪．全身倦怠感も出現し，緊急入院．AST，ALT，ALP，γ-GTPの上昇を認め，腹部超音波，造影CT検査所見より肝膿瘍疑い．ピペラシリン・タゾバクタム（ゾシン®）4.5gの投与を開始した．

❶ピペラシリン・タゾバクタムの特徴

広域スペクトラムをもった合成ペニシリンであるピペラシリンとβ-ラクタマーゼ阻害薬タゾバクタムが8：1の割合で合剤になっている抗菌薬である．天然型ペニシリンの本来のスペクトラムにインフルエンザ桿菌，大腸菌，クレブシエラ，エンテロバクター，緑膿菌など幅広くグラム陰性桿菌をカバーできるスペクトラムを獲得させた．またペニシリン本来が活性をもつ嫌気性菌への活性（バクテロイデスなどの腹腔内嫌気性菌を除く）も併せもつ．グラム陰性桿菌による各種感染症にはよい適応と考えるが，嫌気性菌の関与を強く窺わせる誤嚥性肺炎や院内肺炎などには一番の適応かもしれない．

投与方法はペニシリン系のPK/PDのパラメータはTime above MICであること，すなわち

1日複数回投与を基本とし1回4.5gを8時間ごとに3回，ないしは4回の投与を行う．

　副作用はペニシリン系抗菌薬であるがゆえにアナフィラキシーを含めたアレルギー症状には十分な注意が必要である．またピペラシリンの場合，胆汁うっ滞性黄疸を惹起することがある．

❷ ピペラシリン・タゾバクタム使用の際に考えること

　緑膿菌に対する抗菌活性にタゾバクタムはほとんど関与しないとされている．つまり緑膿菌だけを狙った抗菌療法であればピペラシリンのみで十分ということになる．またペニシリン耐性肺炎球菌やBLNAR型のインフルエンザ桿菌の耐性はβ-ラクタマーゼによるものではない．この場合もタゾバクタムは不要である．昨今，病原微生物の-βラクタム系抗菌薬に対する耐性が飛躍的に進んでいる．

　ピペラシリン・タゾバクタムはカルバペネム系抗菌薬に匹敵するほどの広域性をもった薬剤である．しかしながらカルバペネム系抗菌薬でしか効果のない細菌が後に判明することがある．そのような細菌が本当に起因菌であれば抗菌薬の変更を検討すべきだろう．

4 セフェピム

症例E

　34歳男性．駅のホームで突然の心肺停止．バイスタンダーCPRが行われ救急搬送．初期治療を行った後に低体温療法を開始．開始3日目頃より肺炎（人工呼吸器関連肺炎）を併発．喀痰グラム染色で陰性桿菌を大量に認めた．緑膿菌肺炎を疑いセフェピム（マキシピーム®）1gを8時間ごとに投与を開始した．

❶ セフェピム（第4世代セファロスポリン系抗菌薬）の特徴

　第4世代セファロスポリン系抗菌薬の代表的な抗菌薬である．基本的なスペクトラムは第3世代セファロスポリン系抗菌薬と第1世代セファロスポリン系抗菌薬を併せもったものと理解するとよいかと思われる．すなわち，緑膿菌を含めたグラム陰性桿菌と黄色ブドウ球菌を含めた各種グラム陽性菌となる．基質拡張型β-ラクタマーゼ（extended spectrum β-lactamase：ESBL）産生菌も含めた染色体由来の各種βラクタマーゼに，第3世代セファロスポリン系抗菌薬よりは安定であるが，第一選択ではない．しかし各施設におけるローカルファクターと照会して場合によってはこれに対して使用することも可能である．腸内細菌にも広く使えるケースが多いと思われる．また髄液移行性も良好である．

　ただし，MRSAや腸球菌，リステリアには効果をほとんど期待できない．またグラム陽性菌に対してはペニシリンに感受性がある場合は，ペニシリンを使用する方がはるかに効果を期待できる．さらに，昨今問題となる多剤耐性グラム陰性桿菌（緑膿菌，アシネトバクター）に対して若干の効果が期待できる場合もあるが，感染症専門医にその使用に関して相談をするべきだろう．

　投与方法はセフェピム（マキシピーム®）1〜2gを12時間ごとに投与するが，発熱性好中球

減少症を含めた一般的な推奨投与量として1回2gを8時間ごととされている（国内保険収載上限量1日4gまで）．Ccrが10〜50mL/分であれば1回2gを24時間ごと，10未満であれば1gを24時間ごととしよう．

副作用はセファロスポリン系抗菌薬に準じる．すなわち腎機能障害やアナフィラキシーを含めたアレルギー症状だが，問題となるのは，その広域スペクトラムがゆえに発症する偽膜性腸炎であるといえる．

❷ セフェピム使用の際に考えること

第4世代セファロスポリン系抗菌薬の使用は非常に限られた場面でしかないと思われる．緑膿菌や各種腸内細菌に対してスペクトラム，活性を広げたい場合がそうだろう．院内感染症的な状況に使われる場面も多いかと思われる．ただし，後述するカルバペネム系抗菌薬の台頭により，国内においてその緑膿菌活性が徐々に減少してゆくなか，第4世代セファロスポリン系抗菌薬の緑膿菌に対する活性が維持されている施設も多いと思われる．あくまでも各々の病院におけるローカルファクターを熟知したうえで上手な利用を要求される抗菌薬と考える．

5 メロペネム

症例F

急性骨髄性白血病にて化学療法を施行中の23歳男性．治療後に重度な白血球（140/μL）と好中球（50/μL）の減少をきたし39℃の高熱があるため看護師よりコールがあった．発熱性好中球減少症を第一に考え，血液培養を2セット採取したのちメロペネム（メロペン®）1g，アミカシン（アミカシン硫酸塩）20mg/kg/日，フルコナゾール（ジフルカン®）初回投与量として800mgの投与を行った．

症例G

3日前に前立腺癌の疑いにて経直腸的前立腺生検を行った78歳男性．夕方より40℃の高熱が出てきたためER受診．敗血症を疑い血液培養を2セット採取した後，エンピリカルにセフトリアキソン（ロセフィン®）2gの投与を開始したが，3日後に血液よりESBL産生を認めるクレブシエラを検出．抗菌薬をメロペネム（メロペン®）1gの投与に変更した．

❶ メロペネム（カルバペネム系）の特徴

カルバペネム系抗菌薬の代表的な薬剤である．カルバペネム系抗菌薬は，基本的にはグラム陽性・陰性，好気・嫌気いずれの細菌にも活性をもつが，スペクトラムはあまりにも広いので，スペクトラム外の微生物を知っておくべきである．すなわちMRSA，メチシリン耐性コアグラーゼ陰性ブドウ球菌，バンコマイシン耐性腸球菌（VRE），*Stenotrophomonas maltophilia*，*Burkholderia cepacia*（メロペネムは効果あり），コリネバクテリウム属の一部，マイコプラズ

マ，レジオネラ，クラミジア，スピロヘータ，リケッチア，コキシエラ，*Clostridium difficile* などである．また腸球菌の治療には基本的に使用しない．

投与方法はカルバペネム系抗菌薬もβ-ラクタム系抗菌薬の1つであるので，PK/PD理論からすればTime above MICがパラメータとなる．すなわち1日の投与回数を多めにすることが基本である．メロペネムであれば1回0.5～1.0gを8時間ごとに投与する（国内保険収載最大用量1日3g）．

副作用はβ-ラクタム系抗菌薬と同様に腎機能障害やアレルギー反応があるが，抗痙攣薬であるバルプロ酸との併用はバルプロ酸の血中濃度が低下してしまうため，痙攣を惹起する恐れがあり禁忌とされている．

❷ メロペネム使用の際に考えること

カルバペネム系抗菌薬の投与を行う際に，ほんの3分間でよいから，いつも考えてほしいことは何といっても本当に投与の適応があるのかどうか，ということである．「重症感染症だから…」とか「CRPがきわめて高いから…」といった単純な理由で使用するのは厳に控えたいところである．非常に幅広い抗菌スペクトラムをもつ抗菌薬であるが，最大の利点は広いスペクトラムではなく，強力なグラム陰性桿菌活性であることを認識していただきたい．実際にペニシリン系が十分に効果を発揮できるグラム陽性菌に対してはカルバペネム系抗菌薬よりもペニシリン系抗菌薬の方が抗菌力は強力である．また投与後に検出されたグラム陰性桿菌についても，効果が期待できるより狭域の抗菌薬が使用できる状況であれば積極的なde-escalationを行うべきである．

基本的な適応疾患として，エンピリカルに使用する場合は重症もしくは緊急性のきわめて高い院内感染症である．具体例として①**院内発症の腹腔内感染症や壊死性筋膜炎**（いずれも複数の起因菌が考えられる場合は最適），②**原因不明の急速に進行する敗血症**（グラム陰性桿菌による敗血症性ショックに陥っていると考えられる場合は特に），③**発熱性好中球減少症**などであり，さらに④第3世代セファロスポリン耐性の肺炎球菌による髄膜炎，⑤原因微生物の特定できない脳膿瘍などがあげられる．しかし，原因微生物が細菌学的に証明されればde-escalationされるべきだが，カルバペネム系抗菌薬を最適治療（definitive therapy）として用いざるをえない原因菌として，ESBL産生グラム陰性桿菌，AmpC β-ラクタマーゼ産生菌，耐性傾向の強い緑膿菌やアシネトバクターなどである（もちろん，病院ごとのローカルファクターを十分に吟味すべきである）．決して**最強の抗菌薬ではない**ということに十分留意していただきたい．

文献・参考図書

1）「レジデントのための感染症マニュアル 第2版」（青木 眞 著），医学書院，2007
2）「ICU/CCUの薬の考え方，使い方」（大野博司 著），中外医学社，2011
3）林 淑朗 ほか：「特集 Infection control」．INTENSIVIST，3（1），2011

索引 Index

数字

456-789 の法則 ……………… 42

欧文

A

ABCDEFI アプローチ ………… 36, 40
ABCDE アプローチ …………… 36, 37
A-DROP システム ……………… 140
AIDS ……………………………… 240
AIUEO TIPS ……………………… 56
Alvarado スコア ………………… 201
Amsel の臨床的診断基準 ……… 221
ARDS ……………………………… 308
A群β型溶連菌 ………………… 134
A群β溶血性連鎖球菌抗原検査 …… 32

B

BLNAR …………………………… 137
BLPAR …………………………… 137
B型肝炎ウイルス ……………… 292

C

CA-MRSA ………………… 182, 335
CAPD 関連感染症 ……………… 268
CD に対するトキシン検査 ……… 33
centor criteria ………………… 135
Charcot 3 徴 …………………… 206

Chlamydia trachomatis ……… 219
CIED 感染症 …………………… 163
crowned dens syndrome ……… 109
delaying antibiotic therapy …… 95

D, E

DIC ……………………………… 312
EHEC …………………………… 100
Elsberg 症候群 ………………… 214
encapsulated bacteria ………… 254
Epstein-Barr ウイルス（EBV）感染
……………………………… 240
ESBL …………………………… 147

F, G

Fitz-Hugh-Curtis 症候群 ……… 220
FN ……………………………… 256
Fournier 壊疽 …………… 123, 186
generator/lead erosion ……… 168
Gustilo 分類 …………………… 231

H

HBV ……………………………… 292
HCAP：healthcare-associated pneumonia …… 146
HIV ………………………… 240, 292
HIV-RNA 検査 ………………… 240
HLA-B29 関連疾患 ……………… 94
HUS ……………………………… 116

I, J

ICD ……………………………… 167
IE：infective endocarditis …… 172
Jonsson 分類 …………………… 43

K, L

killer sore throat ……………… 44
lead vegetation ……………… 168
Lemierre 症候群 ………………… 45
LRINEC（laboratory risk indicator for necrotizing fasciitis）スコア
……………………………… 187

M, N

MANTRELS スコア …………… 201
MASCC スコアシステム ……… 259
Modic type 1 …………………… 69
MODS …………………………… 306
Moraxella catarrhalis …… 82, 142
MP 療法 ………………………… 255
MRI ……………………………… 28
MSM：men who have sex with men
……………………………… 242
Murphy 徴候 …………………… 208
N95 マスク …………………… 329
NEC ……………………………… 261

P

PCP：pneumocystis pneumonia
……………………………… 253
PID ……………………………… 216
PMX-DHP ……………………… 314
Psoas 徴候 ……………………… 66
PTGBA ………………………… 210
PTGBD ………………………… 210

R

Raynolds 5 徴 ………………… 206
R-CHOP 療法 ………………… 252
red eye ………………………… 87
RNA ポリメラーゼ阻害薬 …… 321
ROS：review of systems …… 72, 74

S

- SARS ········· 334
- SBP ········· 288
- Sexual assault ········· 293
- SIRS ········· 18, 40
- SJS ········· 115
- sonographic Murphy 徴候 ········· 208
- SSSS ········· 114
- *Staphylococcus aureus* ········· 182
- Stevens-Johnson症候群 ········· 115
- STI：sexually transmitted infection ········· 91, 216, 242
- STIR（short inversion time inversion recovery）法 ········· 68
- *Streptococcus pyogenes* ········· 182

T

- TEE ········· 168
- TEN ········· 114
- TNFα阻害薬 ········· 279
- TPHA ········· 242
- TTP ········· 116

V, X

- vacuum phenomenon ········· 69
- valve vegetation ········· 168
- VA感染症 ········· 267
- XDR-TB ········· 323

和文

あ行

- 赤眼 ········· 87
- 悪性外耳炎 ········· 81, 84
- 悪性外耳道炎 ········· 84, 277
- アクトヒブ® ········· 84
- アジスロマイシン ········· 342, 345
- 圧迫骨折 ········· 66
- アナフィラキシー ········· 48
- アミカシン ········· 351
- アモキシシリン ········· 84, 342
- アモキシシリン・クラブラン酸 ········· 342
- アレルギー性結膜炎 ········· 93
- アンピシリン・スルバクタム ········· 345
- 意識障害 ········· 51
- 医療関連感染 ········· 207
- 医療ケア関連感染症 ········· 351
- 医療ケア関連肺炎 ········· 140, 146
- 咽後膿瘍 ········· 45
- 咽頭炎 ········· 133
- 陰部ヘルペス ········· 122
- インフルエンザウイルス抗原検査 ········· 32
- インフルエンザ桿菌 ········· 82
- インフルエンザ菌 ········· 142
- インフルエンザ迅速診断キット ········· 128
- インフルエンザ脳症 ········· 321
- インフルエンザ様症状 ········· 319
- ウイルス性結膜炎 ········· 93
- 植込み型除細動器 ········· 167
- ウエストナイル脳炎 ········· 334
- 永久ペースメーカー ········· 169
- 液性免疫障害 ········· 254
- 壊死性筋膜炎 ········· 119, 185
- エンドトキシン ········· 27
- エンドトキシン吸着療法 ········· 313
- 黄色ブドウ球菌 ········· 147
- 黄色ブドウ球菌尿 ········· 70
- 黄疸 ········· 102

か行

- 開放骨折 ········· 231
- 外来フォロー ········· 131
- 科学的根拠に基づく急性胆管炎・胆嚢炎の診療ガイドライン ········· 205
- 角膜障害 ········· 90
- ガス壊疽 ········· 186
- カテーテル関連血流感染症 ········· 164
- 化膿性関節炎 ········· 108
- 化膿性脊椎炎 ········· 67, 226
- 下部消化管穿孔 ········· 306
- 顆粒球減少症 ········· 46
- がん化学療法 ········· 256
- 間歇的腎代替法 ········· 314
- 肝硬変 ········· 287
- 肝細胞性黄疸 ········· 104
- カンジダ腟炎 ········· 221
- 関節液検査 ········· 110
- 感染症診療 ········· 26
- 感染性角膜炎 ········· 88, 89
- 感染性心内膜炎 ········· 25, 70, 172, 227
- 眼痛 ········· 88
- 眼底鏡検査 ········· 74
- 肝膿瘍 ········· 249
- 柑皮症 ········· 107
- 帰国後の発熱 ········· 298
- 気腫性胆嚢炎 ········· 275
- 気腫性膀胱炎 ········· 275
- 気腫性腎盂腎炎 ········· 275
- キャンピロバクター腸炎 ········· 100
- 急性HIV症候群 ········· 127
- 急性外耳炎 ········· 81
- 急性肝炎 ········· 106
- 急性喉頭蓋炎 ········· 45
- 急性上気道炎 ········· 138
- 急性心筋梗塞 ········· 48
- 急性胆管炎 ········· 102, 106
- 急性胆嚢炎 ········· 102
- 急性中耳炎 ········· 80, 81
- 急性鼻副鼻腔炎 ········· 136
- 急性閉塞隅角緑内障 ········· 90
- 急性腰痛症 ········· 64
- 強膜炎 ········· 89, 93
- 筋膜 ········· 167
- クラミジア ········· 142, 292

クラミジア結膜炎	91, 93	
クラミジア尿道炎	211	
クラミドフィラ	142, 148	
グラム染色	31	
クレブシエラ	147	
経口補水療法	97	
憩室炎	198	
頸静脈の怒張	39	
経食道心エコー	25, 168	
血液透析	266	
血液培養	29	
血液培養陽性率	29	
結核	141, 149, 323	
結核性関節炎	111	
結核性脊椎炎	69	
結晶性関節炎	109	
血栓性血小板減少性紫斑病	116	
結膜炎	89	
結膜下出血	94	
結膜充血	92	
下痢	96	
嫌気性菌	149	
高圧酸素療法	187	
高圧洗浄	230	
抗菌薬ロック	271	
好中球減少性腸炎	261	
高用量アモキシシリン	85	
誤嚥性肺炎	146, 249	
呼吸困難	38	
呼吸数	42	
固形腫瘍	247	
骨盤内炎症性疾患	216	

さ 行

再植込み	169
細菌性結膜炎	93
細菌性髄膜炎	153, 249
細菌性腟炎	221
サイトメガロウイルス（CMV）感染	240
細胞性免疫障害	253
酸素投与法と投与できる酸素濃度との関係	39
子宮留膿腫	249
持続的腎代替法	314
市中感染型MRSA	335
市中肺炎	140
シプロフロキサシン	345
集団免疫	321
羞明	88
上気道感染症	126
食欲	199
ショックの鑑別診断	39
自律神経症状	198, 199
視力低下	88
腎盂腎炎	59, 190
新型インフルエンザ	318
新興感染症	332
迅速検査キット	320
迅速抗原検査	32
髄膜炎	84, 153
髄膜炎菌髄膜炎	116
ステロイド	77, 248, 279
性感染症	242
性器ヘルペス	214
性行為感染症	211, 216
生物学的製剤	279
生物学的利用度	340
性暴力	294
性暴力・性的虐待	293
咳エチケット	322
脊椎炎	223
脊椎叩打	66
セファゾリン	345
セファレキシン	342
セフェピム	351
セフトリアキソン	345
全身性炎症反応症候群	18
全身造影CT	72
潜伏期間	300
（前部）ぶどう膜炎	94
前立腺炎	122
造影剤使用の要否	28
総腸骨動脈瘤	61

た 行

体質性黄疸	104
代謝性アシドーシス	37
対症療法	129
体性痛	198, 199
大動脈解離	66
多臓器障害	306
多発性骨髄腫	252
多発性囊胞腎	270
胆管	59
担癌患者	247
胆汁うっ滞	104
胆道ドレナージ	208
丹毒	179
胆囊摘出術	209
胆囊ドレナージ	209
腟炎	221
腟トリコモナス	294
虫垂炎	198
中枢神経感染症	153
中毒性表皮壊死症	115
腸管出血性大腸炎	100
超多剤耐性結核	323
腸腰筋膿瘍	277
直腸診	74
痛風	112
デブリードマン	169
伝染性単核球症	240
痘瘡	118
糖尿病足感染症	277
動物咬傷	233
トキシックショック症候群	114
特発性細菌性腹膜炎	288

特発性縦隔気腫･･････････････････48
鳥インフルエンザ･･････････322, 334
トリコモナス膣炎･･････････････221

な 行

内臓痛････････････････････198, 199
ナイロン糸ドレナージ･･････････234
ニューモシスチス肺炎 241, 249, 253
乳様突起炎･･････････････････81, 84
尿中抗原･････････････････････150
尿中肺炎球菌抗原検査････････････32
尿中レジオネラ抗原検査･･････････32
尿路感染症･･･････････････････121
熱性好中球減少症･･････････････256
ノイラミニダーゼ阻害薬････････320
脳膿瘍･･････････････････････153
膿瘍･････････････････････････59

は 行

肺炎球菌･･････････････82, 142, 147
肺炎球菌性髄膜炎･･････････････156
バイオアベイラビリティー･･････340
敗血症･･････････････････224, 304
敗血症性ショック･･････････41, 304
敗血症性脳症･･･････････････････53
梅毒････････････････････････242
梅毒性ばら疹････････････････242
梅毒トレポネーマ抗原血球凝集反応
････････････････････････････242
排尿時痛･････････････････････121
肺保護戦略･･･････････････････309
播種性血管内凝固症候群････････312
破傷風予防･･･････････････････233
バスキュラーアクセス感染症････267
発熱････････････････････････18
発熱性好中球減少症････････････127
針刺し事故･･･････････････････245
バンコマイシン･･･････････････351

パンデミック･････････････････318
皮下ポケット･････････････････167
脾臓摘出後感染症･･････････････283
脾摘後敗血症･････････････････348
鼻脳ムコール症･･･････････････277
皮膚潰瘍･････････････････････168
ピペラシリン・タゾバクタム････351
日和見感染症･････････････････244
腹腔内膿瘍････････････････････61
複雑性尿路感染症･･････････････122
腹部大動脈瘤破裂･･･････････････66
腹膜透析･････････････････････266
ブドウ球菌性熱傷様皮膚症候群･･114
不明熱･･･････････････････････73
フルオレセイン染色･･････････90, 92
プレベナー®･･････････････････84
プロカルシトニン･･･････････････27
閉塞隅角緑内障････････････････88
閉塞性黄疸････････････････106, 107
ペースメーカー･･･････････････167
ペースメーカーリード感染･･･････25
ベロ毒素検査･････････････････33
便グラム染色････････････････100
変形性脊椎症･････････････････69
扁桃周囲膿瘍･････････････････45
ペンライト試験････････････90, 92
弁輪部膿瘍･･･････････････････174
蜂窩織炎････････････････････179
膀胱炎･･････････････････････191
ポケット･････････････････････166
発疹････････････････････････113

ま 行

マイコプラズマ･･･････････････142
まいど･･･････････････････････40
マラリア････････････････････298
無菌性髄膜炎･････････････････240
無石胆嚢･････････････････････208
メロペネム･･･････････････････351

免疫再構築症候群･･････････････244
免疫抑制薬･･･････････････････279
毛様充血･････････････････････92

や 行

溶血性尿毒症症候群････････････116
溶血性貧血････････････････102, 104
腰椎穿刺･･････････････････････75
腰椎ドレナージ術･･････････････158
溶連菌迅速診断キット････････128
予防接種歴･･･････････････････300
予防内服････････････････298, 299, 320

ら 行

卵巣腫瘍茎捻転････････････58, 61
リウマチ熱･･･････････････････134
緑内障発作･･････････････････89, 90
緑膿菌･･････････････････････147
淋菌････････････････････219, 292
淋菌尿道炎･･･････････････････211
リンパ腫････････････････････252
レイプ･･････････････････････292
レジオネラ･･････････････142, 149
レジオネラ肺炎････････････････26
レボフロキサシン･･････････････342
連鎖球菌性トキシックショック症候群
････････････････････････････187
連続携行式腹膜透析････････････268

編者プロフィール

大野博司（Hiroshi OONO）　●洛和会音羽病院ICU/CCU

2001年千葉大学医学部卒業，麻生飯塚病院で初期研修後，舞鶴市民病院内科勤務，04年米国ブリガム・アンド・ウィメンズホスピタル感染症科短期研修後，洛和会音羽病院総合診療科，05年より現職．
主な著書：「ICU/CCUの薬の考え方，使い方」（中外医学社），「感染症入門レクチャーノーツ」（医学書院），ほか

レジデントノート別冊　救急・ERノート❻

症候と疾患から迫る！ ERの感染症診療
疑い，探し，組み立てる実践的な思考プロセス

2012年11月20日　第1刷発行

編　集	大野博司
発行人	一戸裕子
発行所	株式会社 羊 土 社
	〒101-0052
	東京都千代田区神田小川町2-5-1
	TEL　03（5282）1211
	FAX　03（5282）1212
	E-mail　eigyo@yodosha.co.jp
	URL　http://www.yodosha.co.jp/
装　幀	野崎一人
印刷所	株式会社　三秀舎

© YODOSHA CO., LTD. 2012
Printed in Japan
ISBN978-4-7581-1346-5

本書に掲載する著作物の複製権・上映権・譲渡権・公衆送信権（送信可能化を含む）は（株）羊土社が保有します．
本書を無断で複製する行為（コピー，スキャン，デジタルデータ化など）は，著作権法上での限られた例外（「私的使用のための複製」など）を除き禁じられています．研究活動，診療を含み業務上使用する目的で上記の行為を行うことは大学，病院，企業などにおける内部的な利用であっても，私的使用には該当せず，違法です．また私的使用のためであっても，代行業者等の第三者に依頼して上記の行為を行うことは違法となります．

JCOPY ＜(社)出版者著作権管理機構 委託出版物＞
本書の無断複写は著作権法上での例外を除き禁じられています．複写される場合は，そのつど事前に，（社）出版者著作権管理機構（TEL 03-3513-6969，FAX 03-3513-6979，e-mail：info@jcopy.or.jp）の許諾を得てください．

レジデントノート別冊
救急・ERノート

本シリーズに寄せられた声
- ◆ 教科書だけでは得られない知識があり、実践に直結している
- ◆ ケーススタディが豊富で理解しやすい
- ◆ Pros&Consは読みやすく、いろいろな意見を知ることができる

❶ もう怖くない めまいの診かた、帰し方
致死的疾患の見逃しを防ぎ、一歩進んだ診断と治療を行うために

編集／箕輪良行
- □ 定価（本体4,500円＋税）
- □ B5判　□ 262頁
- □ ISBN978-4-7581-1341-0

苦手の原因を解消し、ステップアップまで徹底解説！

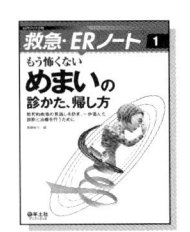

❷ ショック ─実践的な診断と治療
ケースで身につける実践力とPros & Cons

編集／松田直之
- □ 定価（本体4,500円＋税）
- □ B5判　□ 244頁
- □ ISBN978-4-7581-1342-7

現場ではどう動くのか？実際の対応法がわかる！

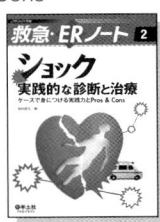

❸ 症例から学ぶ ERの輸液 ─まず何を選び、どう変更するか

編集／三宅康史
- □ 定価（本体4,600円＋税）
- □ B5判　□ 261頁
- □ ISBN978-4-7581-1343-4

輸液療法からみた病態管理のポイントを解説！！

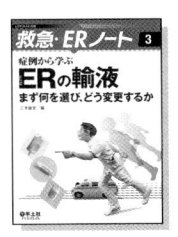

❹ 胸背部痛を極める ─あらゆる原因を知り、対処する
ケースで身につく専門医の実践的アドバンストスキル

編集／森脇龍太郎，石川康朗
- □ 定価（本体4,600円＋税）
- □ B5判　□ 260頁
- □ ISBN978-4-7581-1344-1

致死的疾患を見逃さないためのポイントが満載！

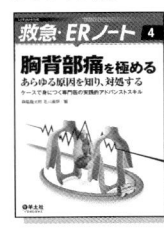

❺ まずい！から始める 意識障害の初期診療
ケーススタディとコーマ・ルールで系統的な診療を身につける

編集／堤　晴彦，輿水健治，中田一之
- □ 定価（本体4,700円＋税）
- □ B5判　□ 276頁
- □ ISBN978-4-7581-1345-8

系統的な初期診療をマスター！確実な実践力が身につく！

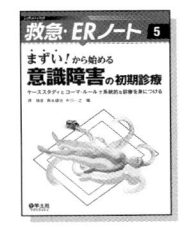

❼ 直伝！ 救急手技 プラチナテクニック

2012年12月発行予定

合併症への対応や，手技施行後に考えるべきことなど，次の一手まで見据えた王道アプローチを伝授

編集／太田祥一

続刊もご期待ください！

発行　羊土社 YODOSHA
〒101-0052　東京都千代田区神田小川町2-5-1　TEL 03(5282)1211　FAX 03(5282)1212
E-mail：eigyo@yodosha.co.jp
URL：http://www.yodosha.co.jp/

ご注文は最寄りの書店，または小社営業部まで

●criticalcare 従事者のための総合誌　待望の創刊！

急性・重症患者ケア

編集委員　岡元　和文　信州大学医学部 救急集中治療医学講座 教授　　道又　元裕　杏林大学医学部付属病院 看護部 部長

創刊号特集　Vol 1 No1 2012 （季刊）　**創刊**

重症患者に必要な 人工呼吸と呼吸ケア
―事例で学べる病態生理と実践のコツ―

編集：道又　元裕, 岡元　和文

学びのレシピ 3つの特長

- criticalcare に必要な, 最新知見に基づいた実践と根拠を提供！
- ケーススタディでは, 重症度と対応の優先度などについても解説！
- Q&A では, エキスパートの思考とコツを解説！

今後の特集テーマ（予定）

- 創刊2号 特集「輸液管理と体液ケア」(仮)　編集：岡元 和文（信州大学）
- 創刊3号 特集「重症患者の栄養管理」(仮)　編集：清水 孝宏（那覇市立病院）
- 創刊4号 特集「重症患者の循環管理」(仮)
  ：　（以下続刊）

B5判 約200ページ, 2色刷
年4回刊行
定価（本体3,400円＋税）

●全国書店で発売！
●年間購読予約受付中！
（詳しくは総合医学社で検索）

[総合医学社　検索]

S 総合医学社　〒101-0061　東京都千代田区三崎町1-1-4
TEL 03(3219)2920　FAX 03(3219)0410　http://www.sogo-igaku.co.jp

INTENSIVIST

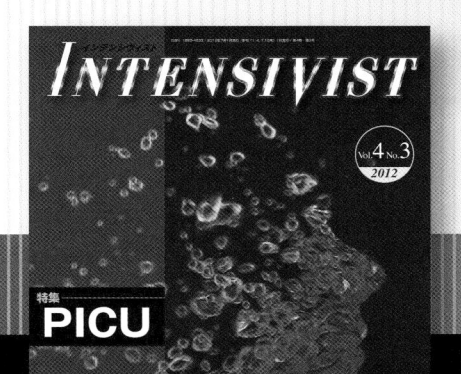

集中治療の"いま"を検証し、"これから"を提示するクオータリー・マガジン

2012年 第3号発売

特集 PICU

INTENSIVIST インテンシヴィスト

2012 年間購読申込受付中！

- 季刊/年4回発行
- A4変　200頁
- 年間購読料 18,480円
  （本体17,600円+税5%）
  ※毎号お手元に直送します。（送料無料）
  ※1部ずつお買い求めいただくのに比べ、約4%の割引となります。
- 1部定価 4,830円
  （本体4,600円+税5%）

編集委員

藤谷茂樹
東京ベイ・浦安市川医療センター／
聖マリアンナ医科大学 救急医学

讃井將満
東京慈恵会医科大学 麻酔科 集中治療部

林 淑朗
Royal Brisbane and Women's Hospital,
Department of Intensive Care Medicine/
The University of Queensland, Centre for
Clinical Research

内野滋彦
東京慈恵会医科大学 麻酔科 集中治療部

編集協力委員（五十音順）

植田育也	静岡県立こども病院 小児集中治療センター
大庭祐二	University of Missouri 呼吸集中治療内科
武居哲洋	横浜市立みなと赤十字病院救命救急センター 集中治療部
田中竜馬	LDS Hospital 呼吸器内科・集中治療科
橋本圭司	松江赤十字病院 麻酔科・集中治療室
橋本 悟	京都府立医科大学 麻酔科・集中治療部
平岡栄治	神戸大学医学部附属病院 総合内科
松浦謙二	
真弓俊彦	一宮市立市民病院 救命救急センター

●「世界標準の集中治療を誰にでもわかりやすく」をコンセプトに、若手医師の育成や情報交換を目的として発足した「日本集中治療教育研究会」（Japanese Society of Education for Physicians and Trainees in Intensive Care＝JSEPTIC）の活動をベースに、年4回発行。

●毎号1つのテーマを決め、最新のエビデンスに基づいて、現在わかっていること／わかっていないことを検証、徹底的に解説。施設ごとに異なる診療を見直し、これからの集中治療のスタンダードを提示する。

●重症患者の治療にあたる医師として最低限必要な知識を手中に収めるべく、テーマは集中治療にとどまらず、内科、呼吸器、救急、麻酔、循環器にまで及び、ジェネラリストとしてのインテンシヴィストを追求する。

●集中治療専門医、それを目指す若手医師をはじめ、専門ナース、臨床工学技士、さらには各科臨床医に対し、集中治療を体系的に語り、議論し、意見交換ができる共通の場（＝アゴラ）を提供する。

特集

2009年	創刊号：	ARDS（急性呼吸窮迫症候群）
	第2号：	Sepsis（敗血症）
	第3号：	AKI（急性腎傷害）
	第4号：	不整脈
2010年	第1号：	重症感染症
	第2号：	CRRT（持続的血液浄化療法）
	第3号：	外傷
	第4号：	急性心不全
2011年	第1号：	Infection Control
	第2号：	モニター
	第3号：	栄養療法
	第4号：	急性膵炎
2012年	第1号：	End-of-life
	第2号：	術後管理
	第3号：	PICU
	第4号：	呼吸器離脱（2012年10月発売）

MEDSi　メディカル・サイエンス・インターナショナル

113-0033　東京都文京区本郷 1-28-36
TEL 03-5804-6051　FAX 03-5804-6055
http://www.medsi.co.jp　E-mail info@medsi.co.jp

好評書籍

正常画像と並べてわかる 救急画像 改訂版
時間経過で理解する

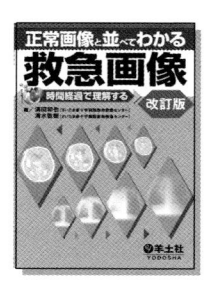

清田和也, 清水敬樹／編
- 定価（本体3,500円＋税）
- A6判　303頁
- ISBN978-4-7581-1175-1

病変画像と正常画像が見比べられる大好評アトラスの改訂版．救急でよく出会う疾患・押さえておきたい重要疾患を追加！

Dr.岩田健太郎の スーパー指導術
劇的に効果が出る"教えるコツ""教わるコツ"

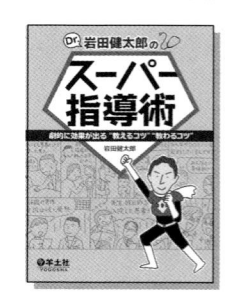

岩田健太郎／著
- 定価（本体3,300円＋税）
- A5判　206頁
- ISBN978-4-7581-1725-8

研修医に伝わる怒り方, 個性に合わせた接し方, カンファレンスを刺激的にするコツなど, 今日から実践できる指導術が満載！

小児麻酔ポケットマニュアル
小児の生理・薬理学的特徴から各科手術の麻酔・管理のポイント

蔵谷紀文／編
- 定価（本体4,800円＋税）　B6変型判　235頁
- ISBN978-4-7581-1106-5

産科麻酔ポケットマニュアル
帝王切開（予定・緊急）、産科救急、無痛分娩、合併症妊婦などの麻酔管理の基本とコツ

角倉弘行／著
- 定価（本体5,200円＋税）　B6変型判　359頁
- ISBN978-4-7581-1105-8

心臓麻酔ポケットマニュアル
心血管作動薬、人工心肺の知識から心臓手術の麻酔・管理のポイント

野村実, 黒川智, 清野雄介／編
- 定価（本体5,200円＋税）　B6変型判　366頁
- ISBN978-4-7581-1104-1

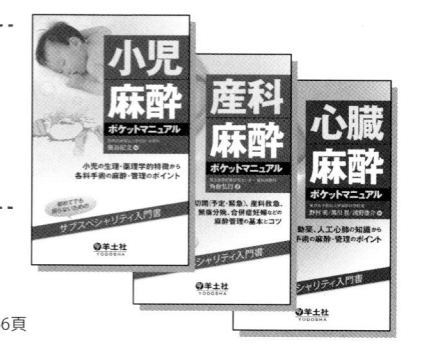

サブスペシャリティ入門＆実践書！

増刊 レジデントノート

1つのテーマをより広くより深く
- B5判　年4冊発行（2012年度より年6冊発行）

レジデントノート Vol.14 No.11 増刊（2012年9月発行）

ピンチを回避する！ 救急診療のツボ

見たことがない病態では？ 検査で意外な結果が出たときは？
スマートな患者接遇は？…など, あなたの疑問に答えます

岩田充永／編
- 定価（本体4,300円＋税）　B5判　278頁　ISBN978-4-7581-0538-5

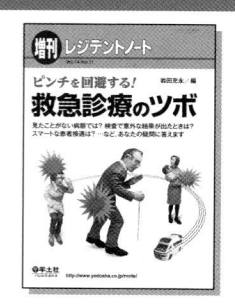

発行　羊土社 YODOSHA
〒101-0052　東京都千代田区神田小川町2-5-1　TEL 03(5282)1211　FAX 03(5282)1212
E-mail：eigyo@yodosha.co.jp
URL：http://www.yodosha.co.jp

ご注文は最寄りの書店, または小社営業部まで